外来整形外科のための
退行変性疾患の理学療法

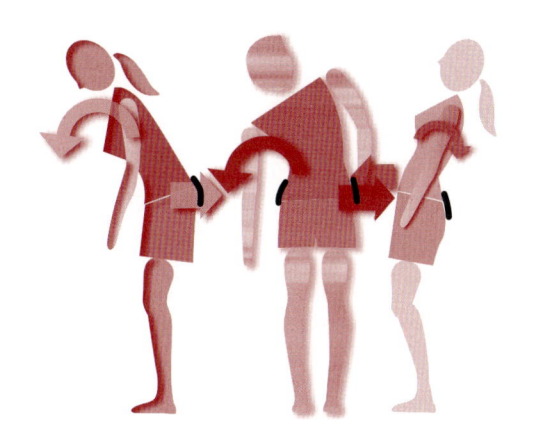

小関博久 編

入谷　誠
上田泰久
柿崎藤泰
木藤伸宏
小関博久
小関光美
財前知典
関口　剛
田中　亮
平山哲郎
福井　勉
著
（五十音順）

医歯薬出版株式会社

執筆者一覧

編 者
小関 博久（こせき ひろひさ）　専門学校東都リハビリテーション学院学院長 整形外科学
　　　　　　　　　　　　　　　医）博聖会 広尾整形外科理事長

執筆者
（五十音順）
入谷　　誠（いりたに まこと）　（有）足と歩きの研究所（故人）
上田 泰久（うえだ やすひさ）　文京学院大学保健医療技術学部理学療法学科助教
柿崎 藤泰（かきざき ふじやす）　文京学院大学保健医療技術学部理学療法学科教授
木藤 伸宏（きとう のぶひろ）　広島国際大学総合リハビリテーション学部准教授
小関 博久　前掲
小関 光美（こせき みつみ）　専門学校東都リハビリテーション学院副学院長 内科学
財前 知典（ざいぜん とものり）　医）博聖会 広尾整形外科副院長
関口　　剛（せきぐち つよし）　深野医院リハビリテーション科
田中　　亮（たなか りょう）　医）五尽会 岡山ハートクリニック心臓リハビリテーション室
平山 哲郎（ひらやま てつろう）　医）博聖会 広尾整形外科リハビリテーション科
福井　　勉（ふくい つとむ）　文京学院大学保健医療技術学部理学療法学科教授

執筆協力
川﨑 智子（かわさき ともこ）　医）博聖会 広尾整形外科リハビリテーション科
小関 泰一（こせき たいいち）　医）博聖会 広尾整形外科リハビリテーション科
菅原 祐樹（すがわら まさき）　訪問看護ステーションみけ
田中 和孝（たなか かずたか）　訪問看護ステーション結
藤原　　務（ふじはら つとむ）　医）博聖会 広尾整形外科リハビリテーション科
古嶋 美波（ふるしま みなみ）　野末整形外科歯科内科リハビリテーション科

This book was originally published in Japanese
under the title of：

GAIRAI SEIKEIGEKA NO TAMENO TAIKÔHENSEISHIKKAN NO RIGAKU RYÔHÔ
(Physiotherapy of a degradation degenerative disease for ambulatory orthopaedics)

Editor：
KOSEKI, Hirohisa

　Mayor of Academy and the Chief Director, Touto Rehabilitation Academy
　The Chief Director, Hiro-o Orthopedics Clinic

© 2010　1st ed.

ISHIYAKU PUBLISHERS, INC.
　7-10, Honkomagome 1 chome, Bunkyo-ku,
　Tokyo 113-8612, Japan

序

リハビリテーションは，脳血管疾患，運動器疾患，心臓大血管，呼吸器疾患と4つの分野に大別されてからリハビリテーションの技術も種々の専門分野別に発展し，今後もさらに発展していこうとしている．これは診療報酬別に分類されたものであるが，このことによってリハビリテーションは技術的にも学問的にもますます高度に専門分化していくことになると思われる．

4つの分野のうち運動器リハビリテーションの中心となる疾患は整形外科疾患であり，理学療法士の専門分野の一つとして確立されてきている．現在，医療現場で実施される運動器リハビリテーションは入院患者を中心として行われ，移動能力や日常生活動作の早期回復に重点がおかれている．そのなかでも，とくに手術後のリハビリテーションは，現代整形外科治療になくてはならないものとして確立されている．

整形外科治療には保存療法と手術療法があり，保存療法の一つとして理学療法が古くから行われているが，とくに外来整形外科疾患に対しては重要な治療方法である．

本書は運動連鎖に注目し，四肢・体幹全体のalignmentを改善することで治療する理学療法技術について書かれている．整形外科疾患のなかでも変形性関節症・変形性脊椎症・肩関節周囲炎などの退行変性疾患への治療について書いたものである．これらの疾患は，外来受診率が高く，通院によって治療されることが多い．また，高齢化社会であるわが国では骨粗鬆症とともに増加傾向にあり，病期が進行していくと日常生活に重大な支障をもたらすものである．骨粗鬆症は，運動器の支持器である骨格が脆弱化し破壊されていくもので，結果的には死亡率の高い疾病である．これらの疾患により四肢・体幹が不整なalignmentに変化し進行していくと，運動器不安定症をきたし日常生活での自立が不可能となっていく．

相対する関節面の適合が完全に一致している状態の骨と骨の位置関係にある関節では，荷重負荷や伸長ストレスなどの外力が局所に集中せず分散するため，痛みなどの異常感覚は出現しないものである．このような骨と骨の位置関係に四肢のalignmentを改善し維持できれば，日常生活に支障をきたすことは少なくなる．四肢のalignmentは体幹の支持機能に影響されるため，四肢・体幹全体の良好なalignmentを形成する必要がある．このような考え方で行われる運動療法の技術は，機能解剖学を礎として運動連鎖に注目し，これを応用する技術である．このような技術をすでに臨床で用いて医療に貢献し，本書の執筆に協力していただいた足と歩きの研究所の入谷誠先生，文京学院大学の福井勉先生，柿崎藤泰先生，広島国際大学の木藤伸宏先生をはじめとする諸先生方と医歯薬出版各位に深甚の謝意を表する．

2010年4月

小関博久

目次

序　小関博久 —— iii

第1章　変形性関節症　1 page

1. 関節の機能解剖総論　小関博久 …… 1
関節の機能 …… 1
分類 …… 1
　不動関節…1　可動関節…1
基本構造 …… 1
　関節軟骨…1　関節包…2　滑膜…2　靱帯…2　線維軟骨（関節円板）…2
関節の種類 …… 2
関節運動 …… 2
　二関節筋と単関節筋…2　OKCとCKC…2

2. 変形性関節症総論　小関博久 …… 3
変形性関節症（骨関節症） …… 3
分類 …… 3
　一次性（原発性）関節症…3　二次性（続発性）関節症…3
疫学 …… 3
　アスポリン…3
症状 …… 4
X線所見 …… 4
好発部位 …… 4
治療（一般的な治療） …… 4
　化学療法…4　理学療法…4　観血療法…4　今後の治療…4

3. 変形性関節症各論 …… 5
変形性股関節症　小関博久，財前知典 …… 5
　股関節の機能解剖…5　変形性股関節症の病態…10　変形性股関節症の評価…12　理学療法による変形性股関節症の治療…17
変形性膝関節症　小関博久，木藤伸宏 …… 19

膝関節の機能解剖…19　変形性膝関節症の病態…28　変形性膝関節症の評価と治療…30

変形性足関節症　小関博久，入谷　誠 …… 42
足関節と足の機能解剖…42　変形性足関節症の病態…57　変形性足関節症の評価と治療…59

変形性肘関節症と変形性指関節症　小関博久，財前知典 …… 66
肘関節の機能解剖…66　手と指の機能解剖…69　変形性肘関節症と変形性指関節症の病態…78　変形性肘関節症と変形性指関節症の評価と治療…78

第2章　変形性脊椎症　91 page

1．変形性頚椎症　上田泰久 …… 91
頚椎の機能解剖 …… 91
変形性頚椎症の病態 …… 94
病態…94　疫学（原因）…95　症状…95　画像所見…95
変形性頚椎症の評価 …… 96
病態の把握…96　姿勢の評価…96　動作の評価…98
変形性頚椎症の治療 …… 100
左右の椎間関節の関節面を整える…100　胸腰筋膜の左右差を整える…100　胸郭の正中化を促す…101　頭部と胸郭の軸を感覚的に統合する…102　他部位との運動連鎖を考慮する…102
変形性頚椎症の合併症 …… 104
頚椎症性神経根症…104　頚椎症性脊髄症…104

2．変形性胸椎症　柿崎藤泰 …… 105
胸椎・胸郭の機能解剖 …… 105
骨…105　関節・靱帯…106　胸郭の運動…107　呼吸…109　胸郭の機能に影響を与える筋群…111
変形性胸椎症の病態 …… 117
変形性胸椎症の胸郭症状の病態とその評価 …… 118
胸郭前方部の病態観察…118　胸郭背側面の病態観察…120
理学療法による治療 …… 122

3．変形性腰椎症 …… 124
腰椎の機能解剖　小関博久 …… 124
腰仙部の形状…124　腰椎の運動…125　腰椎の構成…125　腰椎の動力筋…127　腰椎の安定筋…130　仙腸関節の運動…130
変形性腰椎症の病態　小関博久 …… 131
病因…131　原因…131　症状…131　X線所見…131　合併症…131

腰痛の評価　福井　勉 ……………………………………………… 132
疼痛評価…132　姿勢評価…133　動作の評価…134　その他の観察部位…136
基本動作評価…136

腰痛の治療　福井　勉 ……………………………………………… 137
股関節可動性の拡大…137　体幹の安定性…138

変形性腰椎症に対する治療　関口　剛 …………………………… 139
腹横筋エクササイズもしくは腹圧上昇エクササイズ…139　端座位体幹保持エクササイズ…140

第3章　肩関節周囲炎　143 page

1. 肩関節の機能解剖　小関博久
肩甲骨の形態 …………………………………………………………… 143
肩関節の種類 …………………………………………………………… 143
肩甲上腕関節…143　肩峰上腕関節…143　胸鎖関節…143　肩甲胸郭関節…143　肩鎖関節…143
肩関節の可動域 ………………………………………………………… 143
肩甲上腕関節の構成体 ………………………………………………… 145
上腕骨頭…145　臼蓋，関節窩…145　関節唇…145　関節包…145　靱帯…145
肩甲上腕関節の筋 ……………………………………………………… 145
上腕二頭筋…145　回旋筋…146　三角筋…146　大胸筋…146　広背筋…147
大円筋…147　烏口腕筋…147
ゼロポジション ………………………………………………………… 147
肩峰上腕関節（第2肩関節） ………………………………………… 147
胸鎖関節 ………………………………………………………………… 148
肩甲胸郭関節 …………………………………………………………… 148
肩甲上腕リズム…148
肩甲胸郭関節の運動筋 ………………………………………………… 148
前鋸筋…148　僧帽筋…149　肩甲挙筋…149　菱形筋…149　小胸筋…150
鎖骨下筋…150
肩鎖関節 ………………………………………………………………… 150
外側四辺形間隙（外側腋窩隙） ……………………………………… 150

2. 肩関節周囲炎の病態　財前知典
概念 ……………………………………………………………………… 150
病態による分類 ………………………………………………………… 151
上腕二頭筋長頭腱炎…151　肩峰下滑液包炎…151　肩関節腱板炎…151　石

石灰沈着性腱板炎…152　いわゆる五十肩…152　烏口突起炎…152　肩関節拘縮…152

3. 肩関節周囲炎の評価と治療　財前知典 — 152
理学療法評価 — 152
疼痛部位の評価…153　肩関節機能評価…156　モビライゼーションやマッサージを用いた評価…160　姿勢・alignment評価…161　動作分析…163
理学療法による治療 — 164
肩関節回旋筋に対するアプローチ…165　肩甲胸郭関節に対するアプローチ…165　体幹に対するアプローチ…165　肘関節・前腕に対するアプローチ…166　肩甲上腕関節周囲筋に対するダイレクトストレッチ…166

第4章　骨粗鬆症　169 page

1. 骨代謝の基礎　小関光美 — 169
骨の成分と代謝 — 169
ホルモン — 170
副甲状腺ホルモン…170　カルシトニン…170　エストロゲン…170
1α, 25 ジヒドロキシビタミン D_3 — 170

2. 骨粗鬆症の病態・原因・症状　小関博久 — 170
病態 — 170
原因 — 171
原発性（一次性）骨粗鬆症…171　続発性（二次性）骨粗鬆症…171
症状 — 171
X線所見…172　血液検査…172　骨代謝マーカー値…172　合併症…172

3. 骨粗鬆症の治療　田中 亮, 平山哲郎 — 172
化学療法 — 172
理学療法 — 173
骨粗鬆症の進行と合併症に対する理学療法の展開…173　骨粗鬆症患者にみられる姿勢・運動の評価と動作分析…180　骨粗鬆症の進行と合併症に対する運動療法のアプローチと体幹装具療法…184

第5章　運動器不安定症　関口 剛　189 page

1. 定義 — 189
2. 概念 — 189
3. 診断 — 189
4. 機能評価基準 — 189

5. 評価と治療 190
加齢に伴う身体機能の変化 191
運動器の老化…191　姿勢の変化…192　バランスの変化…193　歩行の変化…194

転倒メカニズム 194
運動器不安定症の障害構造のとらえかた 194
理学療法評価 195
全身的な評価…196　ロコモーターユニットの評価…196　パッセンジャーユニットの評価…201　歩行評価…201　バランス評価…201

理学療法アプローチ 202
ロコモーターユニットへのアプローチ…203　パッセンジャーユニットへのアプローチ…205　杖…205　杖処方…206　歩行器…206

索引 208

第1章
変形性関節症

1. 関節の機能解剖総論

関節の機能
関節とは骨と骨の連結部位であり,安定性が要求される.

分類

不動関節(synarthrosis, immovable joint, synarthrodial joint)

2つの骨が直接連結したもので,安定性は強いが可動性はきわめて小さい.例として,頭蓋骨結合,骨盤恥骨結合などがあげられる.

可動関節(synovial joint, diarthrodial joint, diarthrosis, through joint)

2つの骨のあいだに関節腔が存在し,可動性が高い.**可動性と安定性の相反する要素が要求される.**

基本構造

関節軟骨(articular cartilage)

組織学的には**硝子軟骨**からなる.関節の相対する骨と骨の表面を覆い,表面は白色で光沢がある(図1-1).**摩擦度は非常に小さく滑度が高い性質が関節運動を滑らかにしている.**滑液に栄養され,欠損すると自力では再生しない.硝子軟骨はX線撮影には写らない.

層状構造
層状構造は,表層(tangential zone),中間層(transitional zone),放射層(radial zone),石灰化層(calcified zone)からなる.

放射層と石灰化層の境界をタイドマークといい,硝子軟骨量が減少する変形性関節症ではタイドマークが表層に近づく.

成分
軟骨細胞(chondrocyte)
水分(water)
細胞外器質(cartilage matrix)　軟骨細胞に産生される蛋白である.

① コラーゲン(collagen):大部分がⅡ型コラーゲンであるが,Ⅸ型やⅪ型も存在する.硝子軟骨組織の形態と張力を維持している.

② プロテオグリカン(アグリカン)(proteoglycan〈aggrecan〉):軟骨細胞と結合するヒアルロン酸(hyaluronic acid;HA)の鎖に,GAG鎖

硝子軟骨表面は乳白色で光沢がある

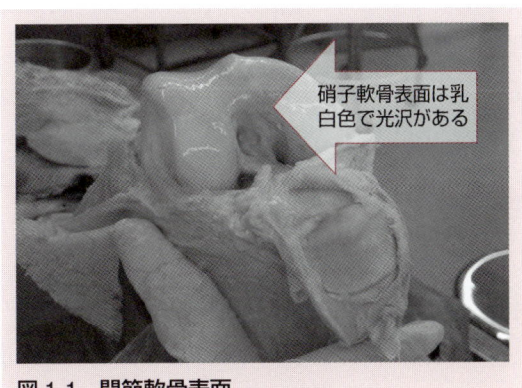

図1-1　関節軟骨表面

図 1-2　軟骨細胞とプロテオグリカン

HA：hyaluronic acid；ヒアルロン酸
KS：keratan sulfate；ケラタン硫酸
CS：chondroitin sulfate；コンドロイチン硫酸
IGD：interglobular domain
GAG：glycosaminoglycan

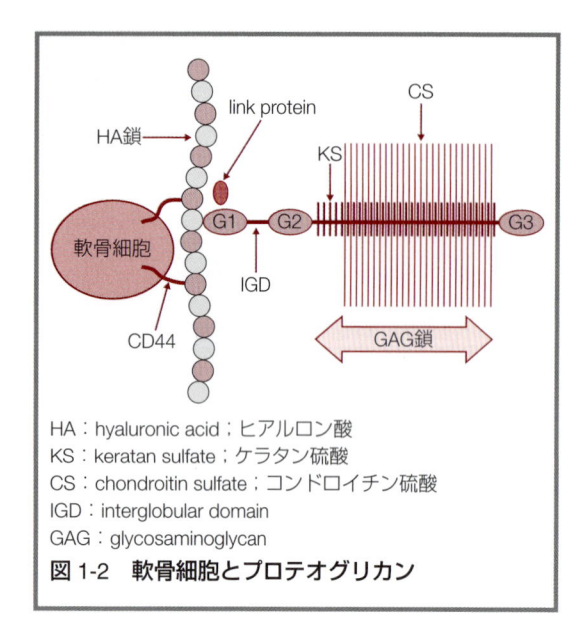

（glycosaminoglycan）を形成するコンドロイチン硫酸（chondroitin sulfate；CS）とケラタン硫酸（keratan sulfate；KS）が結合している蛋白である．高分子量であるため高浸透圧により硝子軟骨に水分を引き込み，膨張圧力による弾力性を維持する．

プロテオグリカンのG1ドメインは，コア蛋白のN末端を構成し，G3ドメインはコア蛋白のC末端を構成している．

G1ドメインとG2ドメインは，IGD（interglobular domain）で分けられ，G2ドメインとG3ドメインはGAG鎖結合部位で分けられる．GAG鎖結合部位は，ケラタン硫酸とコンドロイチン硫酸1・2の3つの結合部位に分けられる．G1ドメインは，ヒアルロン酸鎖と結合している．軟骨細胞は，HA鎖とその受容体CD44を介して連結し，HA鎖はプロテオグリカンのG1ドメインと結合している（図1-2）．

関節包（articular capsule）

関節の骨の周囲を取り囲む**線維性組織の袋**で，知覚神経が豊富に存在する．

滑膜（synovial membrane）

関節包の内壁を覆う膜で，主に滑液を産生する．滑液はヒアルロン酸を多量に含み，関節腔内の潤滑と**硝子軟骨の栄養**をつかさどる．

靱帯（ligament）

可動域を超える関節運動を制御し，より安定性を高める強靱な線維性組織である．

線維軟骨（関節円板）（fibrous cartilage〈disc〉）

線維性組織からなる軟骨で，**関節の適合性と安定性を高める**．顎関節，肩関節，肩鎖関節，胸鎖関節，手関節，椎体間，股関節，膝関節に存在する．

関節の種類

関節には，球関節，楕円（顆状）関節，鞍関節，蝶番関節，螺旋関節，車軸関節，平面関節がある．

関節運動

筋の収縮力が動力となり，筋の付着する骨と骨が動くことによって関節運動が起こる．

二関節筋と単関節筋

2つ以上の関節を越えて走行する筋は，2つ以上の関節運動に作用する．

単関節筋は1つの関節の運動にしか作用しないが，関節の安定性に寄与する．

OKCとCKC

下肢の関節では，荷重時と非荷重時で関節運動における骨の運動方向が異なる．

OKC（open kinetic chain）での関節運動では非荷重時における骨の動きがみられ，CKC（closed kinetic chain）での関節運動では荷重時における骨の動きがみられる．

2. 変形性関節症総論

変形性関節症（骨関節症）
（arthrosis deformans〈osteoarthrosis〉）

関節軟骨量の減少に続発して関節の骨変形が生じ、進行する疾患（図1-3）．

分類

一次性（原発性）関節症

原因疾患のないもの．関節malalignmentによることが多い．

関節面の適合がぴったり一致していない状況での荷重や関節運動は関節の軟骨に負荷となり、関節内に**炎症性サイトカイン**（IL-1, IL-6, TNFα）が出現して炎症が起こる．これに呼応して、滑膜細胞や軟骨細胞などから**蛋白質分解酵素**（matrix metalloprotease；MMP）やアグリカナーゼ（aggrecanase）が分泌され、硝子軟骨の細胞外器質が分解される．このような軟骨器質破壊が長期間にわたって繰り返されると、硝子軟骨の保水性が失われ、粘弾性が著しく低下するため、荷重などの物理的刺激への抵抗力が著しく減弱する．このような状態に陥った硝子軟骨に荷重や関節運動が加わると、**硝子軟骨の摩耗や亀裂**、アポトーシスによる軟骨細胞の消失をきたし、**関節裂隙の狭小化**が起こる．関節面の不適合はさらに悪化するため、病態は進行していく．硝子軟骨の欠損は不可逆性変化となる．荷重の圧縮負荷により荷重部の**軟骨下骨は象牙状に硬化**する．荷重部に一致して嚢胞状骨破壊が起こり、**骨嚢腫（骨嚢胞）**が出現する．非荷重部では、関節を安定させるための修復機転として骨増殖性変化が起こり、**骨棘が形成**される．

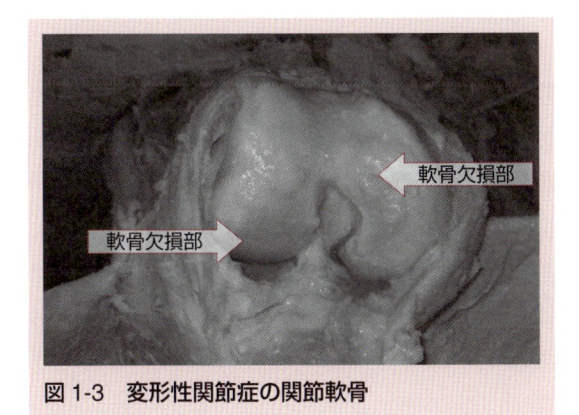

二次性（続発性）関節症

原因疾患のあるもの

先天的な関節面の不適合　先天性股関節脱臼、臼蓋形成不全のように先天的な関節面の不適合に続発して起こる．

後天的な関節面の不適合　ペルテス（Perthes）病や大腿骨頭壊死などのように疾病発症後に関節面不適合となり続発して発症するもの．

関節内を破壊する疾患による硝子軟骨の損傷に続発する疾患　血友病、関節リウマチ、化膿性関節炎などがある．

外傷後の早期発症

外傷による骨・軟骨損傷による硝子軟骨の損傷や、骨折後の変形治癒に続発する関節malalignmentが若年性の早期発症をきたす．

疫学

遺伝因子アスポリンをもつものに発症することが多い．

アスポリン

N末端にアスパラギン酸が連続して結合している細胞外器質の蛋白の一種．硝子軟骨の損傷により軟骨細胞が減少すると、関節周囲環境からTGF-β（transforming growth factor-beta）などの軟骨成長因子が出現し、軟骨細胞分化作用および細胞外器質産生作用により修復される．しかし、軟骨成長

図1-3　変形性関節症の関節軟骨

因子の作用過多では軟骨の骨化や腫瘍化が起こるため，成長因子に対する抑制因子による調節機構が存在する．アスポリンは成長因子に対する抑制因子であり，高発現例で高率に変形性関節症を発症する．

症状

初動時に，著しい関節の運動時痛・荷重時痛，運動制限・関節可動域低下・筋力低下を生じる．滑膜炎を伴うと炎症性滲出液貯留による関節水腫を呈する．関節の疼痛が逃避性の代償動作を招き，他の部位の疼痛をきたすようになる．

X線所見

関節裂隙狭小化，軟骨下骨硬化像，骨棘形成，骨囊腫（骨囊胞）がみられる．

好発部位

負荷を受けやすく，malalignment をきたしやすい膝関節に最も多い．荷重関節である股関節や足関節に発症することも少なくない．荷重関節ではないが，肘関節，母指手根中手（carpo-metacarpal；CM）関節，手指の遠位指節間（distal interphalangeal；DIP）関節（ヘバーデン〈Heberden〉結節）や近位指節間（proximal interphalangeal；PIP）関節（ブシャール〈Bouchard〉結節）などの関節には負荷が加わることが多く，関節 malalignment が起こりやすい．

治療（一般的な治療）

化学療法

化学療法にはヒアルロン酸製剤の関節内注射がある．

理学療法

理学療法には物理療法と運動療法がある．

観血療法

人工関節置換術

股関節や膝関節の変形性関節症に行われる．

関節固定術

摩耗や亀裂をきたしている関節軟骨部を含めて関節面を骨切りし，骨と骨を癒合させ除痛を図る術式．

術後のリスク

手術の際に出血量が多いと，余分な出血を抑えようとする生体防御機構が作動し，フィブリノゲンなどの血液凝固因子の機能が亢進して血栓が生じやすくなる．この血液凝固因子の機能亢進状態は，術後約1カ月前後まで持続する．そのあいだは肺梗塞などの臓器梗塞が起こる可能性が高い．術後約1カ月を経過するとフィブリノゲンなどの血液凝固因子の血中濃度は低下していき，正常値に戻る．

今後の治療

自家軟骨細胞移植（autologous chondrocyte implantation；ACI）の応用

非荷重部の軟骨を少量採取して培養増殖させ，軟骨欠損部に注入移植する．スウェーデンの Lars Peterson が開発して1994年から臨床応用され，米国 Genzyme 社によって商品化された．現時点では，軟骨欠損部が小さい場合にしか適用できないため今後の進歩が期待される．採取した軟骨細胞をアテロコラーゲンゲルで処理し，足場素材を用いて培養増殖させる方法や軟骨成長因子を用いて培養増殖させる方法などが研究されている．

骨髄間葉系細胞の移植

骨髄未分化間葉系細胞を抽出して軟骨欠損部に移植する方法．これも，広範な軟骨欠損を修復できるだけの軟骨量に培養増殖できる技術はまだ得られていない．

ES 細胞や iPS 細胞の応用

高い増殖能とさまざまな細胞へ分化できる多能性をもった ES 細胞（embryonic stem cell；胚性幹細胞）や iPS 細胞（induced pluripotent stem cell；人工多能性幹細胞）を軟骨細胞に分化させ，広範な軟骨欠損部に移植するという応用技術の開発が期待される．

関節 malalignment 矯正

広範な軟骨欠損部への軟骨細胞移植が成功しても，関節 malalignment の存在とアスポリン遺伝子の作用は再発の原因となる．理学療法あるいは矯正手術による関節 malalignment 矯正とアスポリン遺伝子作用の調節研究が今後の課題となる．

3. 変形性関節症各論

変形性股関節症

股関節の機能解剖

股関節の特徴

寛骨臼と大腿骨頭からなる球関節であり，広い可動性と強固な安定性を併せもつ．

股関節の可動域

股関節の可動域は，屈曲 125°，伸展 15°（図 1-4A），内転 20°，外転 45°（図 1-4B），内旋 45°，外旋 45°（図 1-5）である．

分回し運動は，股関節を中心に下肢が円錐状の軌跡を描く運動である．

関節構成体

寛骨臼（acetabula）　大腿骨頭に適合する受け皿の役割をもつ関節面は馬蹄形を呈し，表面は関節軟骨で覆われている．関節面中央の寛骨臼窩は大腿骨頭とは接触せず円靱帯が付着する（図 1-6A）．

大腿骨頭（femur head）　球形を呈し，中央に円靱帯の付着する陥凹がある．骨頭表面は関節軟骨で覆われている（図 1-6B）．

関節唇（labrum）　寛骨臼外縁に付着する線維軟骨で，大腿骨頭を包み込んで股関節をより安定させる（図 1-6C）．

関節包（articular capsule）　砂時計状に大腿骨頭と頸部を閉鎖腔として包みこんでいる．その内壁は滑膜で覆われ，内腔は滑液で潤っている（図 1-7）．

靱帯（ligament）（図 1-7）

　1 前方要素

　①腸骨大腿靱帯（iliofemoral ligament）：**股関節の伸展・外旋・内転を制御**する．

　②恥骨大腿靱帯（pubofemoral ligament）：**股関節の伸展・外旋・外転を制御**する．

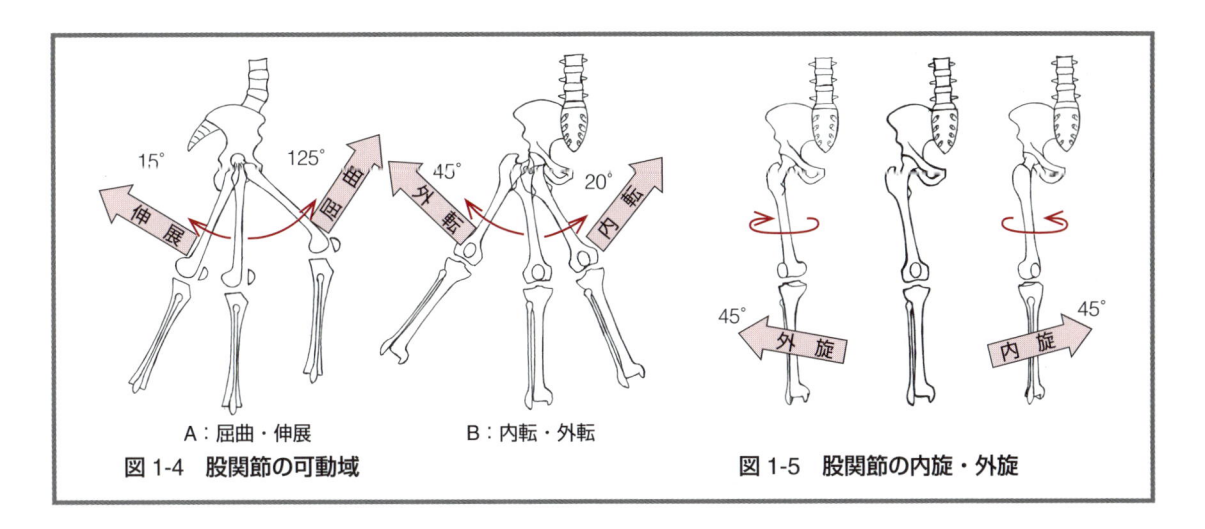

図 1-4　股関節の可動域
A：屈曲・伸展　　B：内転・外転

図 1-5　股関節の内旋・外旋

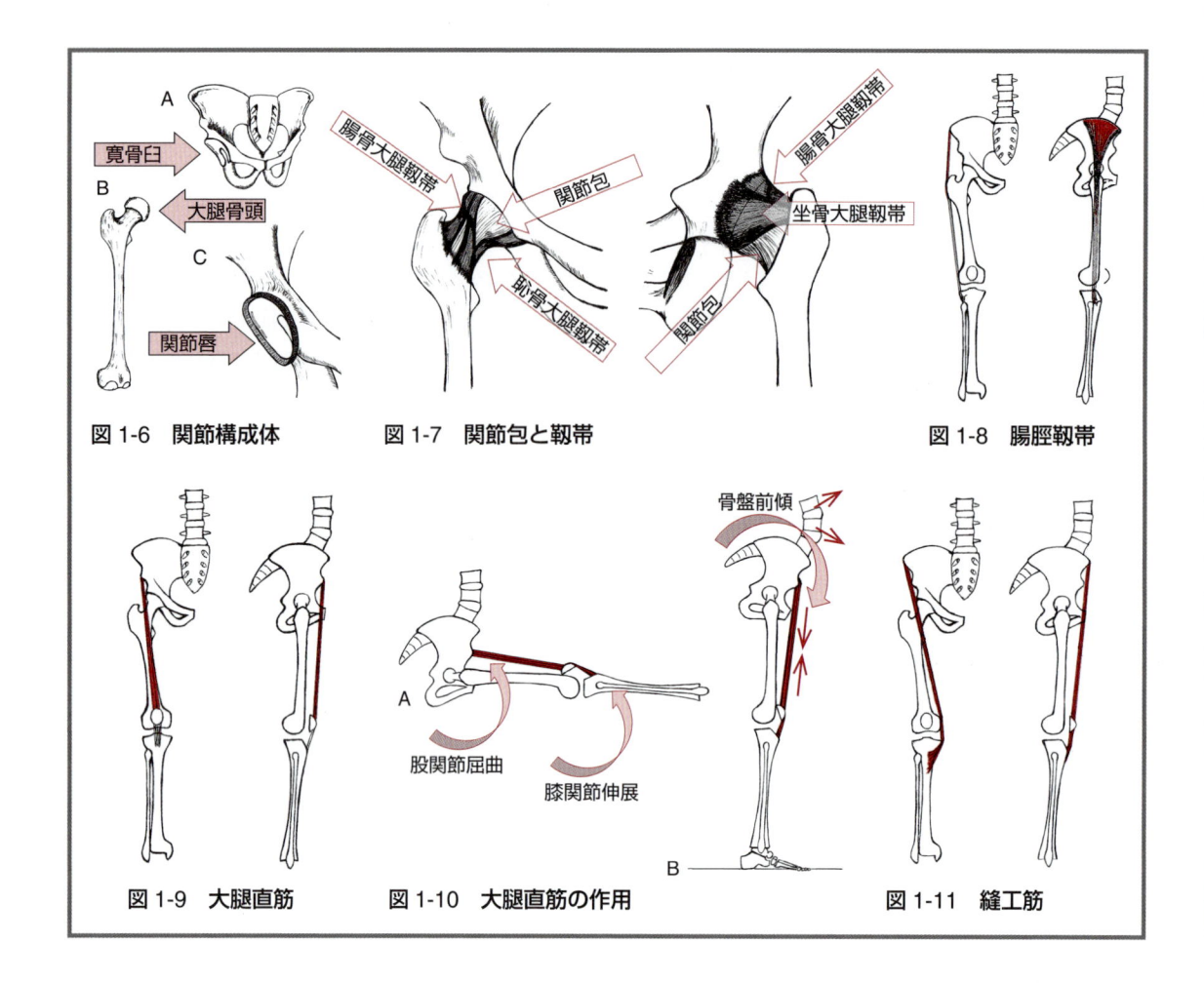

図1-6 関節構成体　　図1-7 関節包と靱帯　　図1-8 腸脛靱帯

図1-9 大腿直筋　　図1-10 大腿直筋の作用　　図1-11 縫工筋

② 後方要素

坐骨大腿靱帯（ischiofemoral ligament）：股関節の内旋と外転を制御する.

③ 側方要素

腸脛靱帯（iliotibial tract）：靱帯ではないが，靱帯状に強靱な筋膜で，大腿外側の筋の表層に位置する．片脚起立時に対側への骨盤傾斜を制御する（図1-8）.

股関節の筋と運動各論

大腿直筋（rectus femoris）　大腿神経に支配され，下前腸骨棘に起始して膝蓋骨と膝蓋腱に停止する股関節と膝関節をまたぐ二関節筋である（図1-9）.

OKCとして**股関節屈曲，膝関節伸展**に作用し（図1-10A），CKCとして**骨盤前傾，腰椎前弯増強**に作用する（図1-10B）.

縫工筋（sartorius）　大腿神経に支配され，上前腸骨棘に起始して脛骨の鵞足に停止する股関節と膝関節をまたぐ二関節筋である（図1-11）.

OKCとして**股関節屈曲，膝関節屈曲，股関節外転・外旋**に作用し（図1-12A），CKCとして，**骨盤前傾，腰椎前弯増強**に作用する（図1-12B）.

腸腰筋（iliopsoas）　大腿神経に支配され，大腰筋，小腰筋，腸骨筋に分けられる（図1-13）.

OKCとして**股関節の屈曲と外旋**に作用し（図1-14A），CKCとして**腰椎前弯増強，骨盤前傾，骨頭求心位**に作用する（図1-14B）.

① 大腰筋（psoas major）：第12胸椎から第4

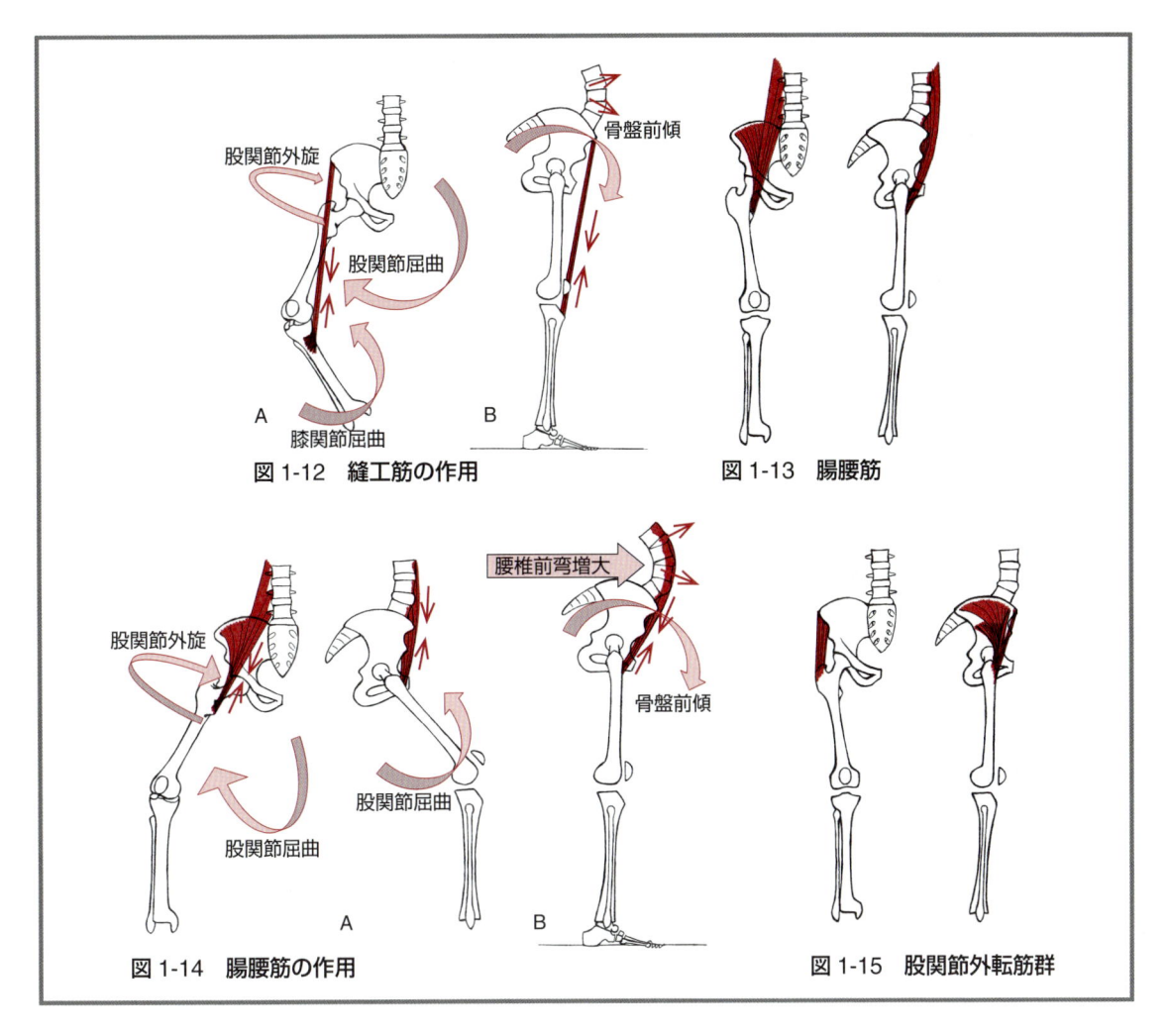

図1-12 縫工筋の作用
図1-13 腸腰筋
図1-14 腸腰筋の作用
図1-15 股関節外転筋群

腰椎の椎体と横突起に起始し，大腿骨の小転子に停止する椎間関節と股関節をまたぐ二関節筋である．

②　小腰筋（psoas minor）：第12胸椎から第1腰椎の椎体と横突起に起始し，大腿骨の小転子に停止する椎間関節と股関節をまたぐ二関節筋である．

③　腸骨筋（iliacus）：腸骨窩に起始し，大腿骨の小転子に停止する単関節筋である．

股関節外転筋群（abductors）　上殿神経に支配され，中殿筋，小殿筋，大腿筋膜張筋に分けられる（図1-15）．

OKCとして**股関節外転，股関節内旋**に作用し（図1-16A），CKCとして，**片脚起立時の対側へ**の骨盤傾斜制御，対側骨盤の前方回旋，骨頭求心位に作用する（図1-16B）．

①　中殿筋（gluteus medius）：腸骨外面近位に起始し，大腿骨の大転子に停止する単関節筋である．

②　小殿筋（gluteus minor）：腸骨外面遠位に起始し，大腿骨の大転子に停止する単関節筋である．

③　大腿筋膜張筋（tensor fasciaelatae）：上前腸骨棘に起始し，大腿骨の大転子と腸脛靱帯に停止する単関節筋である．この筋は腸脛靱帯を介して膝関節伸展に作用する．

④　トレンデレンブルグ（Trendelenburg）徴候・跛行：片脚起立時に骨盤が対側へ傾斜する．股関節外転筋群筋力が低下した際にみられるといわれ

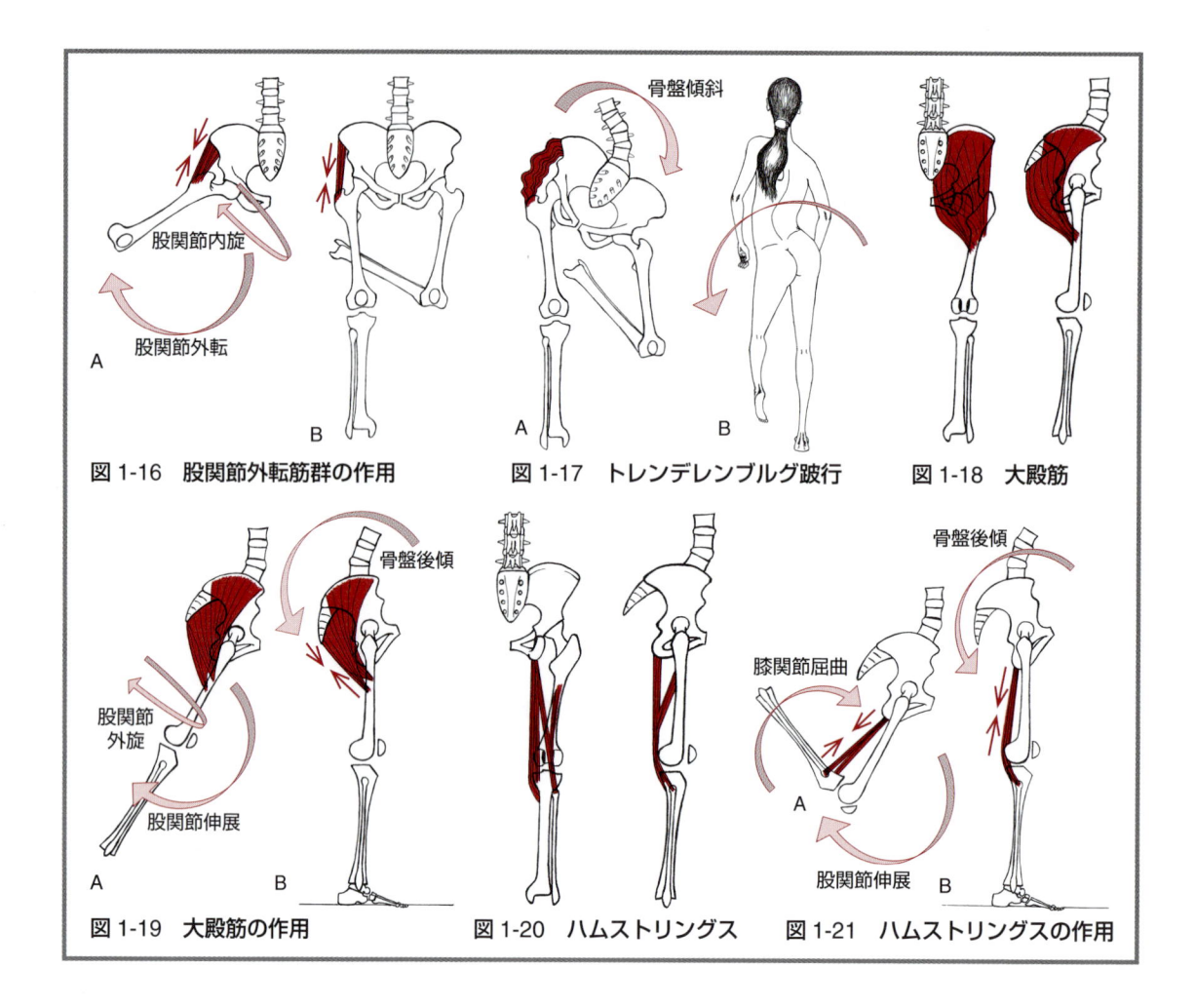

図 1-16　股関節外転筋群の作用　　図 1-17　トレンデレンブルグ跛行　　図 1-18　大殿筋

図 1-19　大殿筋の作用　　図 1-20　ハムストリングス　　図 1-21　ハムストリングスの作用

ている（図 1-17A）．患側立脚期に骨盤が対側へ傾斜する歩行がみられる（図 1-17B）．

大殿筋（gluteus major）　下殿神経に支配され，腸骨外縁と仙骨外縁に起始して大腿骨の殿筋粗面と腸脛靱帯に停止する単関節筋である（図 1-18）．

OKC として**股関節の伸展と外旋**に作用し（図 1-19A），CKC として**骨盤後傾，体幹前屈制御**に作用する（図 1-19B）．また，腸脛靱帯を介して**膝伸展**に作用する．

ハムストリングス（hamstrings）（図 1-20）

OKC として**股関節伸展，膝関節屈曲**に作用し（図 1-21A），CKC として**骨盤後傾，体幹前傾制御**に作用する（図 1-21B）．

① 大腿二頭筋（biceps femoris）：大腿二頭筋は下腿の外旋にも作用し，膝伸展位では股関節屈曲を制御する．

①長頭（long head）：脛骨神経に支配され，坐骨結節に起始して腓骨頭に停止する二関節筋である．

②短頭（short head）：腓骨神経に支配され，大腿骨後面近位に起始して腓骨頭に停止する単関節筋である．

② 半膜様筋（semimembranosus）：脛骨神経に支配され，坐骨結節に起始して脛骨内顆後方と内側半月板後方に停止する二関節筋である．

③ 半腱様筋（semitendinosus）：脛骨神経に支配され，坐骨結節に起始して脛骨の鵞足に停止する二関節筋である．

図 1-22 外旋筋群

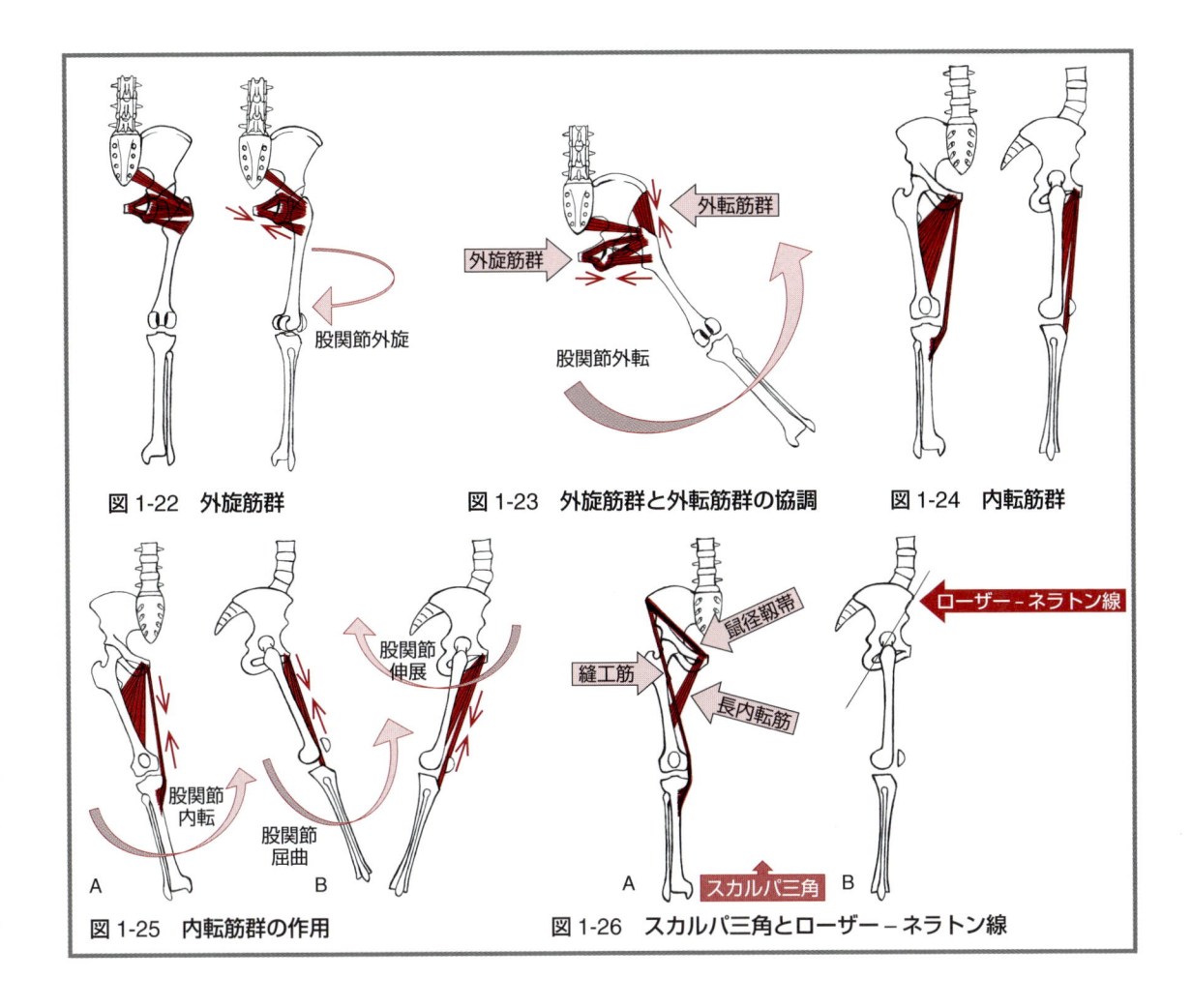

図 1-23 外旋筋群と外転筋群の協調

図 1-24 内転筋群

図 1-25 内転筋群の作用

図 1-26 スカルパ三角とローザー-ネラトン線

外旋筋群（external rotators）　閉鎖神経に支配される単関節筋で，梨状筋，閉鎖筋，双子筋，大腿方形筋に分けられる（図 1-22）．

　OKC として**股関節外旋**に作用するが（図1-23），股関節外転筋群が股関節外転に作用する際に骨頭求心位に保持する作用もある．CKC として対側骨盤の後方回旋に作用する．

　① 梨状筋（piriformis）：仙骨前面に起始し，大腿骨の大転子に停止する．

　② 内・外閉鎖筋（obturatorius）：閉鎖孔周囲に起始し，大腿骨の大転子に停止する．

　③ 上・下双子筋（gemellus）：坐骨結節に起始し，大腿骨の大転子に停止する．

　④ 大腿方形筋（quadratus femoris）：坐骨結節に起始し，大腿骨の転子間稜に停止する．

内転筋群（adductors）　閉鎖神経に支配され，恥骨筋，内転筋，薄筋に分けられる（図 1-24）．

　OKC として**股関節内転**に作用する（図 1-25A）．CKC として**股関節伸展位では屈曲作用，股関節屈曲位では伸展作用をもつ**（図 1-25B）．**薄筋は膝関節屈曲機能もある**．

　① 恥骨筋（pectineus）：恥骨に起始し，大腿骨内側近位に停止する単関節筋である．

　② 短内転筋（adductor brevis）：恥骨に起始し，大腿骨内側近位に停止する単関節筋である．

　③ 長内転筋（adductor longus）：恥骨に起始し，大腿骨内側遠位に停止する単関節筋である．

　④ 大内転筋（adductor magnus）：恥骨に起

図 1-27　頸体角（A）とミクリッツ線（B）

図 1-28　CE 角と前捻角
A：CE 角　B：頸部前捻角　C：臼蓋前捻角

図 1-29　股関節と脊柱の関係

長内転筋で囲まれる三角形の窪みである（図1-26A）．この三角の中心に大腿骨頭と大腿動脈を触れる．

ローザー–ネラトン（Roser-Nélaton）線
上前腸骨棘と坐骨結節を結んだ線（図1-26B）．この線の直下に大腿骨大転子を触れる．

股関節各部の角度

① 頸体角：大腿骨の頸部と体部（骨幹部）のなす角度で約130°である（図1-27A）．

② 機能軸（重心線；ミクリッツ〈Mikulicz〉線）：機能軸は重心線であり，解剖軸である大腿骨長軸とは一致しない（図1-27B）．

③ CE 角（central-edge angle）：大腿骨頭中心と寛骨臼上縁を結ぶ線と荷重線のなす角度で約30°である（図1-28A）．

④ 頸部前捻角：前額面に対する大腿骨頸部の前捻角で約10〜15°である（図1-28B）．

⑤ 寛骨臼前捻角：前額面に対する寛骨臼関節面の前捻角で約45°である（図1-28C）．

股関節と脊柱の関係

股関節を軸に**骨盤が前傾する**と**腰椎前弯が強く**なり，**骨盤が後傾する**と**腰椎前弯が減少**する（図1-29）．

歩行（図1-30）

立脚期（相）（stance phase，60％）　立脚期は次の5つに区分できる．踵接地期（heel contact；HC），足底接地期（foot flat；FF），立脚中期（mid stance；MS），踵の離床（踵離地）期（heel off；HO），爪先離れ（離地）期（toe off；TO）．

遊脚期（相）（swing phase，40％）

変形性股関節症の病態

原因

大腿骨頭と寛骨臼の関節面の適合が一致しなければ関節運動や荷重は股関節への負荷となり，関節内に炎症性サイトカインが出現して炎症が起こる．滑膜細胞などから**蛋白質分解酵素（MMP）**

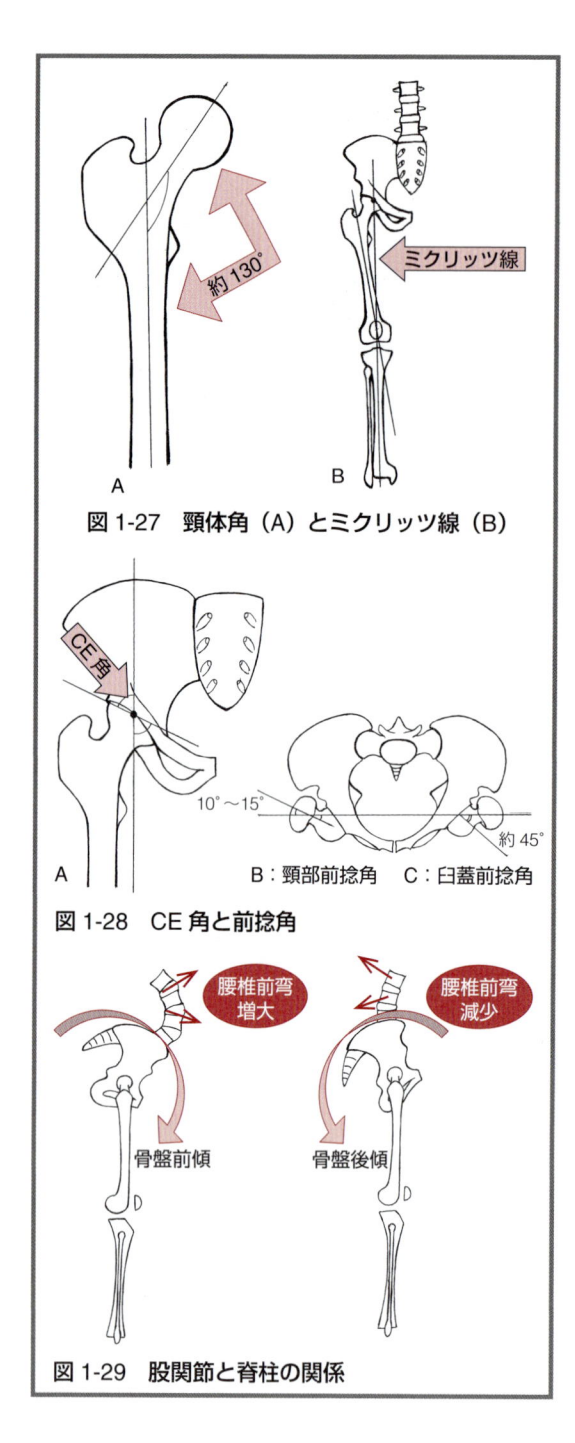

始し，大腿骨内側遠位に停止する単関節筋である．

⑤ 薄筋（gracilis）：恥骨結合に起始し，脛骨の鵞足に停止する二関節筋である．

股関節の指標

スカルパ（Scarpa）三角　　鼠径靱帯，縫工筋，

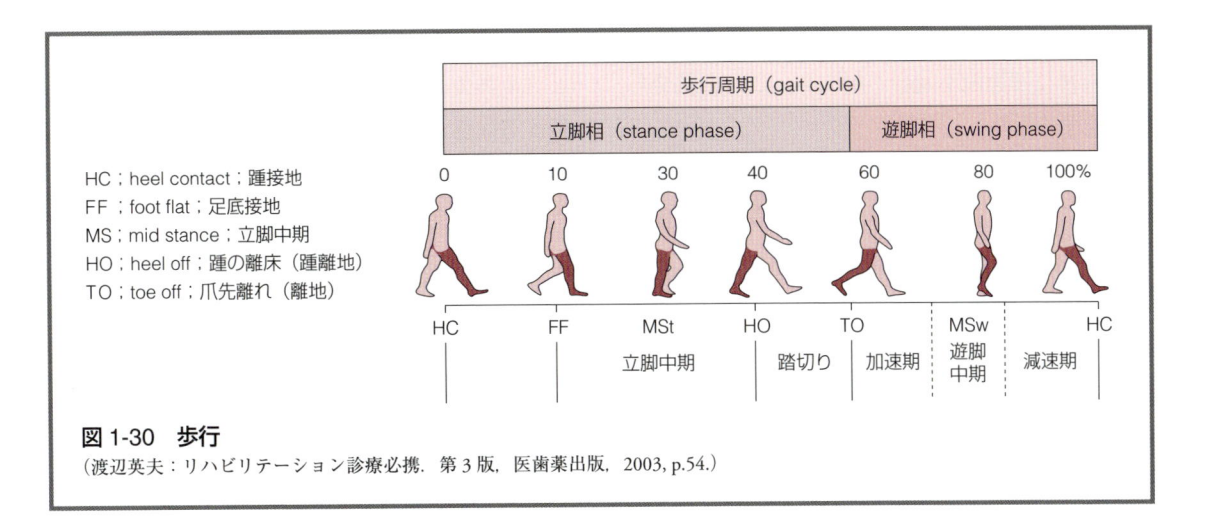

図 1-30　歩行
（渡辺英夫：リハビリテーション診療必携．第3版，医歯薬出版，2003, p.54.）

HC；heel contact；踵接地
FF；foot flat；足底接地
MS；mid stance；立脚中期
HO；heel off；踵の離床（踵離地）
TO；toe off；爪先離れ（離地）

やアグリカナーゼが分泌され，硝子軟骨の細胞外器質が分解される．

このような過程が長期間にわたって繰り返されると，硝子軟骨の粘弾性が失われ，荷重などの物理的刺激に対する抵抗性は著しく低下する．このような状態に陥った関節軟骨に関節運動や荷重が加わると，硝子軟骨の摩耗・亀裂やアポトーシスによる軟骨細胞の消失などが起こり，関節裂隙の狭小化をきたす．関節面の適合不一致はさらに悪化し，病態が進行していく．軟骨下骨は荷重負荷の圧縮力により象牙状に硬化する．荷重部に一致して囊胞状の骨破壊が起こり，骨囊胞が出現する．関節を安定化させる修復機転として非荷重部に骨増殖性変化が起こり，骨棘が形成される．

症状

初動時に著しい股関節の運動時痛や荷重時痛がみられ，徐々に股関節の可動域制限や筋力低下を呈する．病変が進行すると**トレンデレンブルグ徴候やトレンデレンブルグ跛行**がみられるようになる．

さらに進行すると大腿骨頭変形をきたし，患肢短縮による脚長差がみられるようになる．股関節の疼痛が逃避性の代償動作を招き，股関節周囲だけでなく股関節以外の部位に疼痛を呈するようになる．

分類

一次性（原発性）関節症　明確な発症原因は不明だが，股関節の malalignment によることが多い．骨盤の傾斜は大腿骨頭に対する臼蓋の被覆率に影響を与え，関節面の適合と安定性にかかわる．骨盤の傾斜は脊柱の alignment に影響を受ける．

腰椎疾患や姿勢の影響が骨盤の傾斜を変化させ，股関節の malalignment を生じさせる．

二次性（続発性）関節症　わが国では二次性によるものが多い．

①先天性股関節脱臼，臼蓋形成不全などの先天的な関節面不適合に続発して発症するもの．

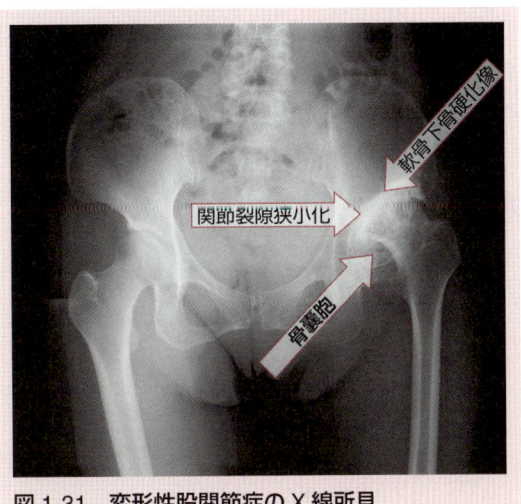

図 1-31　変形性股関節症の X 線所見

②ペルテス病，大腿骨頭壊死などのように疾病の発症後に関節面不適合が起こり，これに続発して発症するもの．

③血友病，関節リウマチ，化膿性股関節炎などのように関節内を破壊する疾患による軟骨損傷に続発して発症するもの．

④股関節内骨折など外傷に続発して起こるもの．

X線所見

X線所見では，関節裂隙の狭小化・軟骨下骨硬化像・骨棘・骨囊胞の出現・大腿骨頭変形などがみられる（図1-31）．

変形性股関節症の評価

疼痛部位の評価

変形性股関節症の疼痛は，股関節周囲に放散するだけでなく，逃避性の代償動作によりさまざまな部位に疼痛をもたらす．疼痛部位は，大腿直筋起始部・腸腰筋・鼠径靱帯・大腿神経といった股関節前面，股関節外転筋群の股関節外側，股関節内転筋群の股関節内側，大殿筋・ハムストリングス起始部・梨状筋などの股関節後面に大きく区分することができる．また，股関節の滑膜炎は，鼠径部から大腿前方へ放散する殿部痛を引き起こすとされている[1]．関節包・股関節の靱帯に対する伸張ストレスや関節唇の挟み込みによる疼痛を生じることもある．靱帯や関節包は伸張ストレスで疼痛が生じ，筋のover useによる疼痛であれば，同部に対して伸張ストレスだけでなく収縮ストレスを加えることで再現痛を確認できる．疼痛部位とメカニカルストレスの種類により，理学療法を行う方向性が異なるため，疼痛部位の確認は臨床において非常に重要である．

股関節痛を訴える場合でも，腰部に対するストレスによって股関節の疼痛が引き起こされるケースや，腰椎疾患と股関節疾患が混在した股関節痛が出現するケースもあるので必ず確認が必要である（**表1-1**）[2]．

股関節・腰部に対する移動（ストレス）テスト

立位におけるストレステスト　理学療法の方向性を確認するために，上半身重心[3]を変位させて股関節や腰部にストレスを加え，疼痛増強肢位と軽減肢位を把握する．また，徒手的に股関節を制動したうえで動作を行うことにより，腰椎由来の疼痛との鑑別を簡便に行うことができる．

①　上半身重心前方移動テスト：上半身重心を前方移動させると，股関節後面筋と腰背部の筋による遠心性収縮が必要になる（**図1-32A**）．腰椎由来の疼痛と鑑別するためには，なるべく腰椎の屈曲・伸展を伴わないよう注意が必要である．また，骨盤の後方移動を徒手的に制限し，腰椎部に加わるストレスを増強させることで再現痛が生じる場合（**図1-32B**）は，腰椎由来の疼痛の可能性も否

表1-1　hip-spine syndrome

- simple hip-spine syndrome：股関節，脊椎のどちらかが症状の主原因
- complex hip-spine syndrome：股関節，脊椎の症状の主原因が不明確
- secondary hip-spine syndrome：股関節，脊椎のどちらかに主原因があり，他方に影響を与える
- misdiagnosed hip-spine syndrome：股関節，脊椎の主原因を誤診

（帖佐悦男ほか，2003[2]）

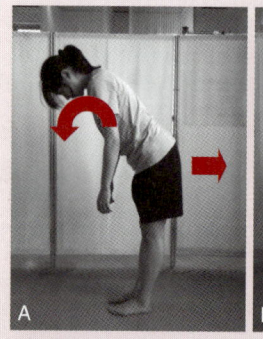

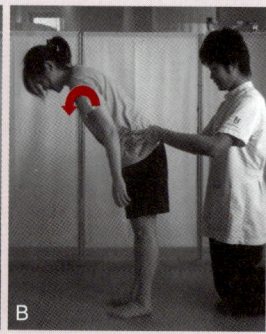

図1-32　上半身重心前方移動テスト
A：上半身重心を前方に変位させて腰部と股関節後面筋群の遠心性収縮ストレスを加える．
B：徒手的に骨盤後方移動を制限し，腰部に対するストレスを増大させる．

3. 変形性関節症各論——変形性股関節症

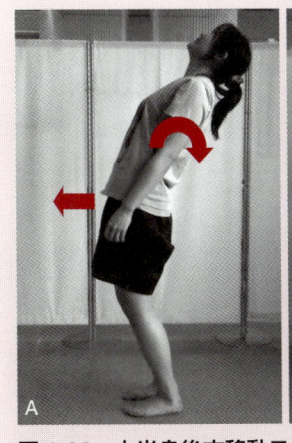

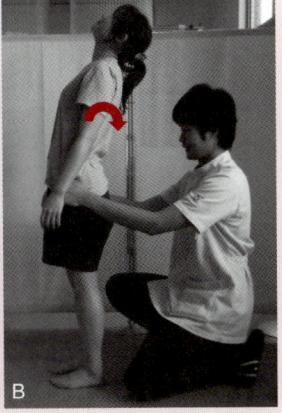

図1-33　上半身後方移動テスト
A：上半身を後方に変位させて腰部に対する収縮ストレスと股関節前面筋群に対する遠心性収縮ストレスを加える.
B：徒手的に骨盤前方移動を制限し,腰部に対する圧縮ストレスを増大させる.

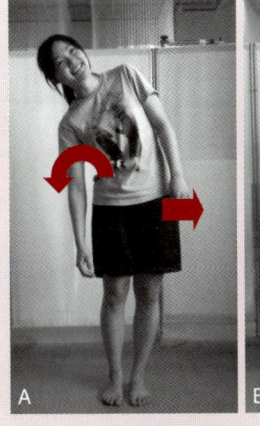

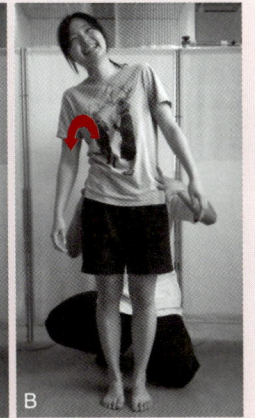

図1-34　同側側屈移動テスト
A：体幹を検査側に側屈し,腰部の同側圧縮ストレスと内転筋の遠心性収縮を加える.
B：骨盤の側方移動を徒手的に制限し,腰部に対するストレスを増大させる.

定できないので,腰部に対する詳細な評価を行う必要がある.さらに,骨盤移動を制御することにより疼痛が軽減する場合は,股関節に対するメカニカルストレスにより疼痛が生じている可能性を示唆しているものと考えられる.

② 上半身後方移動テスト：上半身重心を後方移動させると,股関節前面筋の遠心性収縮,大腿神経の伸張ストレス,腰椎に対する伸展ストレスを加えることができる（図1-33A）.また,骨盤の前方移動を徒手的に制限し,腰椎に対する伸展ストレスを増大することにより再現痛が確認できる場合（図1-33B）は,腰椎由来の疼痛の可能性も否定できないので,腰部に対する詳細な評価を行う必要がある.

③ 同側側屈移動テスト：上半身重心の外側移動（同側側屈）を行うことにより,股関節内転筋に対する遠心性収縮と,同側腰椎椎間関節や椎間孔狭小による神経根に対する圧縮ストレスを加えることができる（図1-34A）.骨盤の内方移動を徒手的に制限し,腰椎に対する同側の圧縮ストレスと反対側の伸張ストレスを増大することにより再現痛を確認できる場合（図1-34B）は,腰椎由来

の疼痛の可能性も否定できないので,腰部に対する詳細な評価を行う.

④ 対側側屈移動テスト：上半身重心の内側移動（反対側側屈）を行うことにより,股関節外転筋群か同側腰部筋に対する遠心性収縮,椎間孔の狭小化による神経根の圧迫ストレスおよび反対側の腰椎圧縮ストレスを加えることができる（図1-35A）.骨盤の外方移動を徒手的に制限し,腰椎に対するストレスを増大させることにより再現痛が確認できる場合（図1-35B）は,腰椎に対する評価も併せて行う.

⑤ 体幹回旋テスト：体幹回旋を行うことにより,股関節や腰椎に対する回旋ストレスをみることができ,また①～④のテストを複合的に評価することができる.たとえば体幹の右回旋では,右股関節内旋・屈曲（右殿筋遠心性収縮）,左股関節外旋・伸展ストレス（左股関節前面筋遠心性収縮）,腰部右圧縮ストレス・左伸展ストレスを加えることができる.ただし,上半身重心の位置によって股関節や腰部に生じるストレスは変化するので注意が必要である（図1-36）.

股関節周囲筋に対する筋収縮評価　　股関節に

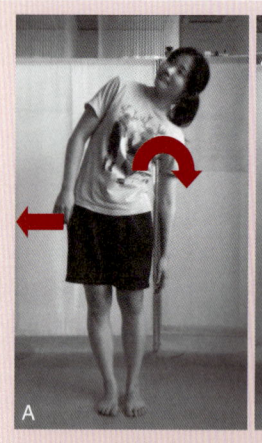

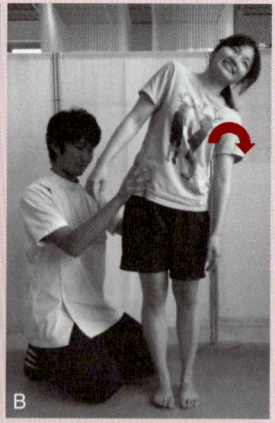

図 1-35　対側側屈移動テスト
A：体幹を検査側とは反対に側屈し，検査側の腰部に対する伸張ストレスと外転筋の遠心性収縮を加える．
B：骨盤の側方移動を徒手的に制限し，腰部に対するストレスを増大させる．

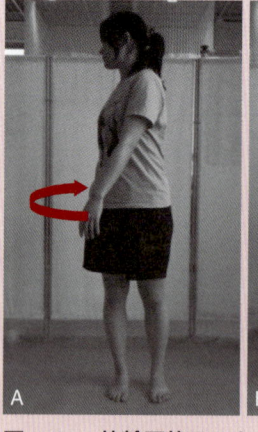

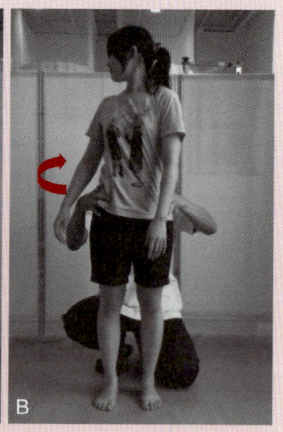

図 1-36　体幹回旋テスト
A：体幹右回旋では右股関節内旋と屈曲による股関節後面筋遠心性収縮ストレス，左股関節外旋と伸展による股関節前面筋群遠心性収縮ストレスを加えることができる．
B：骨盤の回旋を制限することにより，腰部に対するストレスを増大させる．

生じるストレスをおおよそ把握できた場合は，筋を個別に収縮させて疼痛を引き起こしている筋の特定を行う必要がある．たとえば，股関節外転筋群の過剰収縮による疼痛であっても，中殿筋なのか，それとも大腿筋膜張筋による疼痛なのかを判別することにより理学療法の展開は変化する．筋収縮は等張性収縮と等尺性収縮に分けられるが，等張性収縮は股関節の運動を伴うため関節運動による疼痛か，筋収縮による疼痛なのかの判断が必要である．等尺性収縮は関節運動を伴わず，筋に対する収縮ストレスを加えることができる．ただし，関節内圧の変化における疼痛に関しては，等尺性収縮においても疼痛が出現することが考えられるので，1つの評価で判断するのではなく，さまざまな評価結果を総合して多角的に判断することが重要である．

座位における移動テスト　立位におけるストレステストや股関節周囲筋に対する筋収縮評価において，腰部由来の疼痛か，もしくは股関節由来の疼痛かの鑑別が難しい場合は，腰部に対する各種整形外科的テストだけでなく，股関節の影響を限りなく抑制して腰部に対するストレステストを行う必要がある．

簡便な方法としては，座位で，体幹屈曲，伸展，側屈，回旋動作を行うことにより，股関節の影響を軽減し，腰部に対するストレスを増強させることができる．ただし，上半身の位置や座圧中心の偏位によっては股関節周囲の筋が緊張する場合もあるので注意が必要である．

仙腸関節に対する評価　仙腸関節性疼痛においても股関節周囲に関連痛が出現する場合があり[4]，股関節由来の疼痛と鑑別する必要がある．ただし，仙腸関節ストレステストの多くが股関節の可動域を必要とするため股関節疾患との鑑別が難しく，臨床においては仙腸関節を徒手またはバンドなどで固定し，疼痛の増減をみる方法が簡便である．

ROMテスト・徒手筋力テスト（manual muscle test；MMT）　変形性股関節症の多くは股関節周囲の関節可動域（range of motion；ROM）や筋

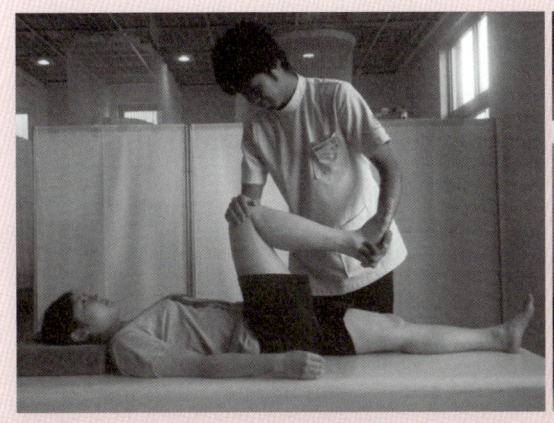

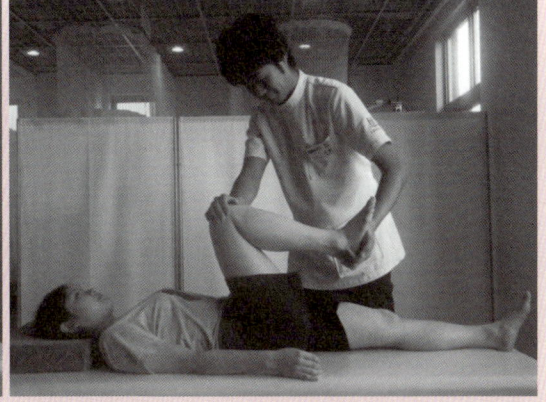

図 1-37　バンドを用いた体幹固定による ROM テスト（股関節屈曲）

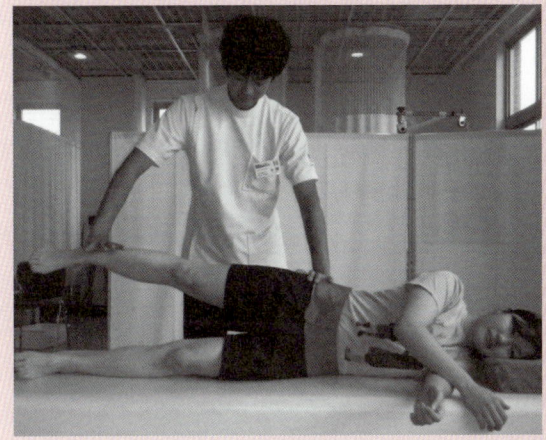

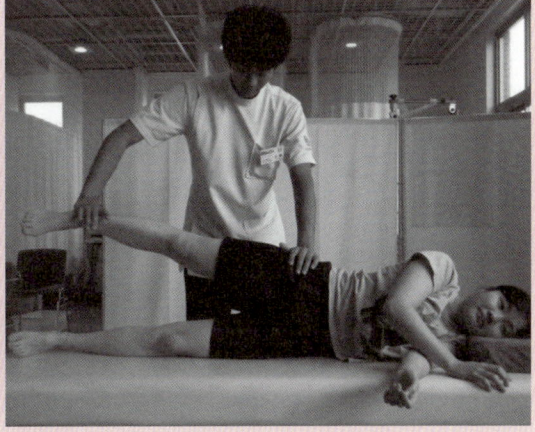

図 1-38　バンドを用いた体幹固定による MMT（股関節外転）

力低下が存在する．しかし，ROM や筋力を短絡的に改善させるアプローチを行うのではなく，疼痛部位とその部位に加わるストレスを考慮し，そのストレスを軽減する歩行や動作に改善させるための評価として行う必要がある．

ROM 制限が存在したとしても，筋を含む股関節軟部組織性の制限なのか，骨性の制限なのかを把握することが大切である．筋力低下に関しても同様であり，純粋に筋力低下が生じる以外に，①疼痛による筋力低下，②体幹筋などを含む中枢部の固定力低下による見かけ上の筋力低下，③筋緊張亢進による筋力発揮不全，が考えられる．

ROM や筋力を評価する際は"なぜその方向に ROM 制限があるのか""なぜその筋力が低下しているのか"を考え"どのような条件下で ROM 制限や筋力低下が改善されるか"を評価する．

とくに体幹などの安定性を向上させることにより，股関節の ROM 制限や筋力低下が改善することも臨床上多くみられる（図 1-37，38）．

脚長差　歩容に大きく影響し，股関節に対するメカニカルストレスを助長させる．3 cm 以上の脚長差が存在すると墜落跛行を示すといわれている．ただし，静的な姿勢を基準に短絡的な補高を行うのではなく，あくまで歩行を含む諸動作を基準にし，股関節に生じるメカニカルストレスを軽減させるために処方されるべきである．

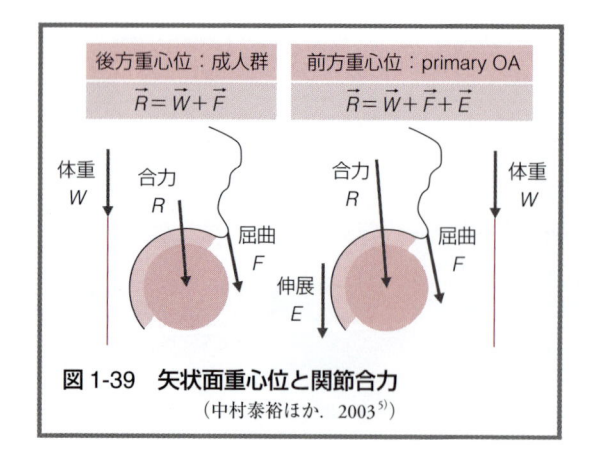

図1-39 矢状面重心位と関節合力
（中村泰裕ほか，2003[5]）

後方重心位：成人群 $\vec{R} = \vec{W} + \vec{F}$
前方重心位：primary OA $\vec{R} = \vec{W} + \vec{F} + \vec{E}$

姿勢評価 疼痛部位に加わるストレスや動作を予測するうえでも非常に重要である．

変形性股関節症にみられる典型的な姿勢としては体幹の側屈があげられる．股関節に限らず各関節には安定性が必要となるが，股関節における骨性支持の低下（臼蓋の大腿骨頭被覆面積の低下）を補うため，少しでも股関節が安定する肢位をとろうとすることが多い．外転筋の機能低下や骨盤後傾による股関節骨性支持の低下を補うのであれば，体幹の同側側屈（障害側への骨盤傾斜）を戦略としても用いることが有利である．逆に中殿筋や大腿筋膜張筋などの股関節外転筋群の緊張を増大させ，障害側と反対方向への体幹側屈を用いた対応を行うことも臨床上多く経験する．一次性変形性股関節症にみられる骨盤の後傾姿勢は，股関節の前方関節縁部への大きな応力の集中と前方への脱臼力の両者が増大していることになる．反対に，骨盤前傾と腰椎前弯が強い変形性股関節症では，臼蓋の大腿骨頭被覆面積を増加させる（図1-39）[5]．どのような姿勢を呈していても，疼痛部位に加わるストレスと関連させて姿勢を考察する必要があり，また，歩行を含む諸動作の改善を目的として姿勢評価を行う必要がある．

歩行評価 歩行動作は個体差が大きく観察点も多岐にわたる．上記の理学療法評価を参考に歩行動作に対する予測を行うことで，焦点を絞って歩行を観察することができ，また分析を容易にすることができる．ただし，いかに正常から逸脱した歩行であっても，股関節に加わるメカニカルストレスを減弱させるための逃避性歩行であることも考えられるため，安易に正常歩行に近づけようとする運動療法を行うことは非常に危険である．疼痛部位によって獲得すべき歩容は変化するため，正常歩行の獲得を目的にするのではなく，症例に加わっているメカニカルストレスの軽減を目的に，上記に述べた各種評価結果と組み合わせて歩行分析・評価を行い，運動療法を展開するうえでの一助とすべきである．そのためには，股関節に対するメカニカルストレスを把握し，上半身重心と下半身重心，ならびに身体重心をどのように位置させると疼痛が軽減し，また増悪するのかを確認することが大切である．

股関節に対するメカニカルストレスを把握した後に，その動きが歩行中のどの相で出現するかを観察することが重要である．股関節の伸展ストレスで疼痛が生じているのであれば，たとえ姿勢評価が股関節屈曲位であったとしても，歩行中における特定の相に股関節伸展ストレスが助長された動きを生じることが多い．

たとえば体重70 kgの患者が，歩行動作中において，骨盤の外方移動が通常よりも1 cm大きくなったと仮定すると，片脚立位上では外転筋力を約15 kg増加させなくてはならない（図1-40）．これを1日5,000歩程度歩行すると，片側の中殿筋に加わる負荷は15 kg×2,500回となる．そして歩行においては，加速度も加わるため，さらに大きな外転筋張力を発揮させる必要がある．上記から，小さな変位であっても歩行では大きな負荷となることが予測される．

歩行分析において，特定の筋の過剰筋収縮や，逆に筋力低下の予測も非常に重要である．ただし，歩行に関しては，OKCでの筋作用よりも，CKCでの筋作用（とくに制御機能）が非常に重要となる．

3. 変形性関節症各論——変形性股関節症

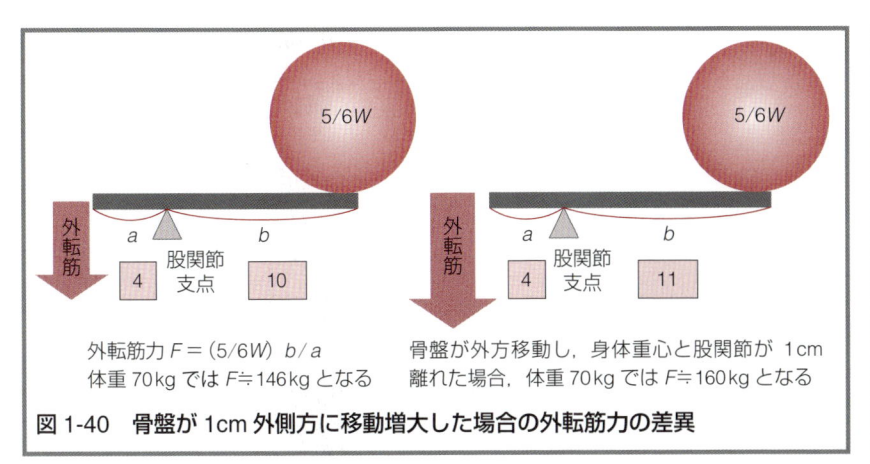

外転筋力 $F = (5/6W) \, b/a$
体重 70kg では $F ≒ 146$ kg となる

骨盤が外方移動し，身体重心と股関節が 1cm
離れた場合，体重 70kg では $F ≒ 160$ kg となる

図 1-40　骨盤が 1cm 外側方に移動増大した場合の外転筋力の差異

図 1-41　大殿筋歩行
大殿筋機能不全では常に股関節伸展位の歩行を呈する．

　歩行において，筋活動が制御に大きく関与する代表的な例としては大殿筋歩行があげられる（図1-41）[6]．大殿筋の主な OKC 作用は股関節伸展であるが，大殿筋機能不全による大殿筋歩行では常に股関節伸展位を保つ．ここで考えられることは，大殿筋は歩行において，OKC としてではなく，CKC の作用である体幹前傾制御（股関節屈曲制御）を主として作用することである．歩行分析を行ううえでも OKC ではなく，CKC の働きを中心とした展開をすべきだと思われる．

理学療法による変形性股関節症の治療

　理学療法評価を統合して評価し，症例にどのようなメカニカルストレスが生じているのかを的確にとらえ，そのメカニカルストレスを減弱させるための運動療法を展開することが重要である．そのためには，大きく分けて，腰椎由来の疼痛かそれとも股関節由来の疼痛かを判別する必要があり，その疼痛を増強させる肢位と寛解させる肢位を把握する必要がある．また，股関節周囲筋の過剰活動を抑制するためには，脊柱の分節的な運動や足部における床反力制御機構の改善が重要である．
　以下に代表的な運動療法を示す．

大殿筋と体幹前傾制御の促通

　座位で体幹を前屈し，大殿筋と体幹前屈制御筋の収縮を促す（図1-42）．注意点としては，股関節の屈曲を意識し，腰椎の前屈制御筋（とくにinnerunit muscle）の活動を促進することである．腰椎制御筋であれば，多裂筋などの働きを促通することが望ましい．

腸腰筋の促通

　腸腰筋は単独で収縮させることが難しく，大腿直筋の収縮をいかに抑制させるかが重要である．腸腰筋の収縮は股関節屈曲位で得られやすく[7]，股関節 90°屈曲位での屈曲運動が理想である（図1-43）．スリングやバランスボールなどを用いることにより股関節屈曲が保ちやすくなる．

股関節外旋筋の促通

　股関節外旋筋のなかでも，とくに閉鎖筋群や双子筋群の収縮は，大腿骨頭を求心位に保つ役割を担う（図1-44）[8]．大腿直筋や股関節外転筋の触診を行いながら，股関節の外転・外旋運動を行うことで外旋筋群の働きを得られやすい（図1-45）．股関節外旋筋群の収縮は歩行時において骨盤の前

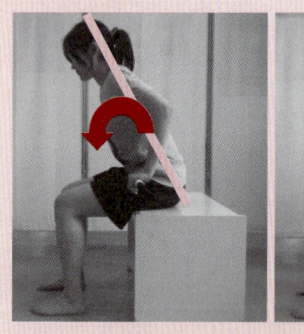

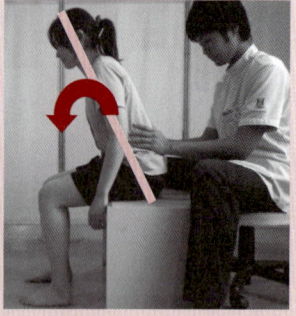

図 1-42　大殿筋と体幹前傾制御の促通

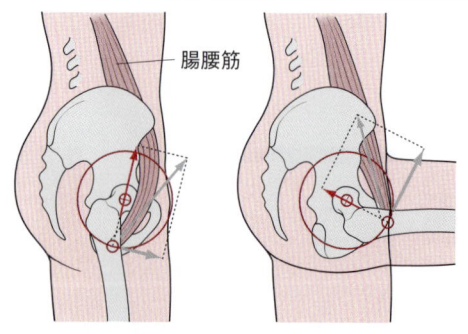

図 1-43　股関節肢位の変化における腸腰筋作用の違い
（Castaing J, et al. 井原秀俊ほか訳. 1995[7]）

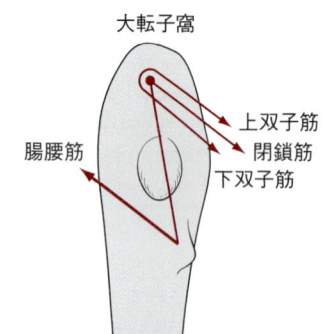

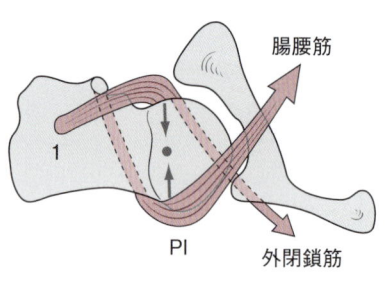

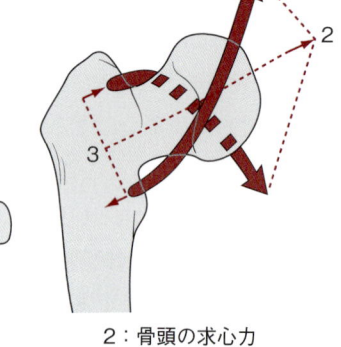

図 1-44　股関節外旋筋と腸腰筋の働き
（Léopold B. 1997[8]）

股関節屈曲時の回転中心軸形成　　1：水平面での骨頭の安定化　　2：骨頭の求心力
3：屈曲の補助

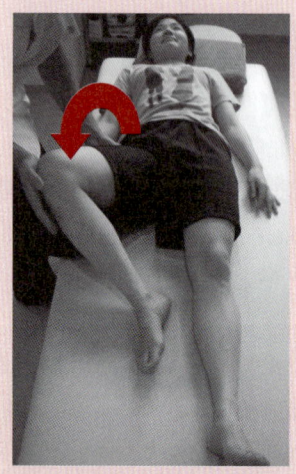

図 1-45　股関節外旋筋収縮訓練

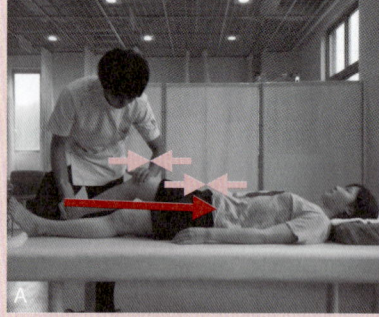

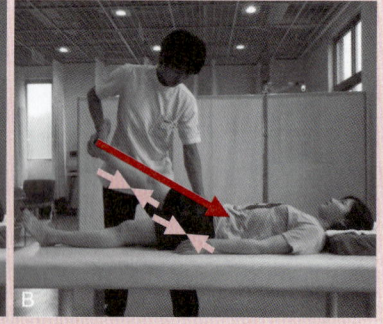

図 1-46　反力作用線の違いによる筋活動の変化（矢状面）
A：反力が膝関節と股関節の後方を通過すると、膝関節伸筋と股関節屈筋の活動が増加する．
B：反力が膝関節と股関節の前方を通過すると、膝関節屈筋と股関節伸筋の活動が増加する．

3. 変形性関節症各論——変形性膝関節症

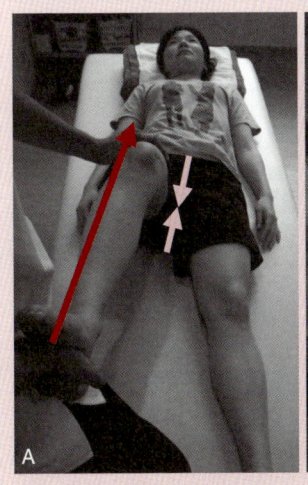

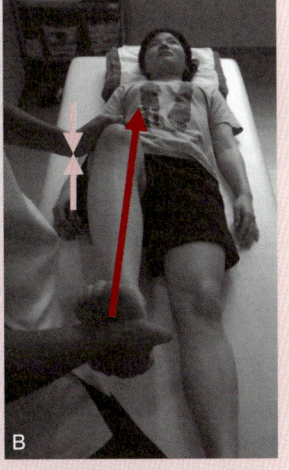

図 1-47 反力作用線の違いによる筋活動の変化
A：反力が膝関節と股関節の外方を通過すると，膝関節と股関節の内側筋群の活動が増加する．
B：反力が膝関節と股関節の内方を通過すると，膝関節と股関節の外側筋群の活動が増加する．

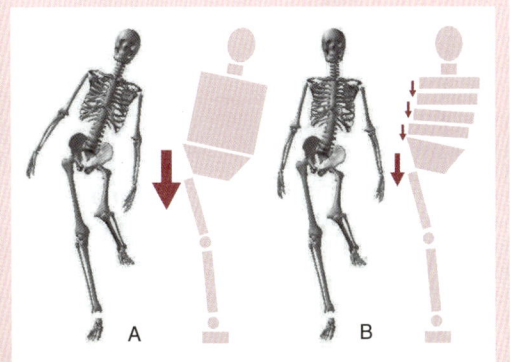

図 1-48 脊柱の分節的な働きの利点
A：脊柱が1つの剛体として働く場合は，中殿筋の収縮モーメントは非常に大きくなる．
B：脊柱が分節的に働く場合は，上半身重心の移動が軽減し，中殿筋の収縮モーメントは減少する．また，各脊椎において短背筋群による収縮モーメントが働くことにより，体幹の側方へのモーメントを分散して制御するため，相対的に中殿筋の収縮モーメントは減少する．

方回旋を促し，立脚中期付近での股関節伸展運動を早期に生じることが臨床上で観察される．

股関節周囲筋の選択的筋収縮

入谷によると，歩行において身体重心と床反力作用点の違いにより，下肢筋活動が変化するとされている[9]．徒手で反力を擬似的に作り出し，反力作用点を変化させることで選択的に股関節周囲筋の収縮を促すことが可能であると思われる（図1-46，47）．

脊柱分節運動の促通

脊柱が1つの剛体として機能すると，股関節における制御機能が過剰となり，股関節周囲筋の筋活動が増大することが考えられる（図1-48）．股関節周囲筋の過剰な筋活動を抑制するためには脊柱の分節的な動きの獲得が重要である．分節的な運動を促す目的で側方へのリーチ動作などを行う．ただし，距離に重点をおくのではなく，あくまで脊柱の分節的な動きの再学習を目的として行うべきである．また，多裂筋などの短背筋群の収縮を促すことで，脊柱の分節的な動きを行いやすくなる．

変形性膝関節症

膝関節の機能解剖

膝関節の特徴

大腿骨・脛骨・膝蓋骨からなる関節で，不安定なためその運動は高度な負荷を受けやすいという特徴がある．

大腿脛骨関節（femorotibial joint；FT関節）と膝蓋大腿関節（patellofemoral joint；PF関節）という2つの関節からなり，1つの関節包に包まれている（図1-49）．関節包の内壁は滑膜で覆われ内腔は滑液で潤っている．

膝関節のROM

膝関節は股関節と連動するため，股関節のROMに影響を受ける．

膝の屈曲角度は股関節伸展時では120°で，股関節屈曲時で140°となる．

股関節伸展位では大腿直筋の張力により膝関節屈曲は制限され，股関節屈曲位では大腿直筋が弛緩するため膝関節屈曲は増大する（図1-50）．

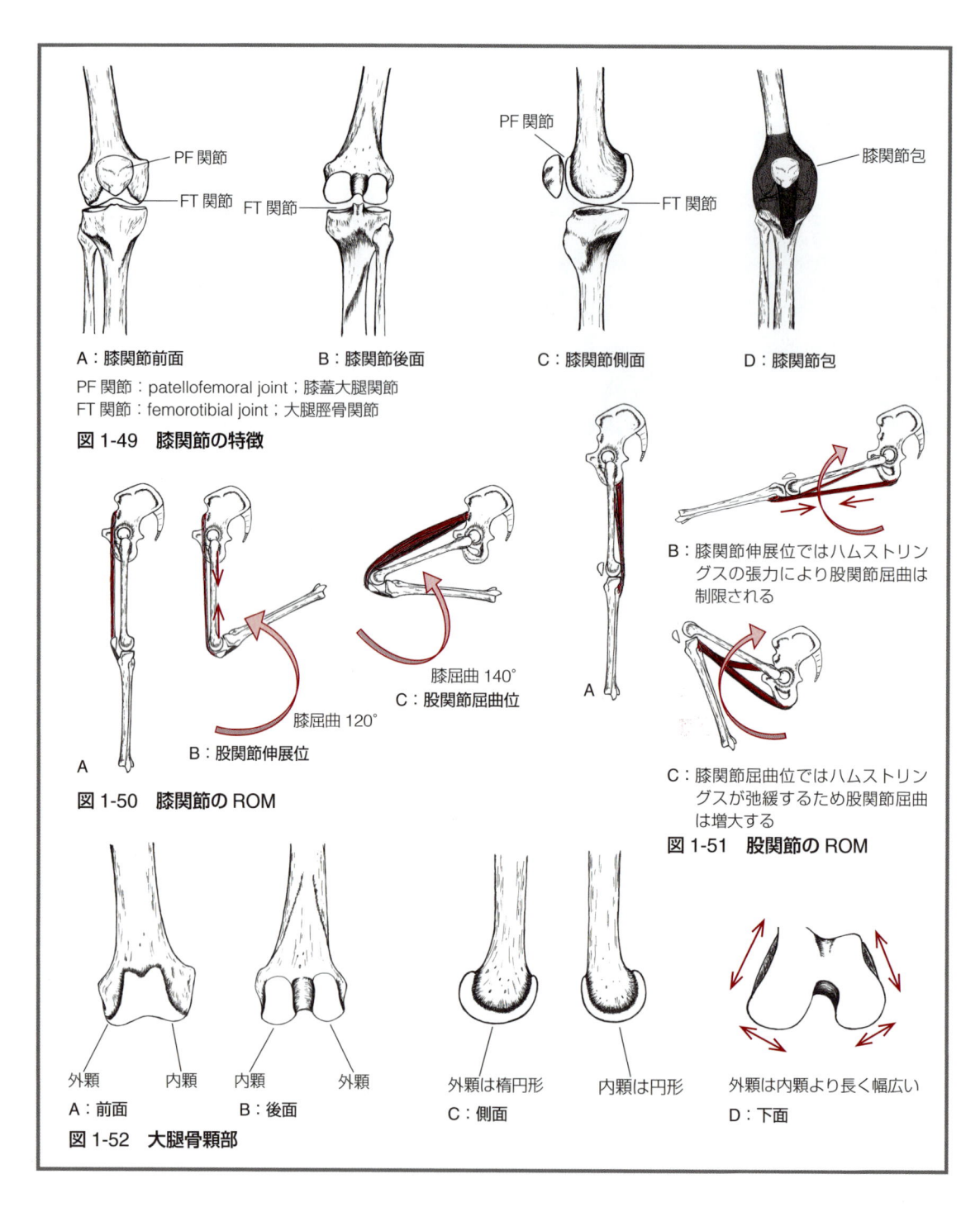

図 1-49　膝関節の特徴

A：膝関節前面　B：膝関節後面　C：膝関節側面　D：膝関節包

PF 関節：patellofemoral joint；膝蓋大腿関節
FT 関節：femorotibial joint；大腿脛骨関節

図 1-50　膝関節の ROM

B：股関節伸展位　膝屈曲 120°
C：股関節屈曲位　膝屈曲 140°

図 1-51　股関節の ROM

B：膝関節伸展位ではハムストリングスの張力により股関節屈曲は制限される

C：膝関節屈曲位ではハムストリングスが弛緩するため股関節屈曲は増大する

図 1-52　大腿骨顆部

A：前面（外顆／内顆）　B：後面（内顆／外顆）　C：側面（外顆は楕円形／内顆は円形）　D：下面（外顆は内顆より長く幅広い）

　膝関節伸展位ではハムストリングスの張力により股関節屈曲は制限され，膝関節屈曲位ではハムストリングスが弛緩するため股関節屈曲は増大する（図 1-51）.

大腿脛骨関節の構成体

大腿骨顆部（femur condyle）（図 1-52A, B）
側面からみると外顆は楕円形に近く，内顆は円形に近い（図 1-52C）.
　下面からみると内顆より外顆のほうが前後方向

図1-53 脛骨顆部

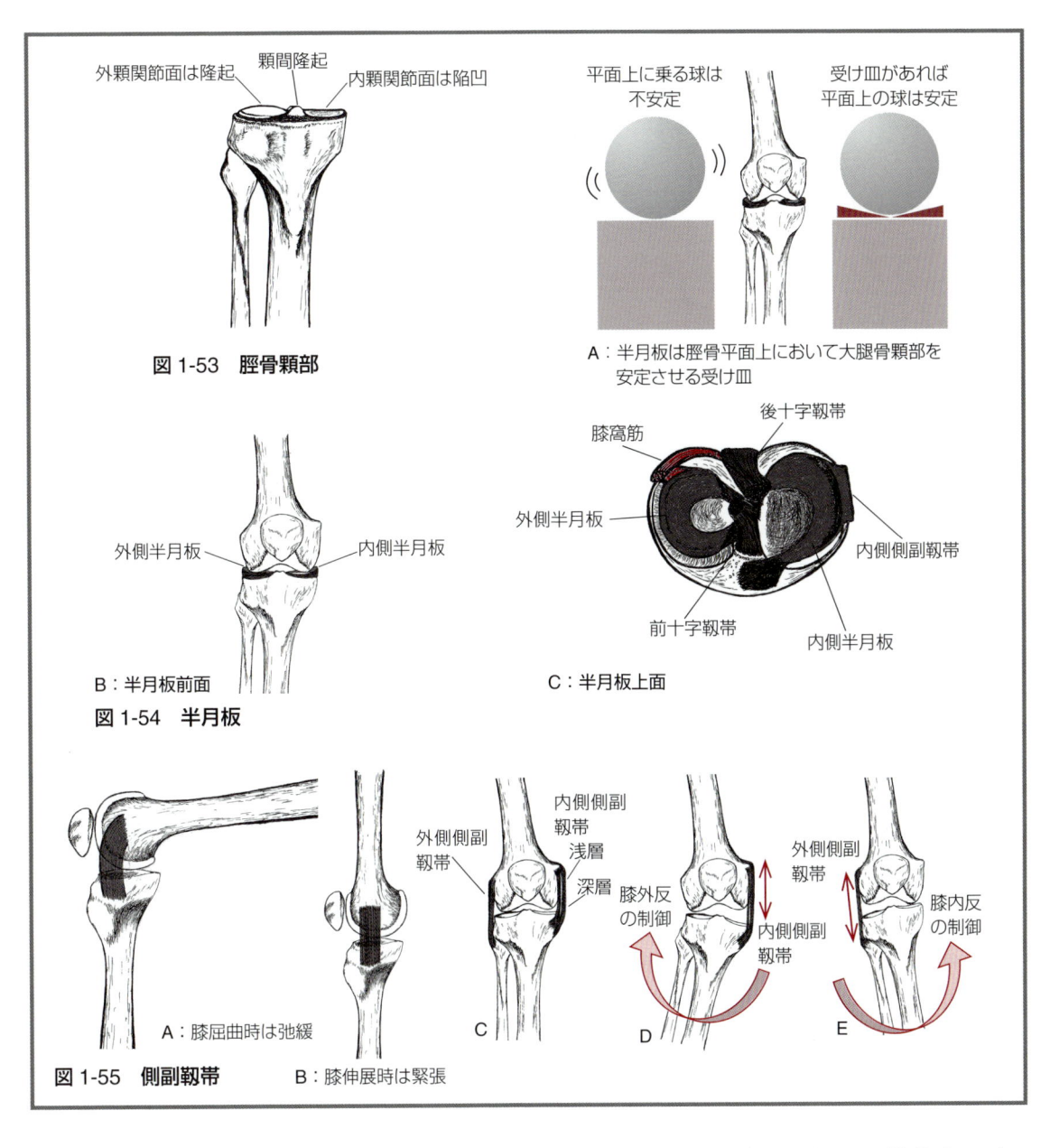

A：半月板は脛骨平面上において大腿骨顆部を安定させる受け皿

B：半月板前面
C：半月板上面

図1-54 半月板

A：膝屈曲時は弛緩
B：膝伸展時は緊張

図1-55 側副靱帯

に長く幅も広い（**図1-52D**）．

関節面は関節軟骨で覆われている．

脛骨顆部（tibia condyle）　中央の顆間隆起により境される2面の屋根状を呈し，外顆は凸型で隆起し丸みを帯びているが，内顆は凹型に陥凹している．内顆と外顆の関節面は関節軟骨で覆われている（**図1-53**）．

半月板（meniscus）　脛骨顆部平面上に乗る球状の大腿骨顆部を安定させるため，ボールを平面上に固定させる受け皿として機能する（**図1-54A**）．膝への圧縮応力を分散させる機能や滑液を関節内に拡散させる機能もある．

内側半月板（medical meniscus；MM）はC型で大きく，外側半月板（lateral meniscus；LM）はO型で小さい（**図1-54B, C**）．どちらも外周1/3に血行がある．

側副靱帯（colateral ligament）　膝屈曲時に弛緩し伸展時に緊張して制御する（**図1-55A, B**）．

第1章 変形性関節症

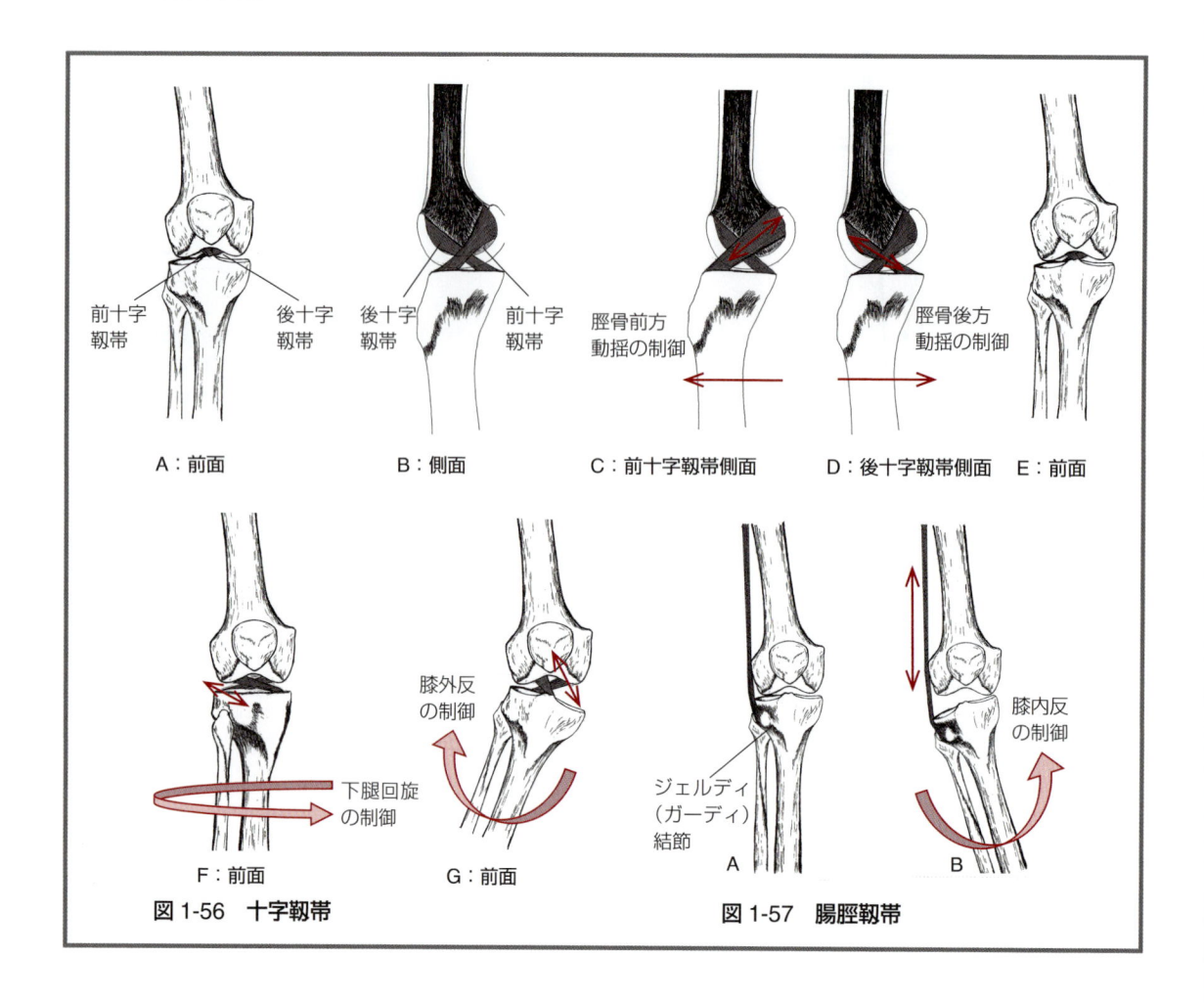

図中ラベル（図1-56）：
A：前面 — 前十字靱帯、後十字靱帯
B：側面 — 後十字靱帯、前十字靱帯
C：前十字靱帯側面 — 脛骨前方動揺の制御
D：後十字靱帯側面 — 脛骨後方動揺の制御
E：前面
F：前面 — 下腿回旋の制御
G：前面 — 膝外反の制御

図1-56 十字靱帯

図中ラベル（図1-57）：
A — ジェルディ（ガーディ）結節
B — 膝内反の制御

図1-57 腸脛靱帯

内側側副靱帯は大腿骨内顆と脛骨内顆を結び，浅層と深層からなる．深層は関節包や内側半月板にも付着する（図1-55C）．膝の外反を制御する（図1-55D）．

外側側副靱帯は大腿骨外顆と腓骨頭を結び，膝の内反を制御する（図1-55E）．

十字靱帯（cruciate ligament）（図1-56A, B）
前十字靱帯（anterior cruciate ligament；ACL）は，大腿骨外顆後方と脛骨内顆前方を結び，脛骨の前方動揺を制御する（図1-56C）．

後十字靱帯（posterior cruciate ligament；PCL）は大腿骨内顆前方と脛骨外顆後方を結び，脛骨の後方動揺を制御する（図1-56D）．

十字靱帯は交差しているため下腿の回旋を制御する（図1-56F）．膝外反制御にも作用する（図1-56G）．

腸脛靱帯（iliotibial band, iliotibial tract）（図1-57A）　上前腸骨棘・腸骨稜・大腿筋膜張筋停止部から起こり，脛骨ジェルディ（ガーディ；Gerdy）結節に付着する靱帯状の強靱な筋膜で，膝内反を制御する（図1-57B）．

大腿脛骨関節の運動

転がりすべり運動（rotation gliding〈rolling and sliding〉）　膝関節が伸展位から屈曲する際に，屈曲初期では大腿骨顆部は脛骨上を転がって後方へ移動するが，前十字靱帯の張力により屈曲後期にはすべり運動へ転換する（図1-58）．

スクリューホーム運動（screw-home move-

図 1-58　転がりすべり運動

図 1-59　スクリューホーム運動

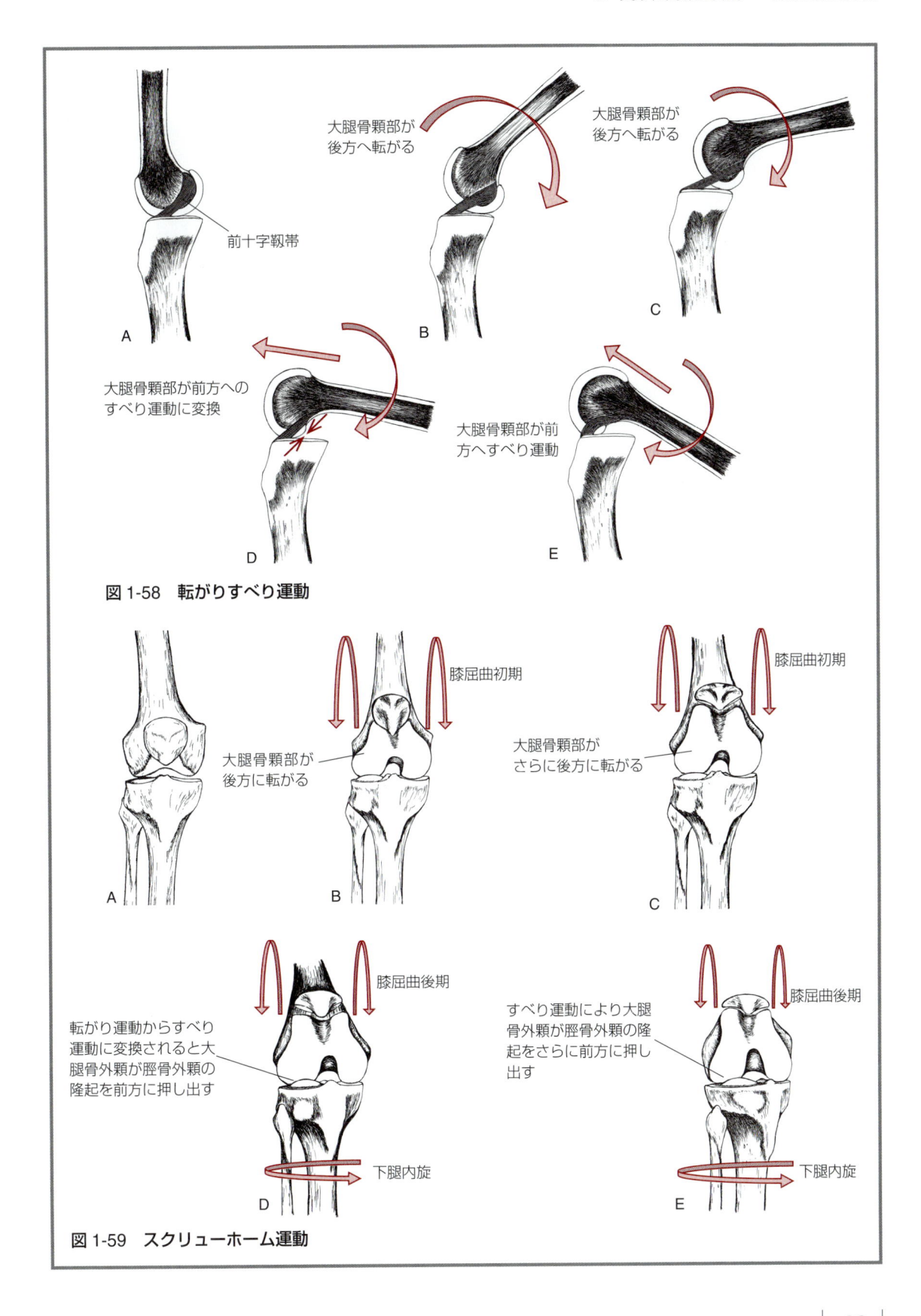

A：ミクリッツ線　B：立位荷重線（ミクリッツ線）　C：大腿脛骨角（FTA）

大腿骨長軸と脛骨長軸のなす角度

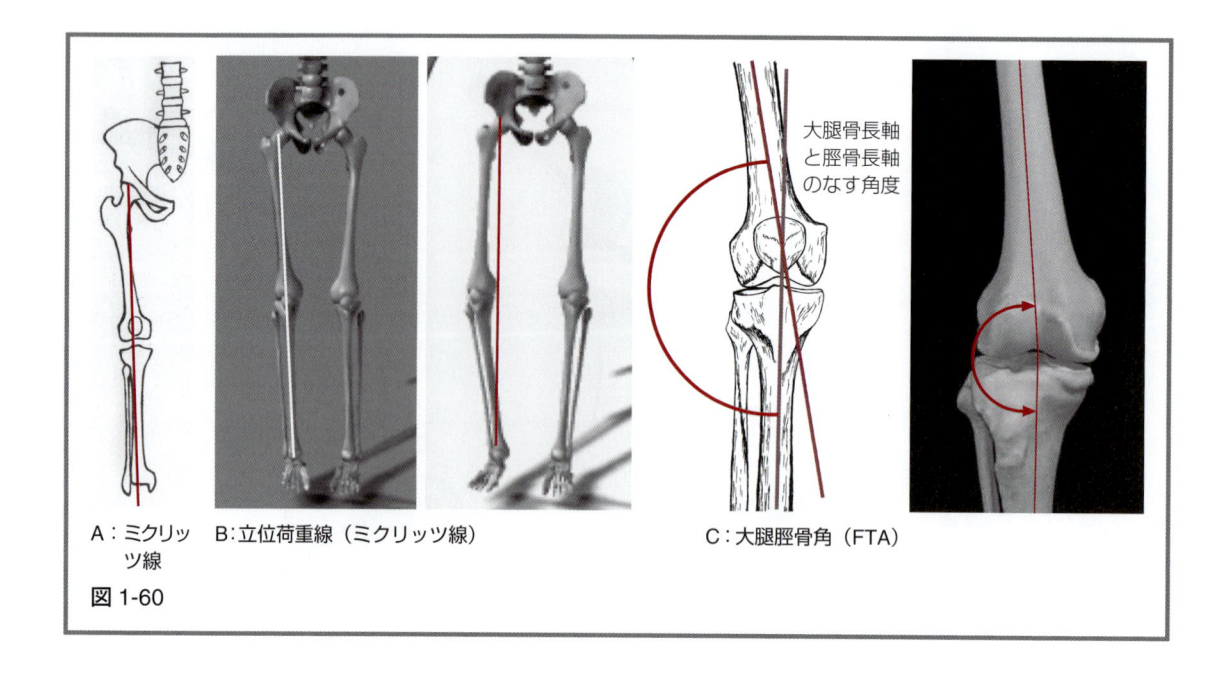

図 1-60

ment）　膝関節伸展時に下腿は外旋し，屈曲時に内旋する．転がり運動からすべり運動へ移行する際に大腿骨外顆が脛骨外顆の凸面を前方に押し出すために起こることによる（図 1-59）．

大腿脛骨関節の指標

ミクリッツ線（Mikulicz line；図 1-27B, 1-60A, B）　大腿骨頭からの下肢機能軸で，膝関節を通り下腿長軸に沿って下行する．

大腿脛骨角（femorotibial angle；FTA）（図 1-60C）　大腿骨長軸と脛骨長軸のなす角度．男性約 178°，女性約 176°

膝蓋大腿（PF）関節の構成体

膝蓋骨（patella）　上縁には膝伸筋である大腿四頭筋が付着し，下縁には膝蓋腱が付着する．関節面は関節軟骨に覆われ，膝伸筋の伸展効率を高める機能がある．

大腿骨顆部　膝蓋骨関節面と適合し，PF 関節を形成する．関節面は関節軟骨で覆われている．

膝蓋腱（靭帯）（patellar tendon〈ligament〉）　膝蓋骨下縁から脛骨粗面に連なり，膝伸筋の牽引力を脛骨に伝達する．

膝蓋大腿関節の運動

屈伸運動の際に大腿骨の膝蓋大腿関節面上を膝蓋骨が滑動する．

膝屈曲時に PF 関節圧は上昇し，最大屈曲時で最大圧となる（図 1-61）．

Q 角（Q-angle）　大腿骨長軸と膝蓋腱長軸のなす角度（図 1-62）．

Q 角が大きいと膝蓋骨は膝関節伸展時に外上方に亜脱臼する傾向がある．

大腿骨の外顆の隆起，内側膝蓋支帯の張力，半月膝蓋靭帯の張力が十分であれば亜脱臼しない．膝関節屈曲時ではスクリューホーム運動により Q 角が減少することに加え，膝蓋骨が大腿骨関節面に圧迫固定されて安定するために亜脱臼しない．

膝関節の筋

大腿四頭筋（quadriceps femoris）　大腿神経に支配され，大腿直筋・内側広筋・中間広筋・外側広筋からなる．

① **大腿直筋**（rectus femoris）：下前腸骨棘に起始し，膝蓋骨に停止する二関節筋である（図 1-63A）．

図 1-61　膝蓋大腿（PF）関節の運動

図 1-62　Q角

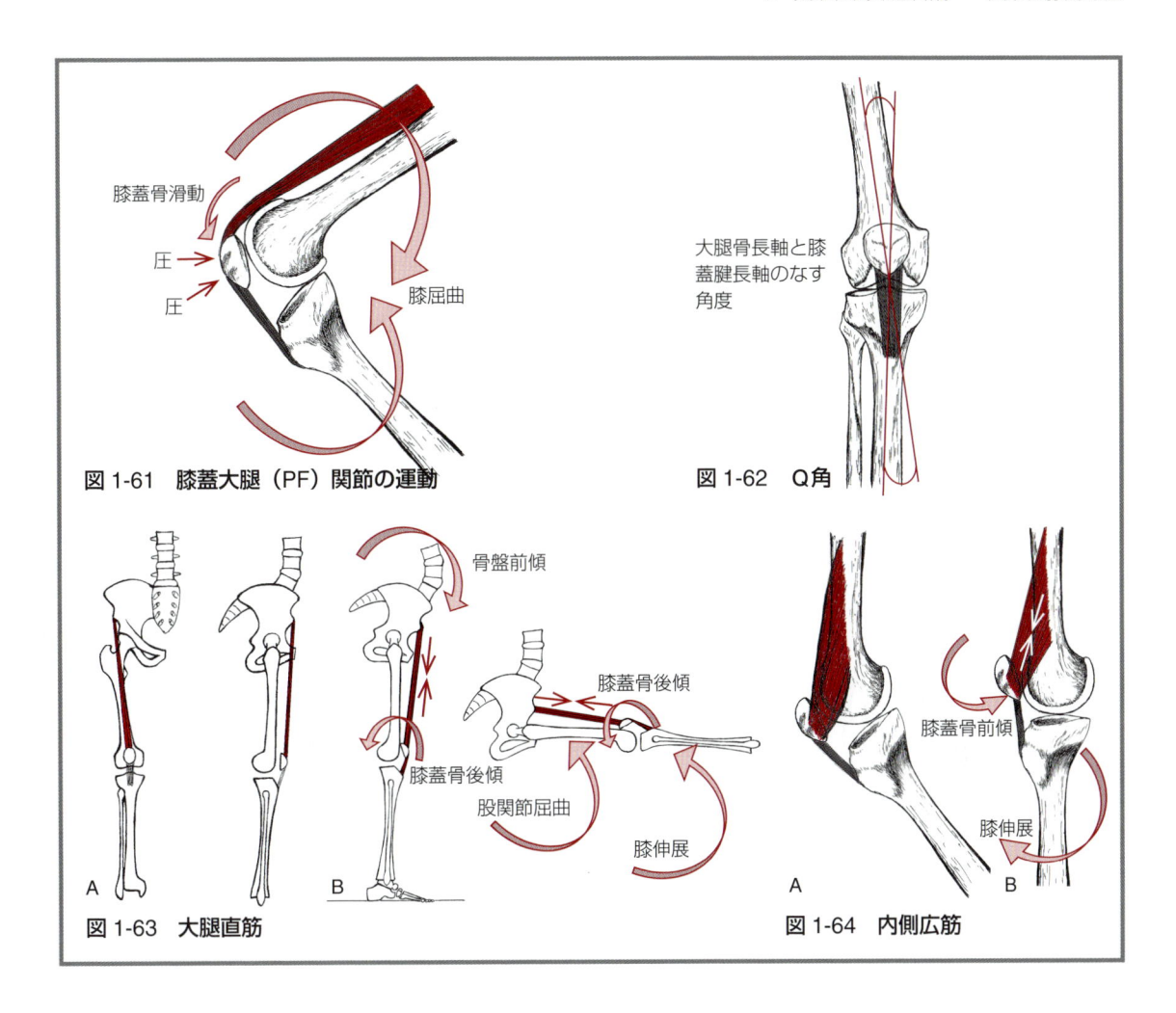

図 1-63　大腿直筋

図 1-64　内側広筋

OKC（open kinetic chain）として膝関節伸展，膝蓋骨後傾，股関節屈曲に作用し，CKC（closed kinetic chain）として膝関節伸展，膝蓋骨後傾，骨盤前傾に作用する（図 1-63B）．

② 内側広筋（vastus medialis）：大腿骨近位内側に起始し，膝蓋骨に停止する単関節筋である（図 1-64A）．OKC・CKCともに膝関節伸展に作用する（図 1-64B）．

③ 中間広筋（vastus intermedialis）：大腿骨前面に起始し，膝蓋骨に停止する単関節筋である．OKC・CKCともに膝関節伸展に作用する．

④ 外側広筋（vastus lateralis）：大腿骨近位外側に起始し，膝蓋骨に停止する単関節筋である．OKC・CKCともに膝関節伸展，膝蓋骨前傾に作用する．

ハムストリングス（hamstrings）（図 1-65）

① 大腿二頭筋（biceps femoris）：長頭（long head）は脛骨神経に支配され，坐骨結節に起始し，腓骨骨頭に停止する二関節筋である．

短頭（short head）は腓骨神経に支配され，大腿骨の近位後面に起始し，腓骨骨頭に停止する単関節筋である．

② 半膜様筋（semimembranosus）：脛骨神経に支配され，坐骨結節に起始し，脛骨内顆後面と内側半月板後面に停止する二関節筋である．

③ 半腱様筋（semitendinosus）：脛骨神経に支配され，坐骨結節に起始し，脛骨の鵞足に停止する二関節筋である．

図 1-65　ハムストリングス

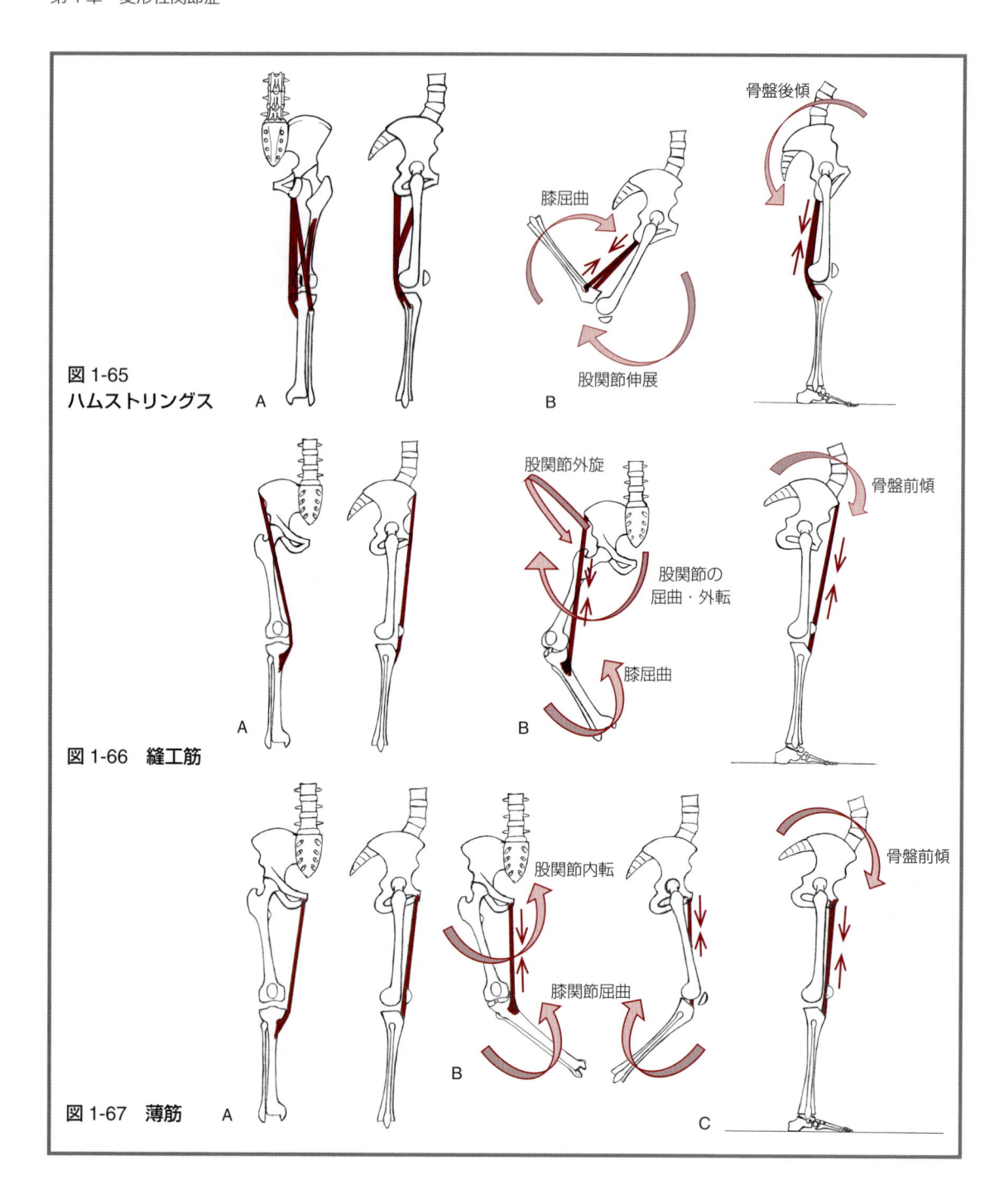

図 1-66　縫工筋

図 1-67　薄筋

　OKCとして膝関節屈曲，股関節伸展に作用し，CKCとして骨盤後傾，骨盤前傾制御に作用する（**図 1-65B**）．大腿二頭筋は下腿外旋にも作用する．

縫工筋（sartorius）　大腿神経に支配され，上前腸骨棘に起始し，脛骨の鵞足に停止する二関節筋である（**図 1-66A**）．

　OKCとして膝関節屈曲，股関節屈曲，股関節外転・外旋に作用し，CKCとして骨盤前傾に作用する（**図 1-66B**）．

薄筋（gracilis）　閉鎖神経に支配され，恥骨結

3. 変形性関節症各論──変形性膝関節症

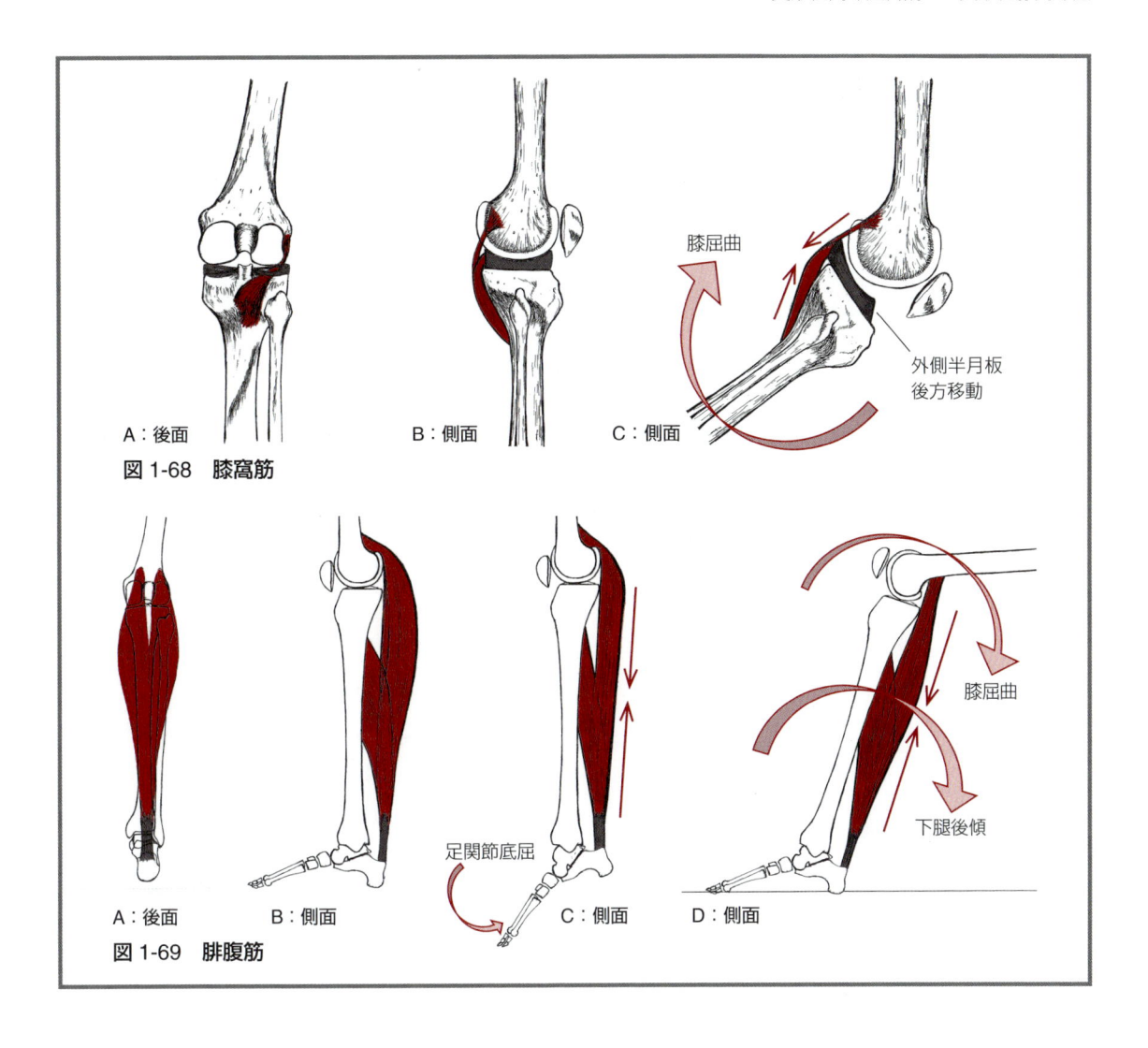

図 1-68　膝窩筋
A：後面　B：側面　C：側面

図 1-69　腓腹筋
A：後面　B：側面　C：側面　D：側面

合に起始し，脛骨の鵞足に停止する二関節筋である（図1-67A）．
　OKCとして膝関節屈曲，股関節内転に作用し（図1-67B），CKCとして骨盤前傾に作用する（図1-67C）．
膝窩筋（popliteus）　脛骨神経に支配され，大腿骨外顆後面に起始し，脛骨内顆後面と外側半月板の後面に停止する単関節筋である（図1-68A, B）．
　OKC・CKCともに膝関節屈曲に作用する（図1-68C）．
腓腹筋（gastrocnemius）　脛骨神経に支配され，内側頭と外側頭からなる二頭筋である．

内側頭は大腿骨内顆後面に起始し，外側頭は大腿骨外顆後面に起始する．
　内側頭・外側頭ともにアキレス腱を介して踵骨後面に停止する（図1-69A, B）．OKCとして足関節底屈に作用し（図1-69C），CKCとして下腿後傾，膝関節屈曲に作用する（図1-69D）．
半月板（meniscus）の移動
　半月板は膝関節屈曲に伴い後方へ，膝関節伸展に伴い前方へ移動する．
　伸展時には，内側半月板は膝蓋下脂肪体と半月膝蓋靱帯に引かれて前方へ移動する（図1-70A）．
　外側半月板は膝蓋下脂肪体に引かれて前方へ移

図1-70 半月板の移動

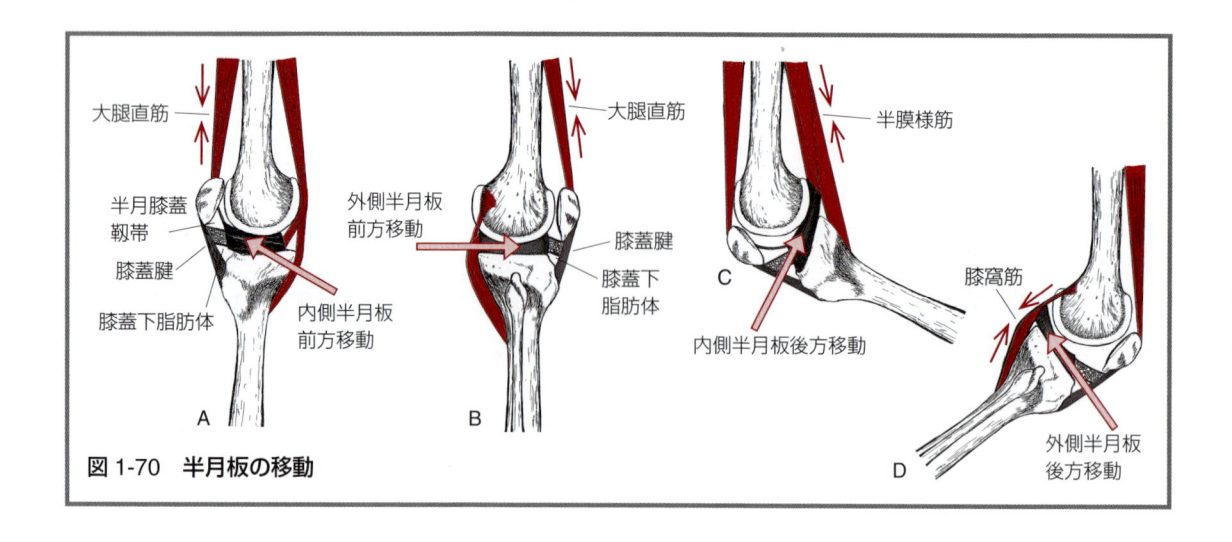

動する（図1-70B）．
　屈曲時には，内側半月板は半膜様筋に引かれて後方へ移動する（図1-70C）．
　外側半月板は膝窩筋に引かれて後方へ移動する（図1-70D）．

変形性膝関節症の病態

原因
　膝関節は不安定な関節であり，その運動は高度な負荷を受けやすい．負荷が加わると関節内に炎症性サイトカインが出現し，関節内を破壊する．これに呼応して滑膜細胞や軟骨細胞から**蛋白質分解酵素**（matrix metalloproteinase；MMP）が分泌され，硝子軟骨の細胞外マトリックスが分解される．この過程が長年にわたって繰り返されると，硝子軟骨の粘弾性が失われ荷重などの物理的負荷に対する抵抗性が減少していき，下肢のalignment変化をきたし進行していく．荷重負荷により硝子軟骨が摩耗し，欠損して関節裂隙の狭小化をきたす．さらなる荷重負荷は軟骨下の骨を圧縮し象牙状に硬化させる．荷重部には囊胞状の骨破壊が起こり，骨囊胞が出現する．非荷重部には関節を安定させる修復機転として骨増殖性変化が起こり，骨棘が形成される．

症状
　初動時に著しい関節運動時痛・荷重時疼痛・運動制限・可動域低下・周囲筋の筋力低下をきたす．滑膜炎を伴うことも多く，関節水腫を呈する．
　FT関節やPF関節の疼痛・圧痛が特徴的だが，これに対する逃避性の代償動作により膝関節周辺のさまざまな部位にも疼痛を呈する．とくに，大腿直筋の緊張亢進による膝関節伸展モーメントの増大は，膝関節の各組織に種々のメカニカルストレスを加え，膝周囲の疼痛増大をもたらす．
　重症度分類としてKellgren-Lawrence grading scale（K/L分類）が知られている（表1-2）[1]．
　障害構造としては歩行，椅子からの立ち上がり，立位から椅子への座り込み，しゃがみ込み，階段昇降など移動動作を主とする日常生活活動（ADL）が制限される．

原因の分類
一次性　内反膝（O脚）などmalalignmentに多い．大腿骨顆部に対して脛骨の関節面が歩行時に外側へ偏位する外側スラスト（lateral thrust）という異常な動きが起こり，大腿脛骨関節内側への不均等な荷重負荷となって硝子軟骨を摩耗させ，内反膝変形（O脚）を進行させるものと考えられている（図1-71）．

3. 変形性関節症各論——変形性膝関節症

表1-2 Kellgren-Lawrence grading scale（K/L 分類）

	Grade 0	Grade I	Grade II	Grade III	Grade IV
関節裂隙狭小化	(−)	(−)	(＋)，1/2以上残存	(＋)，1/2以下残存	関節裂隙閉鎖
骨棘形成 軟骨下骨の硬化像	(−)	(＋)	(＋)	(＋)	(＋)
X線所見	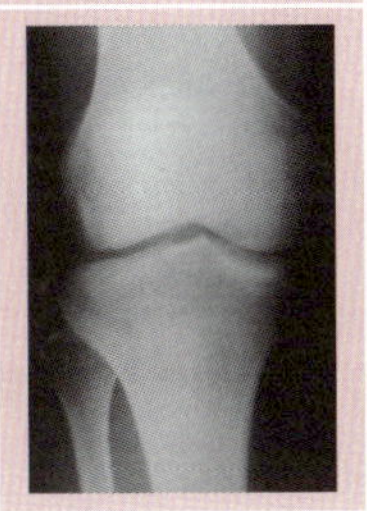	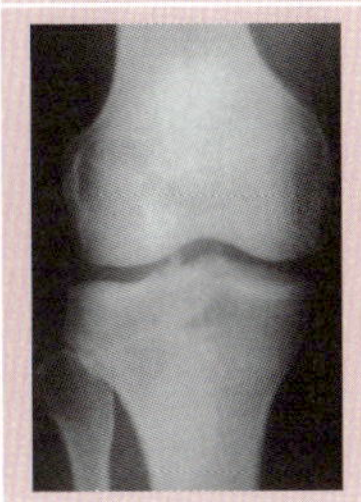	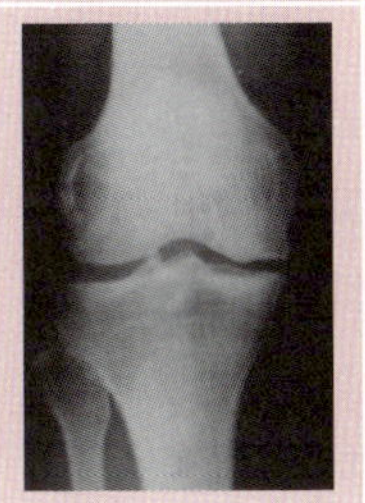	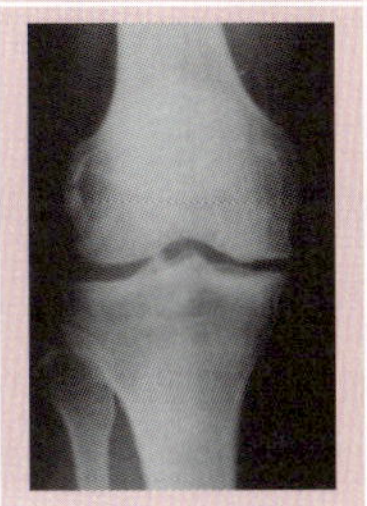	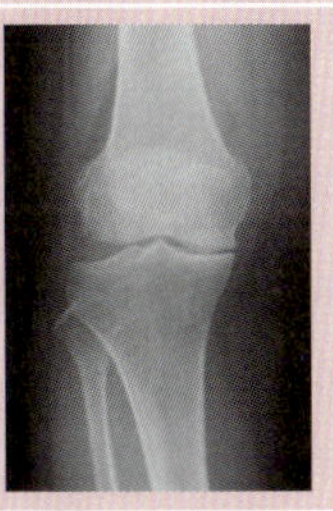

（Kellgren JH, Lawrence JS. 1957[1]）

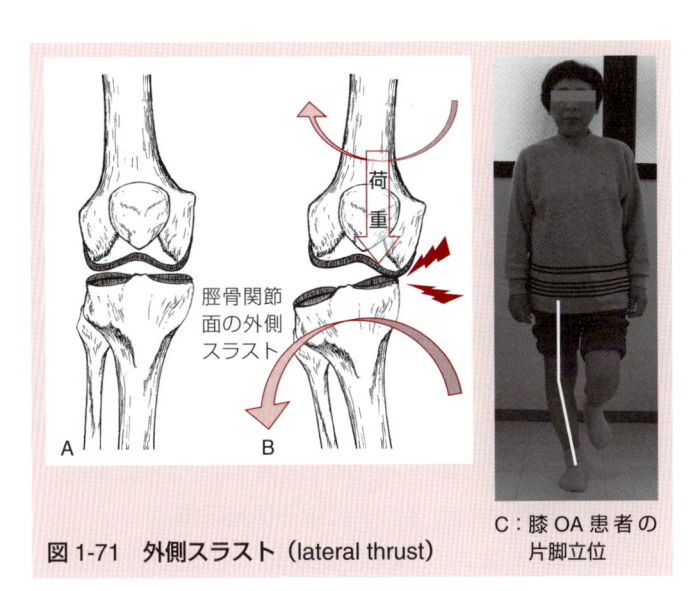

図1-71 外側スラスト（lateral thrust）
C：膝OA患者の片脚立位

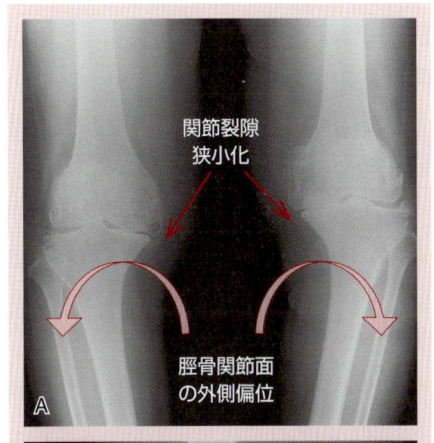

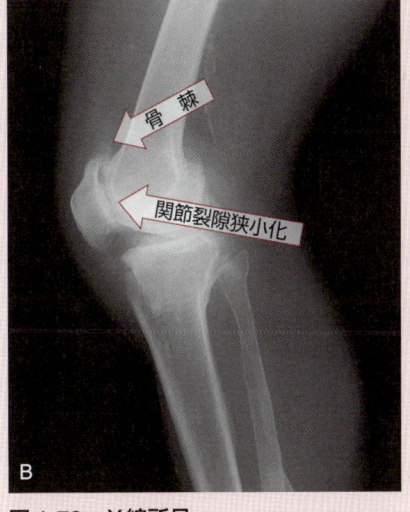

図1-72 X線所見

二次性 血友病・関節リウマチ・化膿性関節炎などのように関節内を破壊する疾患による硝子軟骨の損傷に続発するもの．

関節内の外傷による骨・軟骨損傷による硝子軟骨の損傷や，骨折後の変形治癒に続発する関節malalignmentが若年性の早期発症をきたす．

画像所見

X線所見では，関節裂隙の狭小化・軟骨下骨硬化像・骨棘形成・脛骨関節面の外側偏位などが認められる（図1-72）．

MRI所見では骨嚢包，骨壊死，半月板変性断裂などが確認できる．

変形性膝関節症の評価と治療

評価と理学療法のための基礎知識

立位荷重線（ミクリッツ線）　大腿骨頭中心と足関節中心（距骨中心）を結んだ線．下肢機能軸と呼ばれることもあり，荷重線が膝関節面を通過する位置を表すことができる（図1-60A）．変形性膝関節症では立位荷重線は，膝関節内側を通過する．

大腿脛骨角（femorotibial angle；FTA）　大腿骨と脛骨骨幹部の長軸のなす膝外側角であり，正常成人のFTAの正常値は男性で175〜178°，女性で172〜176°の範囲である（図1-60C）．変形性膝関節症ではFTAは大きくなる．

関節合力と外部膝関節内反モーメント　関節合力とは関節反力や関節間力とも呼ばれ，床反力，筋収縮力（主に大腿四頭筋，ハムストリングス，腓腹筋）によって生じる大腿骨と脛骨間に発生する力を合成したものをいう．歩行時の膝関節合力は，内側コンパートメントと外側コンパートメントで平等に分散されているのではなく，内側コンパートメントに生じる関節合力は，外側コンパートメントのそれと比較してやや大きいとされている．この膝関節内側コンパートメントに生じている関節合力を表す指標として外部膝関節内反モーメントがある．臨床的には身体重心の位置と膝関節中心点の距離によって推定できる（図1-73）．変形性膝関節症では外部膝関節内反モーメントは大きくなる．

姿勢　本疾患には姿勢が大きく影響する．内側型変形性膝関節症に多く認められる姿勢は2つある．1つは脊椎後弯・骨盤後傾に伴う膝関節内反変形である．2つ目は胸椎後弯・腰椎前弯・骨盤前方変位に伴う膝関節内反変形である．

膝関節副運動　膝関節の主運動は，屈曲・伸展である．転がり運動である屈曲・伸展に伴い，水平面状で大腿骨と脛骨の回旋運動と前後の並進運動が同時に起こる．この副運動によって関節中心軸の移動が生じ，膝関節運動が保障される（図1-74）[2]．変形性膝関節症では膝関節副運動は減少する．

外側スラスト（lateral thrust）　歩行の初期接地から荷重応答期にかけて急激に膝関節が外側に移動する現象である．内側型変形性膝関節症では，外側スラストは外部膝関節内反モーメントの増加や進行を助長する要因である（図1-75）．

理学療法を行うための情報収集

問診による情報収集

① 現在の疼痛部位，疼痛の状態，機能障害の状態を明らかにする．そこから症状発現から受診するまでの状況の変化を時系列に整理していく．

② 症状発現に至る何らかの要因が必ず存在する．その要因を可能な限り問診で明らかにする．たとえば長時間の正座後から違和感が生じた，段を踏み外して足を伸ばした状態で全体重を受けた，体重が急激に増加したなどである．

③ 過去の既往を明らかにする．膝関節は体幹などから影響を受けやすい関節であるため，腰痛の既往は必ず把握する．脊椎圧迫骨折の既往は姿勢に影響を与えるため見逃さないようにする．

画像（X線，MRI）による情報収集

① X線による変形性膝関節症の病気進行を確認し，ゴール設定に役立てる．膝関節裂隙の維持・減少段階（K/L分類のIとII）では，膝関節に生じる関節合力を減少させ，進行を防止することを目的とした理学療法が求められる．膝関節裂隙狭小化・閉鎖の段階（K/L分類のIII・IV）では，歩行能力や生活障害の改善をゴールとした理学療法が求められる．

② MRIによって関節内構成体の損傷が確認できる．症状と画像所見との関係を推測していく．後述する疼痛誘発テストによって症状と関節構成体損傷との因果関係を結びつけていく．

理学療法評価

変形性膝関節症は，膝を主病変とする全身性疾

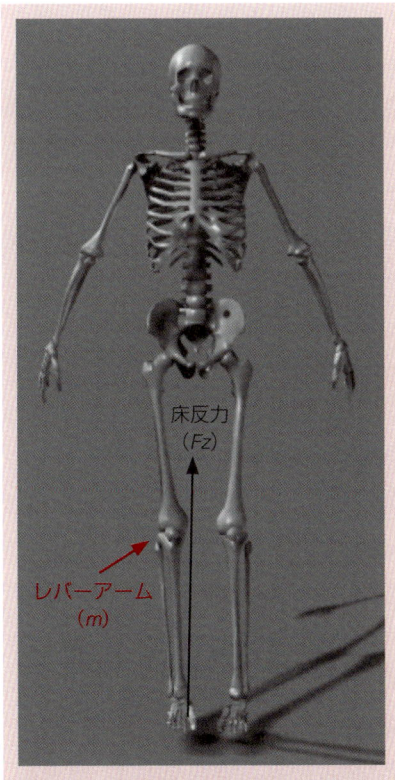

3. 変形性関節症各論——変形性膝関節症

外部膝関節内反モーメントの大きさに影響を与える要因
$$Nm = Fz(N) \times m$$

1. 足圧中心と膝関節中心点の距離
2. 床反力
3. 体重
4. 質量中心と膝関節中心点の距離

姿勢・動作方略によって変化する

図 1-73 外部膝関節内反モーメントとは？

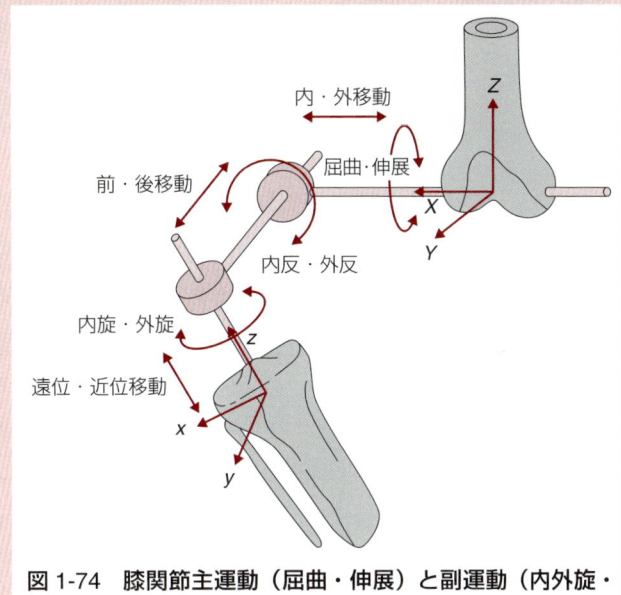

図 1-74 膝関節主運動（屈曲・伸展）と副運動（内外旋・内外反と前後並進運動）

（宮本昌俊ほか．1999[2]）

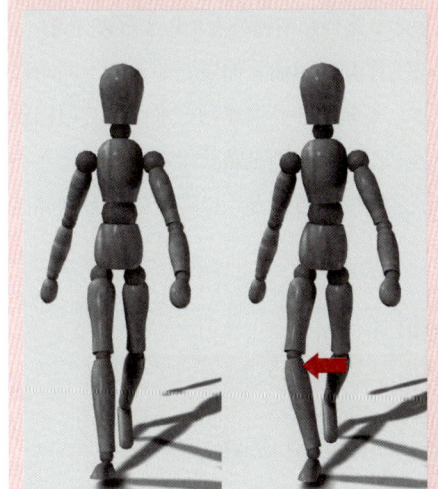

図 1-75 膝関節外側スラスト

患ととらえ評価を進めていくことが重要である．まず改善すべき症状と機能障害の関係を明確にする．変形性膝関節症の発症と進行に力学的ストレスが大きく関与するため，個々の症例に観察される姿勢と動作の特徴から膝関節に生じる力学的問題を明確にすることが理学療法を行ううえで重要になる．

膝関節の触診

1 関節弛緩性テスト：変形性膝関節症では関節弛緩性が認められる．評価では前後および内外

棘形成や圧痛部位の場所を評価する．また，大腿骨顆部関節面は膝関節屈曲位で触診可能であるため，圧痛は関節軟骨の変性や摩耗を反映している可能性が高く，圧痛部位から関節軟骨病変部位を推測する（図1-76）．

④ 膝関節運動時痛：近年の研究で，変形性膝関節症の多くは半月板の変性断裂を伴うと報告されている．したがって変形性膝関節症患者が訴える疼痛には，半月板由来の疼痛が関与していることは否定できない．膝関節運動は半月板の運動を伴うため，膝関節運動から半月板変性断裂の有無を推測する．膝関節伸展運動時の膝前方の疼痛の訴えは，半月板前方部分の変性断裂を，屈曲運動時の膝窩の疼痛の訴えは，半月板後方部分の変性断裂を疑う．

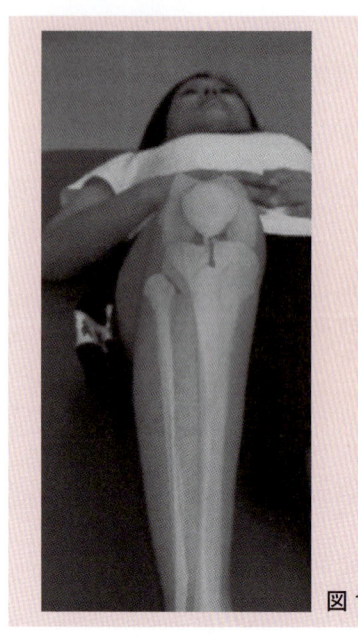

図1-76 圧痛部位

反の動揺性を確認する．前後の弛緩性はラックマン（Lachman）テスト，内外反動揺性は内反・外反ストレステストを行う．

② 膝蓋骨可動性と膝蓋跳躍：徒手で膝蓋骨の可動性を調べると同時に，膝関節水症の有無を確認する（膝蓋跳躍）．膝関節水症が存在すると関節原性抑制によって大腿四頭筋筋力低下や萎縮を引き起こすので，関節穿刺を行う．

③ 圧痛：大腿骨顆部と脛骨上関節面の外側縁は膝関節屈曲位で触診可能である．触診によって骨

関節可動域評価

① 患側の膝関節屈曲・伸展可動域だけではなく，反対側の膝関節可動域，両側の股関節，足関節，肩関節の可動域を測定する．
② 関節可動域の終末抵抗感は，その制限因子を推測するうえで重要な情報をもたらす（表1-3）[3]．
③ 膝関節の主運動は屈曲・伸展であるが，同時に副運動として前後の並進運動と水平面での回旋運動が起こる．副運動を触診することで確かめることが重要である．とくに重度の変形性膝関

表1-3 可動域制限の分類（可動域終末抵抗感，疼痛からの推察）

	終末抵抗感	疼痛	備考
炎症性（急性期）	感じる前に疼痛出現	突然出現	再現性あり，疼痛逃避
炎症性（亜急性期）	徐々に強くなる	徐々に出現	終末抵抗感の強さに伴い疼痛増強
関節唇損傷	Spring block 様	違和感	急性期の場合は疼痛を伴う
筋性制限	徐々に強くなる	なし	筋膜把持により関節運動出現
筋膜性制限	徐々に強くなる	なし	他の関節運動まで波及 筋膜把持では関節運動は出現しない
関節内損傷	正常	条件により出現	損傷部位に刺激が加わるときだけ疼痛が出現 牽引・圧迫により疼痛変化
心理的要因	感じる前に疼痛出現	突然出現	再現性なし

（山口光國ほか．2000[3]）

節症では副運動が生じないために可動域制限をきたしていることがある．
④関節可動域制限が何度起こっているかということよりも，なぜ関節可動域制限が起こっているのかという原因を追究することが重要である．
⑤膝関節伸展制限は，歩行時に重篤な運動学・運動力学的問題を引き起こす要因である．わずかな膝関節伸展制限も正しく評価し，膝関節屈曲に関与する筋群の筋緊張亢進，脛骨と大腿骨の水平面alignment異常，半月板や関節包などの関節構成体の問題なのか，という原因を絞り込んでいく．

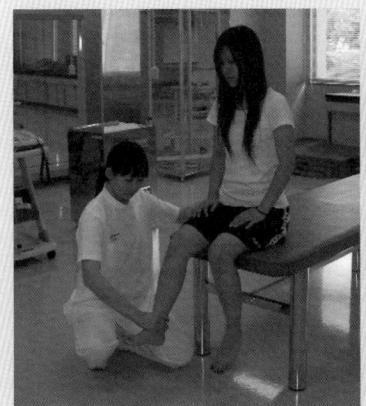

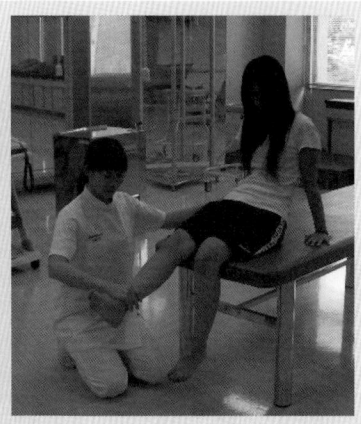

図 1-77　膝関節伸展筋力評価時の代償運動

筋力評価

①変形性膝関節症に特徴的な筋機能に関する所見として，大腿四頭筋筋力低下が多く報告されている．変形性膝関節症では膝関節周囲筋だけではなく，姿勢や動作に関与する股関節周囲筋，脊柱伸展筋群，腹部の筋群の評価を行うことが重要である．変形性膝関節症では，前額面の姿勢平衡に重要な役割をなす股関節外転筋群・内転筋群の筋力低下が認められることが多い．
②必ず両側の筋力評価を行う必要がある．
③筋力評価を行う際は，量的な数値を記録することも重要であるが，代償運動の出現や可動域における力の出力状態の変化など質的な側面も観察する（図 1-77）．

日常生活動作（ADL）

①変形性膝関節症の多くは日常生活が自立していることが多い．しかしながら日常生活のなかで，制限されている動作や活動が必ず存在しているので問診の段階で確認する．
②バーセル指数（Barthel index）や機能的自立度評価法（functional independence measure；FIM）などのADL評価では，器質的病態や運動機能障害を十分に反映できない印象がある．
③変形性膝関節症ではADL評価と課題遂行テスト（performance based assessment）を行い，それを生活能力の臨床指標とすることが望ましいと考える．課題遂行テストは，3 m timed-up and go testや10 m 歩行時間などが有用である．その結果は，臨床指標として効果判定に使用できる．
④杖やシルバーカーなどの歩行補助用具の使用は確認する．
⑤Western Ontario and McMaster Universities osteoarthritis index（WOMAC index）は国際的に使用され，身体機能を定量的に評価できる．近年，わが国においても"日本版変形性膝関節症機能評価表"が開発されている．

姿勢・動作分析

①姿勢や動作を観察することで，どの部位に問題が生じているかを把握することができる．姿勢の評価では矢状面と前額面での身体重心の変位を評価する．そこから膝関節に生じる力学的ストレスを推測し，疼痛と関連づけて推測する（図 1-78）．
②動作解析では前額面・矢状面での関節モーメントや身体平衡にカウンターウエイトまたはカウンターアクティビティのどちらを用いているか

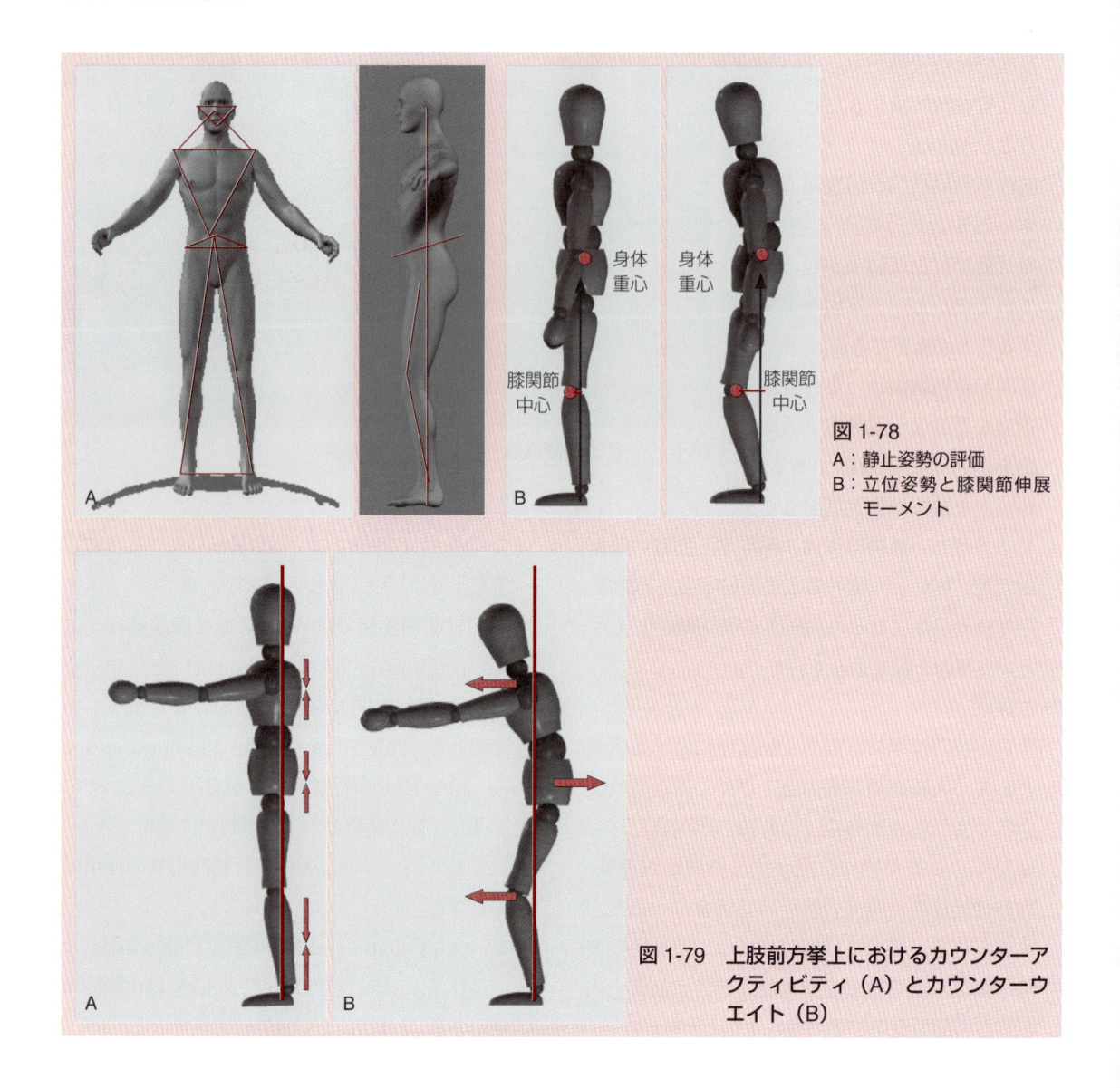

図 1-78
A：静止姿勢の評価
B：立位姿勢と膝関節伸展モーメント

図 1-79　上肢前方挙上におけるカウンターアクティビティ（A）とカウンターウエイト（B）

を観察する（図 1-79）．

③変形性膝関節症の動作評価では両脚立位での矢状面・前額面からの観察のほかに，片脚起立動作，椅子からの立ち上がり動作，振り向き動作は重要な情報を提供してくれる（図 1-80, 81, 82）．

評価所見の統合と解釈　統合と解釈の方法には2つの方法がある．1つは bottom up 法で問題点を列挙し積み上げていきグループ化する．それを改善する理学療法プログラムを立案する方法である．もう一方は top down 法で姿勢・動作から症状や障害に関与する機能的要因をスクリーニングし，より詳細な局所評価によって問題を絞り込み，問題を改善するための理学療法を展開する方法である．企業や工場などで用いられている TQC 手法は，理学療法評価の統合と解釈に応用できる．bottom up で列挙された問題点のなかから，最も症状や障害に関与する要因を優先づけて消去法で取り組んでいくアプローチ方法は臨床で応用できる．

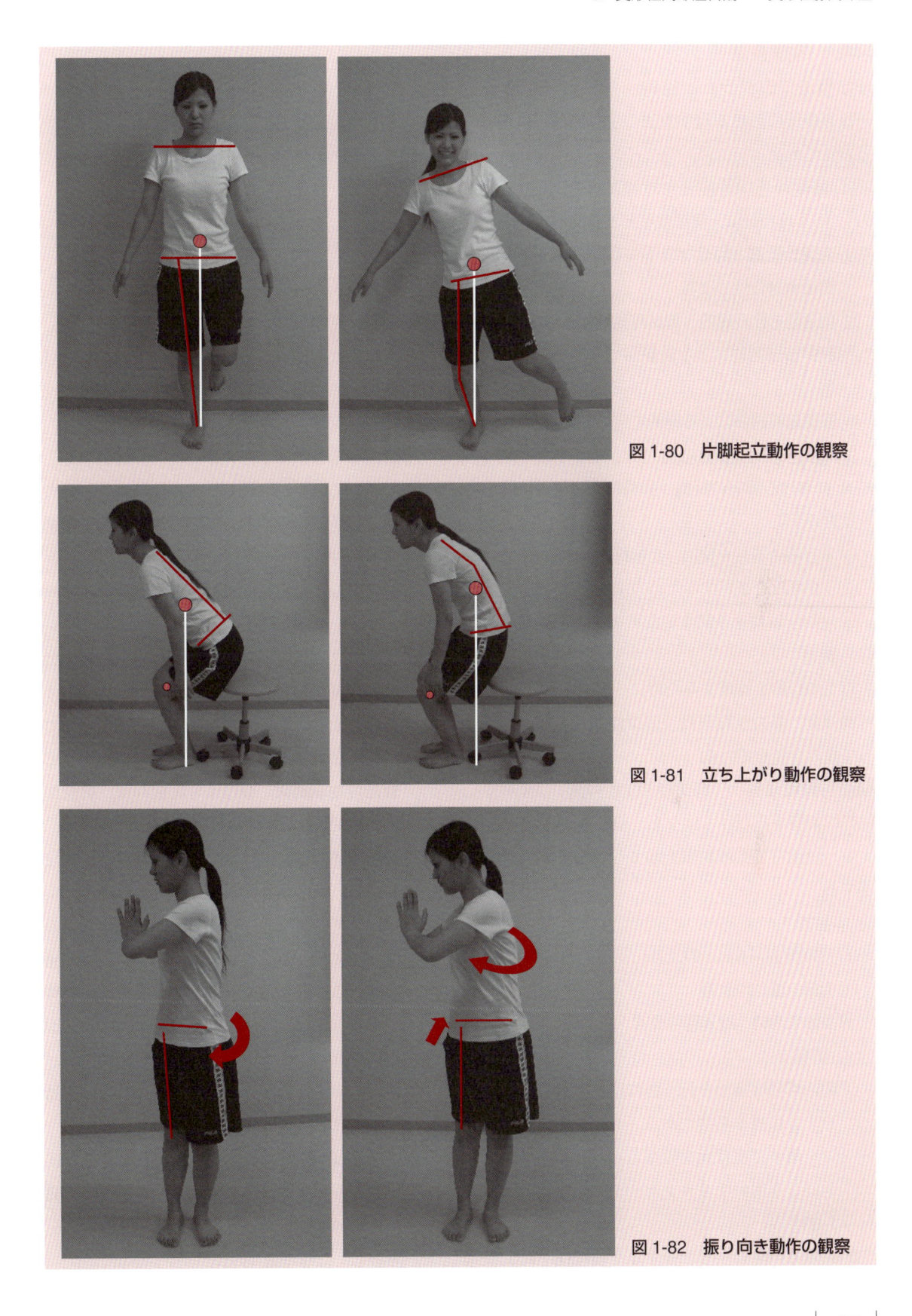

3. 変形性関節症各論——変形性膝関節症

図 1-80　片脚起立動作の観察

図 1-81　立ち上がり動作の観察

図 1-82　振り向き動作の観察

35

治療——理学療法

理学療法プログラムと目的　変形性膝関節症の保存療法における理学療法の主目的は，以下のとおりである．

⑳ 軽度から中等度変形性膝関節症（K/L分類のⅠ・Ⅱ）：疼痛軽減，関節破壊と下肢変形の防止．
①大腿骨顆部と脛骨プラトーにより形成される関節面適合性の改善
②副運動を伴う屈曲・伸展可動域の改善
③股関節周囲筋による前額面での姿勢平衡の改善
④膝関節周囲筋による動的安定性の獲得

⑴ 重度変形性膝関節症（K/L分類のⅢ・Ⅳ）：ADLにおける障害の軽減，移動能力の改善，廃用症候群の予防．
①歩行補助器具を使用した歩行能力の改善
②生活状況を改善するための環境改善
③廃用症候群を予防するための体力の維持・改善

以上の目的を達成するために，ADL指導，関節可動運動，筋力強化運動，協調性運動を個々に応じて組み合わせていく．

関節可動域運動　膝関節ROMの減少は姿勢や動作に影響するだけではなく，ADLにも影響を与える．評価で可動域制限を起こしている要因を改善する．

⑳ 目的
①関節面alignmentの改善
②関節の遊びの改善
③関節主運動，副運動の改善

⑴ 留意点
①関節可動域運動を行う前にリラクセーションを十分に得る必要がある．タオルやクッションを用いて支持面を確保し，パーキングポジションを用いてリラクセーションを図る（**図1-83**）．
②膝蓋骨の滑動性を改善するために徒手によるモビライゼーションを行う．
③緊張が亢進している筋に対して直接圧迫する．また筋が本来もつ伸張性や粘断性の改善を目的に，筋線維の走行方向と直角に筋をモビライゼーションする．
④腸脛靱帯のタイトネスは膝関節伸展制限を生じさせる．腸脛靱帯には大腿筋膜張筋，大殿筋上部線維，中殿筋，外側広筋，大腿二頭筋短頭が付着する．それらの筋のリラクセーションを図るとともに，腸脛靱帯のモビライゼーションを十分に行う．
⑤立位では胸椎後弯や股関節伸展制限があると，それを補償するために膝関節屈曲が生じる．肩関節や股関節の可動域制限は立位や動作での膝関節可動性に影響を与える．したがって脊椎可動域制限，股関節可動域制限，肩関節可動域制限は改善する必要がある．
⑥変形性膝関節症では足指を把持機能として使わない．立位動作では足指伸展筋群の過緊張が観察できる．それによって足指MP関節の屈曲可動域が著しく制限される．MP関節屈曲が起きないと足底内在筋が機能せず，姿勢制御の面から不利となる（**図1-84**）．足指MP関節可動域の改善は必ず行う必要がある．
⑦他動的関節運動から自動運動による関節運動につなげていく．
⑧膝関節は，立位では足部と股関節のあいだに位置する中間関節として運動する．よって関節可動域運動においても膝関節の機能特性を考慮して行う（**図1-85**）．

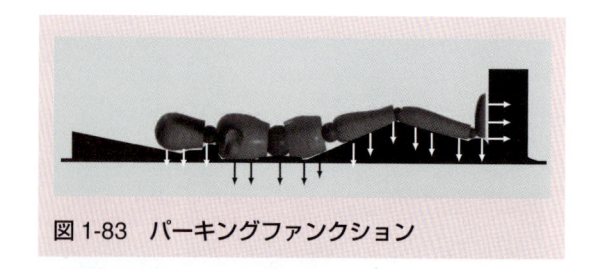

図1-83　パーキングファンクション

3. 変形性関節症各論──変形性膝関節症

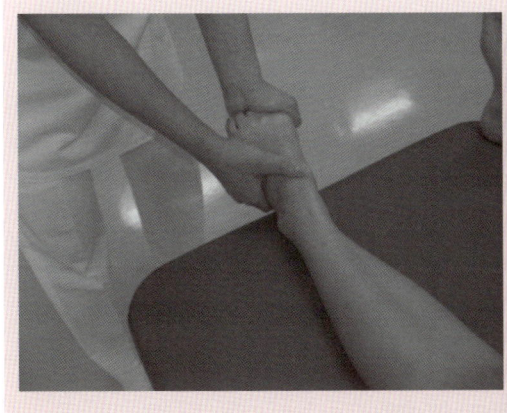

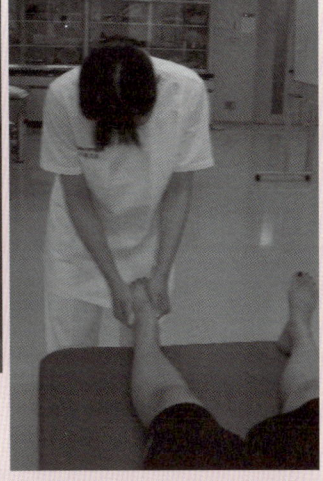

図 1-84 足指の他動的関節可動域運動

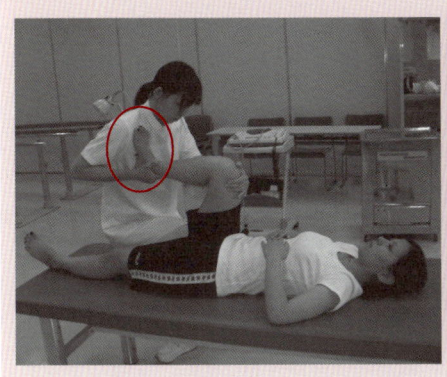

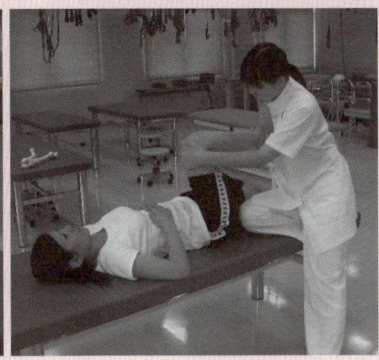

図 1-85 膝関節の関節可動域運動

筋収縮力改善運動

[1] 目的
①弱化した筋の機能改善
②関節安定性の改善
③立位姿勢平衡の改善（カウンターウエイトからカウンターアクティビティへ）

[2] 留意点
①筋の機能には，ⅰ収縮により関節を安定させる．ⅱ求心性収縮により関節運動を生じさせる．ⅲ遠心性収縮により衝撃吸収を行う．ⅳ感覚器，に分類できる．変形性膝関節症では，膝関節周囲筋と股関節周囲筋の等尺性筋力は同年代の健常者と比較して有意に低下しており，外部膝関節内反モーメントと筋力は負の相関関係が認められた．以上のことから，筋収縮力の改善は変形性膝関節症にとって重要である．

②筋は関節の安定性獲得と関節運動を導くことが要求される．筋は体重支持筋と非体重支持筋に分類され，体重支持筋は関節を安定させる作用に，非体重支持筋は関節トルク発生に関与する．大腿四頭筋を例にとると，体重支持筋である広筋群が歩行の初期接地から荷重応答期にかけての関節安定性に関与し，大腿直筋は遊脚相での下肢の振り出しに関与する．変形性膝関節症の大腿四頭筋は萎縮しているが，大腿直筋が過剰に緊張していることがしばしば観察される．その状態でSLR運動を行うと，大腿直筋に依存し広筋群をまったく収縮させていない．筋収縮力改善運動ではやり

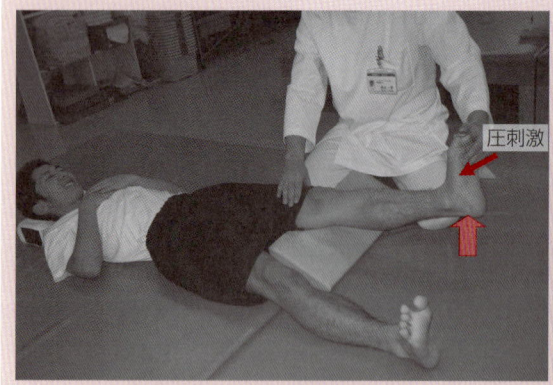

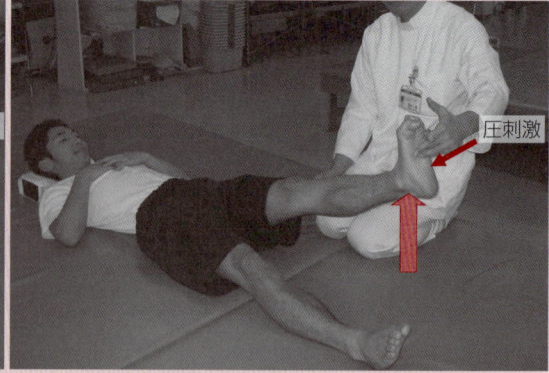

A：short arc quadriceps contraction   B：straight leg rising

図1-86　大腿四頭筋再教育運動

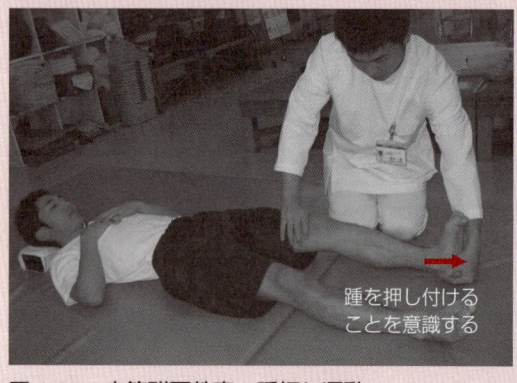

図1-87　広筋群再教育：踵押し運動

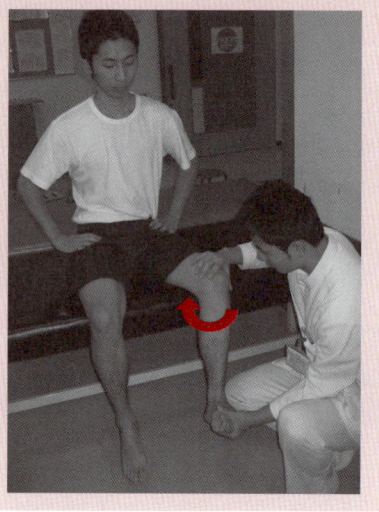

図1-88　内側ハムストリングス，膝窩筋の筋再教育運動

　方を間違えば，強い収縮力をもつ筋をもっと高め，本来改善すべき弱い収縮力をもつ筋をまったく使わないという結果に陥りやすいため注意が必要である．
③立位の矢状面の膝関節制御は，大腿四頭筋とハムストリングスといった筋が関与している．しかし前額面の膝関節制御に関与する大きな筋は，膝関節には存在しない．前額面の姿勢制御に関与するのは股関節周囲筋である．膝関節周囲筋だけに視点を向けるのではなく，全身的視点から下肢と体幹の筋機能を改善する必要がある．
④方法論としてOKCとCKCがある．変形性膝関節症にとってどちらの方法が適切なのかという議論は必要ない．患者にとってどこの筋の，どのような機能が必要であるか，そしてそれを改善するためにはどのような方法がよいのかを考えながら実施していく必要がある．
⑤最大筋力の改善は必ずしも必要ない．課題に応じて筋緊張を制御できる能力の改善を主目的とする．最初は低負荷で，可動域全般にわたって筋緊張を制御できるようにする．
3 筋収縮力改善の一例
①膝関節周囲筋の収縮力改善
 i) マッスルセッティングとショート・アーク・

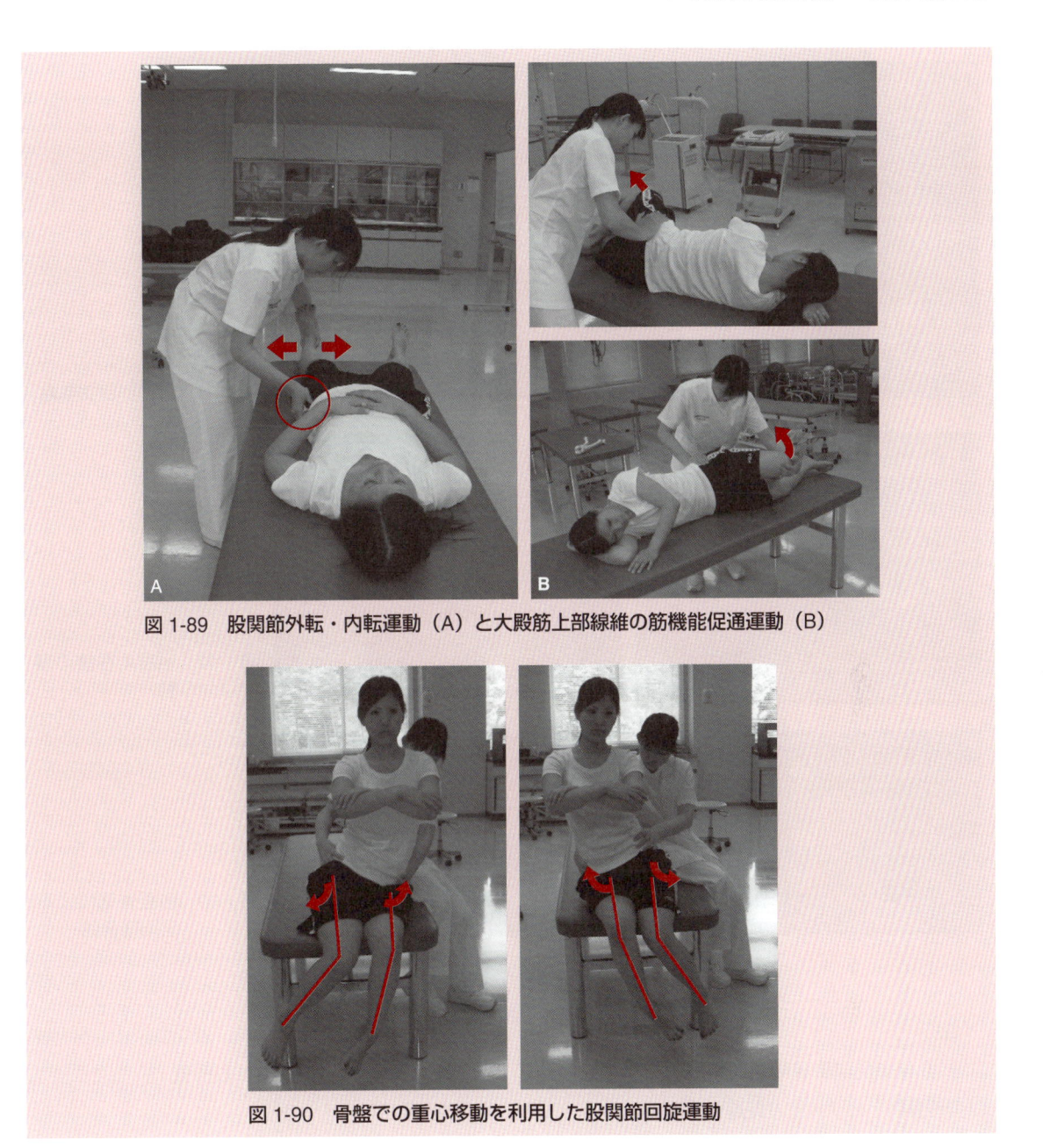

図 1-89　股関節外転・内転運動（A）と大殿筋上部線維の筋機能促通運動（B）

図 1-90　骨盤での重心移動を利用した股関節回旋運動

エクササイズ（図 1-86）
ⅱ）広筋群収縮を目的とした運動（図 1-87）
ⅲ）膝窩筋と内側ハムストリングスによる脛骨内旋運動（図 1-88）
②股関節周囲筋の収縮力改善
　ⅰ）中殿筋, 内転筋, 大殿筋の筋収縮促通運動（図 1-89）
　ⅱ）座位での股関節回旋運動（図 1-90）
　ⅲ）殿位での股関節屈曲運動. 腸腰筋の収縮を意識する（図 1-91）
③足部・足関節周囲筋の収縮力改善
　ⅰ）非荷重位, 荷重位での足内在筋運動（図 1-92）
　ⅱ）前脛骨筋による距腿関節の背屈運動（図

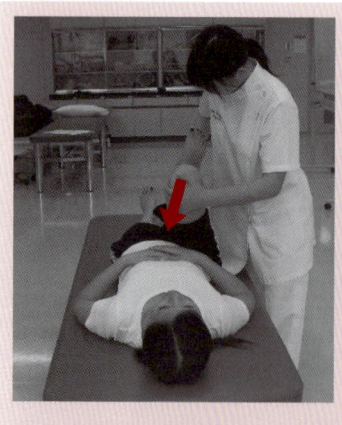

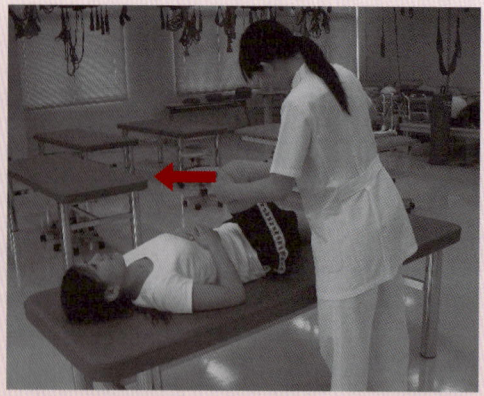

図 1-91 股関節屈曲運動

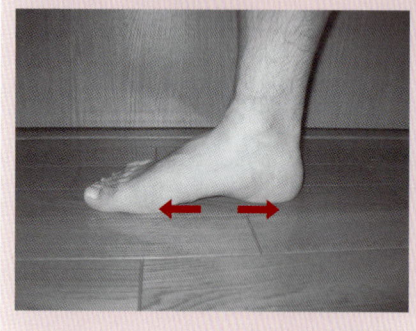

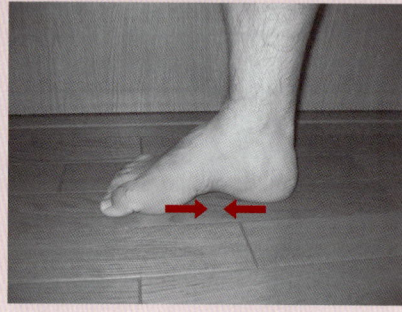

図 1-92 足部内在筋の運動

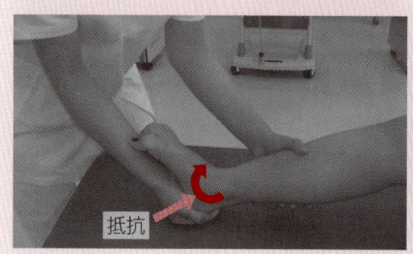

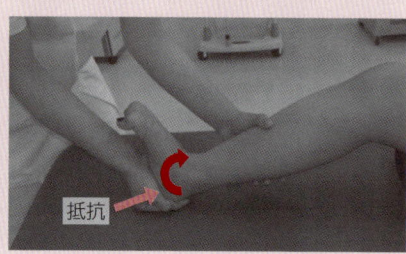

図 1-93 前脛骨筋による足関節背屈

1-93）
　iii) 立位で足関節戦略を利用した身体重心運動（前脛骨筋とヒラメ筋の促通）（図 1-94）
④体幹筋群の収縮力改善
　i) on elbow, on hands を利用した胸椎伸展機構の促通（図 1-95）
　ii) 棒を利用した脊椎伸展機構の促通（図 1-96）
　iii) 呼気時の腹部引き込みを利用した腹横筋の収縮力改善（図 1-97）

装具療法と ADL 指導
①肥満傾向にある患者は，減量指導が必要である．減量指導には運動，栄養指導，生活習慣の改善が必要であるため，医師，理学療法士，管理栄養士，看護師で構成される医療チームでの介入が必要である．
②疼痛が強い場合，サポーターや膝装具装着により疼痛が減少することがある．ただし，長期間・長時間の着用は筋萎縮や筋収縮力低下につながるので注意する必要がある．
③疼痛が強い場合や跛行が観察される場合，杖を使用することで疼痛軽減や跛行減少につながる．
④内側型変形性膝関節症に対する足底挿板（外側楔状板）の効果に関するエビデンスは報告されている．しかし，その効果に関する理論的根拠

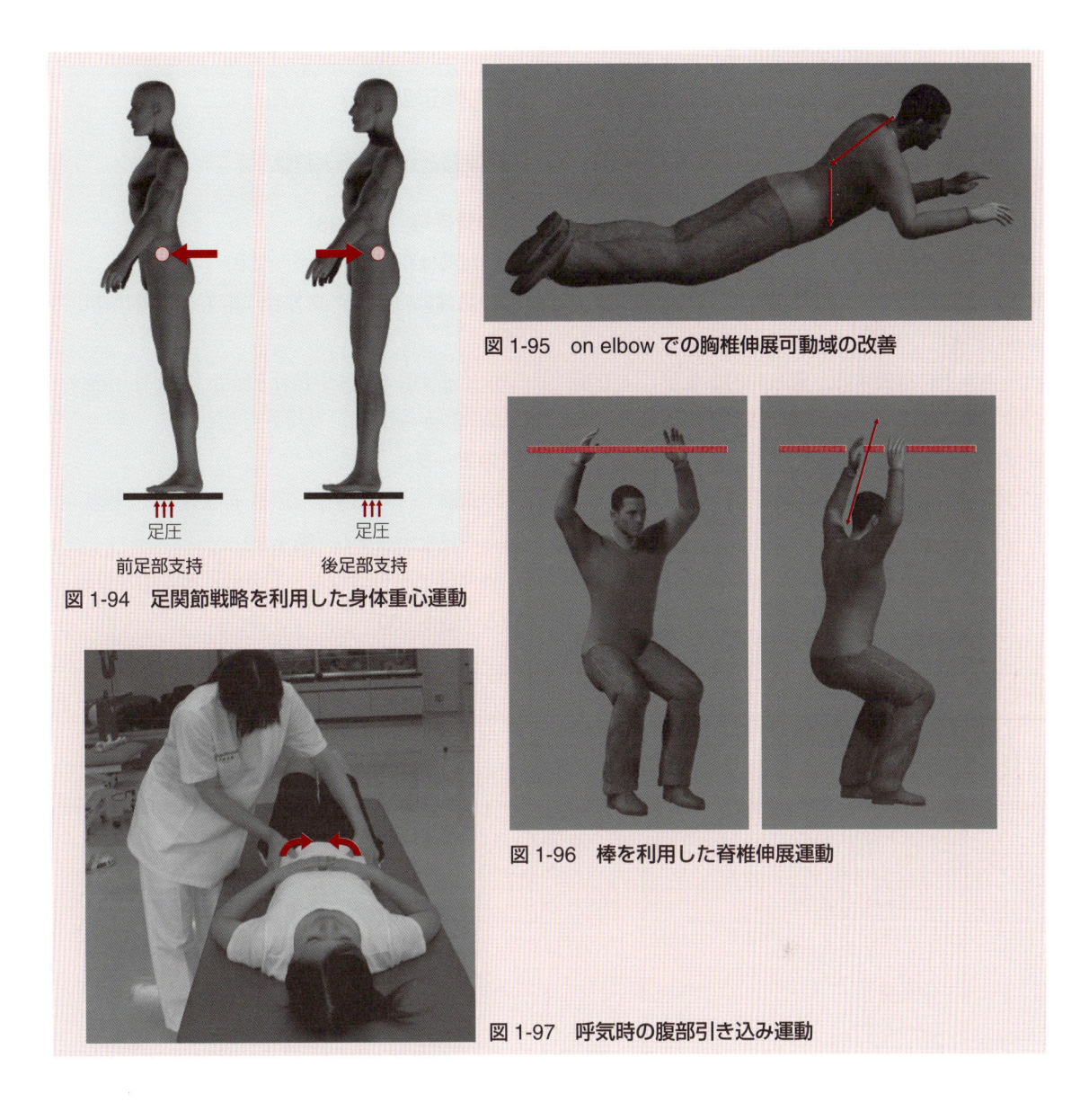

図1-94 足関節戦略を利用した身体重心運動
前足部支持　　後足部支持
足圧　　足圧

図1-95 on elbowでの胸椎伸展可動域の改善

図1-96 棒を利用した脊椎伸展運動

図1-97 呼気時の腹部引き込み運動

は不明である．
⑤軽度の変形性膝関節症で，スポーツなどを積極的に行い活動レベルが高い患者に対しては，一時的に活動を制限することも必要である．
　高齢者で重度変形性膝関節症では，疼痛により活動制限が生じ廃用症候群に陥りやすい．このような場合，活動の維持・改善を図ることが重要である．
⑥膝関節軽度屈曲位を長時間行う必要のある作業姿勢や膝関節深屈曲位のまま長時間行う必要のある作業姿勢では，作業の検討や環境面に働きかける必要がある．

物理療法　変形性膝関節症の発症・進行に力学的ストレスが大きく関与することを考えれば，物理療法は対症療法と位置づけられる．温熱療法や電気刺激療法によって疼痛軽減や筋緊張減少につながるので，運動療法を行うための準備としてうまく利用する．

薬物療法
　ヒアルロン酸製剤の関節内注射を行う．ヒアル

ロン酸は，硝子軟骨を形成するプロテオグリカンの成分であるが，関節内の消炎作用と除痛作用があることが知られている．

外科療法

人工膝関節全置換術（total knee arthroplasty, total knee replacement）　摩耗して変性した関節軟骨と硬化した軟骨下骨を切除して下肢alignmentを矯正して適正化し，金属製の人工関節コンポーネントに置換する．著しい内反変形により歩行障害を呈するものや理学療法や薬物療法に反応せず疼痛が強くADLを阻害するものに行う．

変形性足関節症

足関節と足の機能解剖

足の骨構成（図1-98）

後足部は距骨と踵骨からなる．

中足部は舟状骨，立方骨，第1～3楔状骨からなる．

前足部は第1～5中足骨と趾骨（基節骨・中節骨・末節骨）からなる．

足のアーチ

内側縦アーチは踵骨，距骨，舟状骨，第1楔状骨，第1中足骨からなる（図1-99）．

外側縦アーチは踵骨，立方骨，第5中足骨からなる（図1-100）．

中足部横アーチは第1～3楔状骨，立方骨，前足部横アーチは第1～5中足骨からなる（図1-101）．

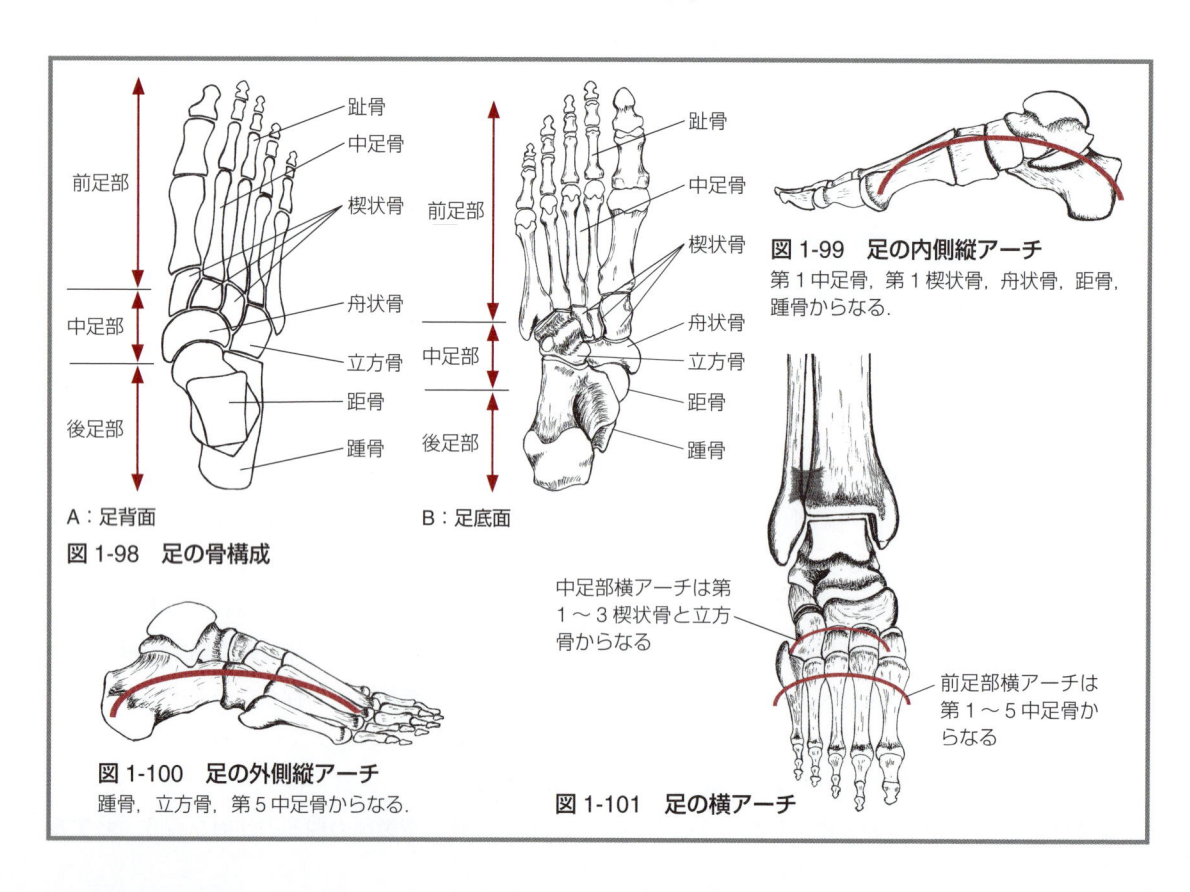

図1-98　足の骨構成
A：足背面
B：足底面

図1-99　足の内側縦アーチ
第1中足骨，第1楔状骨，舟状骨，距骨，踵骨からなる．

図1-100　足の外側縦アーチ
踵骨，立方骨，第5中足骨からなる．

図1-101　足の横アーチ
中足部横アーチは第1～3楔状骨と立方骨からなる
前足部横アーチは第1～5中足骨からなる

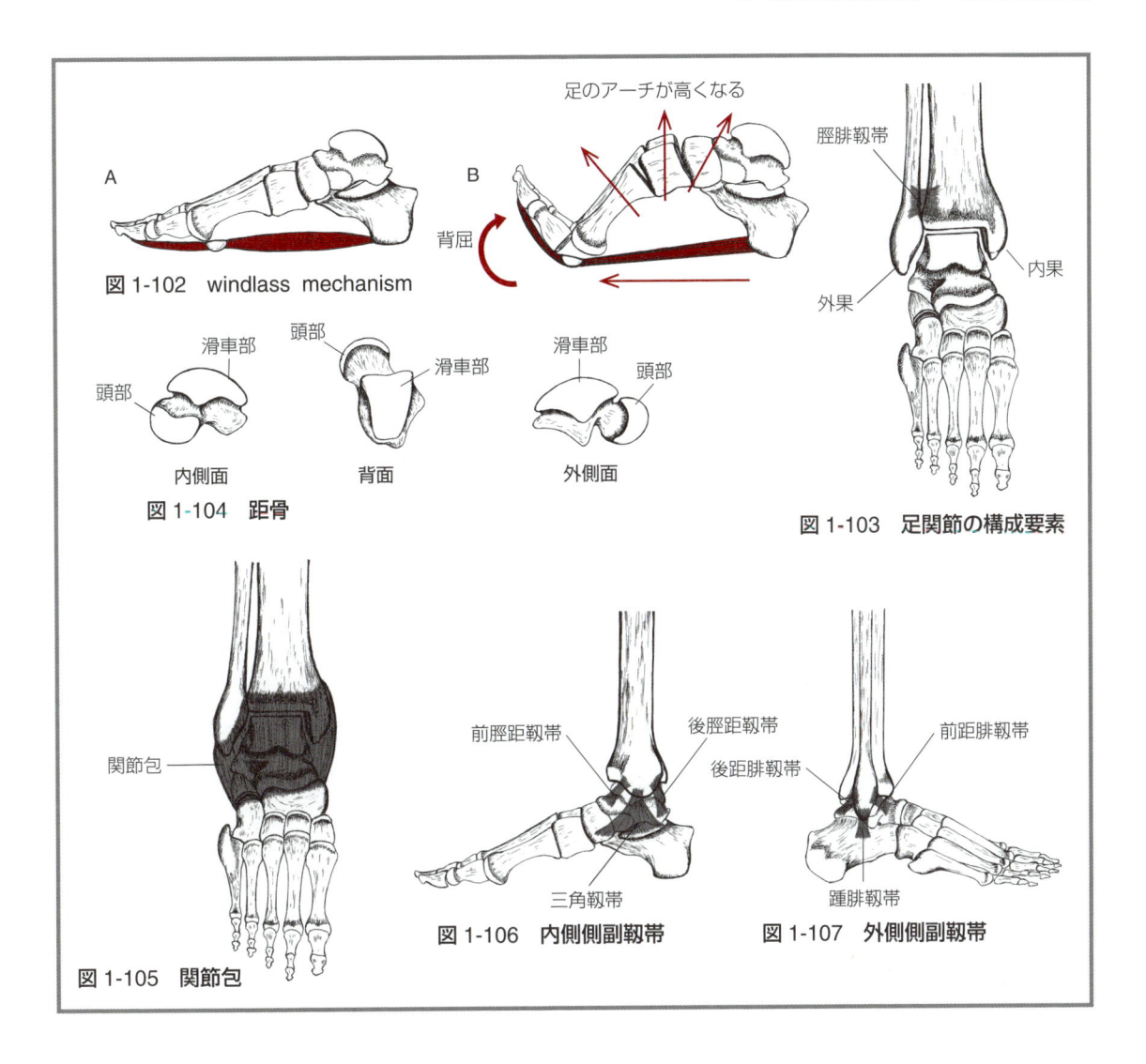

図1-102　windlass mechanism

図1-104　距骨

図1-103　足関節の構成要素

図1-105　関節包

図1-106　内側側副靱帯

図1-107　外側側副靱帯

windlass mechanism（巻き上げ機構）　足趾を伸展させると足底筋群が牽引され，その巻き上げ現象により足の縦アーチが高くなる機構（図1-102）.

足関節（距腿関節）の構成要素

距腿関節は距骨滑車に内果・外果が乗る形状であるため**鞍関節**である.

内果（medial malleolus）　脛骨遠位の骨隆起で，後方内側に後脛骨筋腱の通る溝がある．関節面は関節軟骨で覆われている（図1-103）.

外果（lateral malleolus）　腓骨遠位の骨隆起で，後方外側に長・短腓骨筋腱の通る溝がある．関節面は関節軟骨で覆われている（図1-103）.

脛腓靱帯（tibiofibular ligament）　遠位脛腓関節を結ぶ靱帯で，前方と後方に存在する（図1-103）.

距骨（talus）　頭部・頸部・体部・滑車部からなり，頭部前面・体部下面・滑車部背面が関節面となっており，関節軟骨で覆われている．滑車部は前方が広く後方が狭い（図1-104）.

関節包（articular capsule）　内壁は滑膜に覆われ，内腔は滑液で潤っている．関節包の前方部分は足関節前方筋群の腱と癒着しており，足関節背屈時には近位方向に引かれ，関節腔に挟まれない

図 1-108　距踵関節（距骨下関節）

図 1-109　足根間関節

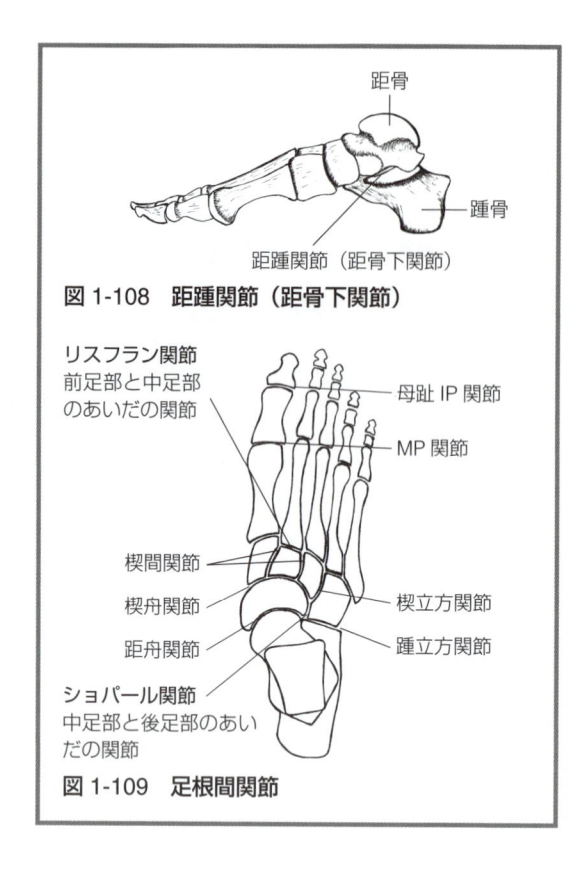

仕組みになっている（図1-105）.

内側側副靱帯（medial collateral ligament；図1-106）

①　前脛距靱帯（anterior talotibial ligament）：内果前縁と距骨頸部を結び，底屈位で外反を制御する.

②　三角靱帯（deltoid ligament）：内果と舟状骨・踵骨載距突起を結び，中間位で外反を制御する.

③　後脛距靱帯（posterior talotibial ligament）：内果後縁と距骨体部後方を結び，背屈位で外反を制御する.

外側側副靱帯（lateral collateral ligament；図1-107）

①　前距腓靱帯（anterior talofibular ligament）：外果前縁と距骨頸部を結び，底屈位で内反を制御する.

②　踵腓靱帯（calcaneofibular ligament）：外果と踵骨を結び，中間位で内反を制御する.

③　後距腓靱帯（posterior talofibular ligament）：外果後縁と距骨体部後方を結び，背屈位で内反を制御する.

足部の関節──足根間関節

距踵関節（距骨下関節）　距骨と踵骨からなる関節（図1-108）.

踵骨（calcaneus）：内側には載距突起があり，後方にはアキレス腱の停止する踵骨結節がある.

距踵関節には足根洞が開口し，骨間距踵靱帯が介在する.

距舟関節　距骨頭部と舟状骨のあいだの関節（図1-109）.

踵立方関節　踵骨と立方骨のあいだの関節（図1-109）.

楔舟関節　楔状骨と舟状骨のあいだの関節（図1-109）.

楔間関節　楔状骨間の関節（図1-109）.

楔立方関節　第3楔状骨と立方骨のあいだの関節（図1-109）.

ショパール（Chopart）関節　中足部と後足部のあいだの関節（図1-109）.

リスフラン（Lisfranc）関節　前足部と中足部のあいだの関節（図1-109）.

趾骨間関節

中足趾節関節（metatarsophalangeal joint；MTP関節）　中足骨と趾節骨のあいだの関節（図1-109）.

指節間関節（interphalangeal joint；IP関節）趾節骨間の関節（図1-109）.

これらの関節の関節面は関節軟骨で覆われている.

足関節・足の運動定義

底屈（屈曲）と背屈（伸展）　運動軸は内果最下端と外果最膨隆部を結んだ線で，水平面より約15°の外側傾斜がある（図1-110）.

運動面は矢状面より約15°の外側傾斜をもつ面. 底屈（屈曲）45°，背屈（伸展）20°.

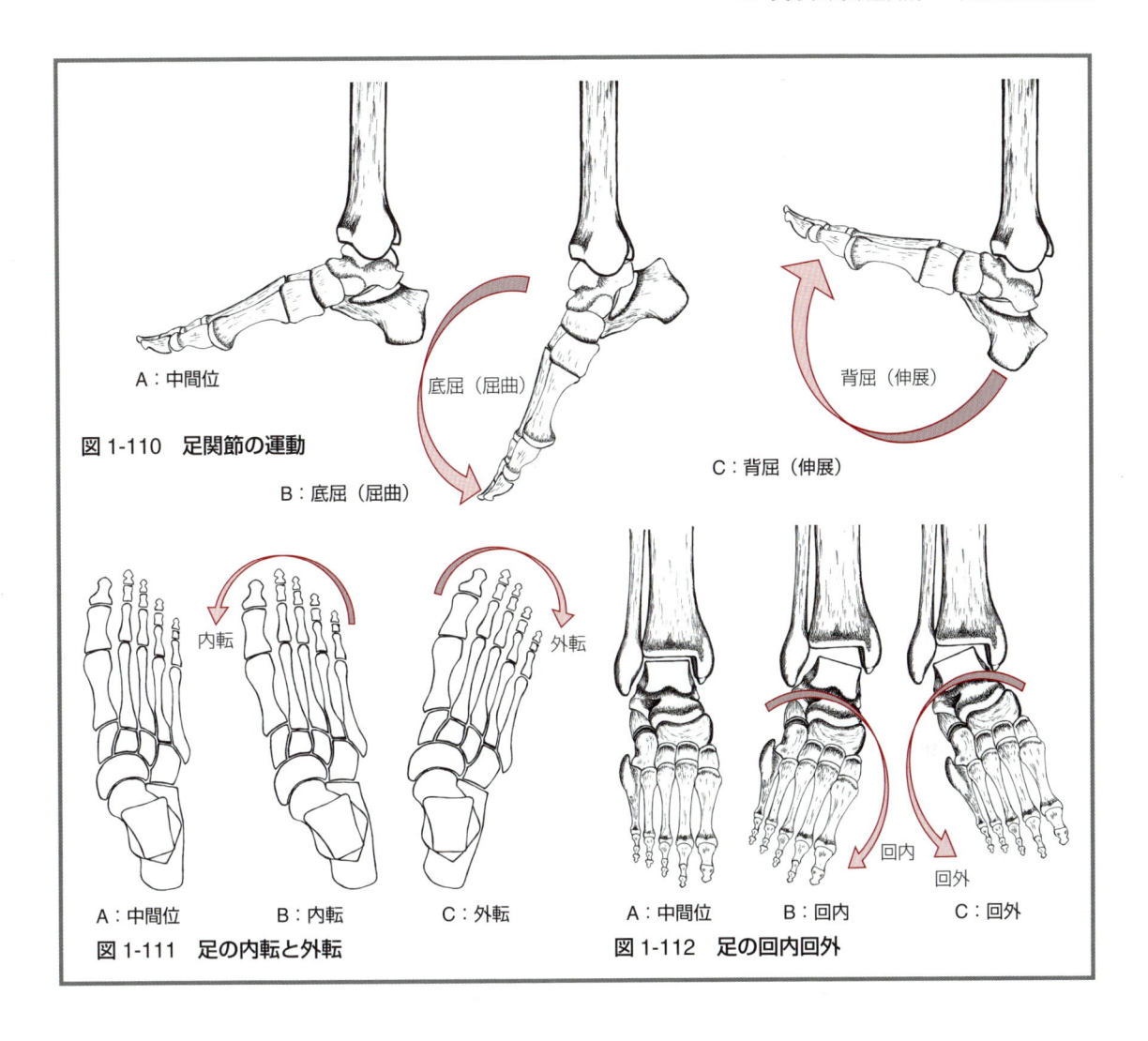

図1-110 足関節の運動
A：中間位
B：底屈（屈曲）
C：背屈（伸展）

図1-111 足の内転と外転
A：中間位
B：内転
C：外転

図1-112 足の回内回外
A：中間位
B：回内
C：回外

内転（adduction）**と外転**（abduction）　運動軸は下腿長軸であり，水平面にある．運動面も水平面（図1-111）．内転20°，外転10°

回内（pronation）**と回外**（supination）　運動軸は距舟関節長軸．運動面は前額面（図1-112）．

内反（varus）**と外反**（valgus）　後足部の回外あるいは回外と内転の複合動作を内反，後足部の回内あるいは回内と外転の複合動作を外反という．

内返し（inversion）**と外返し**（eversion）　内返しは底屈・内転・回外の，外返しは背屈・外転・回内の複合動作．

　足部の運動定義は国によって異なり統一されていないが，わが国では主に上記の運動定義が用いられている．

足関節・足の筋——前方筋群

前脛骨筋（tibialis anterior）　深腓骨神経に支配され，脛骨の外縁に起始し，足背中央の伸筋支帯下を通り，足の内側から足底へ入ってリスフラン関節足底面の内側に停止する（図1-113A）．

　OKC（open kinetic chain）として足関節の背屈，回外に作用し（図1-113B），CKC（closed kinetic chain）として下腿の前傾，内傾，足アーチ挙上に作用する（図1-113C）．

長母趾伸筋（extensor hallucis longus）　深腓骨神経に支配され，脛骨の外縁および下腿骨間膜前面に起始し，足背中央の伸筋支帯下を通って母

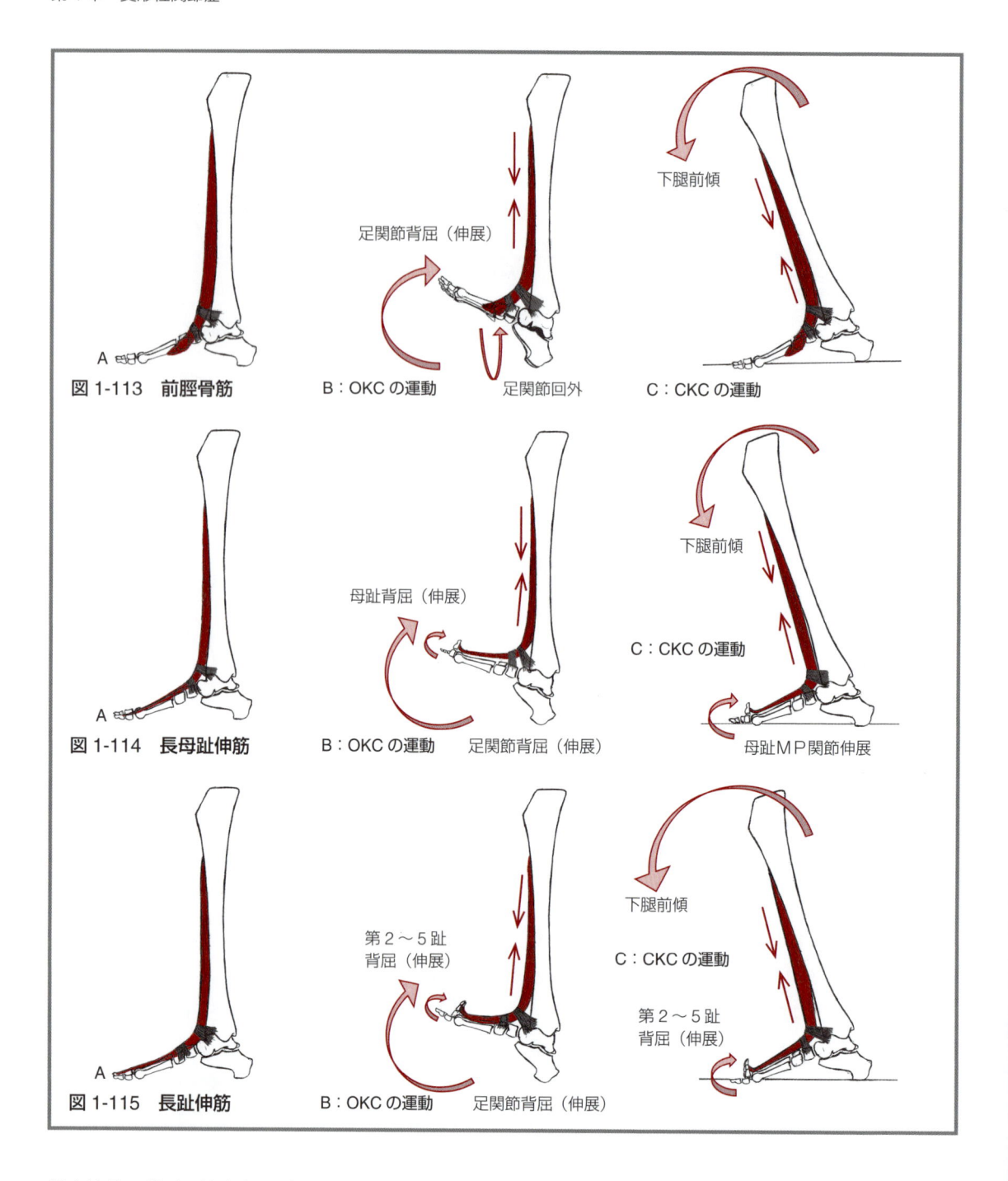

図 1-113　前脛骨筋　　　B：OKC の運動　　足関節背屈（伸展）　足関節回外　　C：CKC の運動　下腿前傾

図 1-114　長母趾伸筋　　B：OKC の運動　　母趾背屈（伸展）　足関節背屈（伸展）　C：CKC の運動　下腿前傾　母趾MP関節伸展

図 1-115　長趾伸筋　　　B：OKC の運動　　第2〜5趾背屈（伸展）　足関節背屈（伸展）　C：CKC の運動　下腿前傾　第2〜5趾背屈（伸展）

趾末節骨の背面に停止する（図 1-114A）．

OKC として母趾背屈，足関節背屈，足アーチ挙上に作用し（図 1-114B），CKC として下腿の前傾，足アーチ挙上に作用する（図 1-114C）．

長趾伸筋（extensor digitorum longus）　深腓骨神経に支配され，脛骨の外縁および下腿骨間膜前面に起始し，足背中央の伸筋支帯下を通って第2〜5趾背面に停止する（図 1-115A）．

OKC として第2〜5趾背屈，足関節背屈，足アーチ挙上に作用し（図 1-115B），CKC として下腿の前傾，足アーチ挙上に作用する（図 1-115C）．

第3腓骨筋（peroneus tertius）　深腓骨神経

3. 変形性関節症各論——変形性足関節症

図1-116　第3腓骨筋

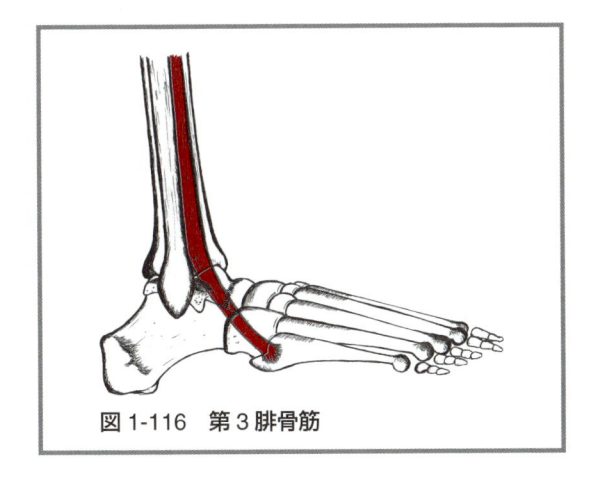

に支配され，長趾伸筋腱から分岐し，第5中足骨基部の背面に停止する（**図1-116**）.

OKC・CKCともに足アーチの維持作用.

外側筋群

長腓骨筋（peroneus longus）　浅腓骨神経に支配され，腓骨頭に起始し，外果後方を通って立方骨外縁から足底へ入る．リスフラン関節足底面内側に停止する（**図1-117A**）.

OKCとして足関節回内，足関節底屈（**図1-117B**），CKCとして下腿の外傾，内傾制御，足関節回内，足アーチ低下に作用する（**図1-117C**）.

短腓骨筋（peroneus brevis）　浅腓骨神経に支配され，腓骨外縁に起始し，第5中足骨基部に停止する（**図1-118A**）.

OKCとして足関節回内，足関節底屈（**図1-118B**），CKCとして下腿の外傾，内傾制御，足アーチ維持に作用する（**図1-118C**）.

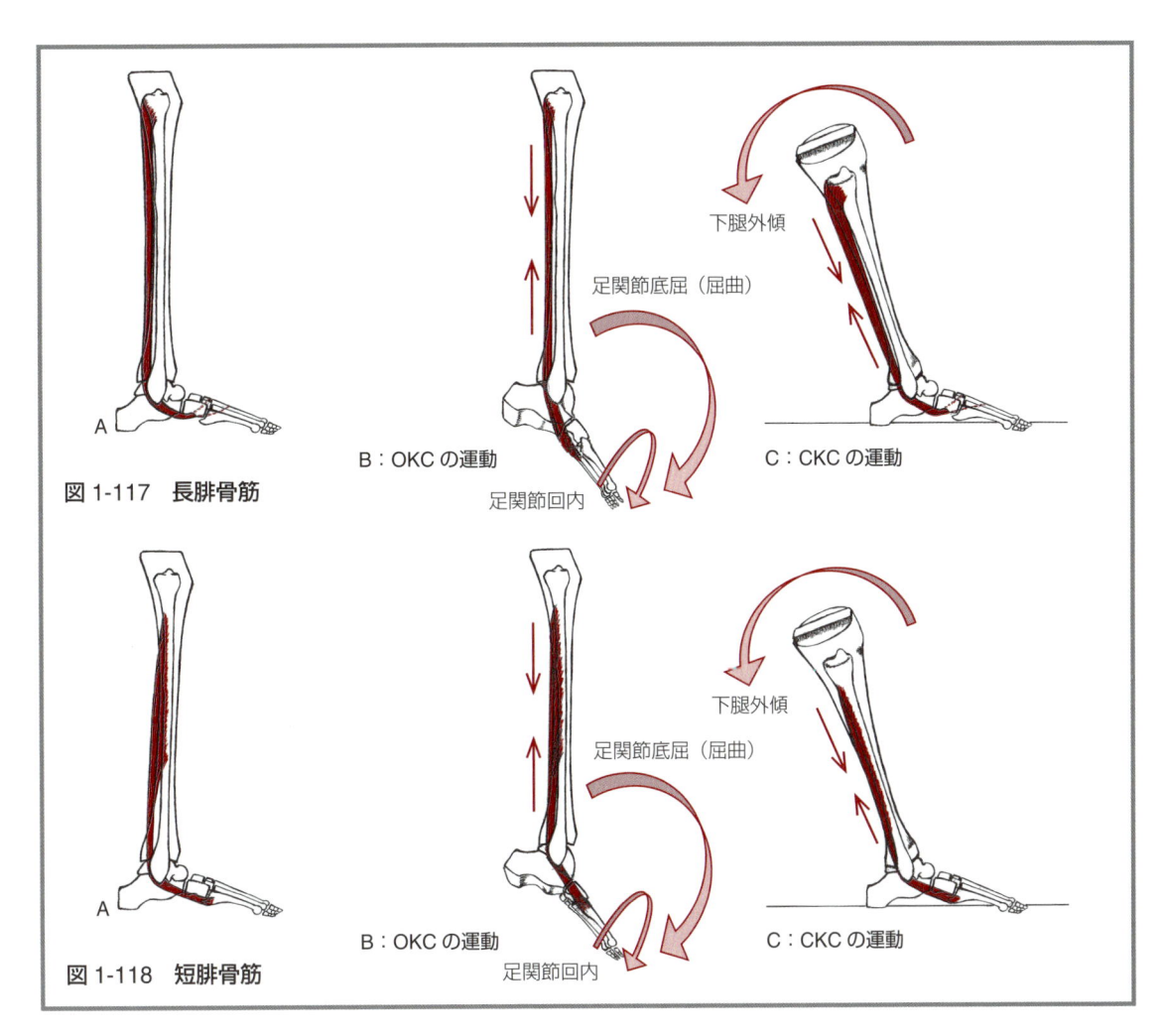

図1-117　長腓骨筋
B：OKCの運動　足関節底屈（屈曲）　足関節回内
C：CKCの運動　下腿外傾

図1-118　短腓骨筋
B：OKCの運動　足関節底屈（屈曲）　足関節回内
C：CKCの運動　下腿外傾

A：後面図　　B：側面図　　C：OKCの運動　　D：CKCの運動

図1-119　下腿三頭筋

図1-120　足底筋

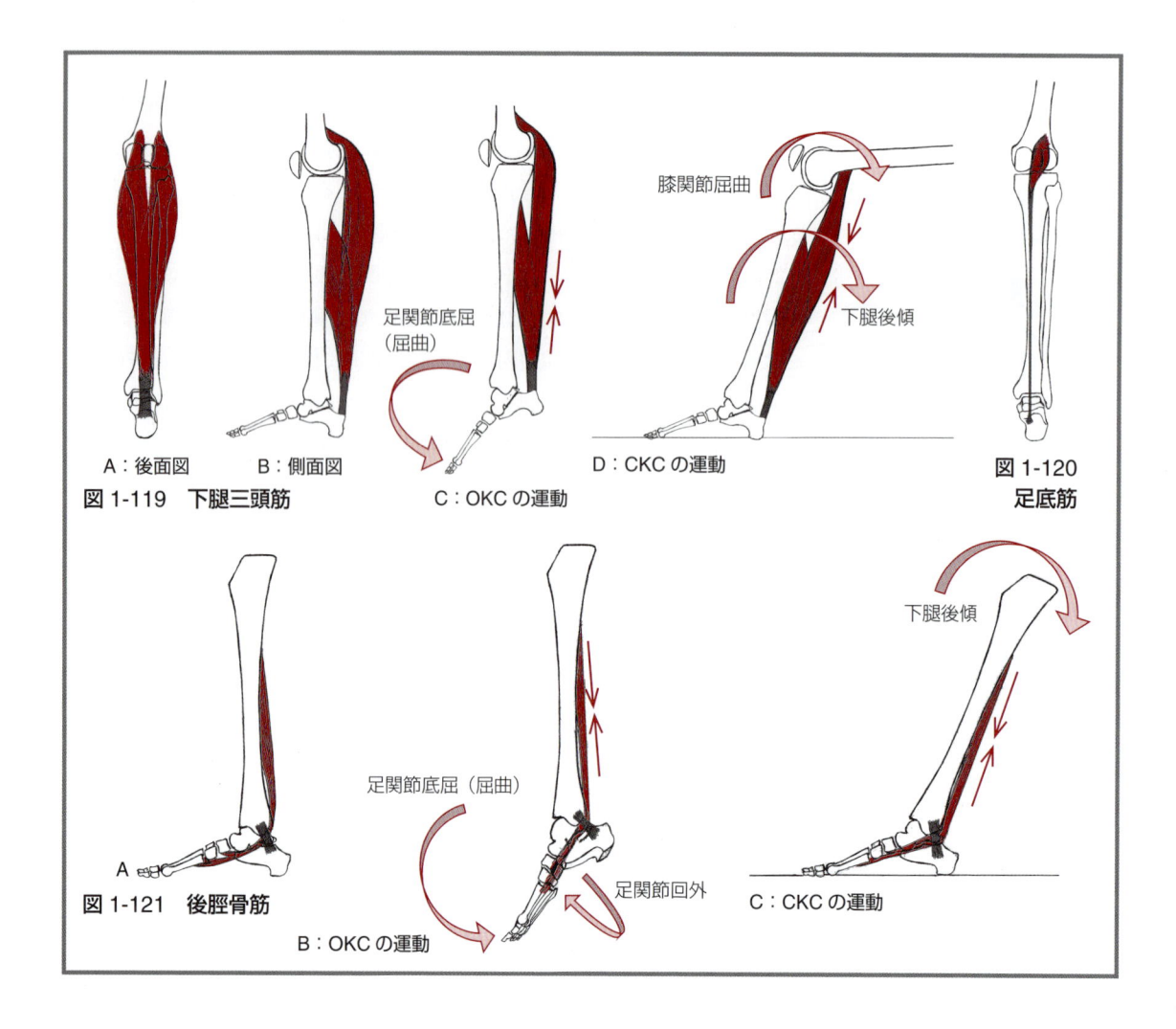

図1-121　後脛骨筋
A
B：OKCの運動
C：CKCの運動

後方筋群

下腿三頭筋（triceps tertius）　脛骨神経に支配され，大腿骨内顆後面から起始する腓腹筋内側頭および大腿骨外顆後面から起始する腓腹筋外側頭と，脛骨後面から起始するヒラメ筋の3頭からなり，すべてアキレス腱を経て踵骨に停止する（図1-119A, B）．

OKCとして足関節底屈（図1-119C），CKCとして下腿の後傾，前傾制御に作用する．腓腹筋は二関節筋であり，膝屈曲にも作用する（図1-119D）．膝屈曲時は腓腹筋の作用が無効となりヒラメ筋だけで足関節底屈が行われる．

足底筋（plantaris）　脛骨神経に支配され，大腿骨外顆後面に起始し，アキレス腱内側と踵骨内側に停止する．筋腹が短く，腱が長い筋である（図1-120）．

足関節底屈に作用する．

内側筋群

後脛骨筋（tibialis posterior）　脛骨神経に支配され，脛骨後面・腓骨後面・下腿骨間部後面に起始して足根管を通り，舟状骨とリスフラン関節足底面内側に停止する（図1-121A）．

OKCとして内返し（足関節底屈・足関節回外・足内転）に作用し（図1-121B），CKCとして下腿の後傾，前傾制御，内傾，外傾制御に作用する（図1-121C）．

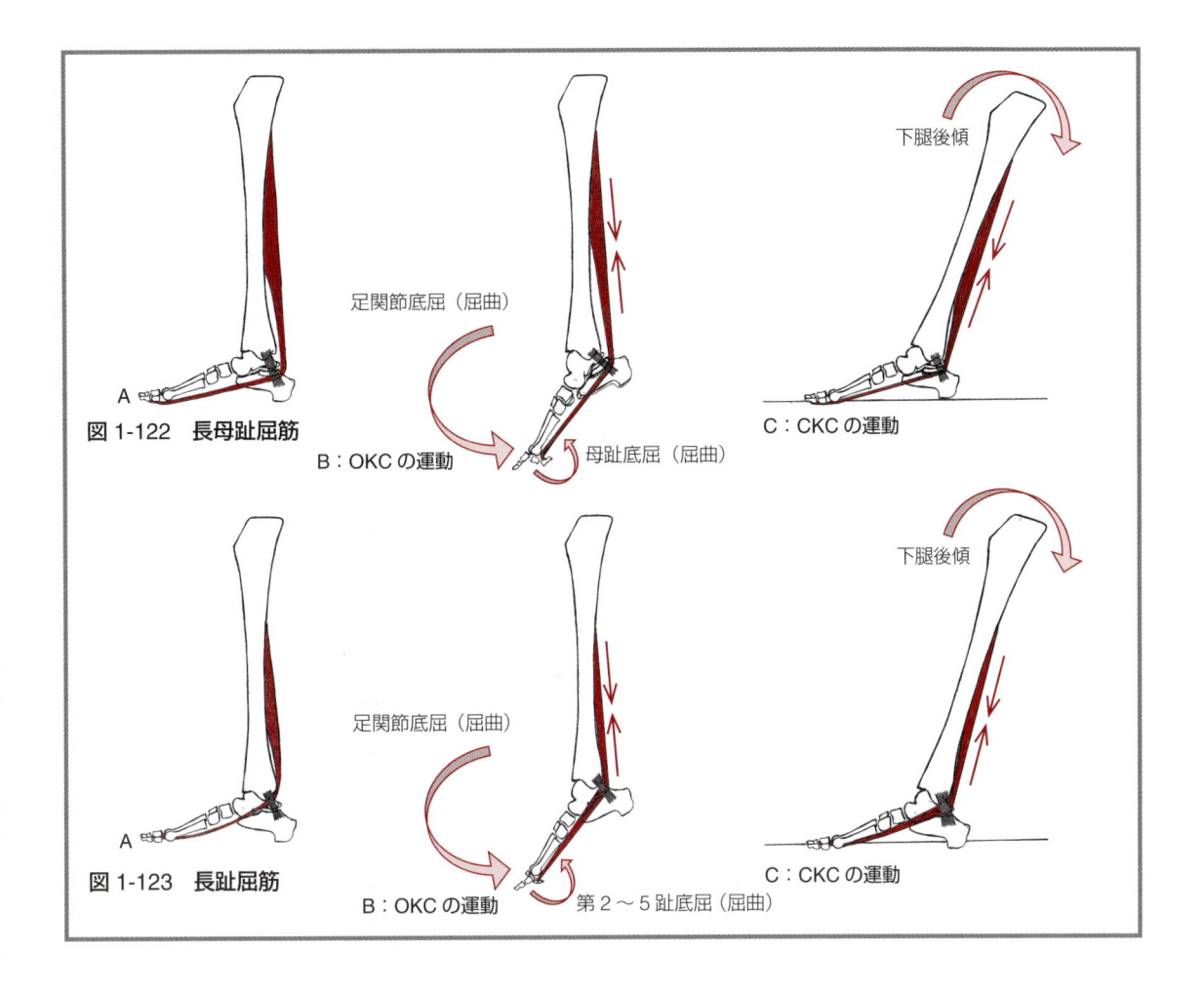

図1-122 長母趾屈筋　A　B：OKCの運動（足関節底屈（屈曲）、母趾底屈（屈曲））　C：CKCの運動（下腿後傾）

図1-123 長趾屈筋　A　B：OKCの運動（足関節底屈（屈曲）、第2〜5趾底屈（屈曲））　C：CKCの運動（下腿後傾）

長母趾屈筋（flexor hallucis longus）　脛骨神経に支配され，腓骨後面・下腿骨間膜後面に起始し，3つの内側筋群のうち最後方から足関節内果後方を通る．足根管内で載距突起下を通り，長趾屈筋の背面を交差して母趾底面へ達する（図1-122A）．

OKCとして母趾屈曲，足関節底屈，足アーチ挙上に作用し（図1-122B），CKCとして下腿後傾，足アーチ挙上に作用する（図1-122C）．

長趾屈筋（flexor digitorum longus）　脛骨神経に支配され，脛骨後面に起始し，内果後方から足根管内を通って足底へ入る．長母趾屈筋の足底側を通って第2〜5趾底面へ達する（図1-123A）．

OKCとして第2〜5趾屈曲，足関節底屈（図1-123B），CKCとして下腿後傾，足アーチ挙上に作用する（図1-123C）．

内在筋（intrinsic muscle）

足の内部に起始・停止がある筋で，外来筋とは区別される（図1-124）．

母趾内転筋，母趾外転筋，短母趾屈筋，短母趾伸筋，短趾屈筋，短趾伸筋，小趾外転筋，短小趾屈筋，小趾対立筋，足底方形筋，骨間筋，虫様筋，足底筋膜．

これら足の内在筋は，足のアーチ形成・維持や趾の運動を行う．

支帯と足根管

伸筋支帯および屈筋支帯　筋収縮時に腱が浮

図 1-124　足の内在筋

図 1-125　伸筋支帯（A），屈筋支帯（B）および足根管（C）

図 1-126　足関節の安定性

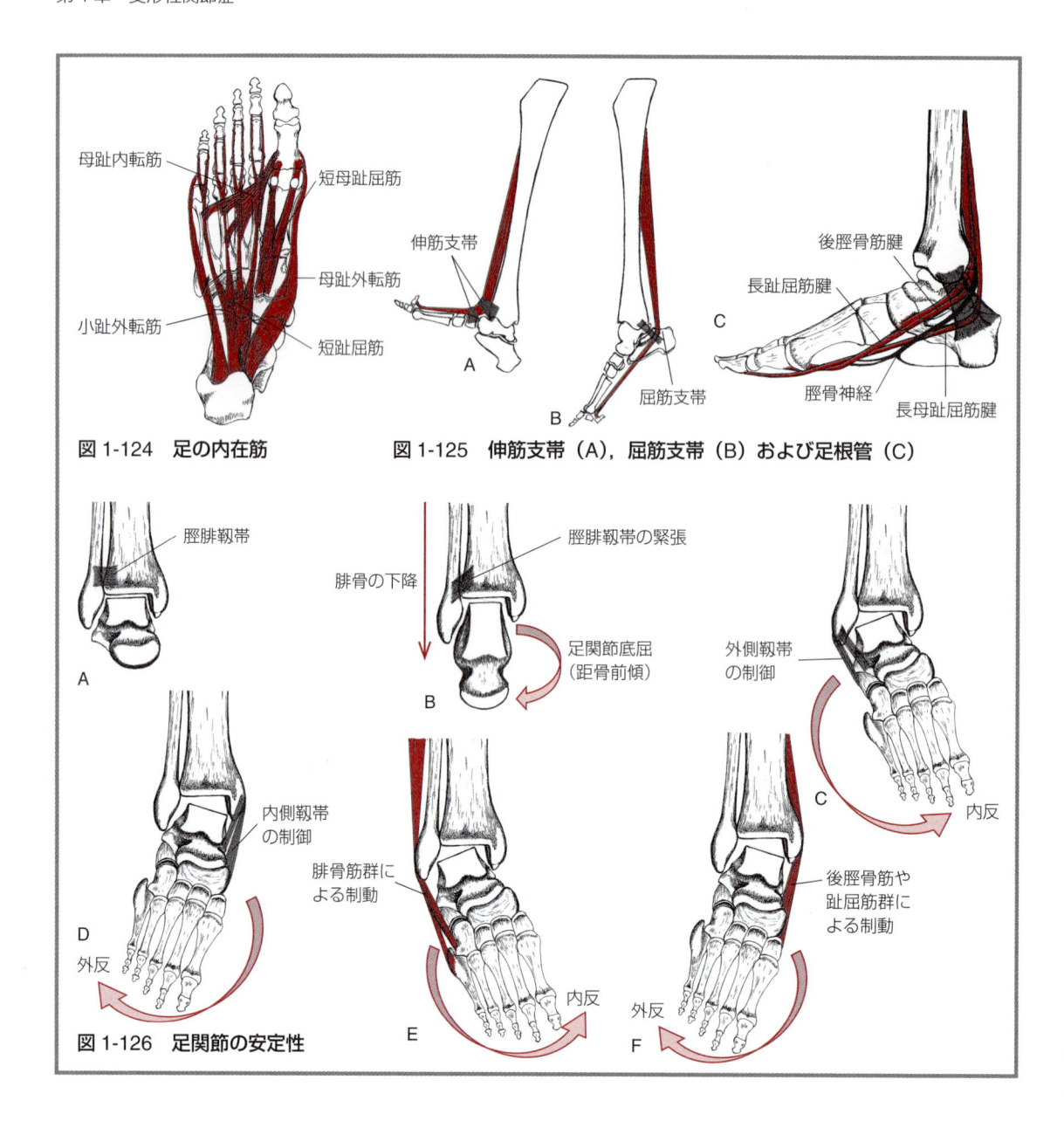

上せず，一定の位置を走行するために存在する（図1-125A, B）.

足根管（tarsal tunnel）　内果・踵骨・屈筋支帯からなる管腔で，内腔を後脛骨筋腱・長母趾屈筋腱・長趾屈筋腱と脛骨神経・脛骨動静脈が通過する（図125C）.

足関節底屈時に屈筋腱の逸脱を防ぐ.

足関節の安定性

骨性の制動　距骨滑車は前方が広いため，背屈位では内果・外果に挟まれて足関節が安定する．底屈位では腓骨筋に伸張され腓骨が下降するため，脛腓靱帯が緊張して安定する（図 1-126A, B）.

靱帯の制動　外側靱帯は内反を制御し（図 1-126C），内側靱帯は外反を制御する（図 1-126D）．底屈位では前距腓靱帯と前脛距靱帯が緊張し，背屈位では後距腓靱帯と後脛距靱帯が緊張する.

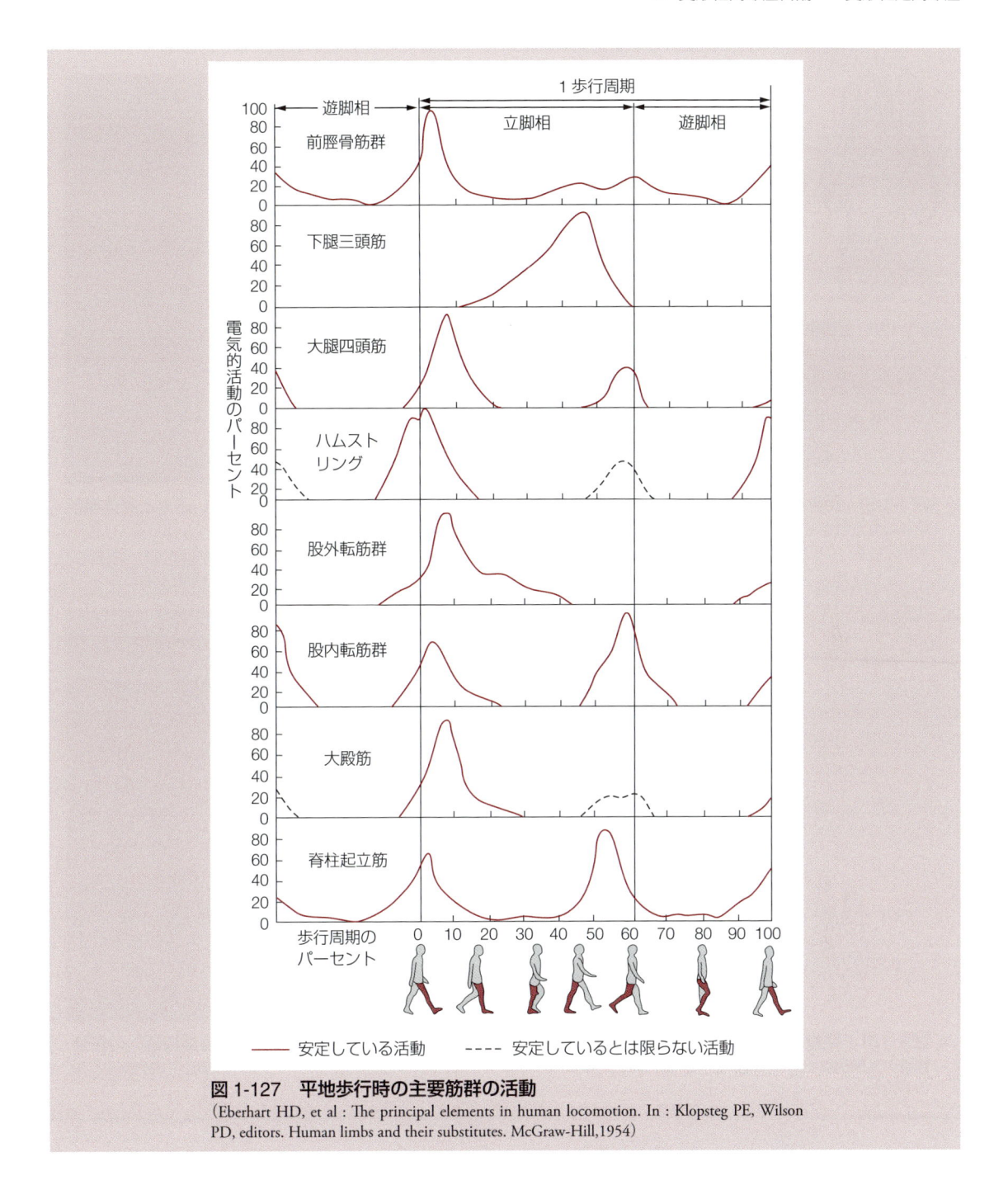

図 1-127　平地歩行時の主要筋群の活動
(Eberhart HD, et al : The principal elements in human locomotion. In : Klopsteg PE, Wilson PD, editors. Human limbs and their substitutes. McGraw-Hill, 1954)

筋性の制動　回外・内反・内転位では腓骨筋腱が制動し（**図 1-126E**），回内・外反・外転位では後脛骨筋腱，長母趾屈筋腱，長趾屈筋腱が制動する（**図 1-126F**）．

平地歩行時の下肢の筋活動（図 1-127）

足部の関節運動[1-4]

① 足関節（距腿関節）：脛骨と腓骨末端，そしてそれに対応する距骨滑車から構成される（**図 1-128**）．足関節の主な動きは矢状面での底背屈運動

第1章　変形性関節症

図 1-128　距腿関節

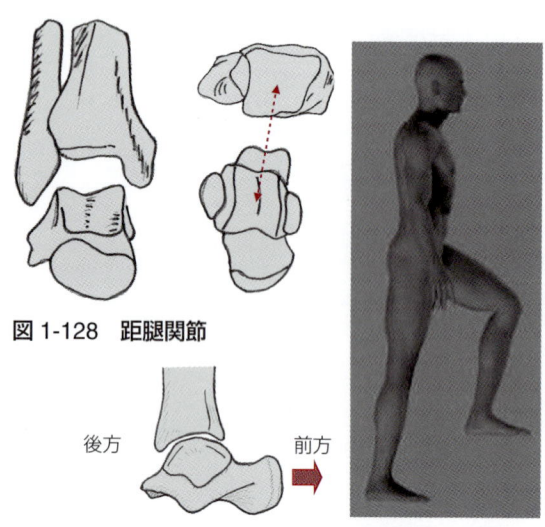

図 1-129　距骨の前方引き出しと身体機能への影響
距骨の前方引き出しにより荷重が前方へ移動し，前方移動が容易になる1つの要因である．

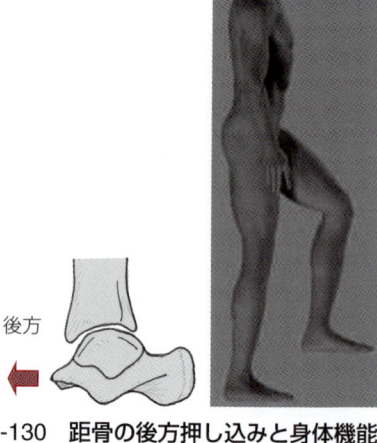

図 1-130　距骨の後方押し込みと身体機能への影響
距骨の後方追い込みにより荷重が後方へ移動し，後方移動が容易になる1つの要因となる．

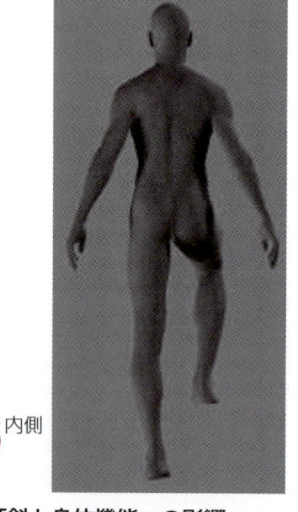

図 1-131　距骨の外側傾斜と身体機能への影響
距骨の外側傾斜により後足部が内反し，外側荷重になる1つの要因となる．

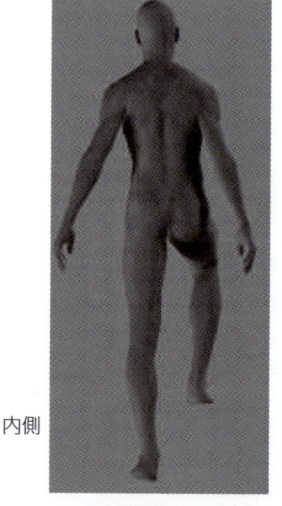

図 1-132　距骨の内側傾斜と身体機能への影響
距骨の内側傾斜により後足部が外反し，内側荷重になる1つの要因となる．

である．しかし，足関節は距腿関節窩（ankle mortise）と距骨滑車のあいだにわずかなすきまがあって，関節包内で機能的に重要な運動を含んでいる．この動きは身体の三平面での動きで，矢状面での距骨の前方および後方へのすべり運動，前額面での内外側への距骨傾斜運動，水平面での距骨の内外転運動である．距骨の前方への引き出し方向への動きは，足関節を底屈し荷重を前方へ移動させ（図1-129），距骨の後方への押し込み方向への動きは，足関節を背屈し荷重を後方へ移動させる1つの要因になる（図1-130）．距骨の外側傾斜は後足部を内反し，荷重を足底外側へ移動させ（図1-131），

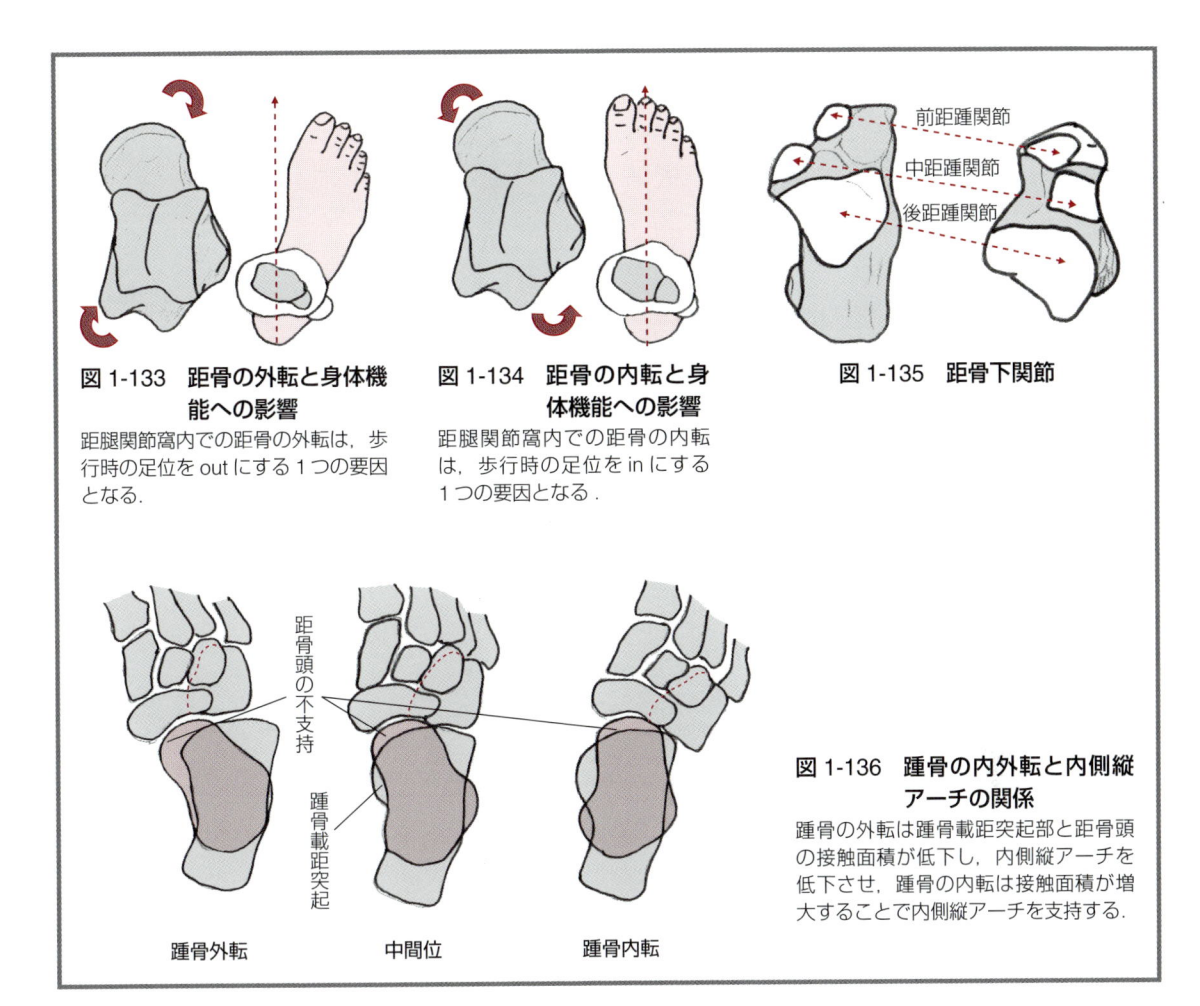

3. 変形性関節症各論——変形性足関節症

図 1-133 距骨の外転と身体機能への影響
距腿関節窩内での距骨の外転は，歩行時の足位を out にする1つの要因となる．

図 1-134 距骨の内転と身体機能への影響
距腿関節窩内での距骨の内転は，歩行時の足位を in にする1つの要因となる．

図 1-135 距骨下関節
前距踵関節
中距踵関節
後距踵関節

距骨頭の不支持
踵骨載距突起

踵骨外転　　中間位　　踵骨内転

図 1-136 踵骨の内外転と内側縦アーチの関係
踵骨の外転は踵骨載距突起部と距骨頭の接触面積が低下し，内側縦アーチを低下させ，踵骨の内転は接触面積が増大することで内側縦アーチを支持する．

距骨の内側傾斜は後足部を外反し，荷重を足底内側へ移動させる1つの要因になる（図1-132）．距骨の外転方向への動きは，中足部と前足部を外転させるために歩行時に足位を out 方向へ向け（図1-133），距骨の内転方向への動きは遠位の足部を内転させるために足位を in 方向へ向ける1つの要因になる（図1-134）．

② 距骨下関節：距骨と踵骨のあいだの関節で，前・中・後の3つの距踵関節から構成される（図1-135）．距骨下関節の主な動きは内返しと外返しである．しかし，距踵関節の3つの関節は非常に複雑な形態のために，単一平面的な動きとしてとらえると臨床への展開が薄いものになってしまう．上記同様に身体の三平面での動きとしてとらえ，

矢状面での踵骨の前後のすべり運動，前額面での踵骨の内外反運動，水平面での内外転運動である．矢状面での踵骨の前方への動きは，近位の距骨を後方に位置させるために踵荷重になり前方への体重移動を遅延させ，踵骨の後方への動きは荷重が前方にかかりやすくなり前方への体重移動を早める．前額面での踵骨の内反は距骨下関節を回外し外側へ体重を移動させ，外反は距骨下関節を回内し内側へ体重を移動させる．水平面での踵骨の外転は，距骨頭を相対的に内側に位置させるために距骨頭が支えられる踵骨載距突起から外れてくるために内側のアーチは低下し，一方，踵骨の内転は距骨頭の下に踵骨載距突起がしっかりと支えられるために内側アーチは保持される（図1-136）．

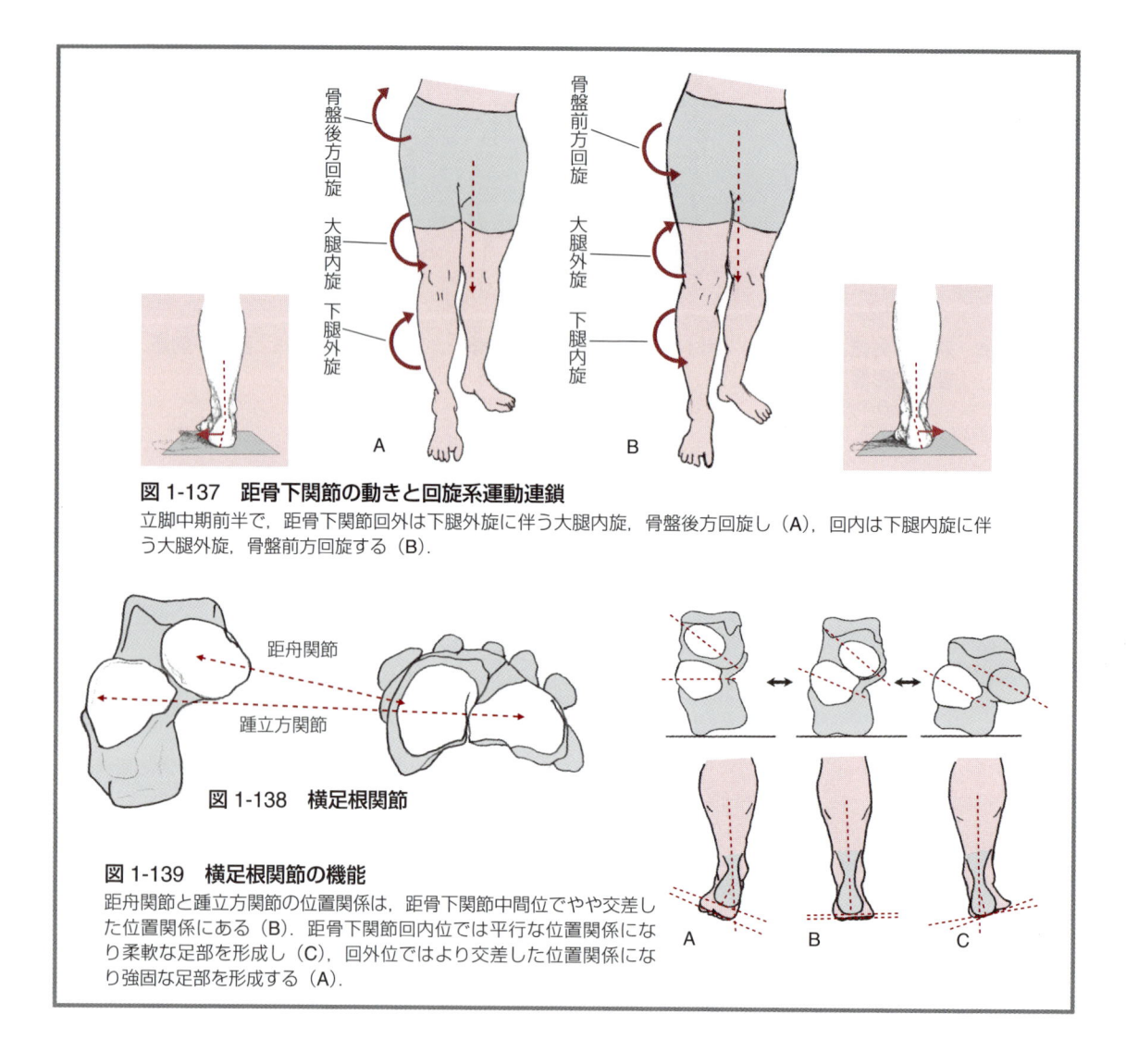

図 1-137　距骨下関節の動きと回旋系運動連鎖
立脚中期前半で，距骨下関節回外は下腿外旋に伴う大腿内旋，骨盤後方回旋し（A），回内は下腿内旋に伴う大腿外旋，骨盤前方回旋する（B）．

図 1-138　横足根関節

図 1-139　横足根関節の機能
距舟関節と踵立方関節の位置関係は，距骨下関節中間位でやや交差した位置関係にある（B）．距骨下関節回内位では平行な位置関係になり柔軟な足部を形成し（C），回外位ではより交差した位置関係になり強固な足部を形成する（A）．

　距骨下関節は近位への伝達のキーポイントになり，足からの運動連鎖の基本となる．歩行立脚相での距骨下関節の機能は，主として立脚相中盤までの機能である．距骨下関節回外は下腿骨を外旋させ，下腿骨に隣接する大腿骨を内旋，大腿骨に隣接する骨盤を後方回旋させる（図1-137A）．一方，距骨下関節回内は，下腿骨を内旋させ，大腿骨を外旋，骨盤を前方回旋させる（図1-137B）．

　③ 横足根関節：別名ショパール関節とも呼ばれ，内側の距舟関節と外側の踵立方関節から構成される（図1-138）．横足根関節も上記関節同様に身体の三平面での動きがある．矢状面での舟状骨と立方骨の上下方向への動き（底背屈），前額面での回内外運動，水平面での内外転運動がある．

　横足根関節の機能は足部構造の柔軟性と固定性に関与し，距骨下関節肢位によってその機能が決定されるということである．距骨下関節中間位では内外側の関節軸はやや交差した位置関係にある．距骨下関節が回内位になると主に内側の距舟関節面が内下方へ移動するためにそれぞれの関節軸は平行な位置関係になり柔軟な足部を形成し，回外位になると主に内側の距舟関節面が外上方へ移動し，より交差した位置関係になり強固な足部を形成する（図1-139）．立脚初期では遊脚からの衝撃

を吸収するために足部を柔軟にし，立脚中期では支持機能と立脚後期では推進てことして足部を強固なものにしなければならない．立脚初期では距骨下関節を軽度回外位から回内方向へ動かし，中期と後期では回外方向へ動きを作ることで，この機能を遂行している．

④ 楔舟関節：足根骨内の内側に位置し，舟状骨と3つの楔状骨が関節をなし，中間楔状骨が最も上方にあって楔状骨レベルの横アーチの頂点になる（図1-140）．また，凹足などにみられるように横足根関節までの近位関節が構造的に強固に固定されている場合は，この関節部位で舟状骨が下方に偏位することが臨床では多く，考慮する必要がある．

⑤ 足根中足関節：別名リスフラン関節とも呼ばれ，内側3つの関節は楔状骨と中足骨がそれぞれ対応して関節をなし，外側は立方骨と第4・5中足骨が対応して関節をなす（図1-141）．第2中足骨底は内外側の楔状骨に挟まれ動きが最も少なく，中間楔状骨は楔状骨レベルの横アーチの頂点で最も高位にある．この構造が荷重による背屈モーメントに抵抗する．

この関節は中足骨の機能的ユニットとしてとらえられている列としての動きである．列は5つからなり，内側の3つの列は楔状骨と対応する中足骨からなり，外側の2つの列は中足骨だけからなる．第1列は第1中足骨頭の底背側方向への動きで，底屈・回内と背屈・回外が同時に起こる．中間の3つの列は単純に矢状面での動きで底背屈運動を行い，第5列は第5中足骨頭の底背屈方向の動きで，底側への動きが内返し，背側方向への動きが外返しである．機能的には第1列の動きが最も重要であり，近位の内側楔状骨と第1中足骨底，遠位の第1中足骨頭と基節骨底の骨配列は母趾機能に深く影響を与える．

立脚相中盤までは主として距骨下関節が関与するが，中盤以降は主として第1列への依存が大き

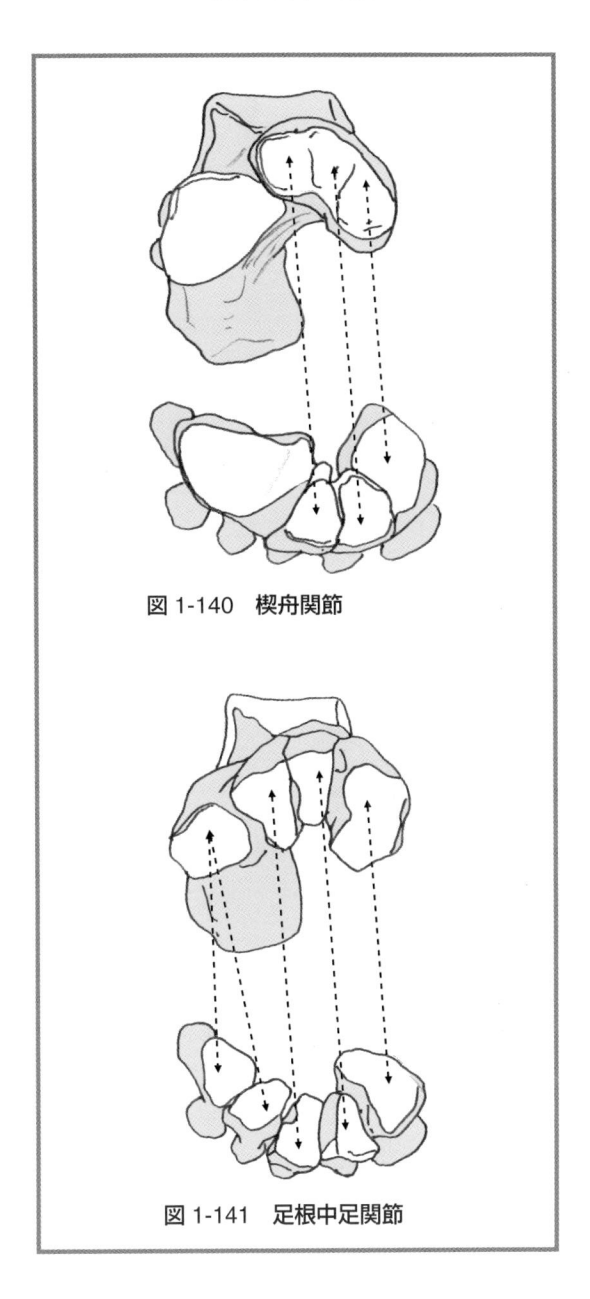

図1-140　楔舟関節

図1-141　足根中足関節

い．中期後半で第1列底屈は下腿骨を内旋させ，それに隣接する大腿骨を外旋，大腿骨に隣接する骨盤は前方回旋させる（図1-142A）．一方，第1列背屈は下腿骨を外旋，大腿骨を内旋，骨盤を後方回旋させる（図1-142B）．

⑥ 中足趾節関節：中足骨と趾骨がそれぞれ対応して関節をなす（図1-143）．関節面は中足骨側が凸面で基節骨側が凹面になり，中足骨側の関節面

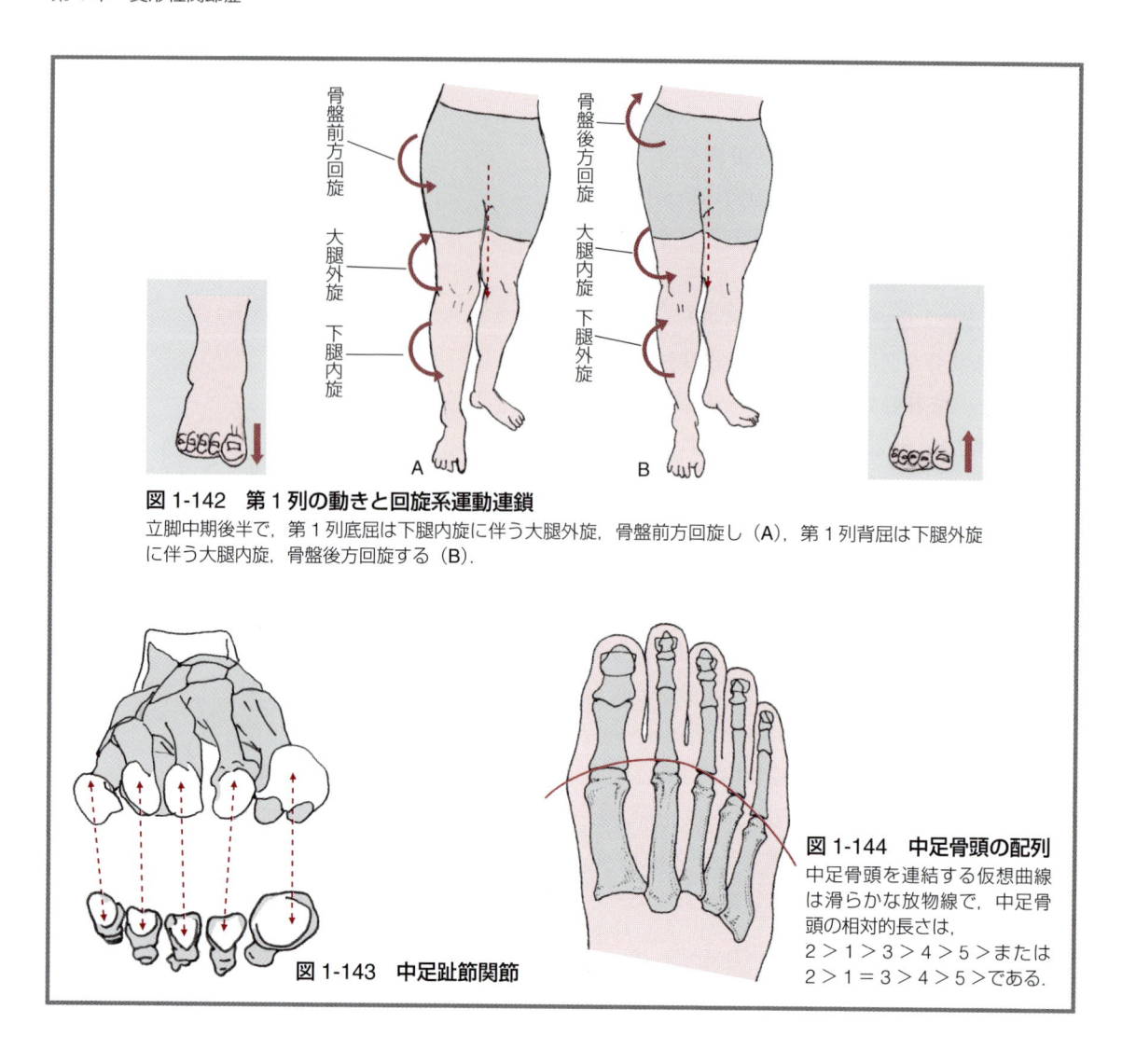

図 1-142 第 1 列の動きと回旋系運動連鎖
立脚中期後半で，第 1 列底屈は下腿内旋に伴う大腿外旋，骨盤前方回旋し（A），第 1 列背屈は下腿外旋に伴う大腿内旋，骨盤後方回旋する（B）．

図 1-143 中足趾節関節

図 1-144 中足骨頭の配列
中足骨頭を連結する仮想曲線は滑らかな放物線で，中足骨頭の相対的長さは，
2＞1＞3＞4＞5＞または
2＞1＝3＞4＞5＞である．

は底側へ大きく関節面をもっている．そのために同関節が屈曲位にあれば中足骨頭背側が突出し，伸展位にあれば基節骨底背側が突出してくる．中足骨頭を連結する仮想曲線は滑らかな放物線を描き，中足骨の相対的長さは2＞1＞3＞4＞5＞または2＞1＝3＞4＞5である（**図 1-144**）．通常，第 2 中足骨が最も長いため歩行時の前足部に加わる足底圧は第 2 中足骨頭で最大になる．

中足趾節関節に関する機能では，足部構造を強固にさせる機構として，前述したwindless mechanism（巻き上げ機構；p.43 参照）がある．足底筋膜は踵骨結節から遠位に向かって扇状に広がり，中足趾節関節を交通して基節骨底に付着している．中足趾節関節を伸展すると足底筋膜は伸張され，アーチが巻き上げられ挙上する現象をwindlass mechanism という．立脚相での踵離地は中足趾節関節伸展による現象で，この時期からが推進期であるため，より足部を推進てことして機能させることができる（**図 1-102A, B**）．

⑦ 趾節間関節：それぞれの趾骨間で関節を構成し，母趾は基節骨と末節骨，ほかの 4 趾は基節骨・中節骨・末節骨が対応して関節をなす．矢状面での屈曲と伸展運動をつかさどる．歩行立脚での足圧中心の移動は最終的に母趾で行われるために，

3. 変形性関節症各論――変形性足関節症

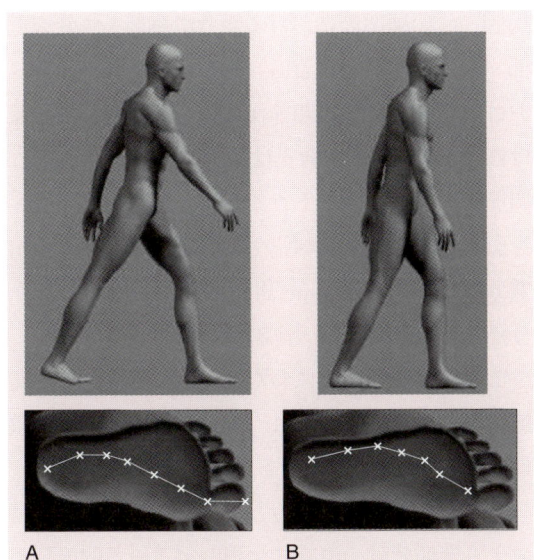

図1-145　足圧中心の軌跡と歩幅との関係
母趾尖端近くまで足圧中心が移動すれば反対側の歩幅を大きくさせるが（A），その軌跡がそれ以前で止まれば当然のことに反対側の歩幅を伸ばすことはできなくなる（B）．

足趾機能のなかで母趾の役割は大きく，その圧は第2趾から第5趾の総和の倍以上がかかるといわれている．母趾尖端に近い圧の移動になれば当然蹴り出しの幅が長く，反対側の下肢の前方への踏み出しは大きくなり（図1-145A），逆に近位に近い圧の移動ほど蹴り出しの幅が小さく，反対側の下肢の踏み出しは小さいものになる（図1-145B）．

変形性足関節症の病態

概念

足関節の変形性関節症の発生頻度は，ほかの荷重関節である膝・股関節に比較して少ない．これは足関節における距骨が距腿関節窩に入り込んでいるために力学的に安定性がよく，関節可動域が小さいこと，そして隣接する距骨下関節や横足根関節により外力が分散されるためである．しかし，足関節の荷重面積は膝関節と比較すると小さく，単位面積あたりの負荷は大きい．したがってわずかな構築学的な異常を生じると変形性足関節症に進展してくる．

原因　足関節は外傷を受ける機会が多く，日常診療で最もよく遭遇する変形性足関節症は外傷後の"二次性関節症"がほとんどである．また，骨折や靱帯損傷などの外傷以外でも足関節内での荷重バランスの異常を生じる疾患でも関節症に進行する．多発性骨端異形成症や多発性骨軟骨性外骨腫などでは足関節自体の変形，先天性内反足の遺残変形や足根骨癒合症では足部変形および隣接する距骨下関節・横足根関節などの機能不全，脳性麻痺や二分脊椎などの麻痺足では筋力のバランス異常などが原因になる．さらに化膿性や足関節炎などの関節軟骨が破壊される炎症性疾患，血友病などの関節内出血を起こす疾患においても関節症をきたす．

変形性足関節症のなかには，明らかな外傷やほかの疾患がないにもかかわらず発症するものがある．その特徴は脛骨下端関節面の内反があり，構築学的な要因が関与している．このような場合を"一次性関節症"として取り扱われる．しかし，脛骨下端関節面の内反だけでは足関節内側への応力集中は起きず，距骨の末梢にある足部が脛骨下端関節面の内反に合わせて内側に位置することによって，初めて荷重線の内側偏位が生じる（図1-146）．圧倒的に中年以上の女性に多く，両側性

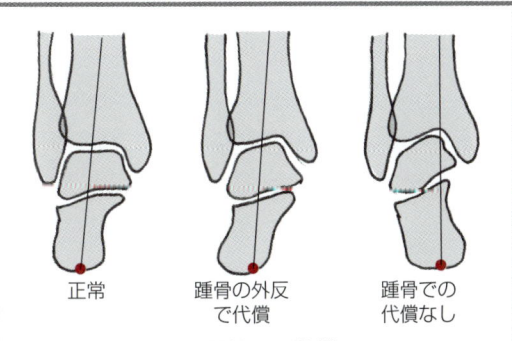

図1-146　距骨下関節での代償
正常な荷重線は距骨滑車横径の中点を通り，脛骨下端関節面の内反を距骨下関節の外反で代償し，荷重線を正常な位置にもってくることができる．しかし，距骨関節での踵骨外反で代償できなくなると荷重線は内側に偏位する．　　（杉本和也ほか，2000[5]）を改変）

に発症する．欧米での報告が皆無であることから，わが国独特の生活習慣である正座動作が関与しているといわれている．

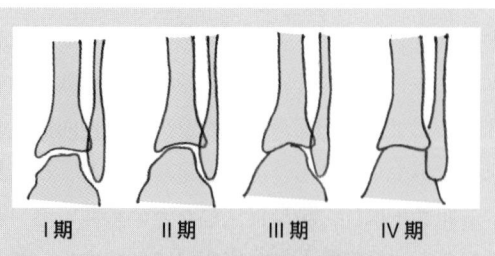

図1-147　変形性足関節症の病期分類
Ⅰ期：関節裂隙の狭小化がなく骨硬化像だけが認められる
Ⅱ期：関節裂隙の狭小化が認められるが，消失はしていない
Ⅲ期：関節裂隙が一部消失している
Ⅳ期：広範囲に関節裂隙が消失している
（田中康仁ほか，1995[6]）

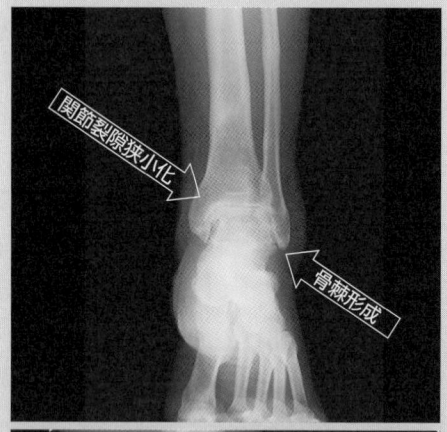

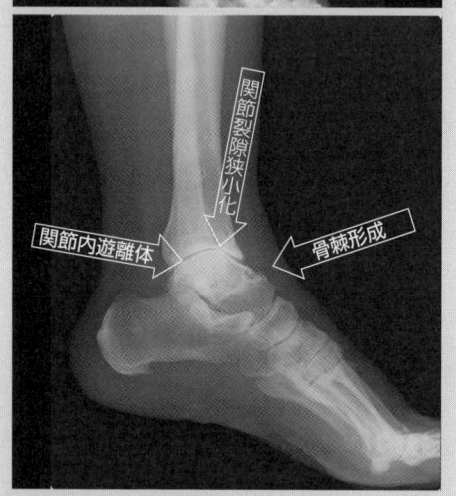

図1-148　X線所見

病因　距腿関節における距骨滑車部・脛骨天蓋部・内果・外果の関節面，あるいは距骨下関節における距骨と踵骨の関節面の適合が一致していなければ，関節運動や荷重は足関節への負荷となり，関節内に炎症性サイトカインの出現を招いて炎症を引き起こす．滑膜細胞や軟骨細胞などから蛋白質分解酵素（matrix metalloproteinase；MMP）が分泌され，関節軟骨の細胞外基質が分解される．

この過程が長期間にわたって繰り返されると関節軟骨の粘弾性が失われ，荷重などの物理的刺激に対する抵抗性が低下する．

このような状態になると荷重負荷時の関節運動により関節軟骨の摩耗・欠損が起こって関節裂隙を狭小化させ，ますます関節面の適合不一致が増悪する．荷重による圧縮負荷が軟骨下骨を象牙状に硬化させる．また，荷重部に一致して嚢胞状骨破壊をきたし，骨嚢胞が出現することもある．非荷重部には，関節を安定させる修復機転として骨増殖性変化が起こり，骨棘が形成される．

症状

[1] 疼痛：歩行時痛のために跛行をきたし，日常生活にかなりの障害を及ぼす．局在は原因疾患によって異なり，一般的に関節内骨折によるものでは足関節全周に圧痛を認め，後脛骨筋や長・短腓骨筋腱に沿って疼痛を訴えることが多い．

[2] 腫脹：足関節周辺に認められる．

[3] 可動域制限：一次性関節症では末期になるまで制限をきたさないことが多いが，骨折後症例では足関節の拘縮と隣接関節にも可動障害を生じ，著しく制限されていることが多い．

X線所見　病態の進行程度はX線像の関節裂隙の状態で診断され，各期により適切な治療法が選択される（**図1-147**）．関節裂隙の狭小化，軟骨下骨の骨硬化像，関節面の不整，骨棘形成，関節内遊離体などが認められるが，骨嚢腫の形成はまれである（**図1-148**）．

変形性足関節症の評価と治療

理学療法評価──足関節・足部の形態および可動性評価[1-3)]

果部捻転

果部捻転は脛骨捻転の臨床的な指標で，内外果を結んだ線と前額面とのなす角度として定義される（図 1-149）．下腿骨に連結する足部は果部の捻転が内捻傾向にあれば足部も内に向きやすくなり，外捻傾向にあれば足部も外に向きやすくなる．

距腿関節

① 底背屈角度の計測：正常な歩行を行うためには膝関節完全伸展位での背屈 10°，底屈 20°が最低限必要な角度で，それ以下の場合は何らかの代償運動が出現する．とくに背屈制限がある場合は，足部の過回内での代償が起こることを念頭に入れておかなければならない．また，底背屈角度は距骨下関節の可動性および遠位脛腓関節の可動性にもかかわりがあるので，制限がある場合は併せて評価しておく必要がある．

② 関節包内での前後のすべり評価：下腿に対して距骨を前後にすべらせて動きをみる．そして距骨滑車の位置が前後のどちらに偏りがあるかをみる．前方に位置している場合は足関節が底屈位になり，後方に位置している場合は背屈位になりやすい．

③ 関節包内での左右の傾斜評価：下腿骨に対して距骨を左右に傾斜させ動きをみる．外側傾斜が大きい場合は後足部が内反しやすく，内側傾斜が大きい場合は外反しやすい．

④ 関節包内での左右の回旋評価：床面に足底を接地させ，距骨を固定して下腿骨を内外旋させてみる（図 1-150）．距骨の外転は足部を外向きにし，内転は内向きにする．

距骨下関節

① 回外・回内の可動性評価と構造的異常：正常な ST 関節は全可動域が平均 30°で，回外と回内の可動比率は 2：1 で回外可動性が大きく，その境界点が下腿軸と踵骨軸が直線上にある．これを距骨下関節中間位という．中間位が回外位にあるものを距骨下内反，回内位にあるものを距骨下外反という．前者は後足部が内反しやすく，後者は外反しやすい．

② 関節包内での前後のすべり評価：距骨と踵骨を把持して，両骨をそれぞれ反対方向に前後にすべらせ可動性の有無をみる（図 1-151）．また，

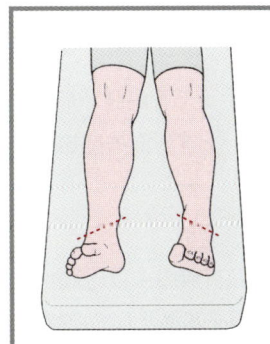

図 1-149　果部捻転の計測
膝蓋骨を前額面上に置き，内外果を結んだ線と検査台とのなす角度を読み取る．　（入谷　誠．2009[1)]）

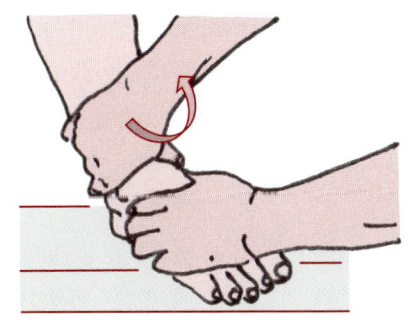

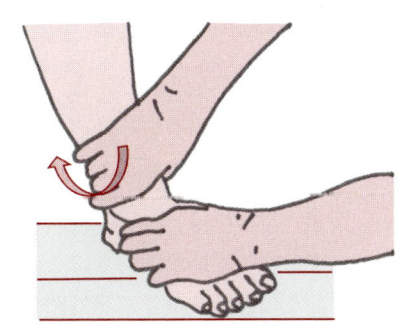

図 1-150　距腿関節包内での水平面回旋評価
足底を床面に接地させ，距骨を固定して下腿骨を内外旋させ，距骨の内外転の可動性と相対的な差をみる．

A：距骨外転　　B：距骨内転

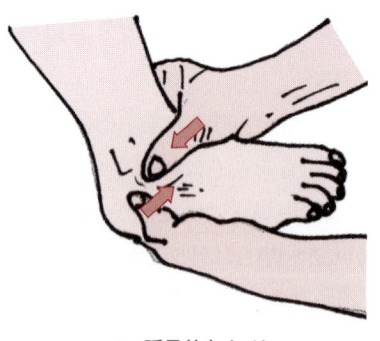

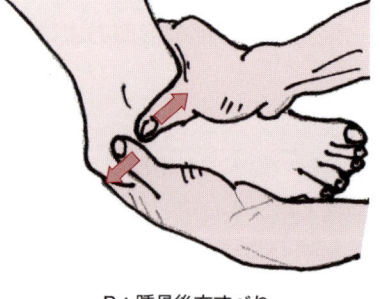

A：踵骨前方すべり B：踵骨後方すべり

図 1-151 距骨下関節包内での矢状面の踵骨の前後のすべり評価
踵骨を一方の手で両脇から固定し，もう一方の手で距骨を両脇から把持して前後に動かし，前後のすべりの可動性と相対的違いをみる．

踵骨後方隆起が後方に偏位が大きいものは距骨に対して踵骨が後方に位置していることであり，前方に荷重がかかりやすい構造にある．後方隆起を大きく観察できなければ踵骨が前方に位置していることであり，後方に荷重がかかりやすい構造にある．

③ 関節包内での左右の傾斜評価：距骨と踵骨を両側から把持して，両骨をそれぞれ反対方向に左右に動かし可動性をみる．腓骨筋滑車部が突出している場合は，踵骨の外側傾斜が著しいことであり，後足部が内反しやすく，突出が感じ取れない場合は内側傾斜が著しいことであり，後足部が外反しやすい．

④ 関節包内での内外転の評価：距骨と踵骨を両脇から把持して，両骨をそれぞれ反対方向へ左右に回転させ可動性の有無をみる．距骨頭内側関節面の内側への突出は，距骨頭が内側へ偏位していることであり，足部を内向きにさせ，同部の触診が不可能な場合は，距骨頭が外側へ偏位していることもあり，足部を外向きにさせる要素になる．

横足根関節

① 構造的異常の評価：外果の上下の陥凹カーブの接線を合わせ一方の手でST関節中間位に保持・固定し，もう一方の手で舟状骨と立方骨を包み込むように把持し前足部を最大回内させる．後足部の底側面に対して前足部の底側面が平行であれば正常とみなすが，そこまでいかない場合は前足部内反，それ以上いくものを前足部外反とする（図 1-152）．主観的なものであるが，ある程度の可動性をみておくことも重要である．

② 距舟関節面の適合評価：足関節前内側で距骨頭と舟状骨背面が触診できる．距骨に対する舟状骨の上下方向の偏位を確認する．

③ 踵立方関節面の適合評価：足関節前外方で踵骨前方と立方骨後方の背側面が触診でき，踵骨に対する立方骨の上下の偏位を確認する．

楔舟関節

楔舟関節面の適合評価：中足部背内側で舟状骨と楔状骨の背面が触診でき，上下方向の関節適合を確認する．

列の評価

① 第1列の構造的異常の有無および可動性の評価：第2から第4中足骨頭を基準として把持し，第1中足骨頭を底背屈方向へ動かし，構造的な異常および可動性を評価する（図 1-153）．正常な第1列は，開始肢位が第2中足骨頭と第1中足骨頭が同じ高位にあり，底背屈方向へ同じ量の動きで，全体として10 mm程度とされている．背屈よりも

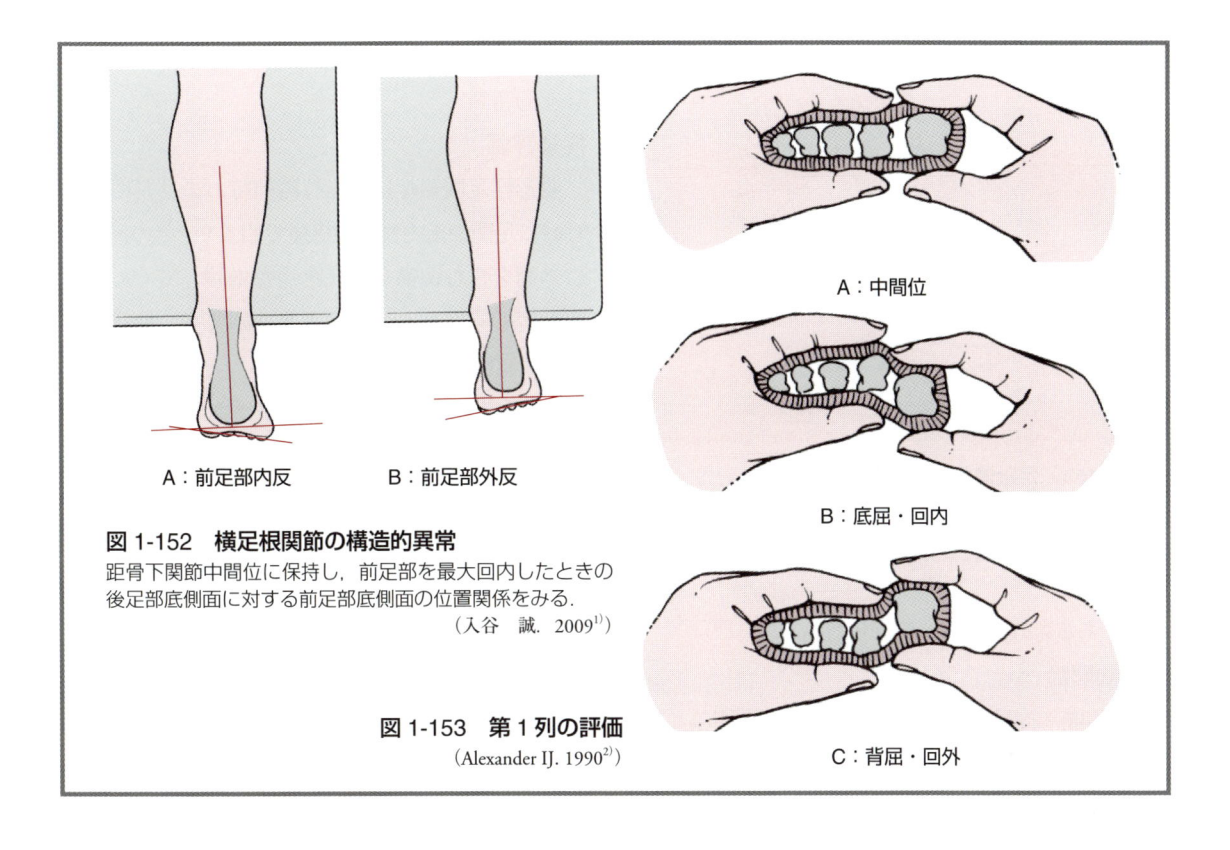

図 1-152　横足根関節の構造的異常
距骨下関節中間位に保持し，前足部を最大回内したときの後足部底側面に対する前足部底側面の位置関係をみる．
A：前足部内反
B：前足部外反
（入谷　誠．2009[1]）

図 1-153　第 1 列の評価
A：中間位
B：底屈・回内
C：背屈・回外
（Alexander IJ. 1990[2]）

底屈の可動性が大きいものを第 1 列底屈，底屈よりも背屈の可動性が大きいものを第 1 中足骨挙上という．10 mm 以上動くものを過剰運動性，10 mm 未満の動きの少ないものを制限性とする．

② 第 1 列の基部に当たる第 1 リスフラン関節面の適合評価：この部位の適合性は母趾球から母趾にかけての力の入り方にかかわりがある．適合性が悪ければ母趾列に力が入りにくくなる．足甲部内背側部の触診で，内側楔状骨前縁と第 1 中足骨底部を確認し，関節適合を確認する．

③ 第 2～4 列の底背屈の相対的可動性を評価：目的とした列の評価では隣接する外側の中足骨頭を固定し，底背屈方向へ動かし相対的な可動性の相違をみる．背屈方向への動きが大きいものは足趾が屈曲しやすく，底屈方向への動きが大きいものは伸展しやすい．

④ 第 5 列の内返し・外返しの相対的可動性を評価：隣接する第 4 中足骨頭を固定し，第 5 中足骨頭を底背屈方向へ動かし，相対的な可動性の相違をみる．外返しが大きいものは小趾が伸展しやすく，内返しが大きいものは屈曲しやすい．

⑤ 第 2～5 列の基部に当たるリスフラン関節部の適合性評価：足背部で同関節を触診し，適合性を確認する．同関節部の適合性の崩れは中足部が不安定になる．

中足趾節（MP）関節

① 屈曲・伸展の可動性評価および伸展による足底筋膜への緊張評価：可動性の評価とともに MP 関節伸展による足底筋膜への緊張の有無を併せてみる．足底筋膜は MP 関節を交通して主に基節骨底に付着することから伸展により足底筋膜が伸張される（図 1-154）．足底部の緊張がどの MP 関節伸展で緊張するかをみる．

② 第 1～5 MP 関節部での適合評価：前足部の足背の触診から関節適合を確認する．MP 関節伸展位にあるものは中足骨頭が下方へ偏位し，屈

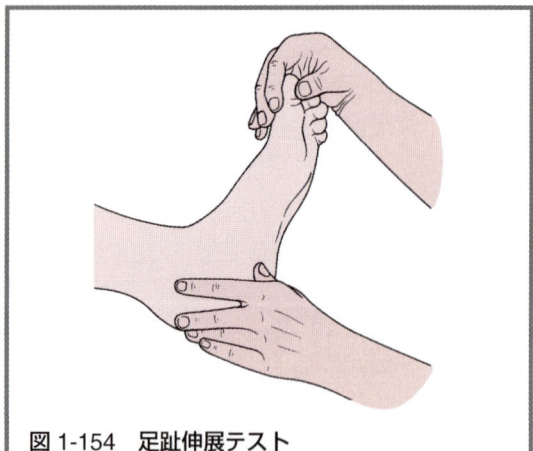

図 1-154　足趾伸展テスト
MP関節を伸展することで，足底筋膜は伸張される．どの足趾で緊張が顕著に出現するかをみる．

曲位にあるものは上方へ偏位している．

趾節間関節

① 屈曲・伸展の可動性評価および伸展による足底筋膜への緊張評価：可動性評価とともに足趾伸展による足底筋膜への緊張の有無を併せてみる．足底筋膜は趾屈筋の腱鞘を挟んで底側靱帯にも停止しているために足趾伸展に対しても緊張が生じる．そのためどの趾で緊張するかの有無を併せてみる．

② 第1～5趾の趾節間関節の適合評価：足趾足背からの触診で確認する．趾節間関節が屈曲位にあるものは遠位骨が上方へ偏位し，伸展位にあるものは下方へ偏位している．

その他の足部変形の有無

① 外反足 / 内反足の有無：変形性足関節症では内反足傾向．

② 外転足 / 内転足の有無：変形性足関節症では内転足傾向．

③ 扁平足 / 凹足の有無：変形性足関節症では凹足傾向．

④ 開張足の有無

⑤ 尖足 / 踵足の有無：変形性足関節症では尖足傾向．

⑥ 外反母趾の有無

⑦ 鷲爪趾 / ハンマー趾 / つち趾（マレット趾）などの有無

疼痛評価

変形性足関節症は，歩行開始時および長距離歩行時に足関節前内側部の疼痛で始まり，その後徐々に外側を含む関節全体に疼痛が増強してくる．腫脹も著しくなり，背屈制限から始まり，最終的には底屈制限も起こる．

① 圧痛部位：炎症部位の解剖学的位置を把握するために行う．

② 運動痛：非荷重下で，とくに距腿関節と距骨下関節での三平面的な他動的な動きをして，どの方向で疼痛を引き起こすかを確認する．

③ 荷重痛：静的な荷重下で，非荷重下での疼痛誘発との関係があるかを確認する．障害側の下肢を1歩前に出して足関節を背屈位や底屈位にしたり，外側荷重や内側荷重させたりする．

④ 歩行時痛：歩行分析の項で説明する．

歩行評価[4]

足関節に対するメカニカルストレス　後方に重心がかかった歩行では，床反力ベクトル作用線が足関節の後方を通過する相が多く，逆に前方に重心がかかった歩行では足関節の前方を通過する相が多い．前者は下腿の前方移動とともに足部を底屈させ，つり合いを保つために下腿前面筋が強く働く．後者は下腿の後方移動とともに足部を背屈させ，つり合いを保つために下腿三頭筋が働く．筋および腱性疼痛では下腿前面筋は後方に重心がかかった歩行で，下腿三頭筋は前方に重心がかかった歩行を呈する（図1-155）．変形性足関節症では，足関節の底屈制限から後方へ重心が残るケースが多く観察される．

外方移動した立脚では，床反力ベクトル作用線が足関節の外側を通過する相が強く，逆に内方移動した立脚では内側を通過する相が強い．前者は下腿が内方へ倒れ込み，つり合いを保つために下腿内側の筋群が働く．後者は下腿が外方へ倒れ込

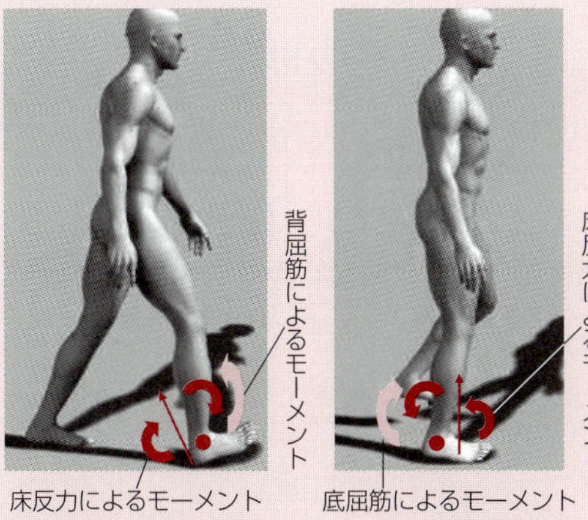

図 1-155　足関節に対する矢状面でのメカニカルストレス
A：後方重心を主体とした動き（床反力によるモーメント／背屈筋によるモーメント）
B：前方重心を主体とした動き（底屈筋によるモーメント／床反力によるモーメント）

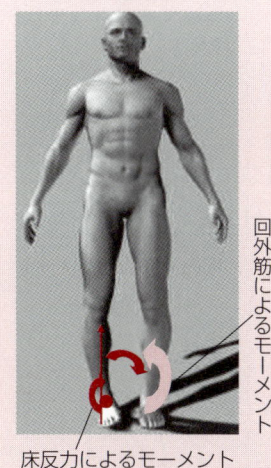

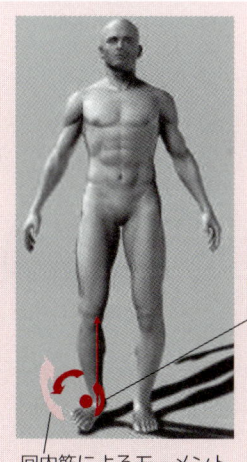

図 1-156　足関節に対する前額面でのメカニカルストレス
A：外方移動（床反力によるモーメント／回外筋によるモーメント）
B：内方移動（回内筋によるモーメント／床反力によるモーメント）

み，つり合いを保つために下腿外側筋群が働く．筋および腱性疼痛では下腿内側筋群は外方移動した立脚で，下腿外側筋群では内方移動した立脚を呈する（図1-156）．変形性足関節症では距腿関節での距骨外側傾斜が著しい症例が多く，外方移動を主体とした立脚が観察される．

矢状面での動きのとらえ方　一般的に歩行分析を臨床で行う場合は，前後からの観察が多く，前額面の動きはとらえやすいが，矢状面での動きはとらえにくい．立脚相での骨盤に対する下肢の位置に着目して立脚中期前と中期以降の動きの優位性を観察する．中期前の動きが優位にある場合は，重心が後方に位置する相が多く，中期以降の動きが優位にある場合は，前方に位置する相が多い．

前額面での動きのとらえ方　矢状面に比べて前額面の動きはとらえやすい．支持基底面に対して重心が前額面上でどちらに偏位が大きいかを観察し，そしてその動きが身体のどの分節で移動しているかを観察することである．足関節症の場合は，外方移動が主として足関節および足部で起きている．

理学療法

変形性足関節症に対する保存的治療の第一選択は足底板療法である．

変形性足関節症は進行すると，徐々に関節可動域制限を呈し，疼痛および腫脹などの症状が強く出現してくる．足関節や足部のような複雑な動きをする関節では，わずかな可動性を引き出すことで足の機能を劇的に改善させることもある．しかし，可動域改善だけでは，その関節の可動性を維持させることができない．"動かした後は楽になるが，すぐに元に戻ってしまう"そこで荷重下で関節の可動性を維持させるための足底板処方が意味をもつ．また，進行して長期間疼痛が継続した症例などでは，皮膚感覚が非常に敏感になっている．わずかな皮膚刺激で痛みを感じたりすることは日々臨床では経験することである．そのような意味で皮膚循環を良好にする手段も必要になる．

入谷式足底板　歩行時のメカニカルストレスを取り払うことを目的に行う治療法である．実際に足部関節肢位および高さを決定するためにテーピングやパッドを用いた評価，言い換えれば足底板

第1章 変形性関節症

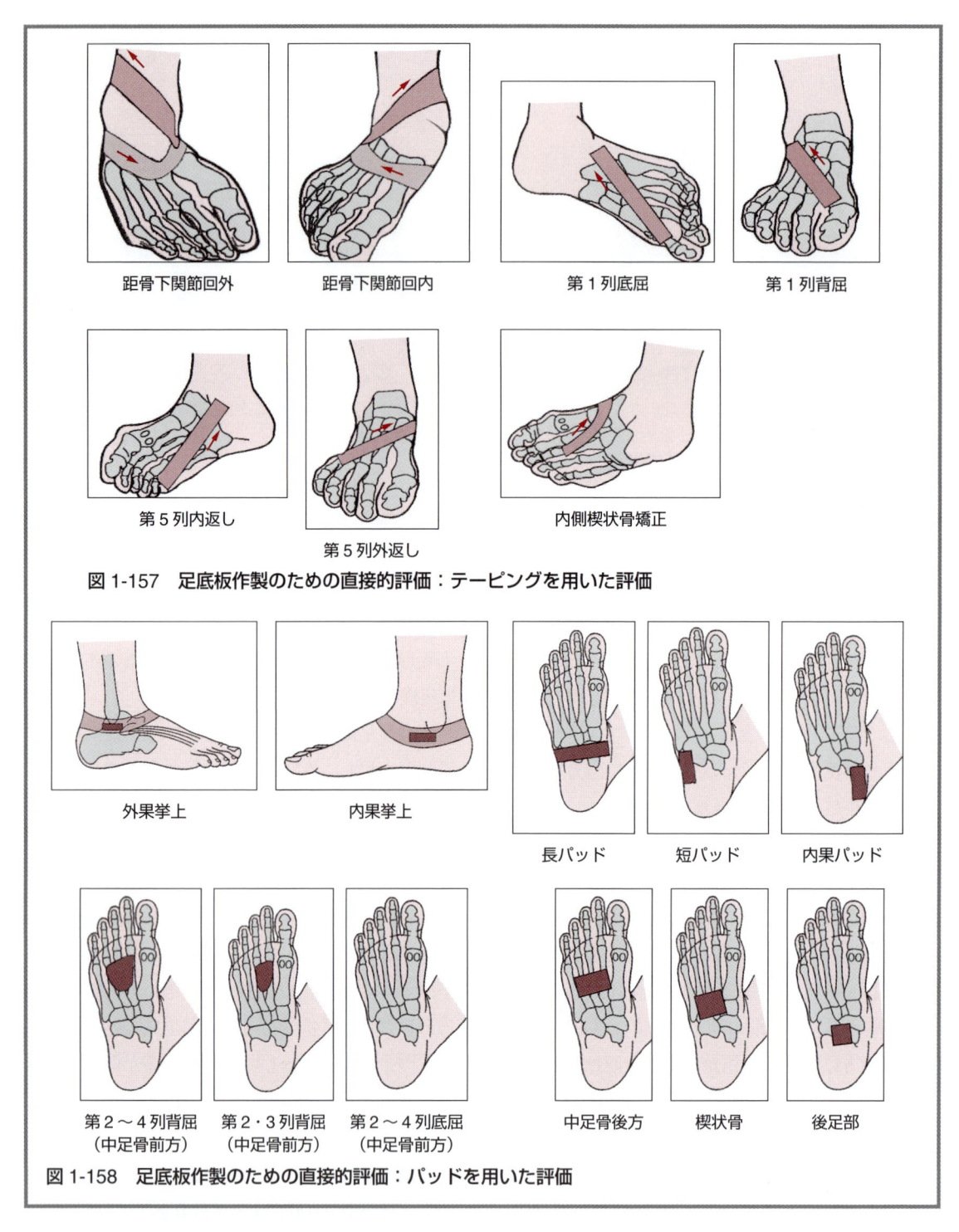

距骨下関節回外　距骨下関節回内　第1列底屈　第1列背屈

第5列内返し　第5列外返し　内側楔状骨矯正

図1-157　足底板作製のための直接的評価：テーピングを用いた評価

外果挙上　内果挙上　長パッド　短パッド　内果パッド

第2～4列背屈（中足骨前方）　第2・3列背屈（中足骨前方）　第2～4列底屈（中足骨前方）　中足骨後方　楔状骨　後足部

図1-158　足底板作製のための直接的評価：パッドを用いた評価

作製のための直接的評価を実際に歩行させながら評価し，そして作製することに大きな特徴がある．問診と触診で患者の全体像を把握し，足部形態評価などから足部誘導を示唆し，実際にテーピングやパッドを用いた評価を行い確認する．良好な結果が得られたら実際の足底板作製に入り，でき上がったらインソールを靴の中に入れ，歩かせながら微調整を加える．良好な結果が得られたら覆い

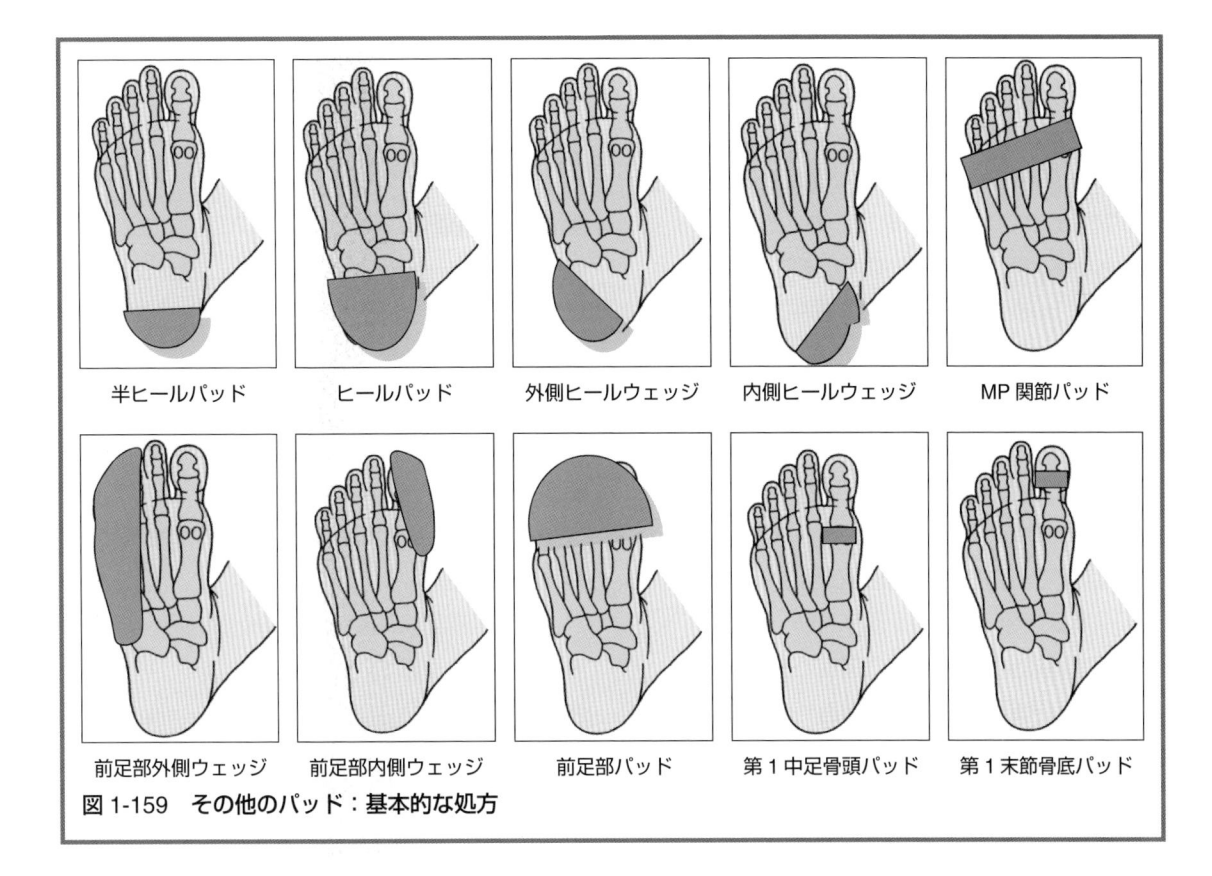

半ヒールパッド	ヒールパッド	外側ヒールウェッジ	内側ヒールウェッジ	MP関節パッド
前足部外側ウェッジ	前足部内側ウェッジ	前足部パッド	第1中足骨頭パッド	第1末節骨底パッド

図1-159　その他のパッド：基本的な処方

をかけて終了となり，症例に応じてフォローアップしていく[7]．

① 足底板作製のための直接的評価：テーピングを用いた評価では主として足部関節肢位を，パッドを用いた評価では足部関節肢位および高さを評価する．テーピングを用いた評価では距骨下関節，第1列，第5列，内側楔状骨矯正誘導を（図1-157），パッドを用いた評価では果部誘導，各種横アーチの誘導方法および高さを評価し（図1-158），アーチパッドの形状を決定する．そしてアーチパッドの補整およびその他のパッドの有無と高さを評価し（図1-159），とくに足関節および足部の関節適合を考慮した処方を行う．

② 足底板処方：アーチパッド部分は8つに分類し，内側縦アーチは3つ，外側縦アーチは後方の1つ，横アーチは4つに分類し，足底板作製のための直接的評価に準じてアーチパッドを研磨して

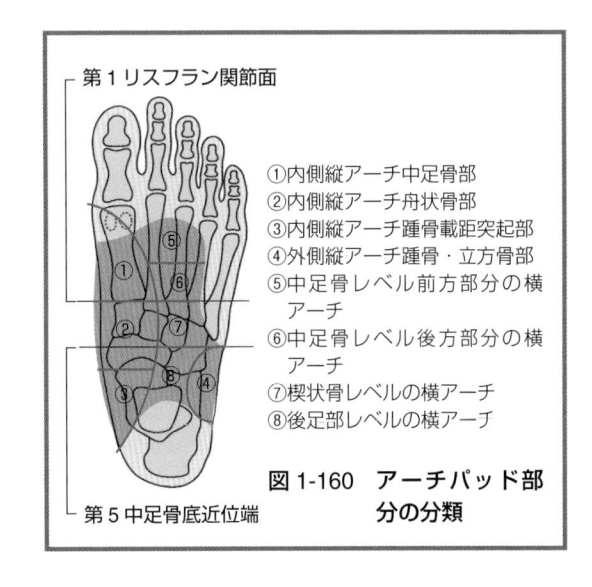

第1リスフラン関節面
①内側縦アーチ中足骨部
②内側縦アーチ舟状骨部
③内側縦アーチ踵骨載距突起部
④外側縦アーチ踵骨・立方骨部
⑤中足骨レベル前方部分の横アーチ
⑥中足骨レベル後方部分の横アーチ
⑦楔状骨レベルの横アーチ
⑧後足部レベルの横アーチ
第5中足骨底近位端

図1-160　アーチパッド部分の分類

作製する（図1-160）．アーチパッド部分の補整およびその他のパッドでは，変形性足関節症が距腿関節内での距骨の外側傾斜および内転，距骨下関節での踵骨の外側傾斜および内転が著しいことか

ら後足部の外側への処方を中心に行う．また距腿関節での距骨滑車の前方すべりが著しく足関節の背屈制限が出現するためにヒールパッドの処方を行うことが多い．進行が進むと横足根関節も可動性が制限され前足部内反を呈してくるために，前足部外側への処方を考える必要がある（図 1-159）．

足関節・足部の関節モビライゼーション　変形性足関節症に対する関節モビライゼーションは関節が破壊していること，そして疼痛に対して著しく敏感であることから，ゆっくりと，そして小さく目的とした関節面を適合させるように慎重に動かすことである．

1 距腿関節のモビライゼーション
①矢状面運動：前後のすべり運動
②前額面運動：左右の傾斜運動
③水平面運動：左右の回旋運動
④左右の回旋運動

2 距骨下関節のモビライゼーション
①矢状面運動：前後のすべり運動
②前額面運動：左右の傾斜運動
③水平面運動：左右の回旋運動
④三平面運動：内返し・外返し運動

3 横足根関節のモビライゼーション
①距舟関節の矢状面運動：上下のすべり運動
②踵立方関節面の矢状面運動：上下のすべり運動

温熱・交代浴の指導　足を冷やさないようにすることが重要である．組織循環を良好にする交代浴を家庭で行うように指導する．そして普段からサポーターや厚めのソックスを履かせ保温に努めさせる．

変形性肘関節症と変形性指関節症

肘関節の機能解剖

肘関節の構成体

腕尺関節（humeroulnar joint）　尺骨滑車切痕と円錐状の形状を呈する上腕骨滑車部からなる**螺旋関節**（図 1-161）．

上腕橈関節（humeroradial joint）　上腕骨小頭と橈骨頭からなる**球関節**（図 1-161）．

近位橈尺関節（proximal radioulnar joint）　橈骨頭環状面と尺骨の橈骨切痕からなる**車軸関節**（図 1-161）．

　3つの関節とも関節面は関節軟骨で覆われ，1つの関節包で包まれている．

内側側副靱帯（medial collateral ligament）
上腕骨内側上顆と尺骨鉤状突起内側を結ぶ索状部，上腕骨内側上顆と尺骨滑車切痕内縁を結ぶ扇状部，尺骨鉤状突起内縁と肘頭内側を結ぶ斜走部の3線維からなり，肘関節外反を制御する（図 1-162）．

橈骨輪状靱帯（anular ligament of radius）
尺骨の橈骨切痕の前方と後方を結ぶ輪状の靱帯で，橈骨頭を囲むように付着し，その逸脱を制御している（図 1-163）．

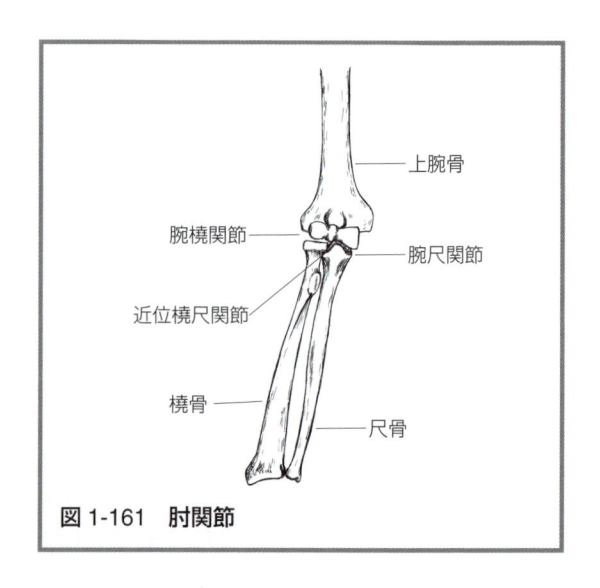

図 1-161　肘関節

3. 変形性関節症各論――変形性肘関節症と変形性指関節症

図 1-162　内側側副靱帯

図 1-163　橈骨輪状靱帯と外側側副靱帯

図 1-164　運搬角（肘角）

図 1-165　ヒューター線

図 1-166　ヒューター三角

図 1-167　肘関節の ROM：屈曲

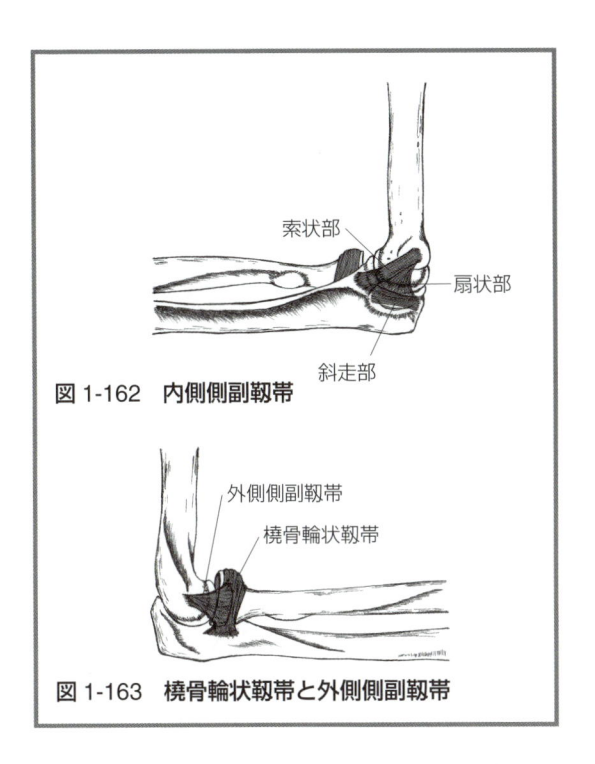

外側側副靱帯（lateral collateral ligament）
上腕骨外側上顆と尺骨鉤状突起外縁および橈骨輪状靱帯を結ぶ靱帯で，肘関節内反を制御する（図1-163）．

肘関節の指標
運搬角（carrying angle）**または肘角**（cubital angle）　　上腕骨と前腕の各長軸のなす角度．男性で約170°，女性で約165°（図1-164）．
ヒューター線（Huter line）　　上腕骨の外側上顆・内側上顆・肘頭を結ぶ線（図1-165）．
ヒューター三角（Huter triangle）　　肘屈曲90°における上腕骨の外側上顆・内側上顆・肘頭を結ぶ三角（図1-166）．

肘関節の ROM
屈曲（flexion 145°），**伸展**（extension 5°）
運動軸は運搬角により矢状面よりやや外反した面となる（図1-167）．
回内（pronation 90°），**回外**（spination 90°）
橈骨頭の形状は楕円形のため尺骨周囲を円錐形の軌跡を描いて運動する（図1-168）．

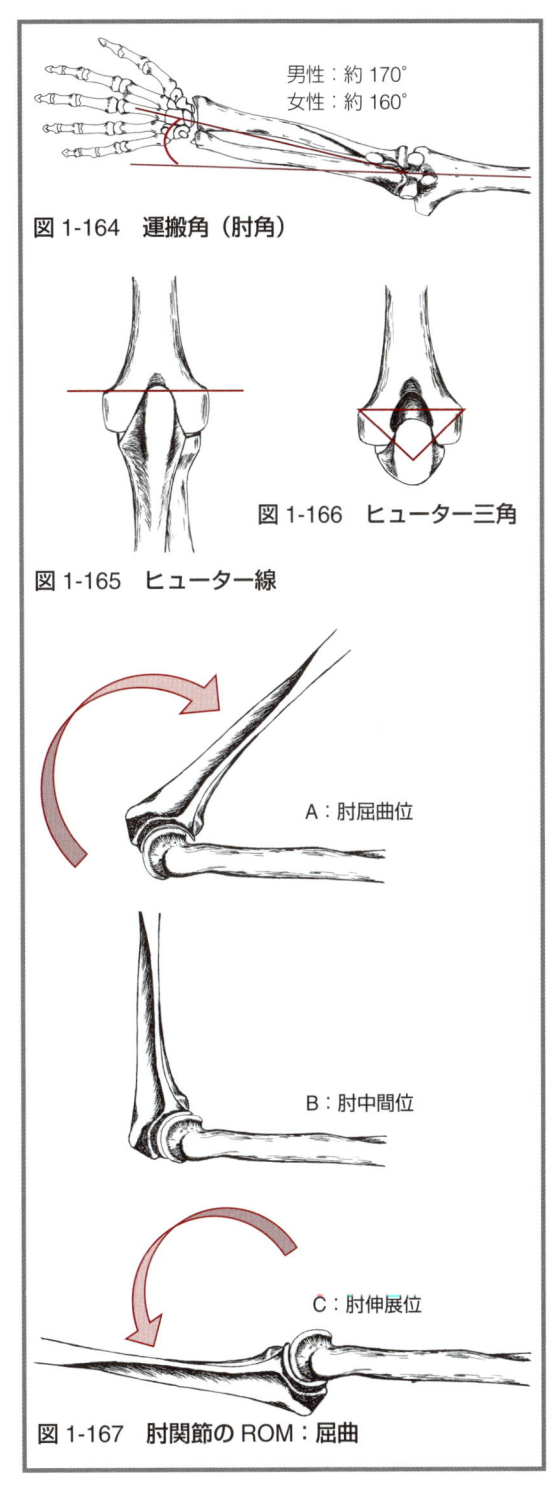

肘関節の運動筋
上腕二頭筋（biceps brachii）　　筋皮神経に支配される．長頭は臼蓋上縁の関節上結節，短頭は

図 1-168 肘関節の ROM：回内
A：前腕回外位
B：前腕回内位

図 1-169 上腕二頭筋
前腕回外
肘屈曲
肩の屈曲・外転

図 1-170 上腕筋
肘屈曲

図 1-171 腕橈骨筋
前腕回外
肘屈曲

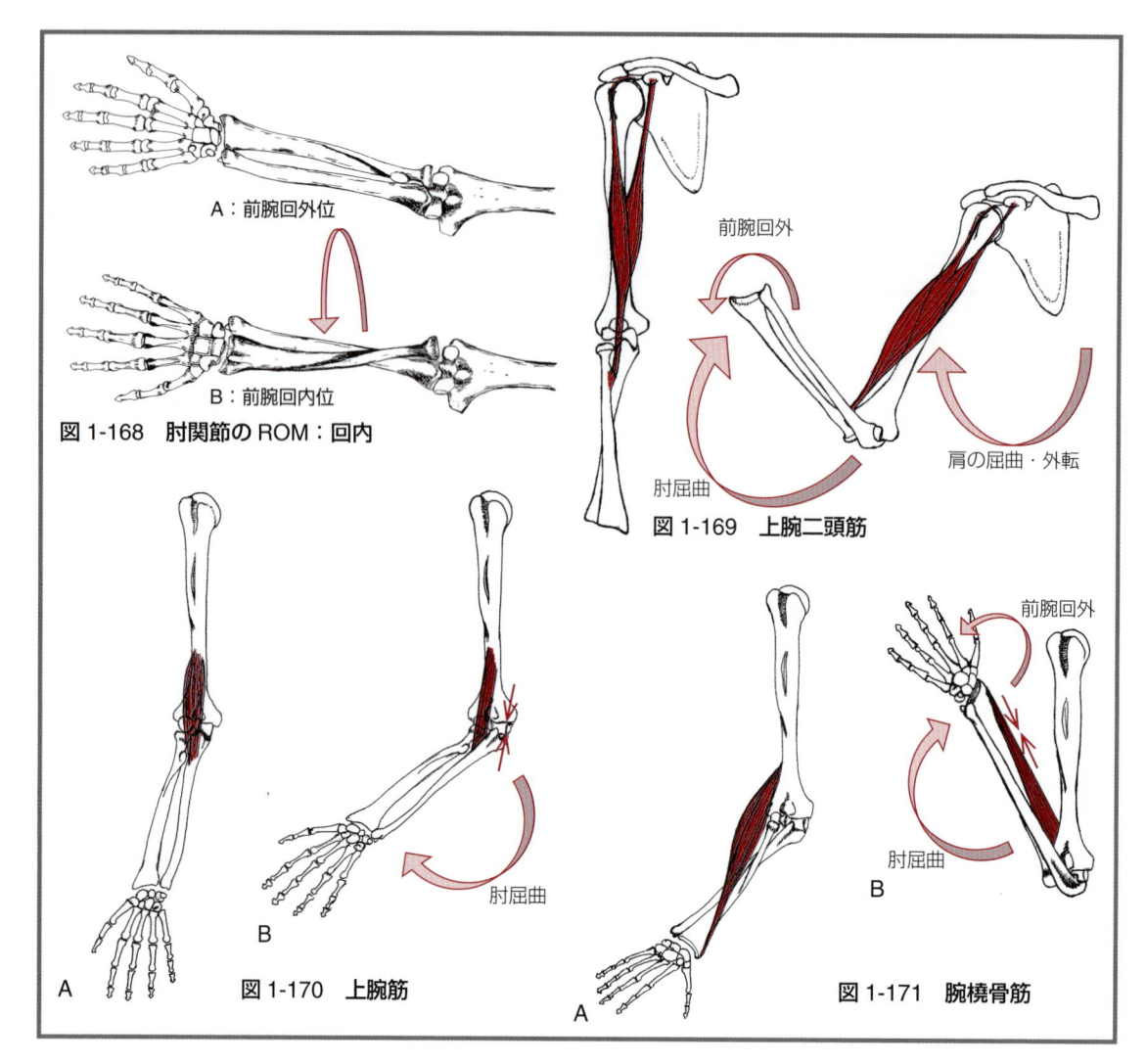

烏口突起に起始，橈骨粗面と円回内筋起始部の筋膜に停止する（図 1-169）．

機能は肘の屈曲・回外，肩の屈曲・内転・外転．

上腕筋（brachialis） 筋皮神経に支配される．上腕骨中央の外側（三角筋停止部の遠位部）と前面に起始し，尺骨粗面に停止する（図 1-170）．

機能は肘屈曲．

腕橈骨筋（brachioradialis） 橈骨神経に支配される．上腕骨遠位外側に起始し，橈骨茎状突起に停止する（図 1-171）．

機能は肘の屈曲・回内・回外．

上腕三頭筋（triceps brachii） 橈骨神経に支配される．長頭は臼蓋下縁の関節下結節，外側頭は上腕骨近位後面，内側頭は上腕骨遠位後面に起始し，肘頭後面に停止する（図 1-172）．

機能は肘伸展．長頭は二関節筋として肩内転作用がある．

肘筋（anconeus） 橈骨神経に支配される．上腕骨外側上顆に起始し，肘頭外側に停止する（図 1-173）．

機能は肘伸展．

円回内筋（pronator teres） 正中神経に支配される．上腕頭は上腕骨内側上顆，尺骨頭は尺骨粗面の内側に起始し，橈骨遠位橈側に停止する（図 1-174）．

機能は前腕の回内・屈曲．

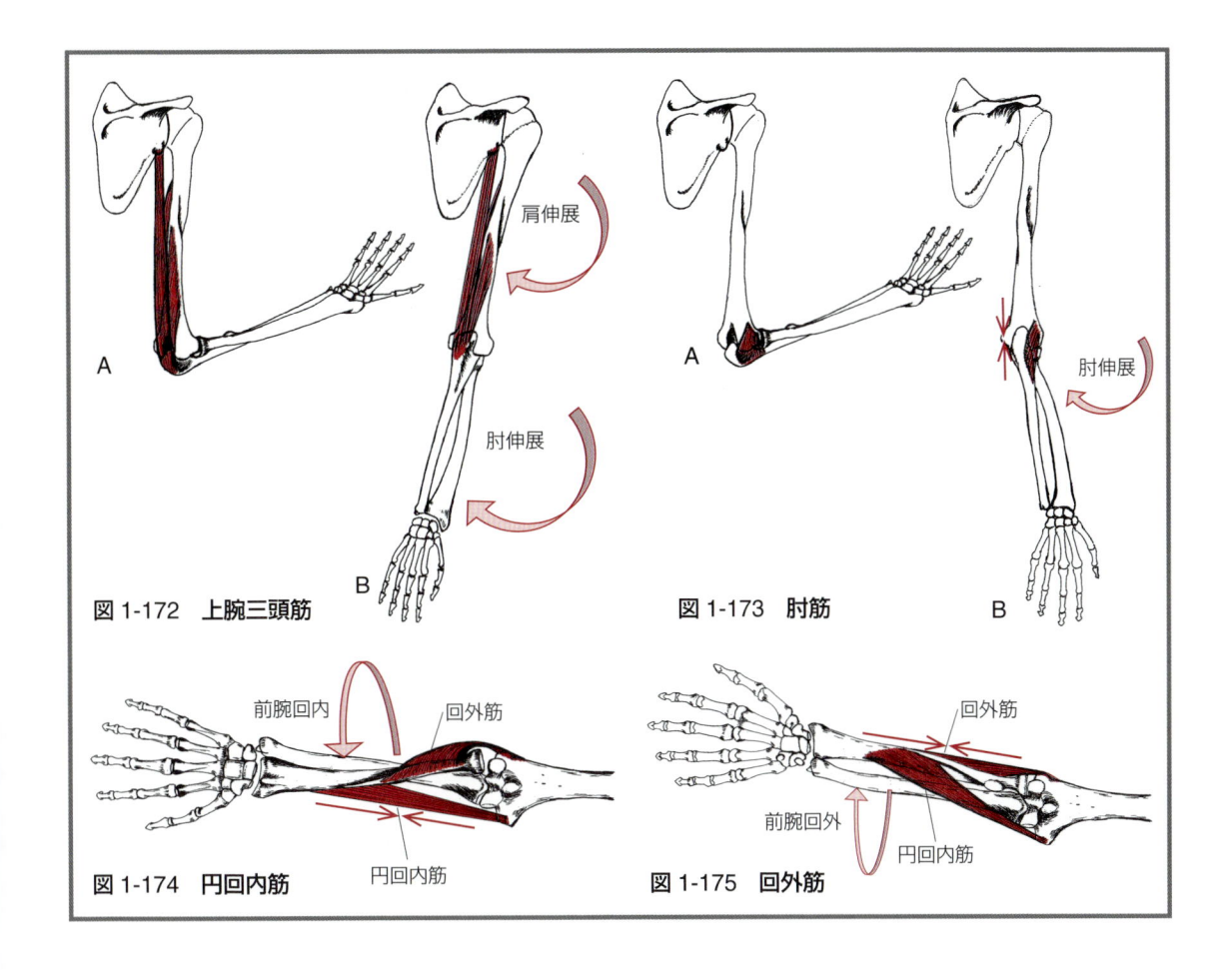

3. 変形性関節症各論──変形性肘関節症と変形性指関節症

図 1-172　上腕三頭筋

図 1-173　肘筋

図 1-174　円回内筋

図 1-175　回外筋

回外筋（supinator）　橈骨神経に支配される．上腕骨外側上顆に起始し，橈骨近位橈側に停止する（図 1-175）．

機能は前腕の回外．

手と指の機能解剖

手と指の骨構成（図 1-176）

手根骨（carpal bone）　舟状骨（scaphoid），月状骨（lunate），三角骨（triquetrum），豆状骨（pisiform），大菱形骨（trapezium），小菱形骨（trapezoid），有頭骨（capitate），有鉤骨（hamate）からなる．

中手骨（metacarpal bone）　第 1〜5 中手骨からなる．

指節骨（phalangeal bone）　母指（thumb）は基節骨と末節骨からなる．

示指（index）・中指（middle）・環指（ring）・小指（little finger）は基節骨，中節骨，末節骨からなる．

手のアーチと機能的肢位

縦アーチ　手根骨，中手骨，指節骨からなるアーチ（図 1-177）．

横アーチ（図 1-178）

①手根骨アーチ：大菱形骨・小菱形骨・有頭骨・有鉤骨からなるアーチ

②中手骨アーチ：第 1〜5 中手骨からなるアーチ

指の関節の構成（図 1-179）

母指の手根中手（CM）関節（carpometacarpal joint of thumb）大菱形骨と第 1 中手骨のあいだの鞍関節で，関節面は関節軟骨で覆われる．

示指〜小指の CM 関節（carpometacarpal joint

第1章　変形性関節症

図 1-176　手と指の骨構成
A：掌側面
B：背側面

図 1-177　手の縦アーチ

図 1-178　手の横アーチ

図 1-179　指の関節

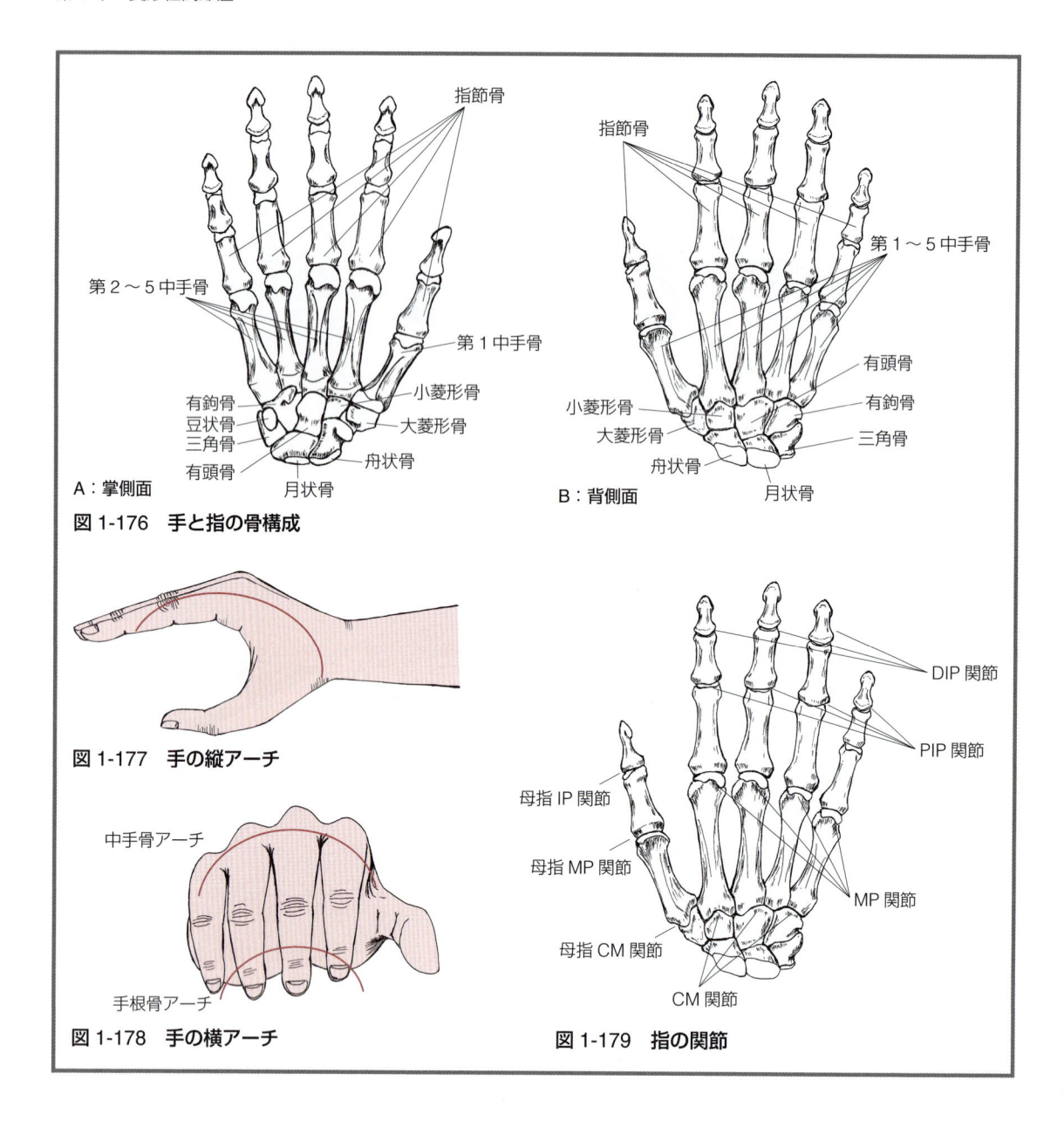

of index～little finger）　手根骨と第2～5中手骨のあいだの関節で，関節面は関節軟骨で覆われる．

中手指節（MP）関節（metacarpophalangeal joint）　中手骨と指節骨のあいだの関節で，関節面は関節軟骨で覆われる．

母指指節間（IP）関節（interphalangeal joint of thumb）　母指の基節骨と末節骨のあいだの蝶番関節で，関節面は関節軟骨で覆われる．

近位指節間（PIP）関節（proximal interphalangeal joint）　基節骨と中節骨のあいだの関節で，関節面は関節軟骨で覆われる．

遠位指節間（DIP）関節（distal interphalangeal joint）　中節骨と末節骨のあいだの関節で，関節面は関節軟骨で覆われる．

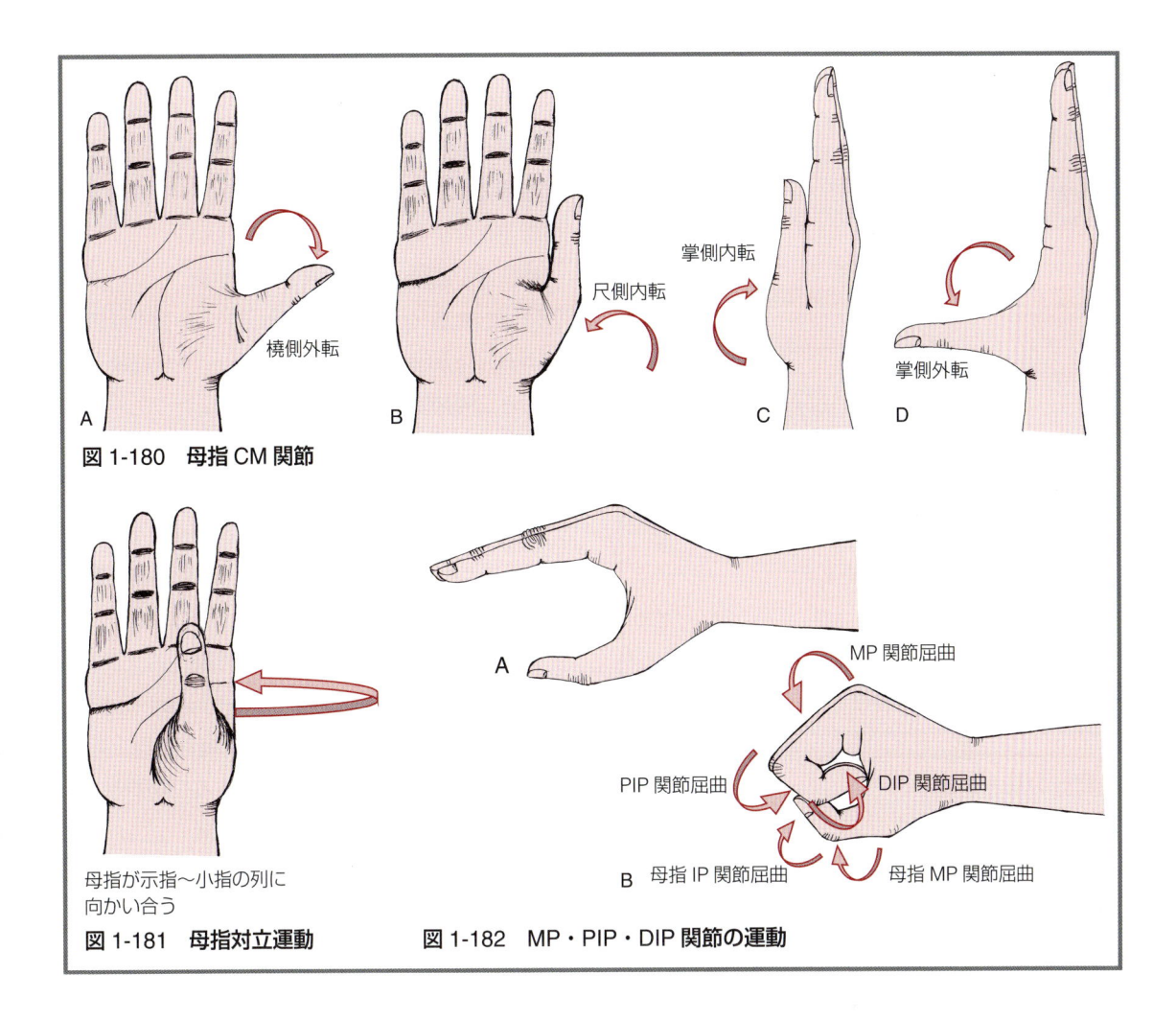

図1-180 母指CM関節
A 橈側外転
B 尺側内転
C 掌側内転
D 掌側外転

図1-181 母指対立運動
母指が示指～小指の列に向かい合う

図1-182 MP・PIP・DIP関節の運動
A
B 母指IP関節屈曲　母指MP関節屈曲　PIP関節屈曲　DIP関節屈曲　MP関節屈曲

指関節の運動と可動域

母指CM関節（図1-180）　橈側外転（radial abduction 60°），尺側内転（ulnar adduction 0°），掌側外転（voral abduction 90°），掌側内転（voral adduction 0°）

母指の対立運動　母指が示指～小指の列に向かい合う運動を対立運動という（図1-181）．

母指MP関節（図1-182）　屈曲（flexion 60°），伸展（extension 10°）

母指IP関節（図1-182）　屈曲（flexion 80°），伸展（extension 10°）

示～小指のCM関節の運動　環指と小指にわずかな動きがあるが，示指と中指では不動関節である．

示～小指のMP関節（図1-182）　屈曲（flexion 90°），伸展（extension 45°）

示～小指のPIP関節（図1-182）　屈曲（flexion 100°），伸展（extension 0°）

示～小指のDIP関節（図1-182）　屈曲（flexion 80°），伸展（extension 0°）

手の機能的肢位

手関節軽度背屈位．MP・PIP・DIP関節軽度屈曲位．

母指先端と示～小指の先端は等距離で同位置にある（図1-183A）．

母指は対立位で，示～小指先端は舟状骨方向を向いている（図1-183B）．

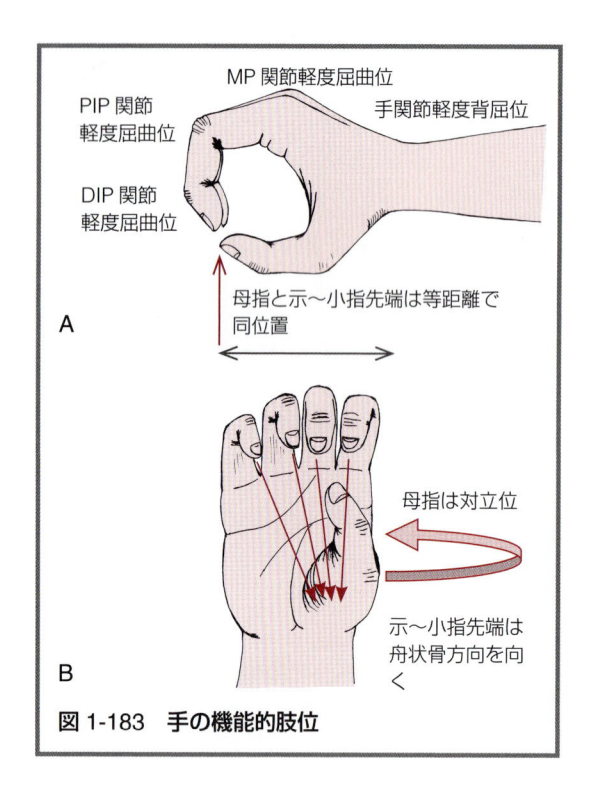

図 1-183　手の機能的肢位

A: PIP 関節軽度屈曲位 / MP 関節軽度屈曲位 / 手関節軽度背屈位 / DIP 関節軽度屈曲位 / 母指と示～小指先端は等距離で同位置

B: 母指は対立位 / 示～小指先端は舟状骨方向を向く

手関節の筋と運動

手関節掌屈筋

① 橈側手根屈筋（flexor carpal radialis）：正中神経に支配され，上腕骨内側上顆に起始し，第 2・第 3 中手骨底掌側に停止する二関節筋．

機能は手関節の掌屈・橈屈と前腕の回内および肘屈曲（図 1-184）．

② 尺側手根屈筋（flexor carpal ulnaris）：尺骨神経に支配され，上腕骨内側上顆と肘頭内側に起始する二頭筋で，豆状骨・有鉤骨・第 5 中手骨底掌側に停止する二関節筋（図 1-184）．

機能は手関節の掌屈・尺屈と肘屈曲．

③ 長掌筋（palmaris longus）：正中神経に支配され，上腕骨内側上顆に起始し，手掌腱膜に停止する二関節筋（図 1-185）．

機能は手関節掌屈と肘屈曲．

手関節背屈筋（図 1-186）

① 長橈側手根伸筋（extensor carpal radialis longus）：橈骨神経に支配され，上腕骨外側上顆に起始し，第 2 中手骨底背側に停止する二関節筋．

機能は手関節の背屈・橈屈と肘伸展．

② 短橈側手根伸筋（extensor carpal radialis brevis）：橈骨神経に支配され，上腕骨外側上顆に起始し，第 3 中手骨底背側に停止する二関節筋．

機能は手関節の背屈・橈屈と肘伸展．

③ 尺側手根伸筋（extensor carpal ulnaris）：橈骨神経に支配され，上腕骨外側上顆と尺骨近位に起始する二頭筋で，第 5 中手骨底背面に停止する二関節筋．

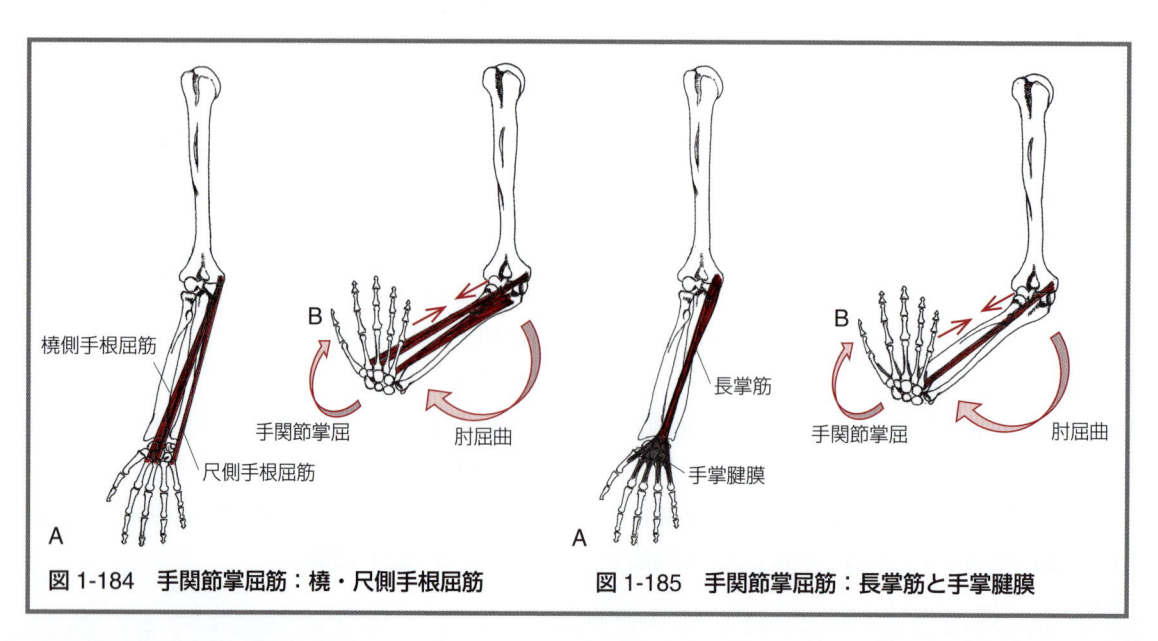

図 1-184　手関節掌屈筋：橈・尺側手根屈筋

図 1-185　手関節掌屈筋：長掌筋と手掌腱膜

図 1-186　手関節背屈筋

図 1-187　手関節回内筋

図 1-188　浅指屈筋

図 1-189　深指屈筋

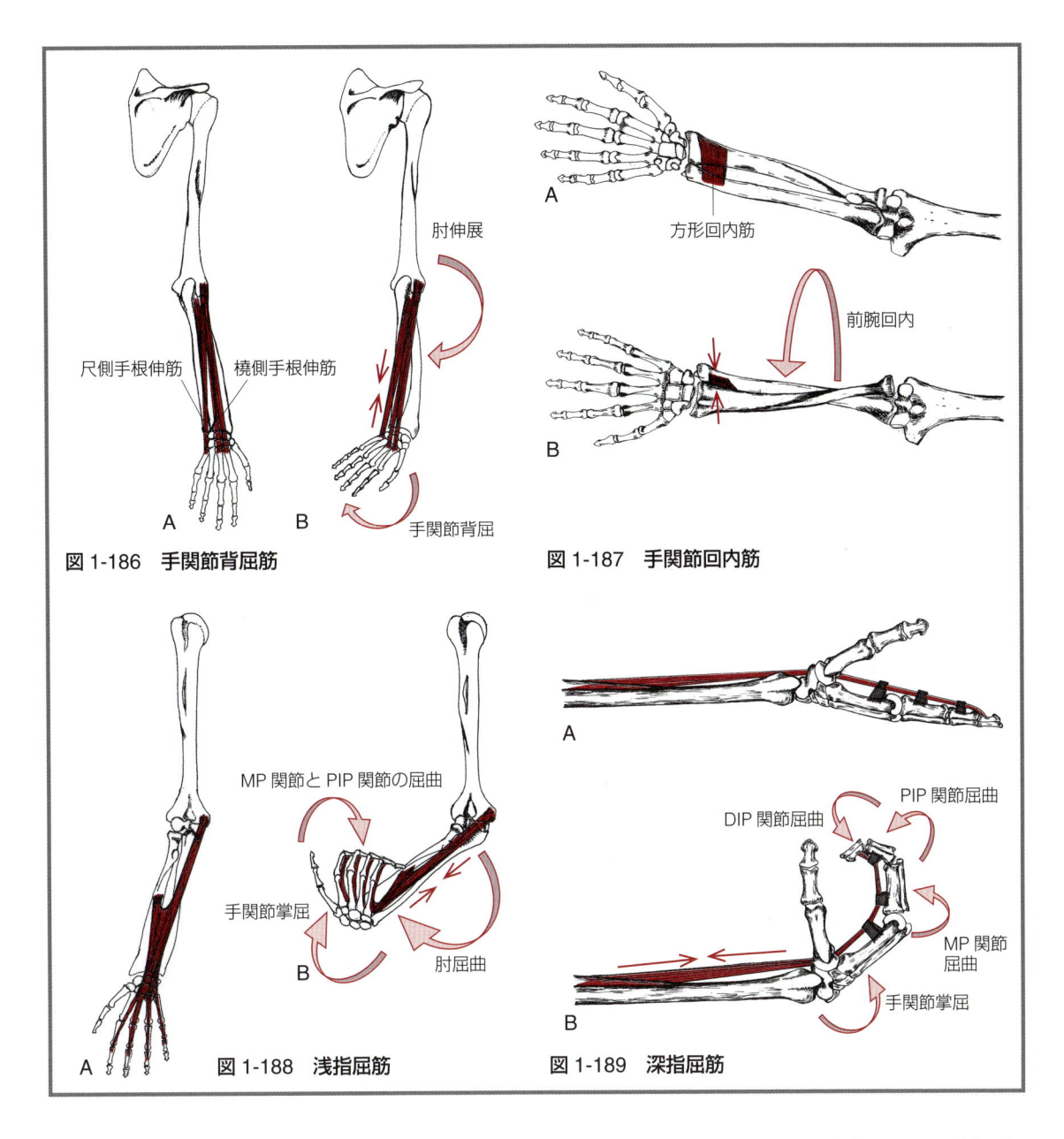

機能は手関節の背屈・尺屈と肘の伸展.

手関節回内筋（図 1-187）

方形回内筋（pronator quadratus）：正中神経に支配され，尺骨遠位橈側に起始し，橈骨遠位橈側に停止する単関節筋.

機能は手関節の回内.

指関節の筋

外来筋（extrinsic muscles）

① 浅指屈筋（flexor digitorum superficialis）：正中神経に支配され，**上腕骨内側上顆・尺骨粗面・橈骨掌側**に起始し，示～小指の末節骨底掌側に停止する（図 1-188）.

機能は，示～小指の PIP・MP 関節の屈曲，手関節掌屈，肘屈曲.

② 深指屈筋（flexor digitorum profundus）：正中神経と尺骨神経の二重支配を受け，尺骨と前腕骨間膜の掌側に起始し，示～小指の末節骨底掌側に停止する（図 1-189）.

図 1-190　長母指屈筋

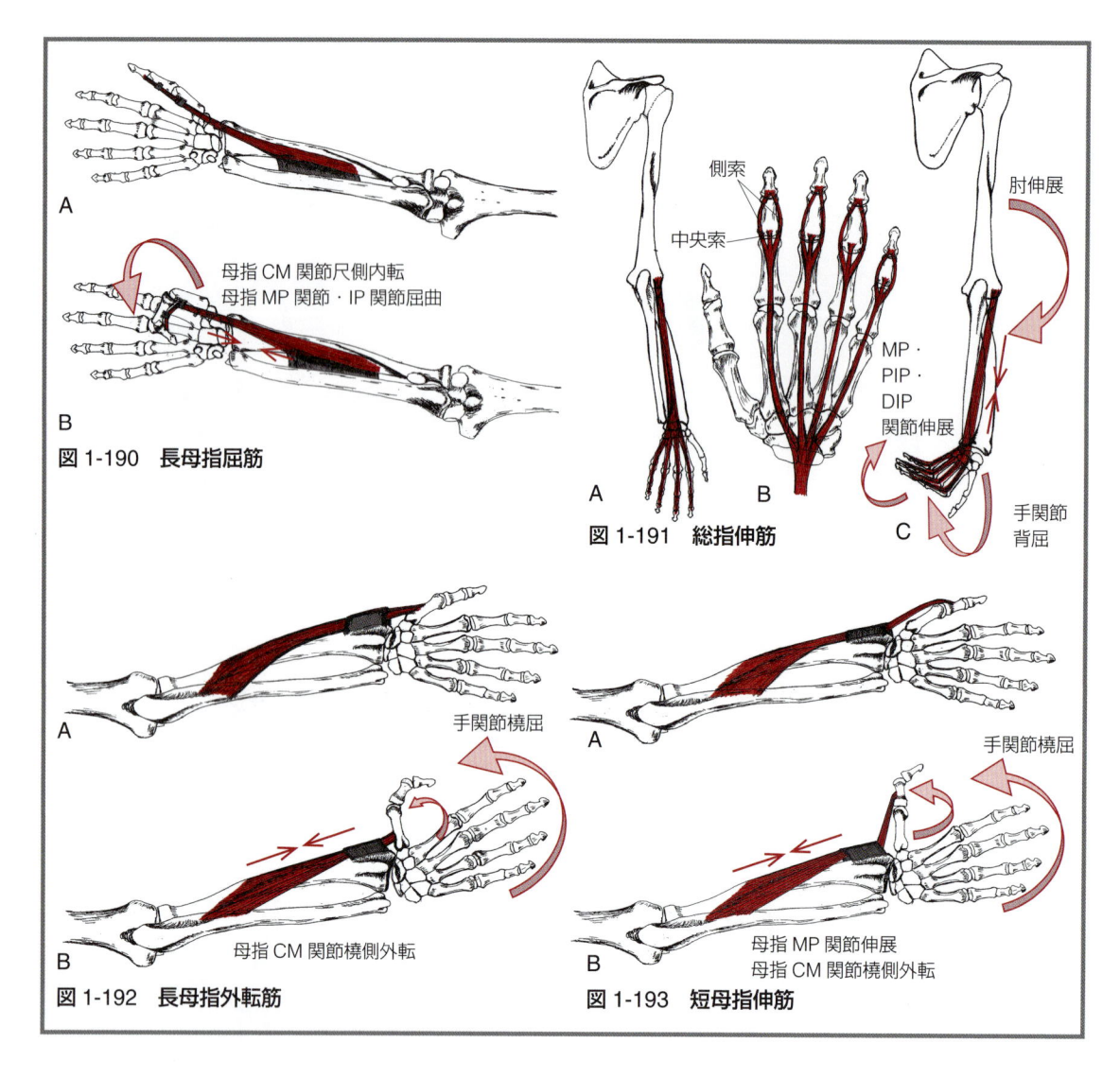

図 1-191　総指伸筋

図 1-192　長母指外転筋

図 1-193　短母指伸筋

機能は，示〜小指の DIP・PIP・MP 関節の屈曲，手関節掌屈．

③ **長母指屈筋**（flexor pollicis longus）：正中神経に支配され，橈骨と前腕骨間膜の掌側に起始し，母指末節骨底掌側に停止する（**図 1-190**）．

機能は，母指の IP 関節・MP 関節の屈曲，母指 CM 関節の尺側内転．

④ **総指伸筋**（extensor digitorum communis）：橈骨神経に支配され，**上腕骨外側上顆**に起始し，**示〜小指の中節骨底の背側と末節骨底の背側に中央索・側索として**停止する（**図 1-191**）．

機能は示〜小指の DIP・PIP・MP 関節の伸展，手関節背屈，**肘伸展**．

⑤ **母指伸筋群**（thumb extensors）：橈骨神経に支配され，橈骨・尺骨・前腕骨間膜の背側に起始する．

① **長母指外転筋**（abductor pollicis longus）は，第 1 中手骨底背面に停止し，母指 CM 関節橈側外転，手関節橈屈に作用する（**図 1-192**）．

② **短母指伸筋**（extensor pollicis brevis）は，母指中節骨底背面に停止し，母指の MP 関節伸展・CM 関節橈側外転，手関節橈屈に作用する（**図 1-193**）．

③ **長母指伸筋**（extensor pollicis longus）は，母

図 1-194 長母指伸筋
図 1-195 嗅ぎタバコ窩
図 1-196 掌側骨間筋

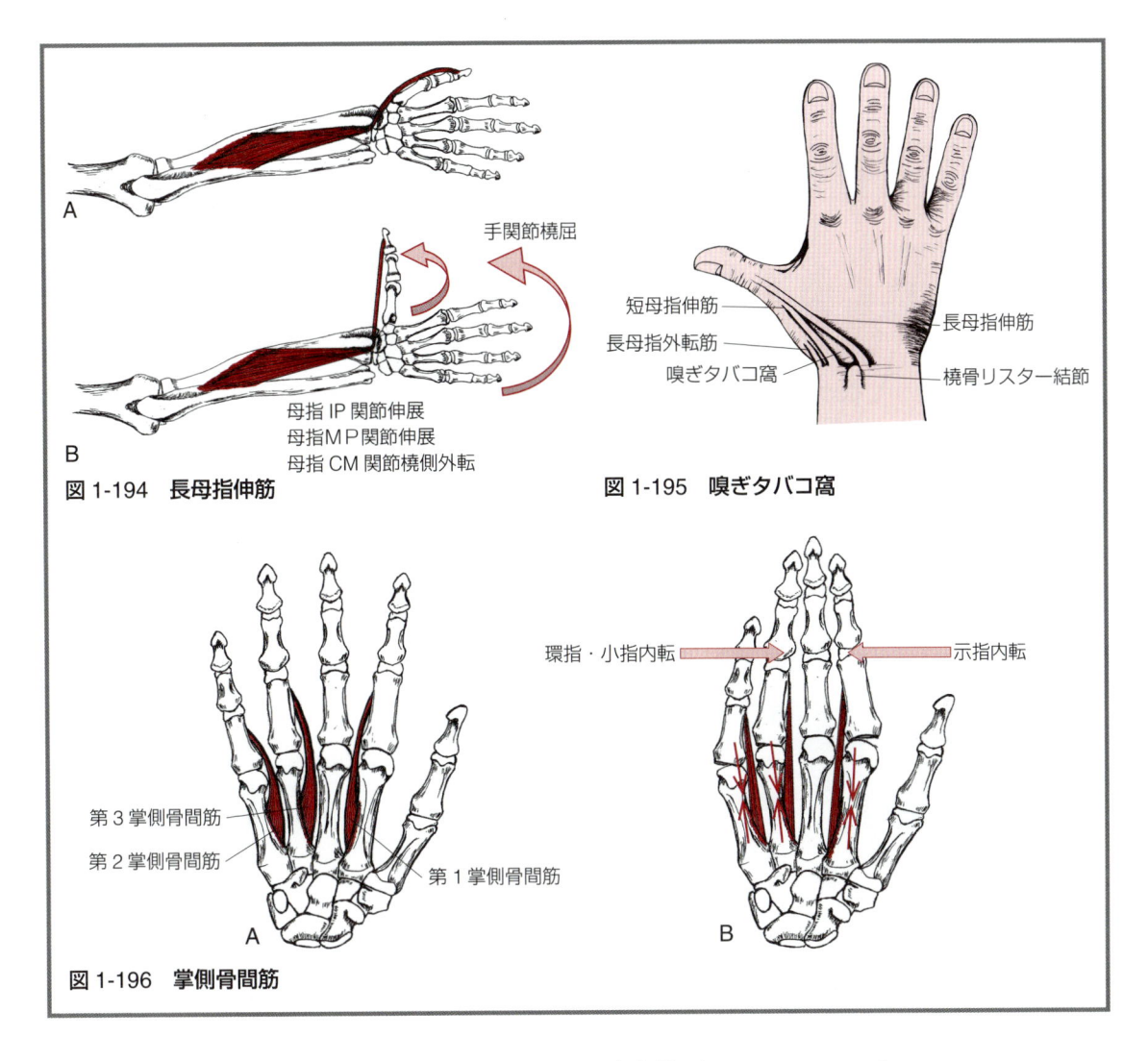

指末節骨底背面に停止し，母指の IP・MP 関節伸展，CM 関節橈側外転，手関節橈屈に作用する（図 1-194）．

④ 嗅ぎタバコ窩（anatomical snuff box）：長母指伸筋腱と短母指伸筋間腱のあいだの皮膚の窪みのことで，深部に舟状骨を触れる（図 1-195）．

⑤ 固有伸筋（extensor digitorum proprius）：橈骨神経に支配され示指固有伸筋（extensor digitorum index proprius）と小指固有伸筋（extensor digitorum minimum proprius）がある．

示指あるいは小指の DIP・PIP・MP 関節を単独で伸展する．

内在筋（intrinsic muscles）

1 骨間筋（interosseous）：尺骨神経に支配され，掌側骨間筋と背側骨間筋に分けられる．

① 掌側骨間筋（voral interosseous）（図 1-196）
- 第 1 掌側骨間筋：第 2 中手骨尺側に起始し，示指指背腱膜の総指伸筋腱の中央索と尺側の側索に停止する．
- 第 2 掌側骨間筋：第 4 中手骨橈側に起始し，環指指背腱膜の総指伸筋腱の中央索と橈側の側索に停止する．
- 第 3 掌側骨間筋：第 5 中手骨橈側に起始し，小指指背腱膜の総指伸筋腱の中央索と橈側の側索に停止する．

図 1-197　背側骨間筋
　A：第1背側骨間筋／第2背側骨間筋／第4背側骨間筋／第3背側骨間筋
　B：示指外転／環指外転

図 1-198　骨間筋と虫様筋の作用
　A：骨間筋／虫様筋
　B：MP関節屈曲／PIP関節伸展／DIP関節伸展

図 1-199　虫様筋
　第4虫様筋／第3虫様筋／第1虫様筋／第2虫様筋／深指屈筋

図 1-200　指背腱膜の構造
　総指伸筋の側索／総指伸筋の中央索／指背腱膜／虫様筋／総指伸筋／骨間筋

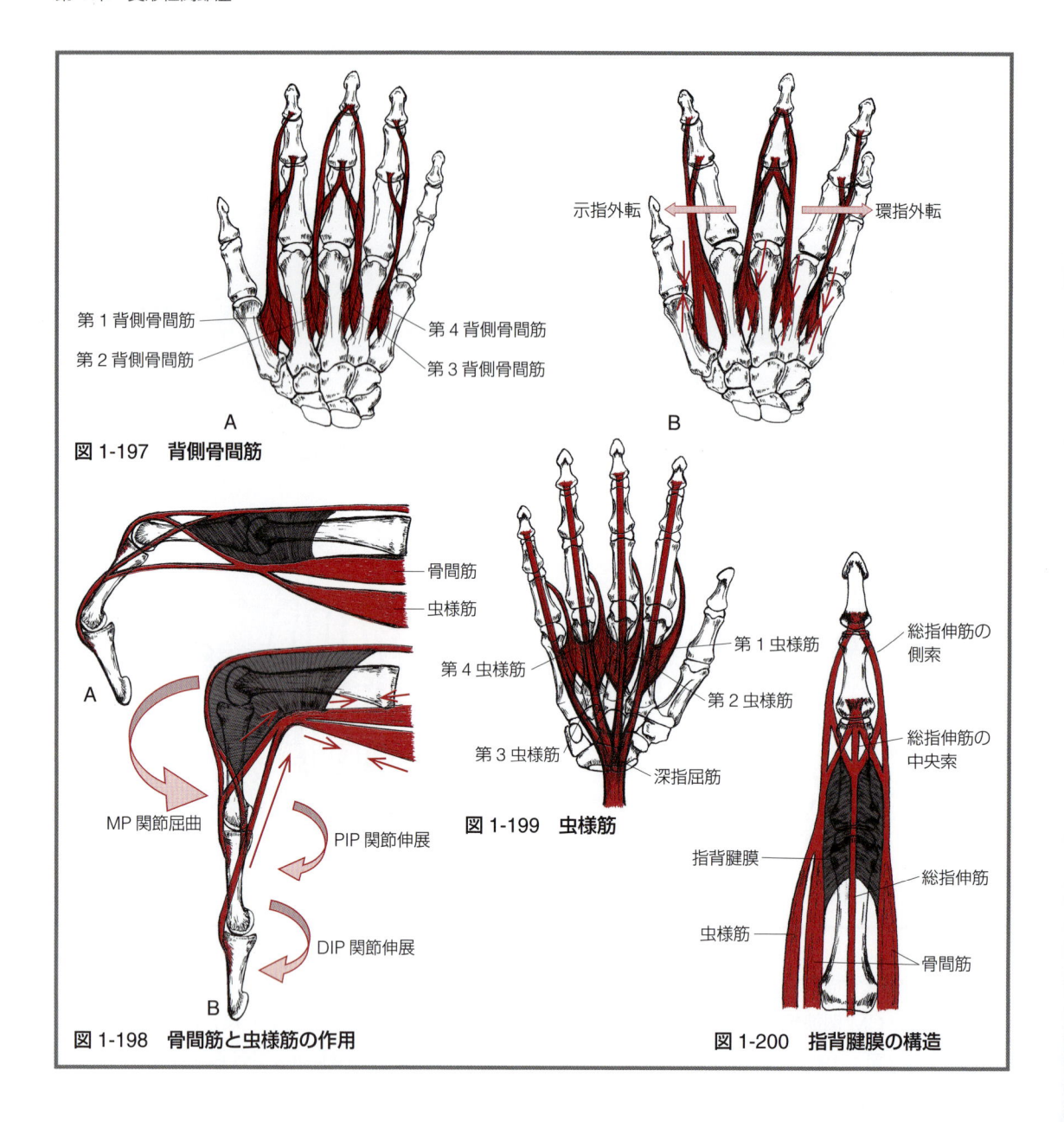

示指・環指・小指の MP 関節を内転させる作用がある．

② 背側骨間筋（dorsal interosseous）（図 1-197）

- 第1背側骨間筋：第1中手骨尺側と第2中手骨橈側に起始し，示指指背腱膜の総指伸筋腱の中央索と橈側の側索に停止する．
- 第2背側骨間筋：第2中手骨尺側と第3中手骨橈側に起始し，中指指背腱膜の総指伸筋腱の中央索と橈側の側索に停止する．
- 第3背側骨間筋：第3中手骨尺側と第4中手骨橈側に起始し，中指指背腱膜の総指伸筋腱の中央索と尺側の側索に停止する．
- 第4背側骨間筋：第4中手骨尺側と第5中手骨橈側に起始し，環指指背腱膜の総指伸筋腱の中央索と尺側の側索に停止する．

示指・環指の MP 関節を外転させる作用がある．
また，掌側骨間筋と背側骨間筋は，示〜小指の PIP 関節と DIP 関節を MP 関節屈曲時に伸展させる作

用がある（図1-198）

②　虫様筋（lumbricalis）（図1-199）
- 第1虫様筋：正中神経に支配され，示指深指屈筋腱橈側に起始し，示指指背腱膜の骨間筋腱橈側に停止する．
- 第2虫様筋：正中神経に支配され，中指深指屈筋腱橈側に起始し，中指指背腱膜の骨間筋腱橈側に停止する．
- 第3虫様筋：尺骨神経に支配され，中指・環指の深指屈筋腱に起始し，環指指背腱膜の骨間筋腱橈側に停止する．
- 第4虫様筋：尺骨神経に支配され，環指・小指の深指屈筋腱に起始し，小指指背腱膜の骨間筋腱橈側に停止する．

2本に分岐した骨間筋腱はそれぞれ総指伸筋の中央索と側索に合流して癒合する．虫様筋腱は橈側の骨間筋腱に合流癒合する（図1-200）．

骨間筋と同様に，示〜小指のPIP・DIP関節をMP関節屈曲時に伸展させる作用がある（図1-198）．

③　母指球筋（thenar）（図1-201）
① 母指対立筋（opponens pollicis）：正中神経に支配され，大菱形骨に起始して第1中手骨橈側に停止する．母指の対立に作用する．
② 母指内転筋（aductor pollicis）：尺骨神経に支配され，第2・3中手骨の掌側に起始して母指基節骨底の尺側に停止する．母指内転に作用する．
③ 短母指屈筋（flexor pollicis brevis）：正中神経と尺骨神経に二重支配を受け，大・小菱形骨と有頭骨に起始して母指基節骨底の掌側に停止する．母指屈曲に作用する．
④ 短母指外転筋（abductor pollicis brevis）：正中神経に支配され，舟状骨に起始して母指基節骨の橈側に停止する．母指CM関節の掌側外転に作用する．

④　小指球筋（hypothenar）：尺骨神経に支配さ

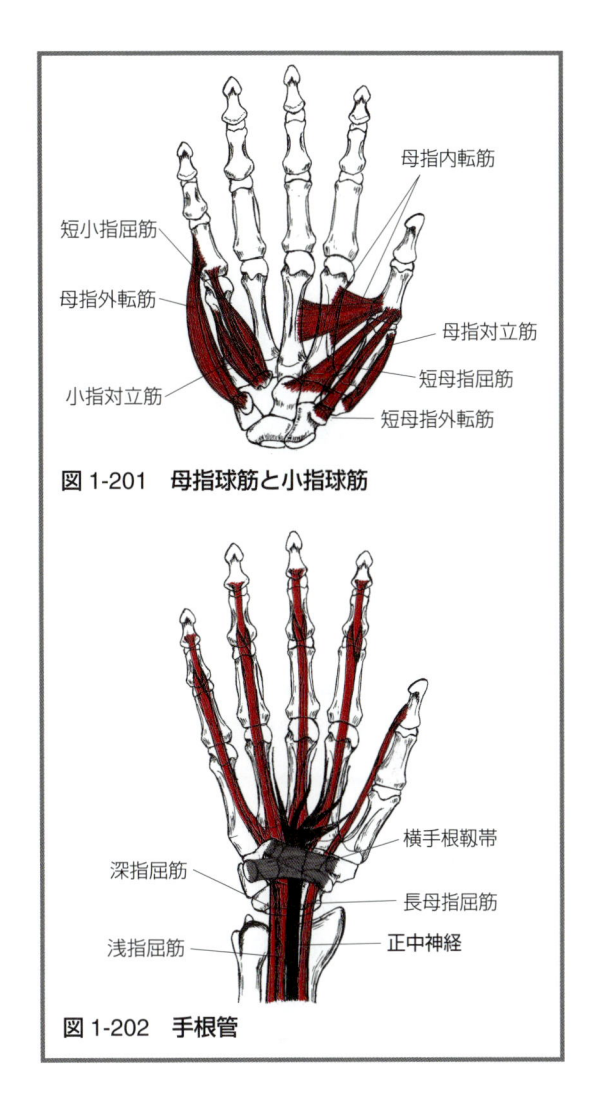

図1-201　母指球筋と小指球筋

図1-202　手根管

れ，小指外転筋（abductor digitorum minimum），小指対立筋（opponens digitorum minimum），短小指屈筋（flexor digitorum minimum brevis），短掌筋（palmaris brevis）からなり，小指の独立した運動を行う（図1-201）．

手根管（carpal tunnel）

手関節掌側において筋腱が逸脱せず一定の位置を走行するために存在する．横手根靱帯と大菱形骨・舟状骨・有鉤骨・豆状骨とからなる管腔．内腔を深指屈筋・浅指屈筋・長母指屈筋・正中神経が通過する（図1-202）．

図1-203　腱鞘：掌側面図

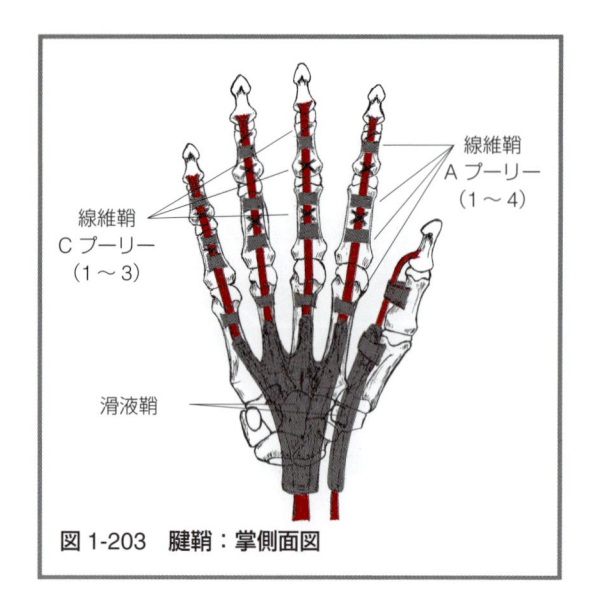

線維鞘 Aプーリー（1～4）
線維鞘 Cプーリー（1～3）
滑液鞘

腱鞘の機能と構造（図1-203）

滑液鞘　屈筋腱や伸筋腱を覆い滑液で潤っている.

線維鞘　滑液鞘を包む線維性の鞘で，腱の脱臼を防止する滑車（プーリー；pulley）の役目を担う.
① A-プーリー：輪状の線維鞘で4本存在する.
② C-プーリー：十字状の線維鞘で3本存在する.

変形性肘関節症と変形性指関節症の病態

原因と疫学

　肘関節は荷重関節ではないが，不安定な関節であり高度な負荷を受けることが多い．変形性肘関節症は上肢に重量物負荷が加わる労働者に好発するが，肘の関節内骨折や捻挫による関節の骨軟骨損傷に続発して若年性に発症することも多く，スポーツ選手にもよくみられる．前腕の回内・回外運動では上腕骨小頭に対する橈骨頭関節面の接触部位が変化するため，腕橈関節への応力は関節軟骨へ不均等な圧力負荷をもたらす．また，肘関節の屈曲伸展運動時における腕尺関節への過荷重負荷も関節軟骨への圧力負荷をもたらす．

　指のDIP関節・PIP関節・母指のCM関節も荷重関節ではないが，圧力や内反・外反・回旋ストレスが加わることが多い部位であり，関節malalignmentが生じやすい．長期間にわたって関節負荷が加わり続けると変形性関節症変化をもたらす.

　指のDIP関節に生じたものはヘバーデン（Heberden）結節，指のPIP関節に生じたものはブシャール（Bouchard）結節と呼ばれている.

　肘や指の関節へ負荷が加わると炎症が生じ，炎症性サイトカインが出現する．これに呼応して蛋白質分解酵素（matrix metalloproteinase；MMP）が分泌され，軟骨破壊をきたす．この過程が長期間にわたって繰り返されると軟骨破壊が進行し，やがて修復機転として骨増殖変化が起こり骨棘形成をきたす.

症状

　変形性肘関節症では，肘の運動時疼痛と可動域制限がみられ，変形性指関節症では罹患関節の運動時疼痛と骨棘による腫脹と変形がみられる．ヘバーデン結節ではDIP関節に，ブシャール結節ではPIP関節に，母指CM関節症では母指CM関節に，骨棘による腫脹と変形がみられる.

X線所見

　罹患関節に関節裂隙の狭小化や骨棘形成がみられる（図1-204～207）.

変形性肘関節症と変形性指関節症の評価と治療

理学療法評価

疼痛部位とストレスの把握　変形性肘関節症においては，腕頭関節の軟骨変性や，腕尺関節の軟骨変性および骨棘形成が多くみられる．腕頭関節の軟骨変性には前腕回内外運動の関与が示唆され，腕尺関節の軟骨変性および骨棘形成には屈伸運動の関与が示唆される[1]．軟骨変性部位と骨棘形成部位から判断すると腕頭関節には圧縮ストレス，腕尺関節内側には伸張ストレスが生じているものと考えられる．また，鉤状突起と肘頭先端の骨棘形成に関しては屈伸時における圧縮ストレスの増加が示唆される.

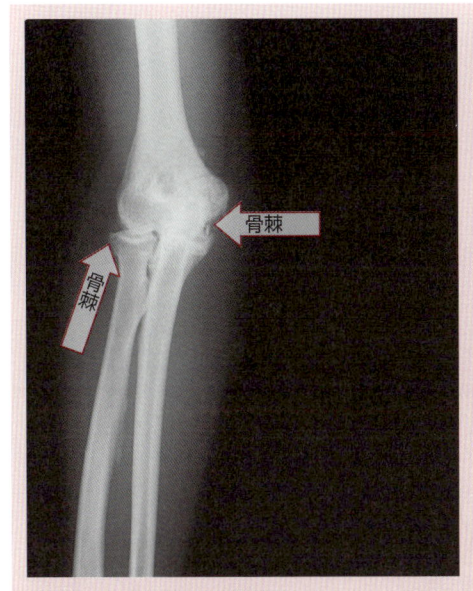

図 1-204　変形性肘関節症—1

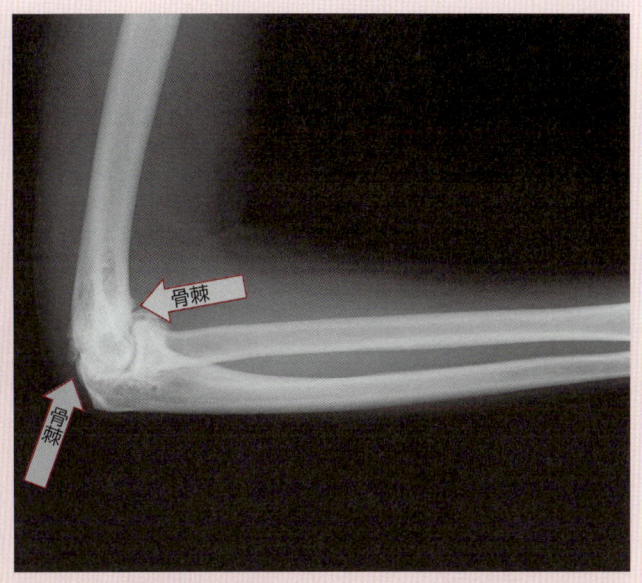

図 1-205　変形性肘関節症—2

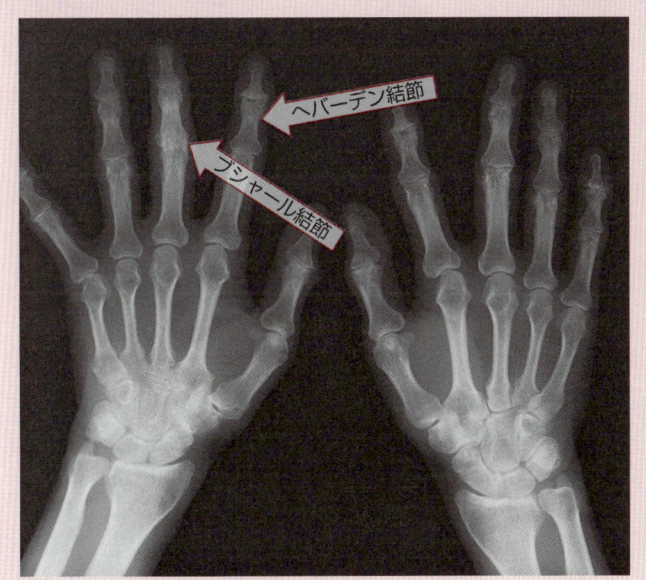

図 1-206　指の変形性関節症—1

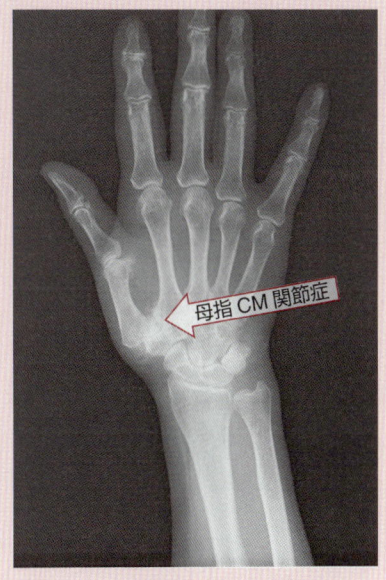

図 1-207　指の変形性関節症—2

　手指・手関節の退行変性疾患では把持動作時に疼痛や機能障害を呈することが多く，手指，手関節のmalalignmentが疼痛や機能障害を助長していることを臨床上多く経験する．手指・手関節のmalalignmentは前腕の影響を多分に受け，前腕はより近位部の影響を受けやすい．

　どちらの機序にせよ，肘関節および手指・手関節の疼痛部位と疼痛増強動作を把握し，疼痛増強動作に関してはどのようなalignmentに誘導すると疼痛が軽減するのかを正確に把握する必要がある．

　① 外反ストレステスト：肘関節の外反により外側に対する圧縮ストレス，内側に対する伸張ストレスを加えることができ，さらに前腕を長軸方

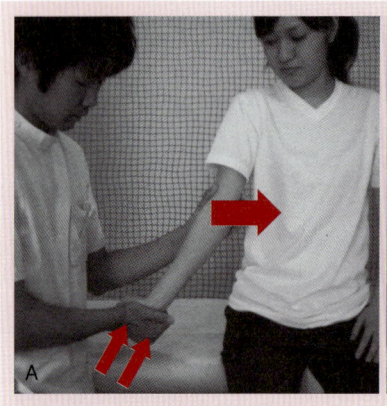

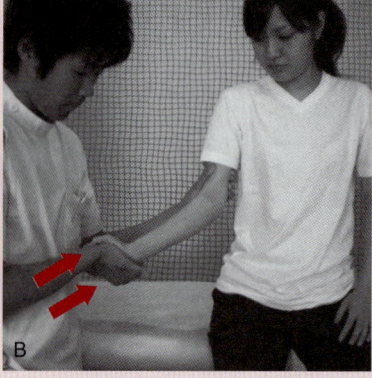

図 1-208　肘関節外反ストレステスト
A：肘関節伸展位で内反および外反方向にストレスを加える．
B：肘関節屈曲位で内反および外反方向にストレスを加える．

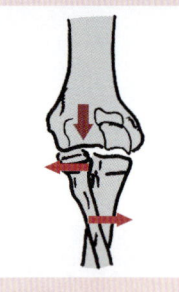

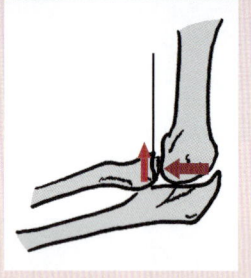

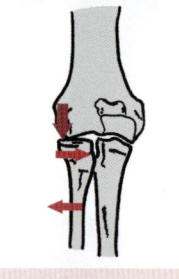

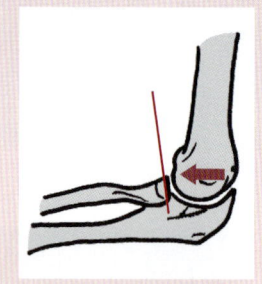

A：回内位
前額面上において回内位は，橈骨頭が外側移動し，圧縮応力は内側に集中する．
矢状面上においては橈骨頭は前方移動し，圧縮応力は後方に集中する．

B：回外位
前額面上において回外位は外反ストレスの影響を受けやすく，圧縮応力は外側に集中する．
矢状面上においては橈骨頭は前方傾斜しており，圧縮応力は前方に集中する．

図 1-209　前腕回内外による応力集中

向に圧迫することで外側に対する圧縮ストレスを増加させることができる．肘関節伸展位と屈曲位で圧縮ストレスが生じる場所が異なるためさまざまな屈曲角度で外反ストレステストを行う必要がある（図1-208）．

② 前腕回内外ストレステスト：回外位では橈骨軸は外反位をなして外反ストレスの影響を受けやすく，回内位では橈骨頭が外側に移動して圧縮応力は腕頭関節内側に移動する．肘関節90°屈曲位での回外において，橈骨頭関節面は前方に傾斜しているので応力は前方に移動し，回内位では橈骨頭は前方に移動し応力は後方に集中する[1]（図1-209）．さらに検者が内側や外側に圧縮ストレスを加えることで疼痛の増減を評価し，疼痛部位を予測することができる（図1-210）．

③ 手指・手関節に対するストレステスト：手関節では屈曲・伸展・尺屈・橈屈動作を行わせ，疼痛部位にどのようなメカニカルストレスが生じているかを評価する．たとえば，橈屈動作時に手関節尺側部に疼痛が生じる場合は伸張ストレスが考えられ，橈側部に疼痛が生じる場合は圧縮ストレスが考えられる．ストレスの予測後に検者が他動的に，さらにそのストレスを助長させるよう評価することで，より正確な判別をすることができる．また，他動的運動では疼痛が生じずに自動運動でだけ疼痛を生じる症例は，筋収縮による疼痛が考えられる．

母指CM関節を除く手指では屈伸運動が主体であり，どの関節および腱に疼痛を生じているのかを把握する必要がある．また，母指CM関節にお

3. 変形性関節症各論——変形性肘関節症と変形性指関節症

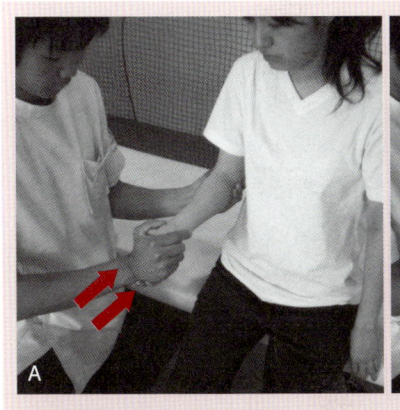

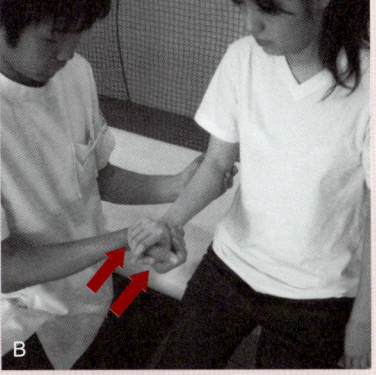

図1-210　前腕回内外ストレステスト
A：前腕回外位で肘関節内外側に圧縮および伸張ストレスを加える．
B：前腕回内位で肘関節内外側に圧縮および伸張ストレスを加える．

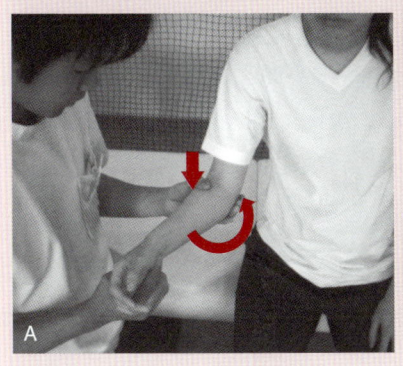

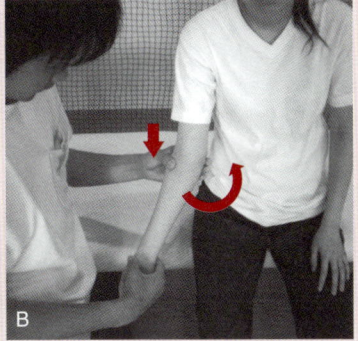

図1-211　肘頭・橈骨頭徒手誘導による肘関節ROM評価
A：橈骨頭および尺骨肘頭を誘導し，肘関節の屈曲ROMを評価する（図では橈骨頭の背側誘導と肘頭の外旋を誘導している）．
B：橈骨頭および尺骨肘頭を誘導し，肘関節伸展ROMを評価する（図では橈骨頭の背側誘導と肘頭の外旋を誘導している）．

いては，掌側内外転，橈側外転，尺側内転なども評価する．どちらにせよ，どの部位にどのストレスを加えているのかを検者がしっかりと理解して評価する必要がある．

ROM評価　ROMでは角度を計測するだけでなく，制限している原因を推察し，それが"改善可能か"それとも"改善不可能か"を把握する必要がある．とくに明らかな変形がなく，malalignmentによるROM制限であるならば，alignmentの改善とともにROMは改善される．"どのようなalignmentであればROMが改善され""なぜそのようなmalalignmentを呈しているのか"を評価および考察することが重要である．

肘関節・前腕に対するROM評価

肘関節屈曲・伸展　肘関節の屈曲・伸展で外反ストレスの増大が問題となる．外反増大での屈伸運動は腕橈関節内側と腕尺関節外側の圧縮応力を増加させ，腕尺関節内側では伸長ストレスが増大する．屈曲・伸展の可動域だけでなく，肘関節伸展に伴う肘関節外反の増大を評価することも重要である．また，屈曲制限の要因として肘関節内側や鉤状突起，肘頭の骨棘形成は肘関節屈伸を阻害する．肘頭や橈骨頭を徒手的に誘導し，ROMや疼痛の増減を評価することも評価の一助となる（図1-211）．

回外・回内　前腕の回内外は手を機能的に使用するために必須の動作である．とくに近位橈尺関節のROM低下は肩関節だけでなく遠位橈尺関節や手根骨部で代償されることも多く，手関節や手指の疼痛や機能低下を引き起こす．また，前腕回内外では主として腕頭関節に対するストレスを加えることができる．具体的には橈骨頭を前後方および内外側に誘導し，ROMや疼痛の増減を評価するとともに，上腕の回旋角度を変えて回内外のROMや疼痛の増減を評価する（図1-212）．前者では遠位部による影響が示唆され，後者では近位

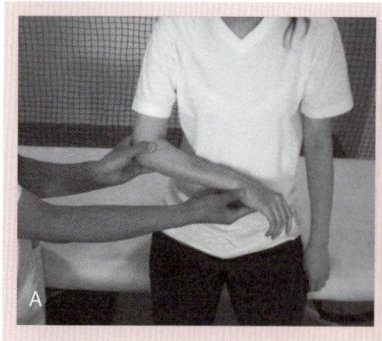

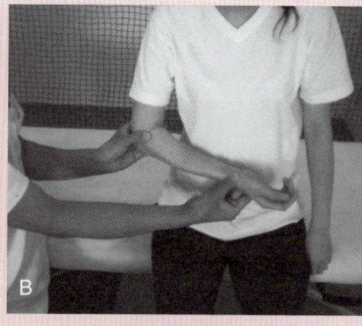

図 1-212 橈骨頭誘導および上腕回旋角度変化による前腕回内外 ROM 評価
A：肩関節の内旋で前腕の回内可動域を評価する．
B：肩関節の内旋で前腕の回外可動域を評価する．

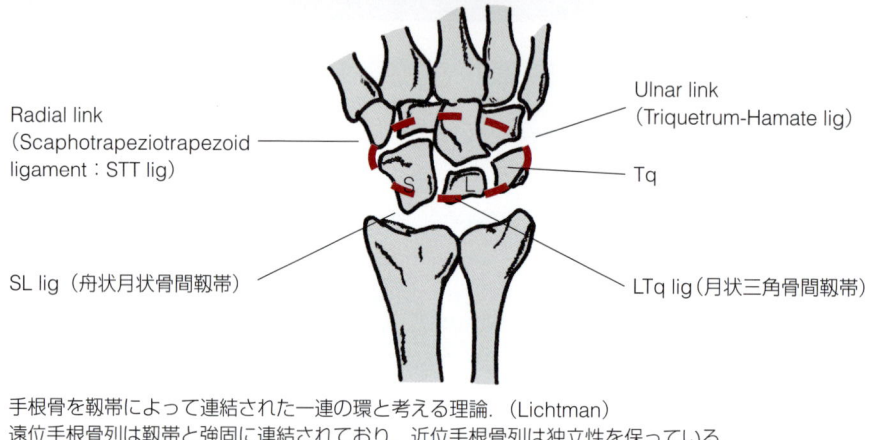

手根骨を靱帯によって連結された一連の環と考える理論．（Lichtman）
遠位手根骨列は靱帯と強固に連結されており，近位手根骨列は独立性を保っている．
S：舟状骨　L：月状骨　Tq：三角骨

図 1-213　oval ring theory（Lichtman DM, et al. 1981[5]）

部の影響が示唆される．また，手指・手関節屈筋群は骨間膜から起始する筋も多く，同筋の緊張は骨間膜を前方に伸張，回内運動を阻害する[2]．マッサージやストレッチを用いて屈筋群の緊張を緩和し，回内 ROM の変化を観察することも非常に重要である．

手関節に対する可動域評価

掌屈・背屈　掌・背屈制限は手根骨や橈骨および尺骨の malalignment により生じるものと前腕屈筋群や伸筋群の緊張によって生じるものに大別できる．正常手関節において遠位手根骨列は一塊として運動し，近位手根骨列は独自の運動性がある．近位手根骨列はそれぞれの骨・関節形態や付着する靱帯に制御され，相互に依存した運動を示す[3,4]．oval ring theory は遠位列と，独立性を保った3個の近位手根骨を靱帯によって連結された一連の環と考える理論である[5]（図1-213）．橈骨手根関節での手根骨の位置は手根中央関節に影響を及ぼし，逆に，手根中央関節の運動は橈骨手根関節の動きを反映している．近位手根骨列の運動は橈骨と遠位手根骨列の位置に依存し，手関節背屈・尺屈時月状骨は背屈回転，手関節掌屈・橈屈時月状骨は掌側回転運動をする．これらは radio-lunate-capitate link として一連の運動として観察される[6]．つまり橈骨手根関節を構成する橈骨，舟状骨，月状骨，豆状骨の動きが手関節可動域にとって重要な役割を果たしている．橈骨手根関節を構成する手根骨の可動域は，月状骨の運動性は最も乏しく手関節可動域の 40〜50%であり，三角骨は 50〜60%，舟状骨は 60〜80%である[7]．臨床上では手関節の

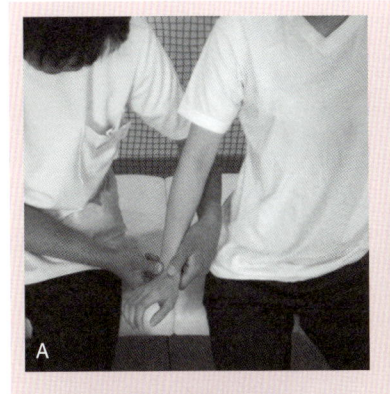

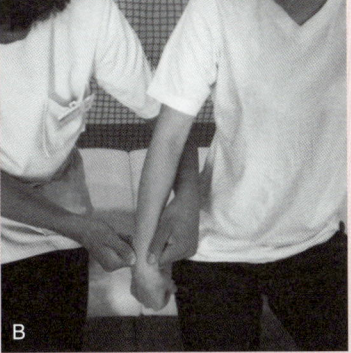

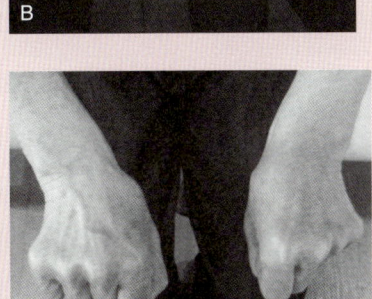

3. 変形性関節症各論——変形性肘関節症と変形性指関節症

図 1-214 橈骨および尺骨誘導による手関節掌・背屈 ROM 評価
A：橈骨茎状突起を背側に尺骨頭を掌側に誘導し，背屈 ROM の変化を観察する（逆誘導も行う）．
B：橈骨茎状突起を掌側に尺骨頭を背側に誘導し，背屈 ROM の変化を観察する（逆誘導も行う）．

図 1-215 手根骨モビライゼーション後の手指屈曲 ROM 評価
A：ヘバーデン結節および変形性手関節症の把握動作．尺屈位で把持動作を行い，とくに示指の MP 関節屈曲が減少している．
B：右舟状骨掌側モビライゼーション後の把持動作．手根骨の相対的回外位が軽減し，示指の MP 関節屈曲が増大している．

掌・背屈に伴う舟状骨の動きが，とくに制限されている場合が多く，舟状骨のモビライゼーション後の手関節 ROM 評価も理学療法を展開するうえで重要情報となり得る．手根骨の mobility 低下は掌・背屈に伴う橈側手根関節や尺側手根関節に対するストレスを助長させることが考えられる．また，橈尺骨の malalignment によっても橈・尺骨手根関節に加わるストレスは変化するため，手根骨や橈・尺骨を良好な位置に誘導し，掌・背屈 ROM や疼痛の増減を評価する（**図 1-214**）．また，前腕から起始する手関節掌屈筋群や背屈筋群の過緊張による掌・背屈 ROM 制限も考えられるためマッサージやストレッチを用いて ROM の増減をみることも評価の一助となる．

尺屈・橈屈　変形性手関節症は，遠位橈尺関節を中心とした尺側部痛が主体となる[8]．その原因として ulnar plus variant と三角線維軟骨複合体（triangular fibrocartilage complex；TFCC）の変性・損傷の関与が考えられる．高度の ulnar plus variant では TFCC が月状骨と尺骨頭のあいだに挟まれ疼痛の原因となる[9-13]．ulnar plus variant が存在すると手関節尺屈で TFCC に対する圧縮ストレスが増加し，疼痛の出現とともに ROM 制限が生じる．

指屈曲・伸展　手指の屈曲・伸展 ROM 制限は変形以外にも，外来筋の過緊張や手根骨の malalignment によって生じることが多い．遠位手根骨列は近位手根骨列の影響を受け，遠位手根骨列は中手骨と関節をなすため，手根骨の alignment をどのように変化させると手指屈曲・伸展の可動域が増加するかを評価すると理学療法の方向性を決定しやすい（**図 1-215**）．また，手関節掌屈を伴う把持動作では外来筋の過緊張を生じやすく，外来筋の過緊張は把持動作と関係があるものと考えられる．

指内・外転（とくに橈側外転）　手根骨の malalignment は母指の可動域にも影響を及ぼす．臨床上は母指の尺側内転 alignment を呈していることが多く（**図 1-216**），結果として母指橈側外転

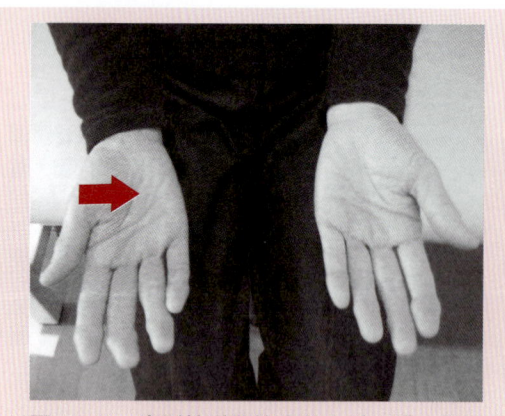

図 1-216 変形性手関節症およびヘバーデン結節にみられる母指 alignment 変化
変形重度側では母指 CM 関節尺側内転 alignment がみられる.

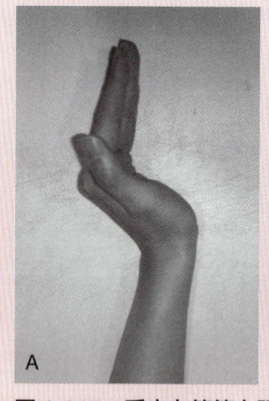

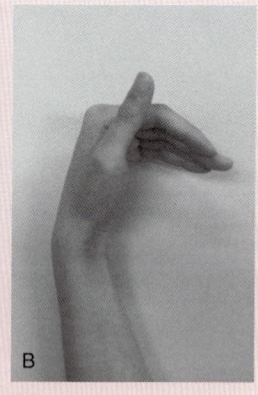

図 1-217 手内在筋筋力評価
A. 手内在筋（＋）：PIP・DIP 関節伸展位で MP 関節屈曲運動を行う（手関節の運動を生じないように注意する）.
B. 手内在筋（－）：MP 関節屈曲に伴い，PIP・DIP 関節屈曲および手関節掌屈運動が生じる（手内在筋の機能低下が疑われる）.

ROM 制限が生じやすい.

筋力評価

①上肢近位部固定による筋力評価：中枢部の安定性低下は末梢部における見かけ上の筋力低下を生じる．上腕や肩甲骨を徒手的に固定し，肘関節や手指・手関節筋群の筋力発揮の増減を評価する．

②手内在筋筋力評価：手内在筋の筋力低下が生じている場合は，把持動作において外来筋が主体になりやすく，種々の疼痛や可動域制限を引き起こす．手内在筋の作用である MP 関節屈曲や手指内外転筋力を評価する（**図 1-217**）．また，併せて"どのような手根骨 alignment に誘導すると手内在筋が働きやすい"かを評価することが重要である．

姿勢・歩行・alignment 評価

不良姿勢は肩甲骨を介して上腕の alignment を偏位させ，結果として肘・前腕・手関節・手指の malalignment を引き起こす．肘関節・手関節・手指に対する姿勢の影響を評価するためには，検者が肩甲骨を他動的に内転や下制もしくは挙上位に保ち，疼痛動作を行わせ，疼痛の増減を評価する方法が簡便である．

とくに上肢 malalignment の特徴としては，胸椎後弯増強による肩甲帯前傾・外転，肩関節伸展，肘関節屈曲，前腕回内，手関節尺屈・掌屈，母指 CM 関節尺側内転が多く（**図 1-218B**），この alignment では肘関節において橈骨頭に対する圧縮ストレスが生じ，手関節においては TFCC に対する圧縮ストレスが過多となる．変形性肘関節症および手関節症などの上肢退行変性疾患を呈する典型的な不良姿勢としては，下半身重心が後方偏位，上半身重心が後方偏位していることが多く，上半身重心の後方偏位を少しでも前方に位置させるために肩甲骨の前傾・外転が生じているものと推察される（**図 1-218A**）．歩行においても同様に，代償性に肩甲骨の前傾に伴う上肢 malalignment が出現する．また，変形性手関節症や変形性肘関節症では歩行中に上肢筋の過緊張がみられ，手関節・手指においては小指を外転・伸展し，手関節尺屈位で歩行することを臨床上多く経験する．

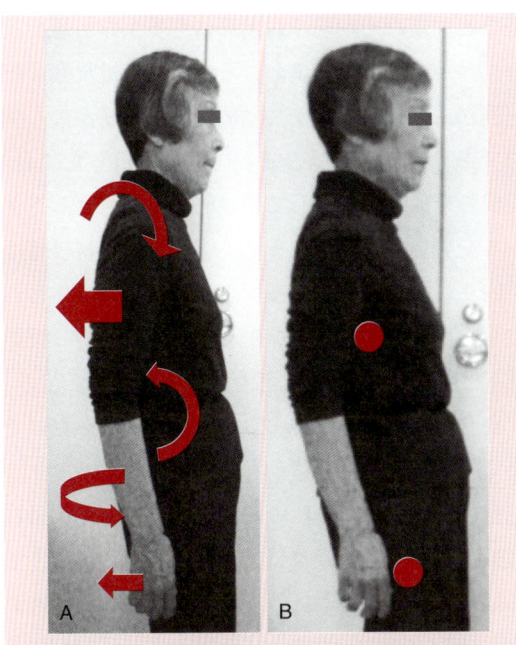

3. 変形性関節症各論──変形性肘関節症と変形性指関節症

図 1-218　不良姿勢と上肢 malalignment
A：肩甲骨前傾・外転に伴い肩関節伸展，肘関節屈曲，前腕回内，手関節掌屈・尺屈を呈する．
B：下半身重心前方偏位に対して上半身重心は後方偏位しており，肩甲骨の前傾・外転がみられる．

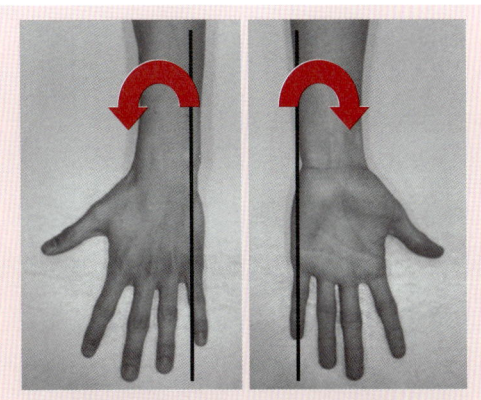

A：尺屈を伴わない回内外運動では尺骨を軸に橈骨が円錐状の軌跡を描く．

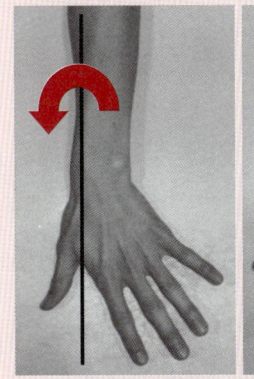

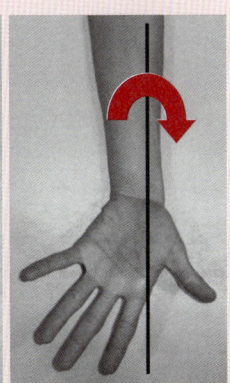

B：尺屈を伴う回内外運動では橈骨軸となりやすく手根骨の相対的回内を生じる．

図 1-219　手関節肢位による回内外軸の違い

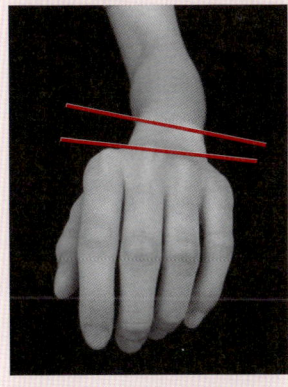

変形性手関節症やヘバーデン結節では前腕に対して手根骨は相対的に回内している．

図 1-220　変形性手関節症にみられる手根骨 malalignment

動作評価

① 回内外動作：正常な回内外動作では尺骨の周りを橈骨が円錐状の軌跡を描くように関節運動が行われるが，変形性肘関節症では橈骨を軸に回内外運動を行うことが多く，橈骨頭と上腕骨小頭に対する圧縮ストレスが増加する傾向にある．尺屈位は橈骨を軸とした回内外運動を生じやすく（図1-219），肘関節に対するストレスを増加させる．また，前腕回内外制限は手関節で代償され，変形性手関節症の症状を助長させる一因となる．変形性手関節症では手根部が前腕部に対して相対的に回外することが報告されており[14]（図1-220），とくに前腕の回外可動域制限は代償動作として手根骨部の回外を生じることになる．

② 把持動作：主として握力把持（power grip）と精密把持（precision grip）に大別できる（図1-221）．この2つの把持が基本となり，その応用

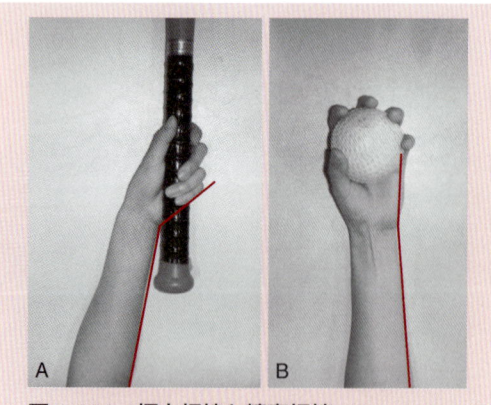

図1-221 握力把持と精密把持
A. 握力把持（power grip）：握力把持では尺屈位になりやすい．
B. 精密把持（precision grip）：精密把持では中間位が保たれる．

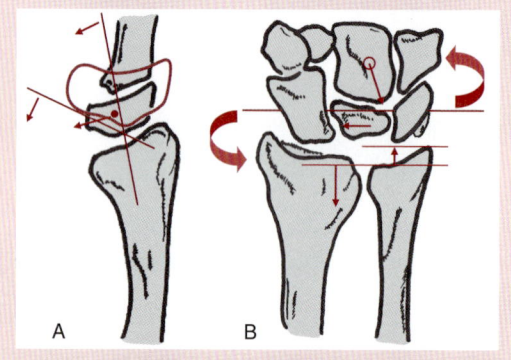

図1-222 把持動作による舟状骨と月状骨の移動
把持動作により舟状骨と月状骨が同時に掌屈し，橈骨の見かけ上の短縮が生じて ulnar variance が増大し，手根骨は掌側（尺骨頭が背側）に移動する．

的な使い方が多様にあるとされている[15,16]．とくに握力把持では，手関節部に加わる軸圧により ulnar variance の増大現象がみられる[13]．また，握力把持では手関節尺屈位となり，TFCC に対する圧縮応力を助長し，手根骨の malalignment を生じる．とくに高齢者では体幹を含む中枢部の安定性が低下していることが多く，中枢部の固定性低下の代償として末梢部の過剰な筋収縮を生じていることが多い．つまりは精密把持を適応する場面においても握力把持で使用する筋群の収縮で把持動作を行う現象がみられる．握力把持では外来筋の収縮を必要とするため前腕や肘関節にも多大な影響を及ぼす．とくに手関節における屈筋群では尺側手根屈筋が，伸筋群のなかでは橈側手根伸筋が最も強力であり，この2つの筋が同時に作用した場合，手根骨を前腕部に対して相対的に回外させるベクトルを発生させる[13]．また，外来筋の過剰収縮は手内在筋の使用機会の減少をもたらし，結果として手内在筋の機能低下を生じる．手内在筋の機能低下は手指に対しても影響を及ぼすことになる．

変形性手関節症においては ulnar variance だけでなく，手根骨の掌側移動も問題となる．つまりは把持動作において舟状骨と月状骨が同時に掌屈し（図1-222A），橈骨の見かけ上の短縮が生じて ulnar variance が増大し，尺骨頭が背側に移動する[13]（図1-222B）．

把持動作は物体の形状や重量に対して適切に選択する必要がある．変形性肘関節症および手関節症においては握力把持を多用する傾向にあり，舟状骨や月状骨の掌屈や尺骨頭の背屈 alignment を生じる．

理学療法による治療
手根骨や肘関節に対するモビライゼーション
肘関節においては肘頭や橈骨頭を疼痛軽減方向に誘導するようにモビライゼーションを行い，手関節においては遠位橈尺関節や手根骨を疼痛軽減方向にモビライゼーションを行う．肘関節に関しては回内 alignment を呈していることが多く，このような場合では橈骨頭後方誘導や肘頭を尺側誘導すると改善が得られる．また，変形性手関節症では手関節尺屈・掌屈，手根骨回外 alignment を呈していることが多く，手関節橈屈・背屈，手根骨回内モビライゼーションにより可動域改善や疼痛軽減を図ることができる．ただし，モビライゼーションだけでは効果の持続性に乏しいことも多く，併せて肘関節や手関節の stability を向上させるように誘導するとともに，上肢の使い方を改善することが重要であると考える．

手内在筋訓練　手内在筋は外来筋と異なり，手関節や肘関節に影響を与えることなく手指の運動を行えるという点でとても重要である．手内在筋はMP関節の屈曲作用をもつため，手関節の運動を伴わずPIP・DIP関節を伸展位に保ちMP関節の運動を行わせる．

前腕回内外訓練　前腕回内外では尺骨の周囲を橈骨が円錐状の軌跡を描くような運動を行うが，手関節尺屈位では橈骨を中心に回内外運動を行いやすい．手関節尺屈を矯正し，尺骨を中心とした前腕回内外運動を行う．また，前腕回内外を行うにあたり外来筋や上腕二頭筋および三頭筋の緊張を可能な限り抑制して行うと適切な前腕回内外動作を獲得しやすい．

精密把持訓練　変形性手関節症では把持動作において握力把持を多用することが多い．精密把持を使用する場面においても握力把持を行い，肘関節や手関節に対するストレスを増大させるため精密把持動作を的確に行えるようにする必要がある．

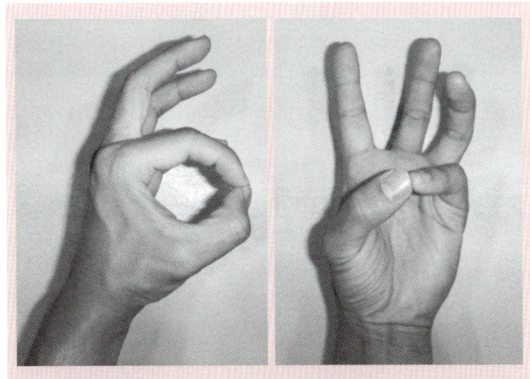

A：つまみ動作　　B：対立動作
図 1-223　精密把持促通運動
手内在筋を収縮させることにより，外来筋の過剰収縮を抑制する．
手関節の動きを伴わないように注意する．

具体的にはさまざまな形状や重さの物をつまみ動作で持ち上げ，さまざまな物体に対して正確に把持動作を行えるようにする．または，対立動作やつまみ動作においては物を使用せずに自身で行わせることも有用である（**図 1-223**）．

文献

変形性関節症総論（参考文献）
1. 国分正一ほか：標準整形外科学．第10版，医学書院，2008．
2. 池川志朗：変形性関節症の原因遺伝子，アスポリンの同定．関節外科，24(6)：96-97，2005．
3. 川口杏夢ほか：骨髄間葉系細胞移植による関節軟骨再生．関節外科，24(9)：21-24，2005．
4. 福井尚志：変形性関節症の進行機序—最近の知見をふまえて．関節外科，26(7)：94-100，2007．
5. 池川志朗：変形性関節症の発症因子，アスポリンの最近のトピックス．関節外科，26(7)：101-104，2007．

変形性股関節症（1～9：引用文献，10～18：参考文献）
1. 斉藤昭彦：股関節由来の痛みと腰椎由来の痛みの鑑別．理学療法学，12(4)：193-199，1997．
2. 帖佐悦男ほか：Hip-spine syndromeの定義と分類の問題点．整形・災害外科，46：917-925，2003．
3. 福井　勉：動作分析と運動連鎖—整形外科疾患をみるための方法について．PTジャーナル，32：237-243，1998．
4. 村上栄一ほか：仙腸関節性疼痛の発痛源と臨床的特徴．関節外科，18(5)：513-519，1999．
5. 中村泰裕ほか：腰椎骨盤alignmentと高齢発症の股関節症．整形・災害外科，46：939-949，2003．
6. 吉村茂和：異常歩行．理学療法ハンドブック．細田多穂，柳澤　健（編），改訂版第3版，協同医書出版社，2001，p.593-616．
7. Casting J, et al：anatomie fonctionnelle de L'appareil locomoteur. Vigot Freres S. A 1983, 1984. 井原秀俊：股関節．図解 関節・運動器の機能解剖．井原秀俊ほか（訳）．協同医書出版社，1995, p.3-59.
8. Léopold B：L'Ingeniosite de la coxo-femorale. Kinésithérapie Scientifique, 370：7-19, 1997.
9. 入谷　誠：入谷式足底版の現在．Sportsmedicine，102：6-12，2008．
10. 土井口祐一ほか：X線学的骨盤腔形態と骨盤傾斜角．整形・災害外科，4：641-645，1992．
11. 岩崎勝朗ほか：骨盤傾斜に伴う股関節症のX線像の分析．Hip Joint，18：126-130，1992．

12. 貞松俊弘ほか：骨盤傾斜と変形性股関節症．整形・災害外科，40：599-602，1991．
13. 尾崎　誠ほか：骨盤傾斜に伴う骨頭被覆率の変化．整形・災害外科，42：521-525，1993．
14. 土井口祐一ほか：骨盤傾斜異常と股関節症の進展メカニズム―股関節正面像を用いた骨盤傾斜の解析から．関節外科，23(4)：484-492，2004．
15. 宮城島　純：先天性股関節脱臼・臼蓋形成不全：発育期股関節のバイオメカニクス．図説整形外科診断治療講座　18巻，メジカルビュー社，1990；p.36-41．
16. 金村徳相ほか：矢状面における脊柱―骨盤 alignment．整形・災害外科，46：927-937，2003．
17. 金村徳相：脊柱からみた Hip spine syndrome ―矢状面アライメントの評価．関節外科，23(4)：524-534，2004．
18. 帖佐悦男ほか：Hip-spine syndrome の分類における症状と X 線学的特徴．関節外科，23(4)：476-483，2004．

変形性膝関節症（1～3：引用文献，4～22：参考文献）

1. Kellgren JH, Lawrence JS：Radiological assessment of osteo-arthrosis. Ann Rheum Dis, 16：494-502. 1957.
2. 宮本昌俊ほか：義足膝継手の遊脚相制御機構が歩行中の消費エネルギーに及ぼす影響．バイオメカニズム誌，23：30-35，1999．
3. 山口光國ほか：肩関節疾患の理学療法における課題と今後の展望．理学療法，17：25-30，2000．
4. 斉藤知行ほか：変形性膝関節症の臨床病理と滑膜病変．整形外科，55：1227-1232．2004．
5. 西岡久寿樹：リウマチ・アレルギー学．日本医事新報，4323：64-72，2007．
6. 大森　豪，古賀良生：変形性膝関節症の病期評価．MB Orthop, 12：152-157，1999．
7. 大森　豪：変形性膝関節症の保存治療―新知見．日本医事新報，4405：85，2008．
8. Schipplein OD, Andriacchi TP：Interaction between active and passive knee stabilizers during level walking. J Orthop Res, 9：113-119，1991．
9. Jackson BD, Wluka AE, et al：Reviewing knee osteoarthritis-a biomechanical perspective. J Sci Med Sport, 7：347-357，2004．
10. Bousquet G, Girardin P（弓削大四郎，井原秀俊 監訳）：図解　膝の機能解剖と靱帯損傷．協同医書，1995．
11. Saari T, Carlsson L, et al：Knee kinematics in medial arthrosis. Dynamic radiostereometry during active extension and weight bearing. J Biomechanics, 38：285-292，2005．
12. Hurley MV, Newham DJ：The influence of arthrogenous muscle inhibition on quadriceps rehabilitation of patients with early, unilateral osteoarthritic knees. Br J Rheumatol, 32：127-131，1993．
13. Englund M, et al：The role of the meniscus in knee osteoarthritis：a cause or consequence？Radiol Clin North Am, 47：703-712，2009．
14. Hurley MV：Quadriceps weakness in osteoarthritis. Curr Opin Rheumatol, 10：246-250，1998．
15. Richardson C, et al（齋藤昭彦 訳）：腰痛に対するモーターコントロールアプローチ―腰椎骨盤の安定性のための運動療法．医学書院，2008；p.83-92，159-166，167-199．
16. Bellamy N, Buchanan WW, et al：Validation study of WOMAC：a health status instrument for measuring clinically important patient relevant outcomes to antirheumatic drug therapy in patients with osteoarthritis of the hip or knee. J Rheumatol, 15：1833-1840，1988．
17. Akai M, et al：An outcome measure for Japanese people with knee osteoarthritis. J Rheumatol, 32：1524-1532，2005．
18. 佐藤房朗：整形外科疾患の臨床動作分析と治療技術．骨・関節系理学療法クイックリファレンス．岡西哲夫／岡田　誠（編）．文光堂，2004；p.361-372．
19. 木藤伸宏：内側型変形性膝関節症における歩行時の外部膝関節内反モーメントと下肢筋機能に関する研究．広島大学大学院保健学研究科学位論文，2009．
20. MacKinnon CD, Winter DA：Control of whole body balance in the frontal plane during human walking. J Biomech, 26：633-644，1993．
21. Shimada S, et al：Effects of disease severity on response to lateral wedged shoe insole for medial compartment knee osteoarthritis. Arch Phys Med Rehabil, 87：1436-1441，2006．

変形性足関節症(1〜7:引用文献)
1. 入谷　誠:下肢からみた動きと理学療法の展開. 結果の出せる整形外科理学療法. 山口光國ほか(著), メジカルビュー社, 2009;p.177-281.
2. Alexander IJ:Evaluation of frontal plane mechanics. The Foot Examination and Diagnosis. Churchill Livingstone Inc, 1990;p.41-54.
3. 高倉義典:変形性足関節症. 下腿・足関節・足部. 最新整形外科体系18. 越智隆弘(編). 中山書店, 2007;p.246-252.
4. 入谷　誠:スポーツ用インソールについて. 臨床スポーツ医学, 26(7):863-869, 2009.
5. 杉本和也, 高倉義典:足関節のアライメントと不安定症. MB Orthop, 13(13):11-15, 2000.
6. 田中康仁, 高倉義典:変形性足関節症. MB Orthop, 8(7):63-72, 1995.
7. 入谷　誠:入谷式足底板の現在. スポーツメディスン, 102:6-12, 2008.

変形性肘関節症と変形性指関節症(1〜16:引用文献)
1. 井上貞宏:変形性肘関節症の成因—解剖学的観察から. MB Orthop, 12(7):1-8, 1999.
2. Kapandji AI(塩田悦仁 訳):カパンディ関節の生理学. 原著第6版, 医歯薬出版, 2006;p.112-115.
3. Kauer, JMG:Wrist instability. The functional anatomy of the carpal joint. Martin Dunitz Ltd:1, 1996;p.1.
4. Lichtman DM, et al:Palmar midcarpal instability:results of surgical reconstruction. J Hand Surg Am, 18:307-315, 1993.
5. Lichtman DM, et al:Ulnae midcarpal instability-clinical and laboratory analysis. J Hand Surg Am, 6:515-523, 1981.
6. 坂田悍教:橈骨遠位端骨折遺残変形における力学的変化. 関節外科, 16(12):1483-1489, 1997.
7. 堀井恵美子:手根骨の三次元運動解析. 整形外科バイオメカニクス, 13:41-45, 1991.
8. Palmer AK, et al:Relationship between ulnar variance and triangular fibrocartilage complex thickness. J Hand Surg Am, 9:681-682, 1984.
9. Epner RA, et al:Ulnar variance — the effect of wrist positioning and roentgen filming technique. J Hand Surg Am, 7:298-305, 1982.
10. 西山　徹ほか:橈骨遠位端骨折と下橈尺関節機能. 日手会誌, 5:362-365, 1988.
11. 西山　徹ほか:遠位橈尺関節の加齢変化(第4報). 日手会誌, 8:613-616, 1991.
12. 貞廣哲郎ほか:手関節部痛における遠位橈尺関節の問題. 中部日本整災誌, 29:1960-1964, 1986.
13. 貞廣哲郎ほか:遠位橈尺関節のレ線計測値の加齢推移. 日手会誌, 5:501-514, 1986.
14. 西山　徹ほか:遠位橈尺関節変形性関節症—加齢現象・運動解析の立場より. 関節外科, 16(12):1510-1518, 1997.
15. 関　昌家:道具と作業療法. 手と道具の人類史 チンパンジーからサイボーグまで. 関　昌家(編), 協同医書出版, 2008;p.7.
16. 中村隆一ほか:基礎運動学. 第4版, 医歯薬出版, 1995;p.207-208.

第2章
変形性脊椎症

1. 変形性頸椎症

頸椎の機能解剖

頸椎は，後頭骨−環椎−軸椎（C_0-C_1-C_2）で構成される上位頸椎と，C_{3-7}で構成される下位頸椎に分類される（図2-1）．上位頸椎は特別な形態をしており，環椎後頭関節と環軸関節は椎間板をもたない滑膜関節である（図2-2）．関節包内運動は主に転がりとすべりの運動である．可動域は，環椎後頭関節は屈曲が大きく，環軸関節は回旋が大きい．下位頸椎は形態が類似しており，椎間関節は椎間板をもつ滑膜関節である．椎間関節の上関節面の傾斜は水平面に対して約45°であり，下位にいくほど傾斜が大きくなる（図2-3）．関節包内運動はすべりの運動である．可動域は屈曲−伸展，側屈，回旋の順に大きい（図2-4）[1]．下位頸椎では鉤状突起が存在してルシュカ（Luschka）関節（図2-5）を形成しており，頸椎の運動における椎体間の重要なコントロールを果たしている[2,3]．

頸椎の靱帯（図2-6）[3]は，前縦靱帯が前環椎後頭膜へ移行して，各椎体や椎間板に付着する．後縦靱帯は蓋膜から連続して脊柱管前面を構成し，黄色靱帯は脊柱管後面を構成する．棘間靱帯と棘上靱帯は項靱帯を形成する．環椎後頭関節では，関節包がC_{0-1}の各運動を最も制御し，翼状靱帯は回旋と側屈，蓋膜は屈曲−伸展を制御する．環軸関節では，環椎横靱帯が環椎の前方転位を制御する最も重要な靱帯であるが，この機能発現には健常な歯突起の存在が不可欠である．下位頸椎では椎体および椎間板と椎間関節や靱帯などの後方要素が分担して圧縮負荷を支持するのに対し，上位頸椎では環椎後頭関節および環軸関節が圧縮負荷を支える[3,4]．

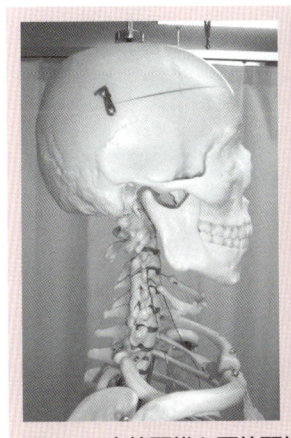

図2-1 上位頸椎と下位頸椎

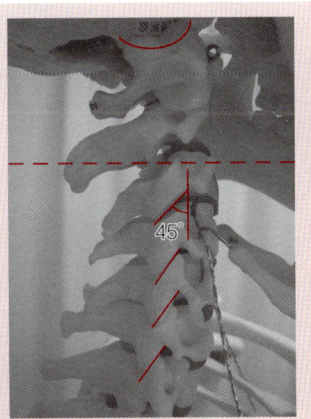

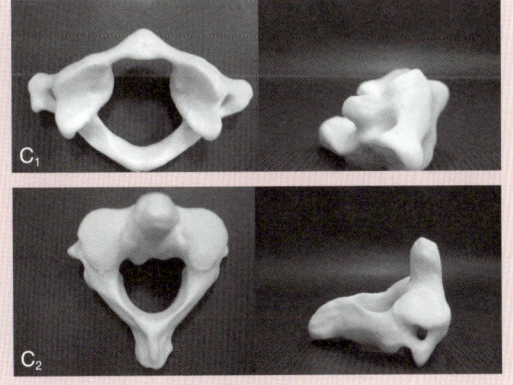

図2-2 上位頸椎の関節面

図 2-3　下位頸椎の関節面

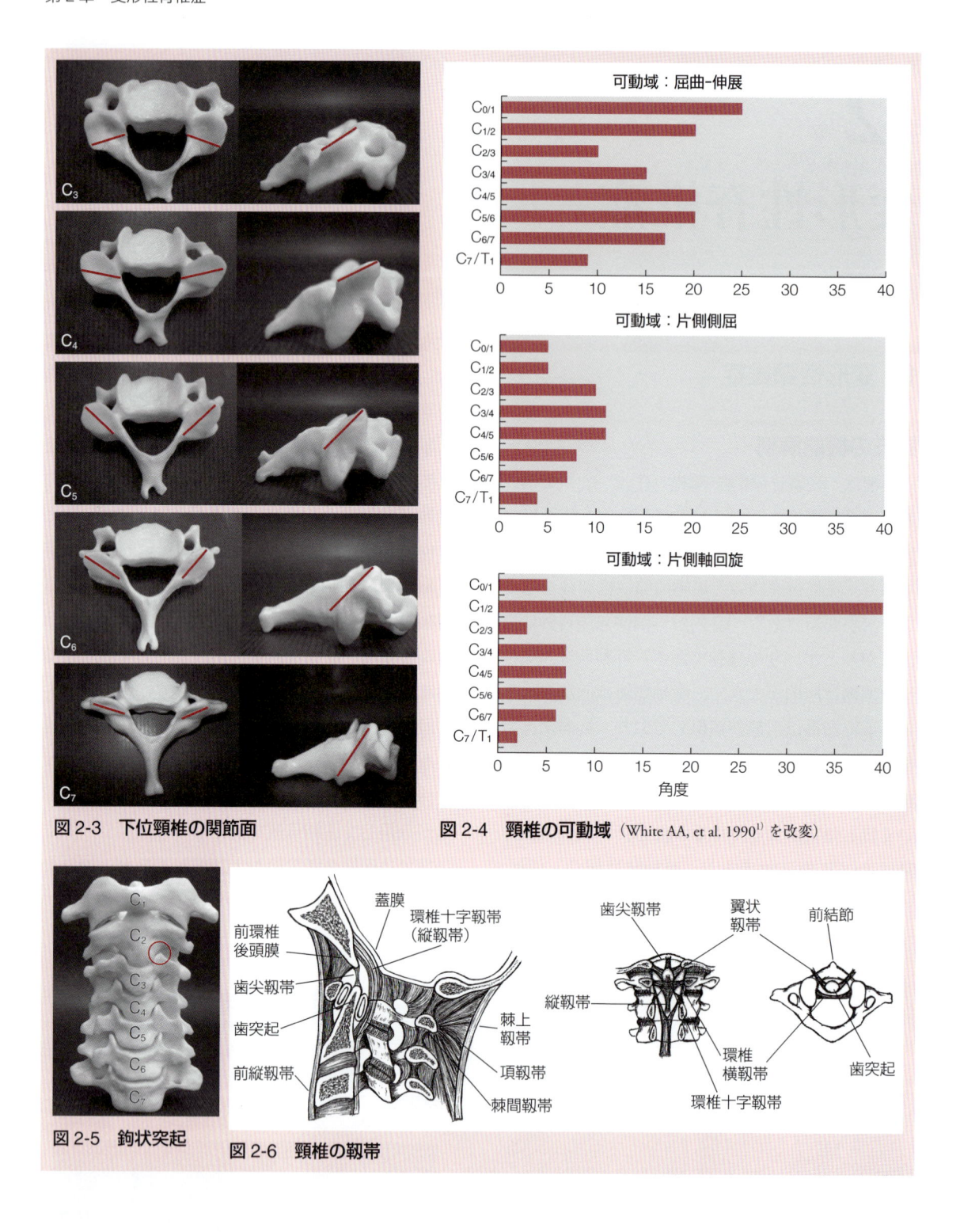

図 2-4　頸椎の可動域（White AA, et al. 1990[1]）を改変）

図 2-5　鉤状突起

図 2-6　頸椎の靱帯

　頭部の伸展（上位頸椎の伸展）に作用する筋群は，後頭下筋群・頭最長筋・頭板状筋・頭半棘筋・僧帽筋上部線維などであり，頸部の伸展（下位頸椎の伸展）に作用する筋群は頸最長筋・頸半棘筋，頸腸肋筋，頸板状筋・僧帽筋上部線維などである．また，頭部の屈曲に作用する筋群は前頭直筋・外

図 2-7 頸部の筋群

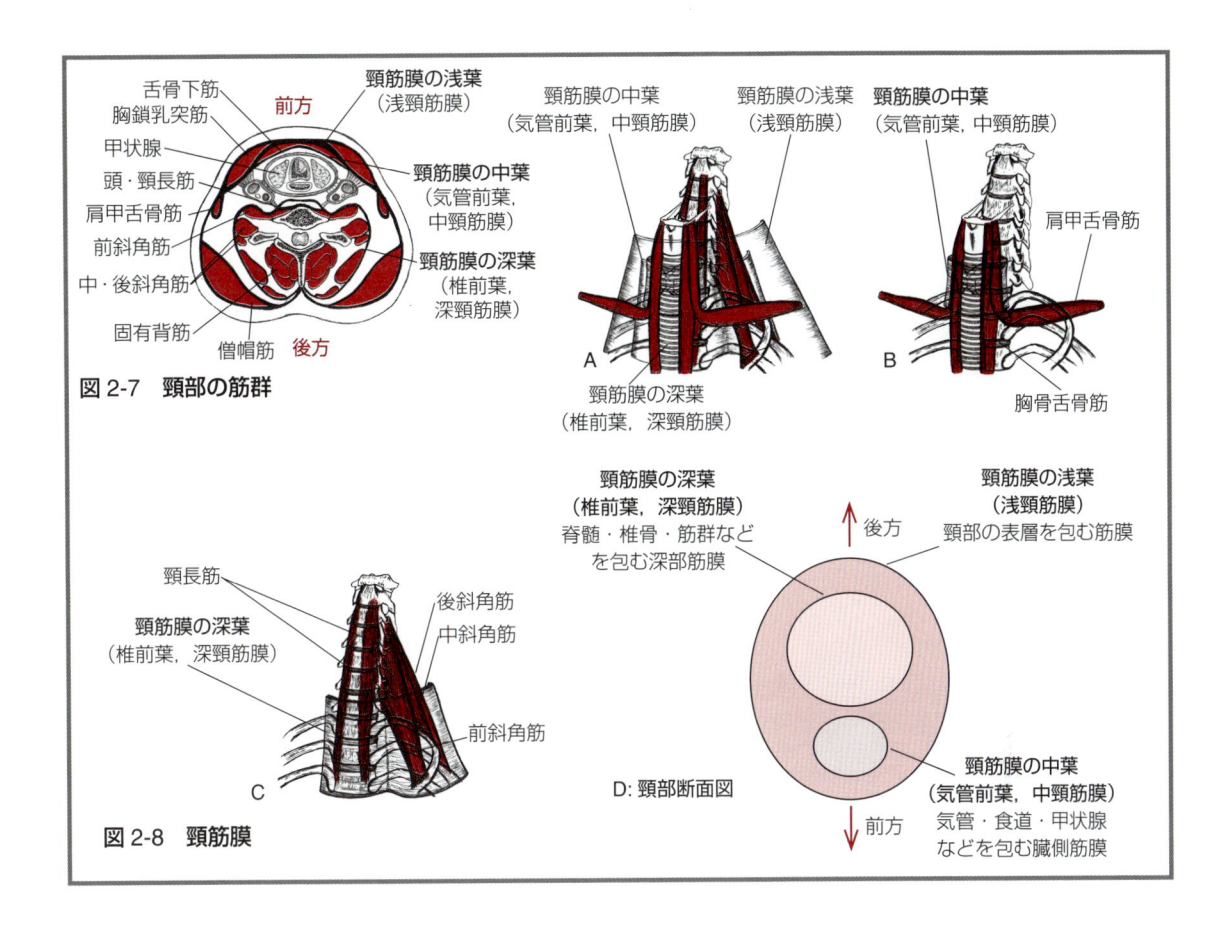

図 2-8 頸筋膜

側頭直筋・頭長筋などであり，頸部の伸展に作用する筋群は斜角筋群・胸鎖乳突筋などである．頸椎の側屈に関与する筋群は胸鎖乳突筋・頸長筋・外側頭直筋・斜角筋群・肩甲挙筋などであり，回旋に関与する筋群は後頭下筋群・最長筋・板状筋・半棘筋・回旋筋・斜角筋群・胸鎖乳突筋・僧帽筋・肩甲挙筋などである[5]．頸椎の筋群は，前頸筋群（舌骨上筋群，舌骨下筋群），胸鎖乳突筋，斜角筋群（前斜角筋，中斜角筋，後斜角筋），椎前筋群（頭長筋，頸長筋），固有背筋群に分けられる．各筋群は筋膜で包まれており，区画で分けると全体的な筋の配置を整理しやすい[6]（図 2-7）．頸筋膜の浅葉では胸鎖乳突筋・僧帽筋を包む（図 2-8A）．さらに頸筋膜の中葉（気管前葉）では舌骨下筋群を包み（図 2-8B），頸筋膜の深葉（椎前葉）では頭・頸長筋などの椎前筋群，斜角筋群，固有背筋群を包む（図 2-8C）．頸部と体幹のつながりは，胸腰筋膜の浅葉が項筋膜の深葉に移行して頸筋膜の深葉（椎前葉）と連続している[7]（図 2-9）．また，頸筋膜の浅葉は胸筋筋膜や三角筋筋膜などとつながりをもち，咬筋の被包筋膜は頸筋膜の浅葉と顔面筋膜とつながりをもつ[8]．さらに，全身の筋や筋膜にはいくつかのラインが存在し[9]，頸部障害が体幹や顔面だけでなく，上肢や下肢ともつながりがある．

頸椎の神経には，頸神経叢，腕神経叢がある．頸神経叢は第 1 頸神経から第 4 頸神経と，第 5 頸神経の一部で構成され，腕神経叢は第 5 頸神経から第 1 胸神経で構成される．頸神経叢，腕神経叢の各神経[7]は，椎前葉を通過するため，筋膜の機能障害はこれらの神経にも影響を及ぼすと考える．また，C_3 以下の頸神経後内側枝は椎間関節側面に線維性に固定され遊びが少なく，伸展で容易に伸

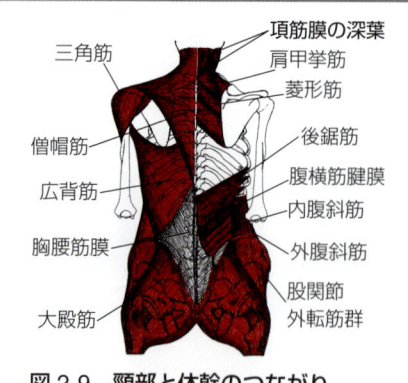

図 2-9　頸部と体幹のつながり

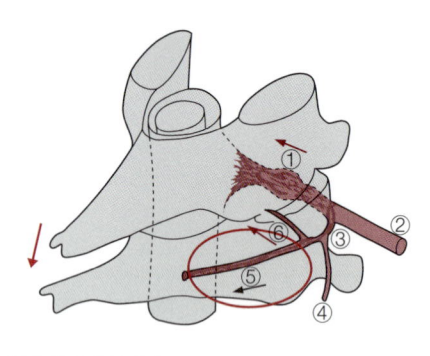

図 2-10　下位頸椎の頸神経

頸神経根後内枝成分のループ構造

頸椎伸展（↑）により，椎間孔内部分は脊柱管内方に（↑），椎間関節表面部分は脊柱後方（↑）に伸延力を受ける．
①椎間孔内神経根　②頸神経前枝
③頸神経後枝　④頸神経後外枝
⑤頸神経後内枝　⑥椎間関節枝

（都築暢之ほか．2001[11]）

変形性頸椎症の病態

病態

椎間板の退行性変化が基盤となり，その変化が周辺組織（骨組織，靱帯，筋）に影響を及ぼす．周辺組織の退行性変化も加わった結果，脊髄，神経根，交感神経を刺激・圧迫してさまざまな症状を呈する[4]．椎間板の変性は20歳前後から生じており[12]修復能に乏しい組織のため変性過程が進行すると，椎間板膨隆，椎体後方および椎間孔周辺の骨棘形成などの変形性変化，黄色靱帯などの諸靱帯の変性により，脊柱管が狭窄した結果（静的因子；static factor），症状の発現に至る．また，椎間板や諸靱帯の脆弱化，椎間関節軟骨の変性により，頸椎の支持性が低下して異常動揺性を起こした結果（動的因子；dynamic factor），症状の発現に至る[13]（図 2-11）．

脊椎の退行性変化は，①機能不全期（dysfunction phase），②不安定期（unstable phase），③再安定期（restabilization phase）に分類することができる[3]．機能不全期は，椎間板に変性が生じ，椎間関節に滑膜炎が生じる時期である．不安定期は，椎間板

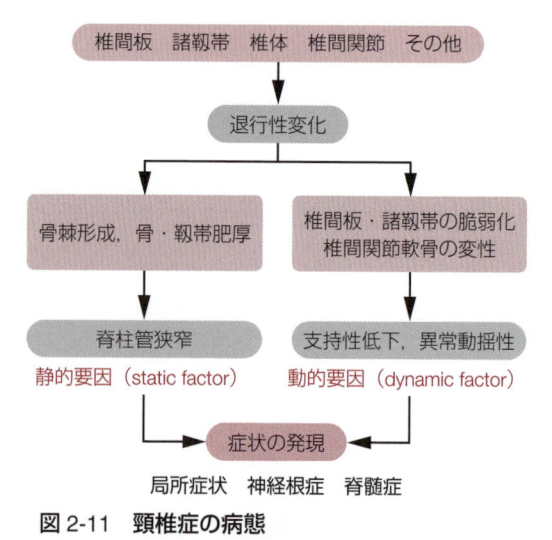

張され（図 2-10），頸部痛と関連性がある[10,11]．不良姿勢により，椎間板の変性が進行して各椎体間の不安定性が出現してくれば，頸椎の病態運動により頸神経後内側枝は損傷しやすくなる．また，下位頸椎の椎間孔は屈曲時に拡大して伸展時に狭小化するため，伸展位の習慣化は神経根の絞扼症状の出現につながると考える．

図 2-11　頸椎症の病態

（室田景久ほか．1991[13]を改変）

機能は破綻し，椎間関節に変性過程が進行して不安定性が生じ，神経絞扼症状の強い時期である．再安定期は，骨棘や椎間関節の肥厚が生じ，脊柱管が狭窄する時期である．このように，変形性頸椎症は椎間板の変性から始まり，徐々に頸椎の構成要素の変性へと波及していく病態である．

疫学（原因）

椎間板の変性は，遺伝的にプログラムされた"加齢変化"を基盤に，さまざまな力学的負荷の蓄積により進行するものと考えられる[3]．つまり，原因は"加齢変化"だけではなく，姿勢や動作による頭頸部へのメカニカルストレスも非常に大きな要因となる．頸椎の変性が起こりやすい部位は C_{3-4}，C_{4-5}，C_{5-6} の下位頸椎で多い[12,14]．

臨床で観察される頭部前方姿勢（図2-12）では，上位頸椎は伸展位で下位頸椎は屈曲位になり，可動域の代償は下位頸椎で行われやすい[15]．上位頸椎の関節運動の制限は，下位頸椎の動きの代償を招き，結果として下位頸椎の過剰な運動が起こり，椎間板にメカニカルストレスが加わりやすくなると考えられる．

症状

椎間板の退行性変化が基盤となり，脊髄，神経根，交感神経を刺激および圧迫してさまざまな症状を呈する．頸椎症による症状は，局所症状，神経根症，脊髄症に分類される．

局所症状では，項部痛，頸部痛，肩こりなどを訴える．

神経根症では，頸，肩，腕の疼痛，上肢への放散痛や手指のしびれ感などが主な愁訴である．上肢の筋萎縮，筋力低下，知覚異常，腱反射の異常などを伴うことが多い．

脊髄症では，手指のしびれ感，手指の巧緻性障害，歩行障害（痙性歩行），四肢の知覚異常，上肢および下肢の腱反射異常を認めることが多い[12]．

画像所見

X線画像（図2-13）の観察として，前額面の画像では鉤状突起の変性の程度，椎体の骨棘，棘突起の配列を確認する．

矢状面の画像では，椎体間の高さや椎間関節の変性の程度，頸椎前弯の程度を確認する．

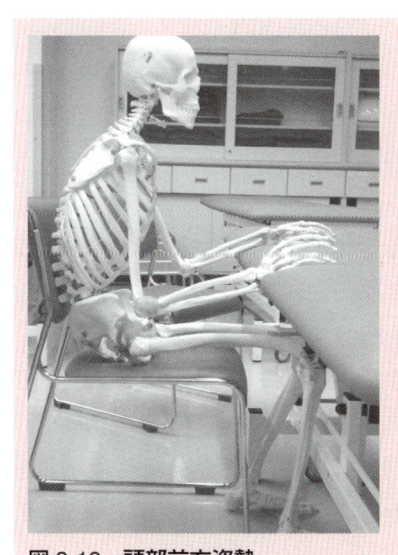

図2-12　頭部前方姿勢

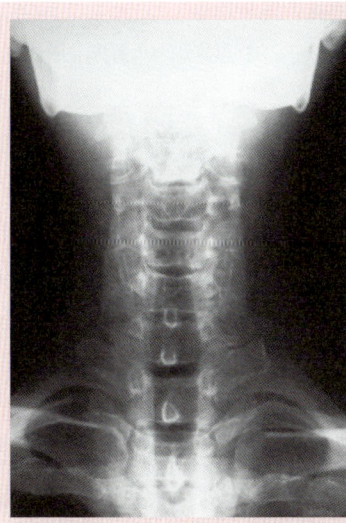

A：正面像　　B：側面像
図2-13　変形性頸椎症のX線所見

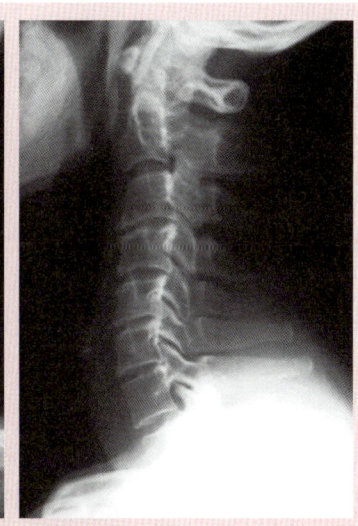

CT，MRI 画像の観察では，椎間板の変性の程度，脊髄や神経根への圧迫の有無，諸靱帯の石灰化や骨化の程度，脊柱管の狭窄の程度を確認する．

変形性頸椎症の評価

病態の把握

腱反射，筋力検査，感覚検査などの神経学的所見は退行変性過程（病期）を把握するうえで重要な検査である．外来においても画像所見や神経学的所見と症状を確認して，医師と相談をしながら治療方針を決めることが望ましい．椎間関節など体幹の関節の関節包内運動の異常が出現すると，関節機能障害（joint dysfunction）の症状が出現すると報告されている．

関節機能異常の症状は，痛み，運動制限，感覚障害（しびれ，冷感，鈍麻），筋スパズムなど多彩な症状を呈する[16]．症状が，運動機能の破綻によるものか，構造の破綻によるものか鑑別が必要である．

姿勢の評価

臨床的な姿勢の評価では，上半身の質量中心位置を第7～9胸椎高位（Th$_{7-9}$），下半身の質量中心位置を大腿部1/2～2/3点のあいだ，その中点を身体重心位置とする視覚的な観察方法[17]が提案されている．

臨床において，視覚的な観察方法により頸部痛がある人の座位姿勢を評価してみると，上半身質量中心が左右あるいは後方に偏位して，頸椎の運動時に疼痛や可動域制限のある症例を多く経験する．また，詳細に観察してみると，ウエストラインや胸郭の非対称性を認め，胸椎の柔軟性が低下していることが多い．このような症例に対して，座圧中心を移動させて腰椎および肋骨の運動を促すと，頸椎の運動時の疼痛や可動域の改善を認めることから，頸椎だけでなく上半身質量中心を含めた他の部位も観察する必要がある．

矢状面の観察

矢状面の頭頸部の観察では，座位姿勢における外耳孔と肩峰，上半身質量中心の位置関係をみる（図 2-14）．頭部の重心は頸椎の前方に位置（図 2-15）するため，頭部前方肢位の姿勢になると頭頸部の伸筋群の過剰な収縮を引き起こす．また，インナーユニット（横隔膜，腹横筋，骨盤底筋，多裂筋）の活動が低下すると，sway back 姿勢となり上半身質量中心は後方に偏位して頭部前方肢位の姿勢になりやすい[18]（図 2-16）．

Janda は頭部前方姿勢により，過活動化する筋には胸筋，僧帽筋上部，肩甲挙筋，胸鎖乳突筋，咬筋，外側翼突筋などがあり，低活動化する筋には前鋸筋，僧帽筋下部，深部の頸部屈筋，舌骨上筋などがある[19]としている．

このような筋のアンバランスにより，上位交差性症候群（図 2-17）を発症させ，頸部・肩の症状に影響を及ぼしている．

前額面および水平面の観察

前額面の頭頸部の観察では，座位姿勢において頸切痕を中心線として頭部が並進あるいは回転しているかをみる（図 2-18）．また，"縦のライン"として頸切痕を中心線に頭部，胸郭，骨盤帯の位置関係を観察する（図 2-19A）．また，"横のライン"として左右の外耳孔，肩峰，胸郭，上前腸骨棘の左右差を観察する（図 2-19B）．

"縦ライン"と"横ライン"の評価で上半身質量中心位置（Th$_{7-9}$）に偏位があれば，骨盤帯や胸郭を含む脊柱の alignment は崩れて脊柱の複合運動（図 2-20）も障害されている可能性が高い．

さらに触診で，ウエストラインの左右差，左右肋骨の前方回旋や後方回旋の傾向，胸骨柄の傾きや鎖骨の高さを確認する（図 2-21）．胸骨柄の傾きと体幹の回旋可動域には密接な関係があり[20]，鎖骨は頸筋膜浅葉が結合する部位で胸骨柄や肩甲骨とも胸鎖関節や肩鎖関節で結合している（図 2-22）．

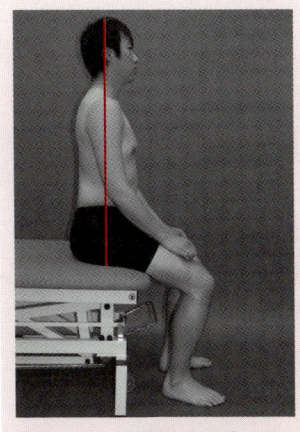

1. 変形性頸椎症——変形性頸椎症の評価

図2-14 矢状面の観察

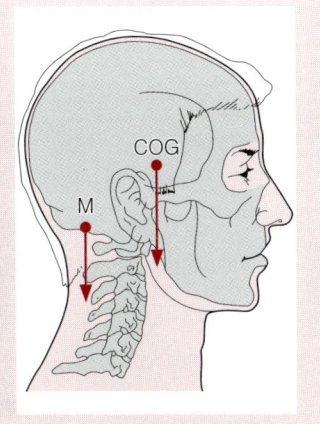

図2-15 頭部の重心位置
COG：center of gravity；頭部の重心位置
M：extensor muscles(of the occiput cervical spine)；頭頸部の伸筋群

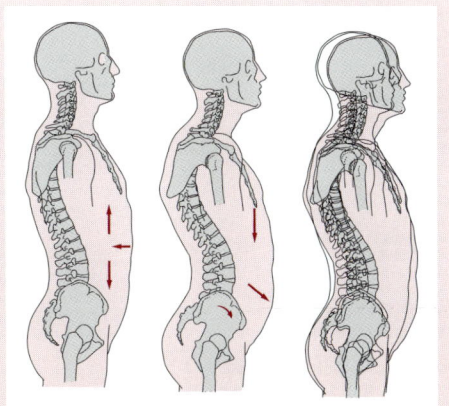

図2-16 インナーユニットの低下と頭部前方姿勢
（図2-15，16：Porterfield JA, et al. 1995[18]）

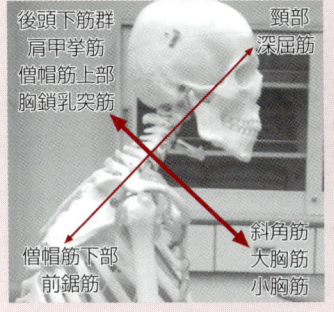

図2-17 上位交差性症候群

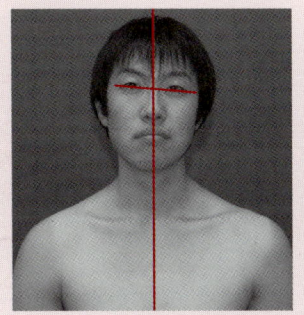

図2-18 前額面の観察

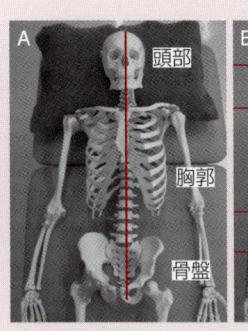

図2-19 縦ライン(A)，横ラインの評価(B)

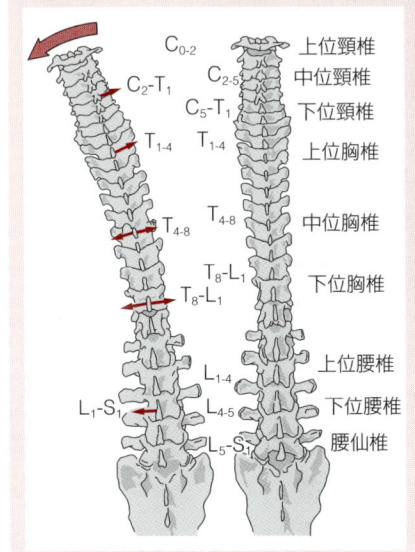

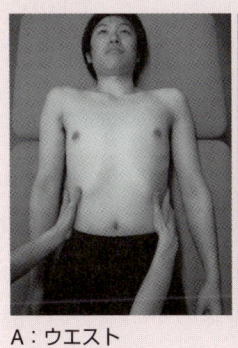

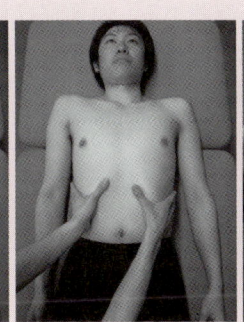

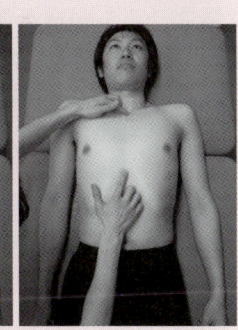

図2-20 脊柱の複合運動
(White AA, et al. 1990[1])

A：ウエスト　　B：肋骨　　C：胸骨柄
図2-21 触診

図 2-22 水平面の観察—1
胸骨柄-鎖骨-肩峰の位置関係

図 2-23 水平面の観察—2
頭頸部と腰椎-胸椎の位置関係

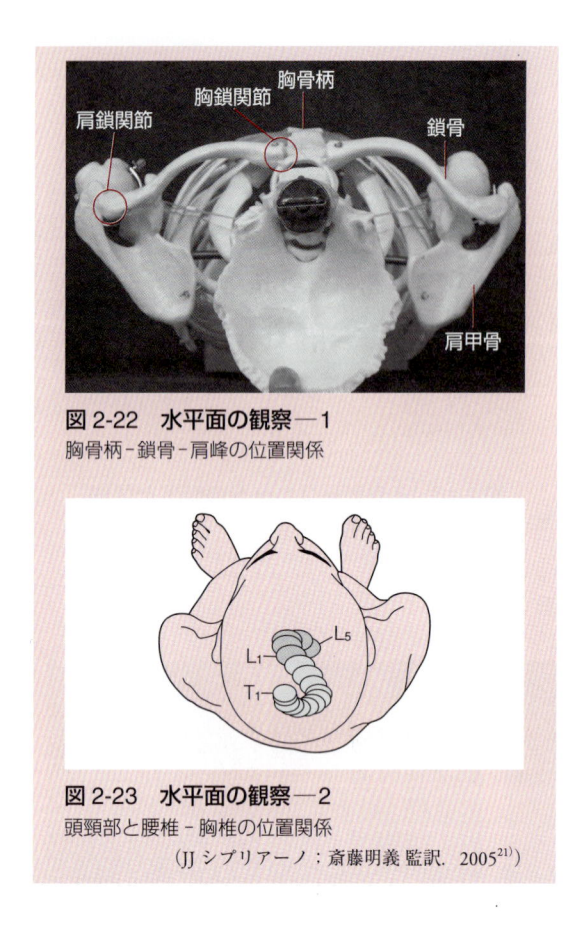

（JJシプリアーノ：斎藤明義 監訳．2005[21]）

また，上前腸骨棘および上後腸骨棘の左右差から骨盤帯のalignmentを確認する．頭頸部は仙骨，腰椎，胸椎の上に位置しており（図2-23）[21]，下位のalignment障害は頸椎の障害へとつながるものと考える．

動作の評価

頸椎の椎間関節の関節面の動きは，頸椎の屈曲では上位椎体の下関節突起の関節面が下位椎体の上関節突起の関節面に対して上方にすべり，伸展では下方にすべる．右回旋と右側屈では右側の関節面は下方へ，左側の関節面は上方へすべる．椎間関節の局所的な運動を考慮したうえで，頸椎の全体的な運動が適切に行われているかを観察する．

屈曲，伸展

屈曲，伸展の評価では，可動域の計測だけでなく，運動軸（瞬間運動中心）の観察も行う．

瞬間運動中心は，写真やビデオを用いても可能であり，視覚的にも観察可能である．自然な座位姿勢では，頸椎の屈曲運動および伸展運動の瞬間運動中心は，停滞することなく円滑に移動する[22,23]（図2-24）．一方，胸椎後弯および骨盤後傾の座位姿勢では，頸椎の伸展運動における瞬間運動中心は，下位頸椎付近で停滞する[23]（図2-25）．

仰臥位からの頸椎の屈曲運動では，しばしば表層の胸鎖乳突筋の過剰な活動を認め（図2-26），頭部は並進運動が優位となり瞬間運動中心は頸部から逸脱する．この動作は，頸部痛のある症例ではしばしば観察される．

このような症例では，頸椎の安定性で重要な深層の頸部屈筋（椎前筋）が抑制されており，椎前筋の再教育が必要である．

瞬間運動中心の停滞した運動では，下位頸椎の過剰な運動を引き起こして椎間板にメカニカルストレスが生じると考えられる．このようなメカニカルストレスを最小限にするように，瞬間運動中心の軌跡が円滑に移動することが重要である．

側屈，回旋

頸椎の回旋運動では，健常者であっても可動域が非対称であることが多い（図2-27）．このような場合，上位頸椎と下位頸椎の柔軟性（図2-28A，B）を確認する．図2-28Aのように，頭部を右側へ並進移動した場合，上位頸椎は左側屈，下位頸椎は右側屈を伴う．頭部を左側へ移動した場合は逆の動きとなる．また，図2-28Bのように右側屈を行い，図2-28A，Bから頸部の柔軟性が低下している部位を探す．

側屈運動や回旋運動における複合運動（coupling motion）を下位頸椎の棘突起を触診しながら，移動方向を確認（図2-29）する．図2-29のような右側屈や右回旋の複合運動では，棘突起は左側へ移動する．各椎間で動きが制限されている場合，棘突起の移動量は少なくなる．また，上半身質量

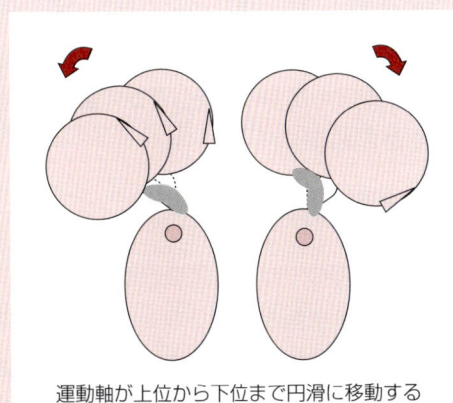

図2-24　屈曲および伸展における瞬間運動中心の移動　（上田泰久ほか，2007[23]）

運動軸が上位から下位まで円滑に移動する

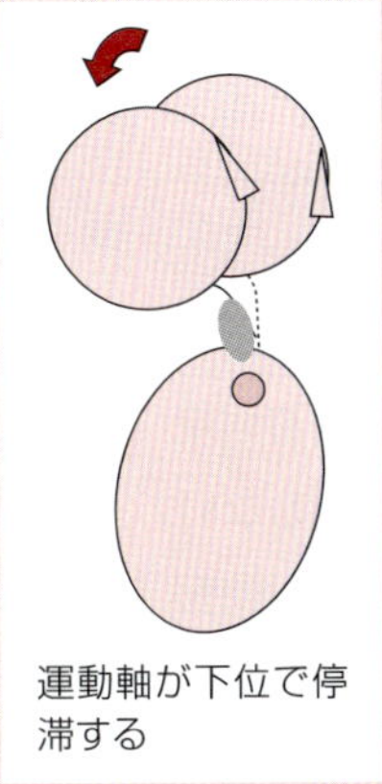

図2-25　姿勢変化（胸椎後弯および骨盤後傾）における瞬間運動中心の移動　（上田泰久ほか，2007[23]）

運動軸が下位で停滞する

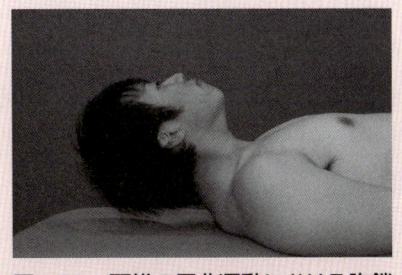

図2-26　頸椎の屈曲運動における胸鎖乳突筋の過活動

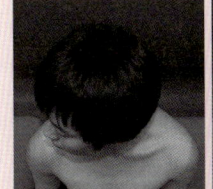

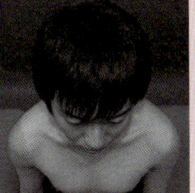

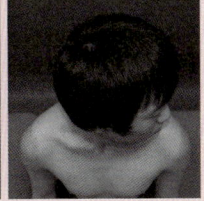

図2-27　頸椎の回旋可動域の非対称性

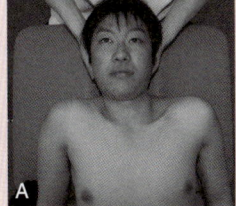

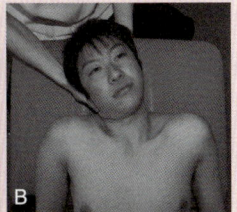

図2-28　上位頸椎と下位頸椎の柔軟性

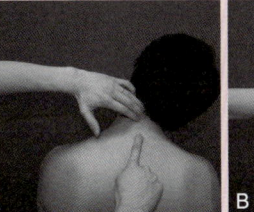

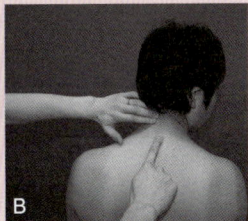

図2-29　右側屈と右回旋における棘突起の触診

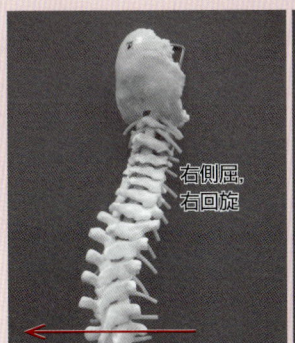

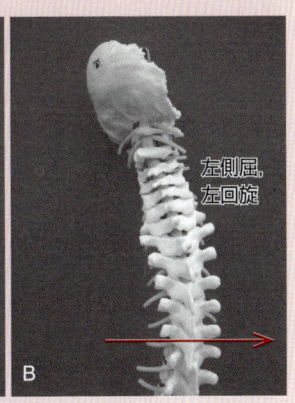

図2-30　上半身質量中心と下位頸椎のalignment

中心を左側へ偏位させる（図2-30A）と，頸椎の右回旋の可動域は増加する．逆に上半身質量中心を右側へ偏位させる（図2-30B）と，頸椎の右回旋の可動域は減少する[24]．これらから，胸郭を含める胸椎の偏位と頸椎の複合運動を関連させて考えることが重要である．また，頭部を水平に保ちながら右回旋させた場合，下位頸椎は右側屈，上位頸椎は左側屈を伴う．

自由度の高い上位頸椎は，頭位を水平に保つために下位頸椎の複合運動を補償している[25]．

デスクワークなどで上位頸椎の柔軟性が障害された場合，下位頸椎で過剰な運動が行われるため注意が必要であると考える．

臨床では，上位頸椎の柔軟性の獲得のために，

頸部のアプローチだけでなく，他部位との運動連鎖を考慮して胸郭を含めた脊柱全体を整えることが，頸椎の運動の改善に必要であると考える．

変形性頸椎症の治療

変形性頸椎症の治療では，退行性変化の初期段階に，頭頸部のメカニカルストレスが蓄積しないような姿勢・動作のアプローチを行い，退行性変化を進行させないことが重要と考えている．そのうえで，頭頸部が動くように身体の運動機能を再構築させていく．

身体は，表皮および真皮，皮下組織（浅筋膜），筋膜（深筋膜），筋肉，骨，関節包および靱帯の階層構造になっている（図2-31）．

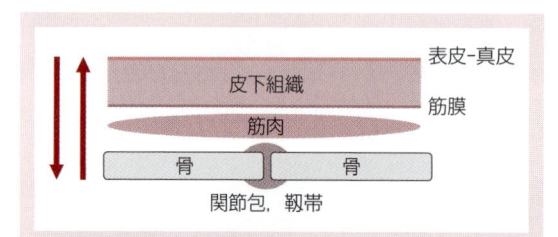

図 2-31　身体の階層性

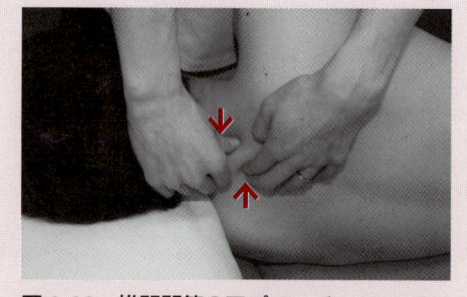

図 2-32　椎間関節のアプローチ

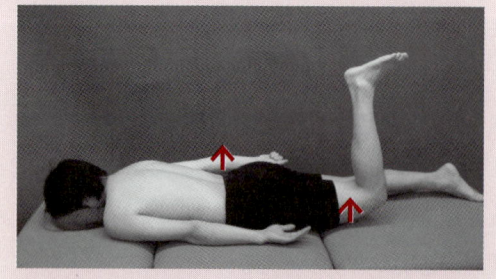

図 2-33　右広背筋−左大殿筋のエクササイズ

頭頸部の動きは，階層構造のどの障害でも制限される．理学療法を展開するためには，運動機能の破綻の原因がどの層から出現したか推論を立て，治療をしながら確認していく．

左右の椎間関節の関節面を整える

胸椎後弯位の姿勢では椎間関節の傾斜が大きくなり，下位頸椎は屈曲となるため上位椎体の下関節突起の関節面が下位椎体の上関節突起の関節面に対してさらに上方にすべる．また，胸郭を含める胸椎の偏位を伴う姿勢では，頸椎の椎間関節の関節面は左右で非対称なすべりの運動が出現していることが多い．姿勢が頸椎の椎間関節に及ぼす影響を考慮して，関節面の動きを整える必要があると判断した場合は徒手的に治療を行うようにしている．

関節には，しまりの肢位（close packed position）と緩みの肢位（loose packed position）が存在する．緩みの肢位のなかでも，最大緩みの肢位（least packed position；LPP）は，関節包内運動を誘導するときに用いる肢位である[16]．椎間関節では，脊柱全体を軽度屈曲位にして頸椎の椎間関節の関節面を滑らせて動きを確認しながら整える（図2-32）．

臨床的には，骨盤帯を含めた体幹の関節の関節包内運動を改善すると，頸椎の椎間関節の関節包内運動が誘導しやすくなる．

胸腰筋膜の左右差を整える

胸腰筋膜の浅葉は，広背筋と下後鋸筋の起始となり，胸腰筋膜の深葉は内腹斜筋と腹横筋の起始となっている．とくに広背筋と下後鋸筋の左右差は，胸腰筋膜の浅葉を介して項筋膜や椎前葉へ影響を及ぼし，椎前筋の機能障害を引き起こすと考えられるため，左右の筋活動を整えることは重要であると考える．

広背筋−反対側の殿筋の機能的ユニットのエクサ

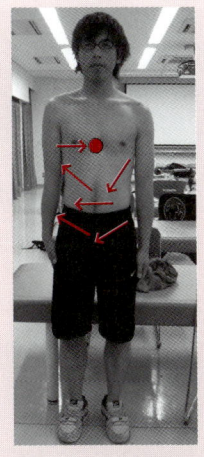

図2-34 胸郭の偏位がある症例

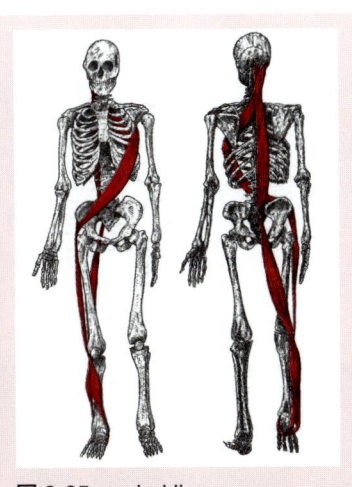

図2-35 spiral line
（Myers TW. 2004[9]）

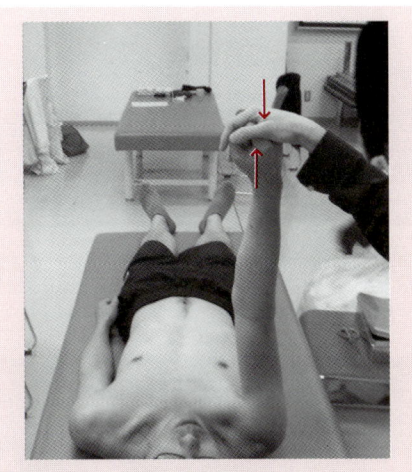

図2-36 上肢挙上運動

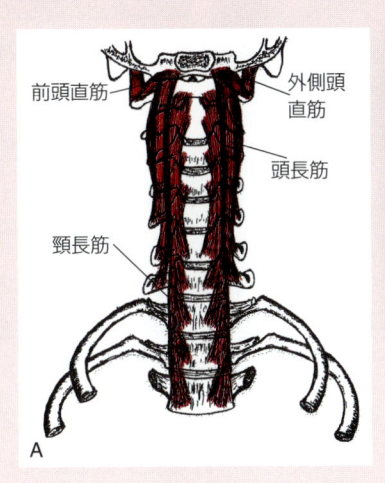

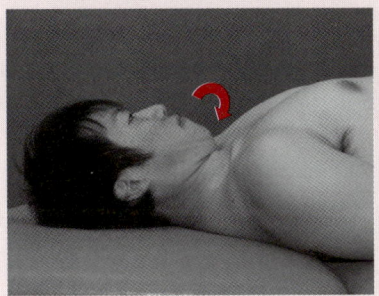

B：顎引き運動

図2-37 椎前筋の収縮（顎引き運動）

サイズ（図2-33），下後鋸筋の徒手的なアプローチにより左右の筋緊張を整えていく．また，呼吸運動などを介してインナーユニットの活性化も促していく．

胸郭の正中化を促す

胸郭を含める胸椎の偏位は下位頸椎の動きと関連があるため，偏位量が大きい場合は正中化することが重要であると考える．

胸郭の偏位がある症例（図2-34）では，菱形筋－前鋸筋－外腹斜筋の連結に機能不全があることが多い．姿勢を観察してみると，下半身質量中心は右側へ，上半身質量中心は左側へ偏位し，胸郭や骨盤帯のalignmentが変化している．

このような場合，spiral line[9]（図2-35）を整えるようなイメージで行っている．短縮側にはリリースを，弱化側には上肢挙上運動（図2-36）を軽い抵抗を加えながら行う．また，前鋸筋，肩甲挙筋，菱形筋は一枚のシート状につながっている[26]ため，徒手的に触診しながら全体的な筋緊張を考慮して実施している．

胸腰筋膜の緊張を整えて胸郭の正中化を促した

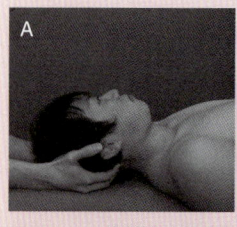

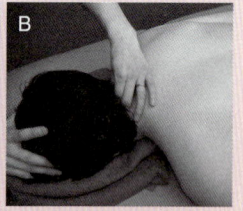

図 2-38　後頭下筋群のリリース
仰臥位で伸張させる方法（A）と腹臥位で後頭下筋群を触診しながら頭部を左右に揺らす方法（B）．

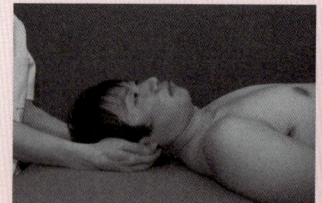

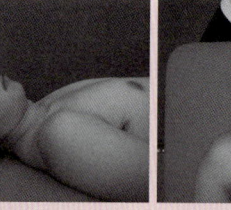

図 2-39　後頭下筋群の再教育

図 2-40　他動的な軸圧

図 2-41　自動的な軸圧

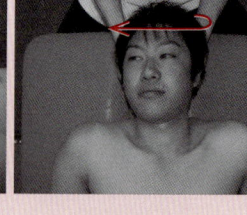

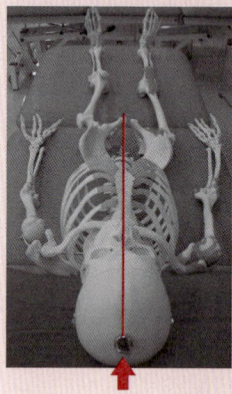

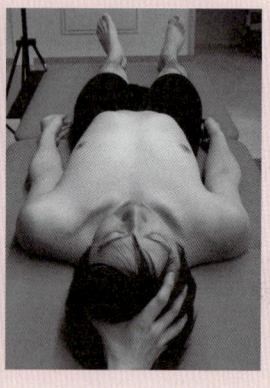

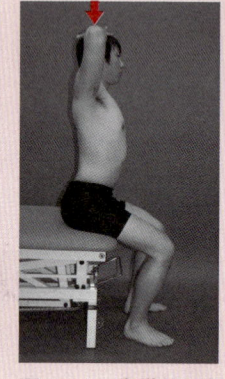

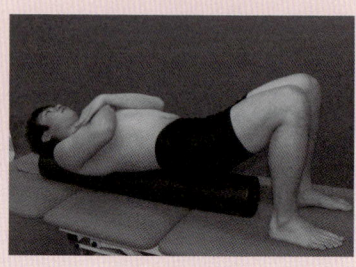

図 2-42　正中位の意識化

後，椎前筋の収縮（図2-37）を促す．後頭下筋群の過活動がある場合は，椎前筋の収縮がうまく行えないため，後頭下筋群のリリースおよび筋の再教育を行う．

後頭下筋群のリリースの方法として，仰臥位で伸張させる方法（図2-38A），腹臥位で軸椎上の後頭下筋群を触診しながら頭部を左右に揺らす方法（図2-38B）を行う．後頭下筋群の再教育の方法（図2-39）として，仰臥位で頭部のわずかな回旋を自動介助運動で行い，上位頸椎から回旋運動が下位頸椎に波及していくイメージで行う．

頭部と胸郭の軸を感覚的に統合する

仰臥位で他動的に頭部の並進運動や回転運動を行い，頭部の柔軟性を確認する．頭部の柔軟性に左右差がある場合は，スリングなどを用いてリラクセーションを実施する．

頭部には視覚や前庭系の感覚器官があるため，頭部の正中化は重要であると考える．

頸部の柔軟性に左右差がなく改善していれば，頭部と胸郭の軸を感覚的に統合するように尾側方向へ他動的な軸圧を加える（図2-40）．また，座位においては自動的な軸圧を加え，骨盤の前後傾運動を行いながら，インナーユニットを働かせ，腹腔内圧を高めた体幹の伸展運動を行う（図2-41）．

自主トレーニングとしては，ストレッチポールを用いて，正中化を意識しながら足踏みなどの運動課題を行う（図2-42）．

他部位との運動連鎖を考慮する

頸椎の運動が改善されても，頸椎と他部位との運動連鎖が破綻したままでは，症状が再発するリスクが高い．そのため，頸椎の運動と他部位との運動連鎖を調べる必要がある．頸椎の運動は，胸郭を含めた脊柱全体の運動と密接な関係がある．

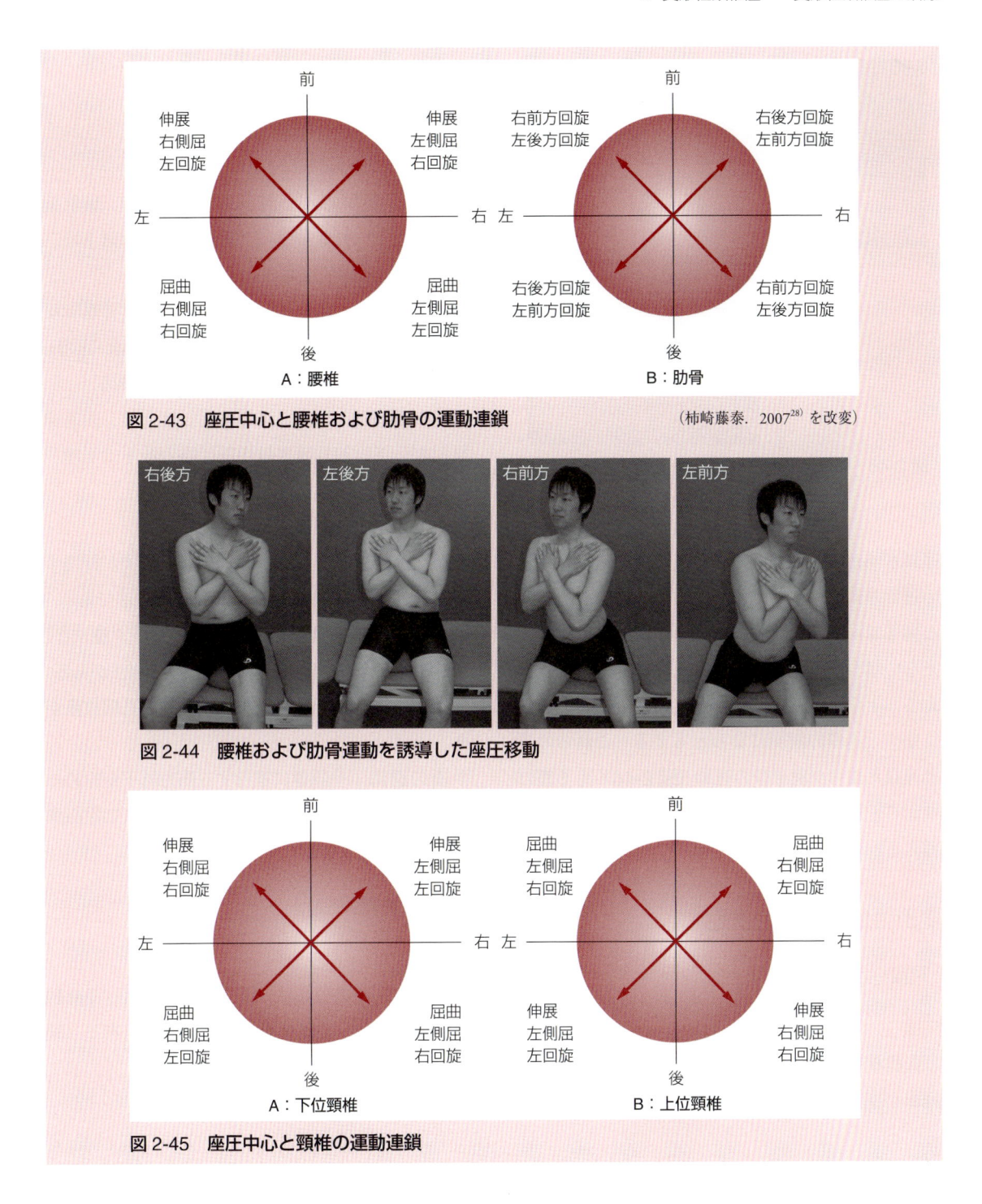

1. 変形性頸椎症——変形性頸椎症の治療

図 2-43　座圧中心と腰椎および肋骨の運動連鎖　　　　　　　　　　　（柿崎藤泰．2007[28)]を改変）

A：腰椎／B：肋骨

図 2-44　腰椎および肋骨運動を誘導した座圧移動

A：下位頸椎／B：上位頸椎

図 2-45　座圧中心と頸椎の運動連鎖

　福井[27)]，柿崎[28)]は，座圧中心と腰椎の運動連鎖（**図2-43A**）と座圧中心と肋骨の運動連鎖（**図2-43B**）について述べている．
　下位のalignment障害は頸椎の障害につながるため，座圧中心を移動させながら腰椎と肋骨の運動連鎖を促していく（**図2-44**）．また，このような視点で座圧中心と頸椎の運動連鎖も考えてみると，下位頸椎と上位頸椎には**図2-45**のような運動

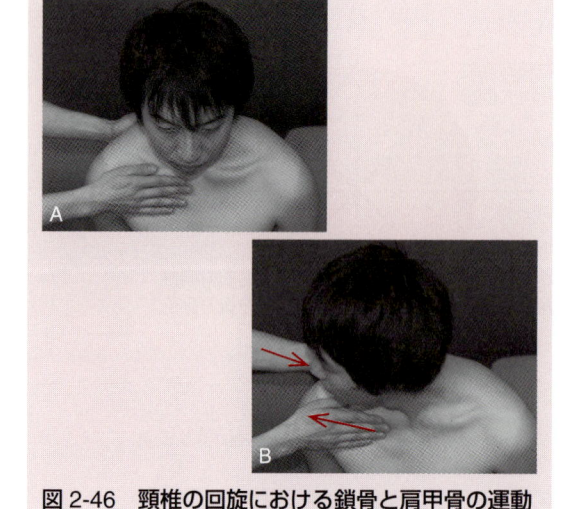

図2-46 頚椎の回旋における鎖骨と肩甲骨の運動

連鎖があるのではないかと考えている．下位頚椎の運動連鎖は，福井の言う体幹上部の運動連鎖[27]と同じで，胸郭の柔軟性が低下して上部体幹で補えない場合に下位頚椎が同じように補償すると考える．上位頚椎は頭部の水平位を保障するため下位頚椎と逆側の側屈になると考える．これらの運動連鎖と鎖骨や肩甲骨の運動（図2-46）も考慮しながら，頚椎の運動を改善していくことが重要と考える．

変形性頚椎症の合併症

頚椎症性神経根症[4]

病態
頚椎症性神経根症とは，頚椎症変化によって神経根が圧迫を受け，神経根症状を呈する病態である．

症状
一般的に，頚椎の運動に伴って生じる頚部痛と片側の上肢痛やしびれがある．神経根圧迫テスト（Spurling test，伸展位で症状側への側屈を加える）や神経根伸長テスト（Jackson test，頚椎を健側へ側屈させ，同時に症状側の肩を下方へ圧迫する）で上肢への疼痛やしびれが誘発される場合は，神経根症の可能性が高い．

分類
障害される神経根はC_5，C_6，C_7が多い．

障害神経根がC_5 深部腱反射は上腕二頭筋腱反射が低下，知覚障害は上腕外側，筋力低下は三角筋や上腕二頭筋である．

障害神経根がC_6 深部腱反射は腕橈骨筋腱反射が低下，知覚障害は前腕外側および母指・示指，筋力低下は上腕二頭筋や手関節伸筋群である．

障害神経根がC_7 深部腱反射は上腕三頭筋腱反射が低下，知覚障害は中指，筋力低下は上腕三頭筋・手指伸筋群・手関節屈筋群である．

治療
頚椎症性神経根症は，自然経過で症状が軽快する症例が多い．治療の第一選択は保存療法である．

保存療法 薬物療法，理学療法，ブロック療法（硬膜外ブロック，神経根ブロック），装具療法がある．

観血的治療 前方除圧術，後方椎間孔開放術がある．

手術の適応 急激に進行する筋力低下が認められる症例，耐えがたい神経根性の上肢痛で保温療法が無効の症例などである．

頚椎症性脊髄症[4]

病態
頚椎症性脊髄症とは，頚椎症変化によって脊髄が圧迫を受け，脊髄症状を呈する病態である（図2-47）．

症状
手指の巧緻運動障害（ボタンがはめにくい，箸が使いづらい，書字が下手になったなど）と上・下肢や体幹のしびれを認めることが多い．また，上・下肢の脱力感，歩行障害，膀胱・直腸障害を認めることもある．

分類
服部は，脊髄症をⅠ型，Ⅱ型，Ⅲ型に分類して

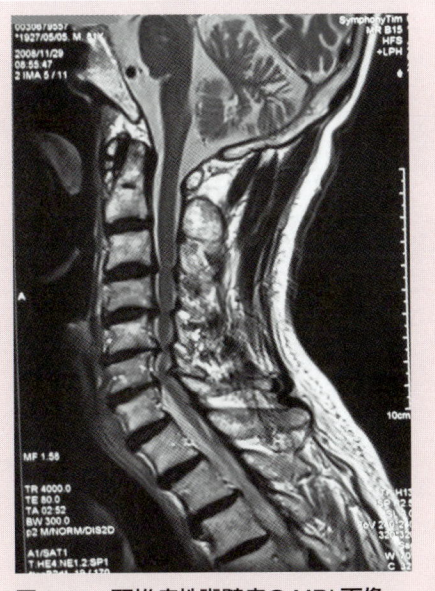

図2-47　頸椎症性脊髄症のMRI画像

いる.
I型　障害域は脊髄中心部である．理学所見は，上肢筋萎縮，上肢運動障害，上肢の深部腱反射低下，上肢知覚障害を認める．
II型　障害域はI型の障害域＋後側索部である．理学所見はI型の症状＋下肢の深部腱反射亢進である．
III型　障害域はII型の障害域＋前側索部である．理学所見は，II型の症状＋下肢と体幹の温・痛覚障害である．
治療
頸椎症性脊髄症は症状が自然軽快する症例は少ない．
保存的治療　薬物療法，理学療法，装具療法，牽引療法があるが，効果的な保存療法は少ない．
観血的治療　前方法と後方法がある．
- 前方法：前方除圧固定術，非固定前方除圧術がある．
- 後方法：広範囲同時除圧椎弓切除術，骨形成的脊柱管拡大術，椎弓骨切り術がある．

2. 変形性胸椎症

胸椎・胸郭の機能解剖

胸郭（thorax）は12個の胸椎（thoracic vertebra），12対の肋骨（rib），1個の胸骨（sternum）から構成される．胸郭は，頭頸部の土台としての役割を担ったり，胸郭内の心臓や肺などの人体には欠かせない重要な臓器を保護する役割を担っている．また，胸郭は呼吸運動を行う呼吸器でもあり，体幹の動きを円滑にするための運動器でもある[1]．

骨

胸椎

胸椎は12個からなり，脊柱の一部分を担っている（図2-48）．構造上の特徴としては，第2～10胸椎の椎体には上下に半楕円の肋骨頭窩が存在し，2つで1つの関節窩として肋骨と連結している．第11および12胸椎は肋骨に対し1つの関節窩を構成している．第1胸椎は第7頸椎と同じく棘突起

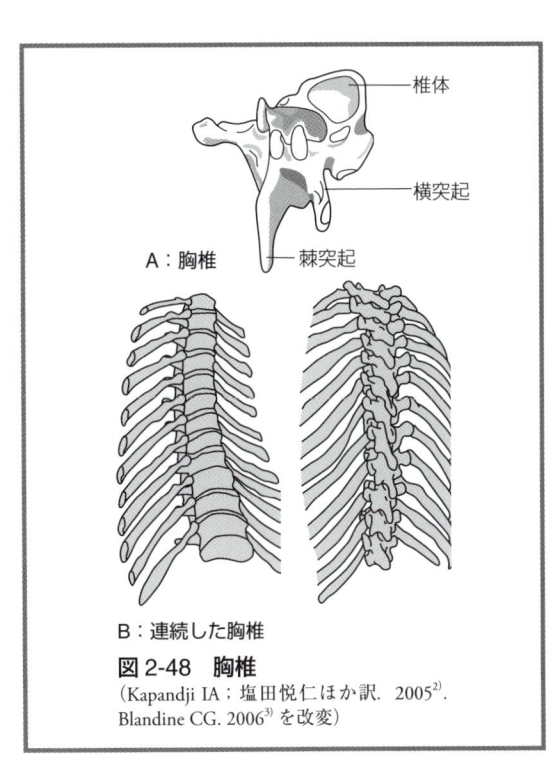

図2-48　胸椎
（Kapandji IA；塩田悦仁ほか訳．2005[2]．Blandine CG. 2006[3]）を改変）

図2-49 肋骨
A：肋骨
B：肋骨全体図

図2-50 胸骨

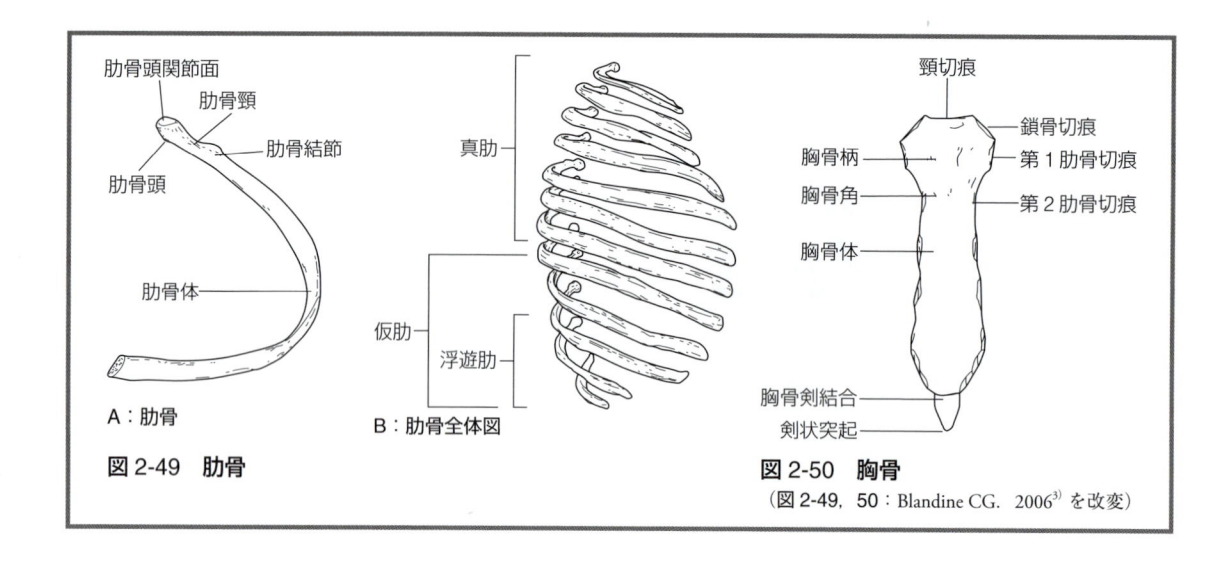

（図2-49, 50：Blandine CG. 2006[3] を改変）

が長く突き出しているような形状をしている．

　第2～10胸椎では横突起が大きく後外側に突出しており，肋横突関節窩が存在し肋骨と連結している．また第11および12胸椎横突起は肋骨と関節を構成しない．

　上下の胸椎が連結する椎間関節は，腰椎よりも前額面に近い角度で関節面を構成するために，屈伸運動は著しく制限され回旋の動きには有利となる構造をもっている．各椎体間には椎間板が介在する．

肋骨

　肋骨は軟骨が骨化したものであるが，前方には一部軟骨が存在し肋軟骨と呼ばれている．外方へ弓なりに彎曲した形状を呈している．左右12対存在し，胸郭の大部分を構成しており，全体的には籠状の形状を呈している（図2-49）．上位7対の肋骨は真肋といわれている．

　後方部の肋骨頭は胸椎の肋骨頭窩と連結しており，前方部は肋軟骨と胸骨の肋骨切痕と連結している．下位5対の肋骨は仮肋といわれており，直接胸骨部には連結せずに直上の肋骨に連結する．第11および12肋骨は浮遊肋といわれており，前方の末端部分が遊離している．

胸骨

　胸骨は体幹前面部にある扁平骨で，胸骨柄，胸骨体，剣状突起の3つの部分からなる（図2-50）．胸骨角と呼ばれている胸骨柄と胸骨体のあいだの部分や，胸骨剣結合と呼ばれている胸骨体と剣状突起部のあいだの部分は軟骨結合しており，成人になるにつれ骨化し単一骨となる．胸骨は鎖骨や肋骨と関節を構成している．鎖骨と第1肋骨は胸骨柄に，第2肋骨は胸骨角に，第3～7肋骨は胸骨体に連結している．

　臨床的に重要なのは触診であり，上端は第3胸椎に存在し，下端は第9胸椎に存在する．

関節・靱帯

　呼吸運動では胸郭の可動性が重要である．胸郭を構成する関節は胸肋関節，肋椎関節，椎間関節，胸骨内の軟骨結合部が構成する関節である．ここでは呼吸にかかわる肋骨に着目し，これに関係する関節について述べる．

肋椎関節

　肋椎関節は肋骨頭関節と肋横突関節から構成される．この関節は換気呼吸運動に大きく関与している[3]（図2-51）．

肋骨頭関節　　第1，11および12肋骨以外は，

図 2-51　肋椎関節
（図 2-51, 52：Blandine CG. 2006[3]）を改変）

図 2-52　上肋横突靱帯と放射状肋骨頭靱帯

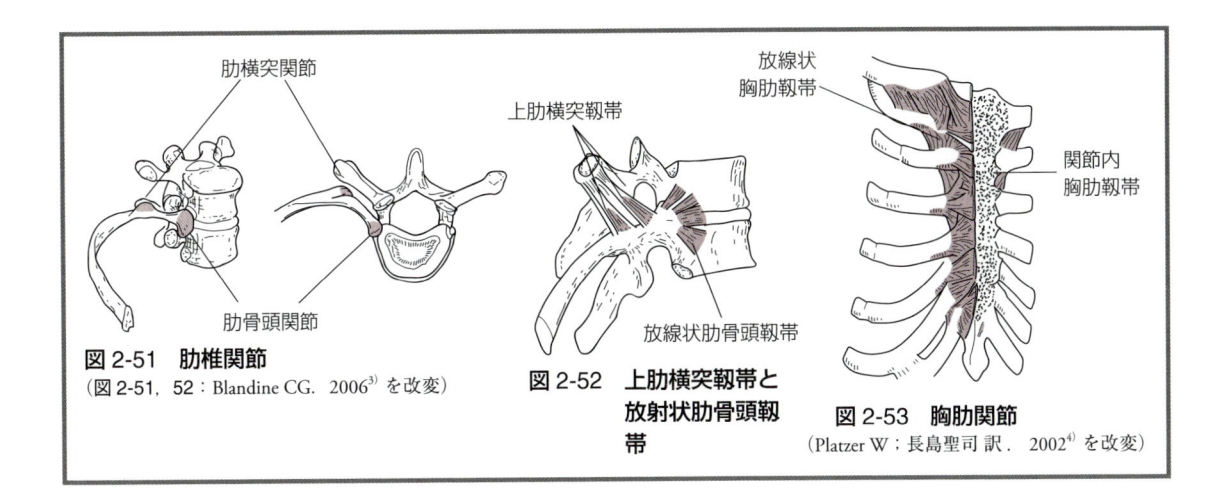

図 2-53　胸肋関節
（Platzer W；長島聖司 訳．2002[4]）を改変）

椎体上縁・下縁の2つの半楕円状の関節面が2つ重なり合って1つの関節窩を形成し，1つの肋骨が付着している．このことを二室性関節と呼ぶ．肋骨頭稜と肋骨窩は内側を関節内肋骨靱帯・関節包に，外側を放線状肋骨頭靱帯により補強されている[3]（図 2-52）．

肋横突関節　第11と12肋骨以外は，肋骨結節関節面と肋横突窩から構成される．関節包は柔弱であるために外側肋横突靱帯，肋横突靱帯，上肋横突靱帯によって補強されている（図 2-52）．

これらの2つの関節は機能的に統合して一つの関節を形成しており，それぞれの関節中心を通る軸の周りを回旋する[2]．

胸肋関節

胸骨につく第2～7肋軟骨は一部分が関節面を形成し，わずかではあるが可動性がある．関節内胸肋靱帯，放線状胸肋靱帯により関節包を補強しており，これらは胸骨膜と結合する（図 2-53）．第1肋骨は関節ではなく不動結合となっている．第11と12肋骨は前方には付着していない．

肋軟骨は年齢とともに石灰化し，弾性が低下しやすい．

胸郭の運動

肋骨の運動軸

肋骨の運動軸は，肋横突関節中心点と肋骨頭関節中心点を結んだ線を回転軸として作用する．矢状面に対するこの軸の運動方向が肋骨の運動方向を決定する．上位肋骨の運動軸は前額面に近く，吸気時には胸郭の前後径が増加する．このことを水くみのポンプハンドルのような動きをするために，ポンプハンドルモーション（pump handle motion）という（図 2-54A）．下位肋骨の運動軸は矢状面に近く，吸気時には胸郭の横径が増加する．

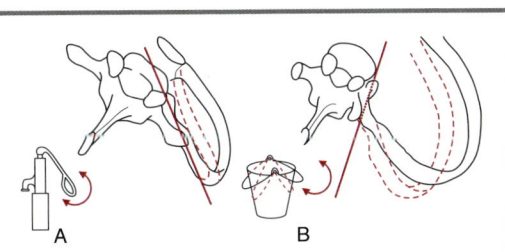

図 2-54　肋骨の運動軸と運動
A．上位肋骨運動軸と運動：上位肋骨の運動軸は前額面に近くポンプのハンドルのように動き，胸郭の前後径に関与する．
B．下位肋骨運動軸と運動：下位肋骨の運動軸は矢状面に近くバケツのハンドルのように動き，胸郭の横径に関与する．

（Blandine CG. 2006[3]）を改変）

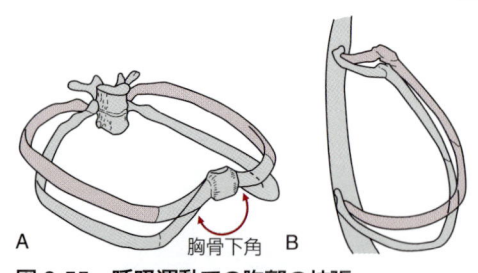

図 2-55　呼吸運動での胸郭の拡張
吸気時には肋骨は挙上し，胸郭全体としては横径・前後径ともに増加し，胸郭下角は増大する．また呼気時には肋骨は下制し，胸郭全体としては横径・前後径ともに減少し，胸郭下角は減少する．
Aは横径が変化する胸郭の運動を示し，Bは前後径が変化する胸郭の運動を示す．
（Blandine CG．2006[3]）を改変）

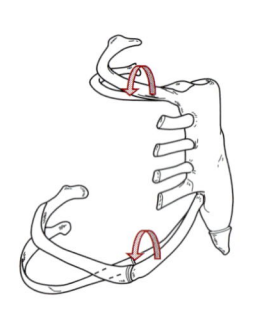

図 2-56　肋軟骨の働き
肋軟骨は軸回転により肋骨肋軟骨角，胸骨肋軟骨角の角度を変化させている．これは胸郭の弾性を維持するために必要である．吸気時に肋軟骨はトージョンロッド（torsion rod）のようにねじれる．

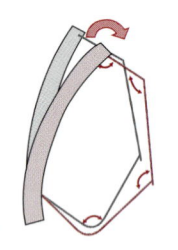

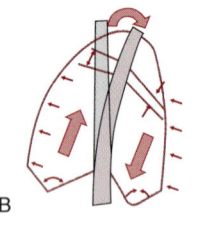

図 2-57　脊椎運動に伴う胸郭形状変化
A．脊柱屈曲に伴う胸郭形状変化：脊椎屈曲に伴い，肋骨角，上部胸肋角，下部胸肋角，肋軟骨角は変化する．屈曲方向に働くとこれらの角度は増大し，伸展方向に働くと角度は減少する．
B．脊椎側屈に伴う胸郭形状変化：脊椎側屈時では反対側の胸郭は挙上し，肋間は拡張し，第10肋軟骨角は増大する．側屈側では，胸郭は下制し，肋間は縮小し，第10肋軟骨角は減少する．

（図2-56，57：Kapandji IA；塩田悦仁ほか 訳．2005[2]）を改変）

このことをバケツの手すりのような動きをするためにバケットハンドルモーション（bucket handle motion）という（図2-54B）．

呼吸運動における胸郭の変化

　呼吸運動を円滑に行うためには，胸郭の弾性が必要であり，その条件として主に肋椎関節の可動性や肋軟骨の柔軟性が必要となってくる．吸気時に肋骨は挙上し，胸郭全体としては横径，前後径ともに増加し胸郭下角は増加する．また，呼気時には肋骨は下制し，胸郭全体としては横径，前後径ともに減少し肋骨下角は減少する（図2-55）．肋軟骨の弾性が低下していれば胸郭の運動は低下する．

　呼吸により，胸腔内容積の変化も生じる．これらは底部にある横隔膜の運動により変化が生じる．吸気時には，横隔膜は下制し平坦化する．このため胸腔の容積は増加する．また呼気時には，横隔膜は挙上するそのために胸腔の容積は低下する．

呼吸運動における肋軟骨の働き

　肋軟骨は軸回転により肋骨肋軟骨角，胸骨肋軟骨角の角度を変化させている．これは胸郭の弾性を維持するために必要である．肋骨と肋軟骨で構成される肋骨肋軟骨関節と胸骨と肋軟骨で構成される胸骨肋軟骨関節があり，それぞれの端が関節を構成している．これらは連鎖関節であり強固である．

　吸気時，肋軟骨はトージョンロッド（torsion rod）のようにねじれる[2]（図2-56）．この棒が長軸方向でねじれると，棒の弾性はねじれのエネルギーを蓄え，吸気が除かれたときに元の位置に戻ろうとする．年齢が若いときの肋軟骨は弾性に富んでいるものの，年齢とともに弾性が低下し，胸郭の柔軟性や呼吸効率の低下が生じる．

胸椎と胸郭の運動連鎖

　胸椎が矢状面の動きをすると，胸郭の形状変化が生じ，肋骨角，上部胸肋角，下部胸肋角，肋軟骨角は変化する．屈曲方向に働くとこれらの角度

は増大し，伸展方向に働くと角度は減少する（図2-57A）．また，胸椎と肋骨間では運動連鎖が生じ，胸椎の屈曲に伴い肋骨の前方回旋が生じ，伸展により肋骨の後方回旋が生じる[5]（図2-58）．

側屈時では反対側の胸郭は挙上し，肋間は拡張し第10肋軟骨角は増大する．側屈側では，胸郭は下制し，肋間は縮小し第10肋軟骨角は減少する[5,6]（図2-59）．

回旋時では椎体中心を軸に回旋を行う．同レベルの肋骨の運動は肋椎関節によって行われ，椎骨と同様の運動方向に動く．回旋側の肋骨は後方に動きながら後方回旋が生じ，対側では前方に動きながら前方回旋が生じる[5,6]（図2-60）．肋軟骨の弾力性によって肋骨がねじれ，可動域を変化させたり，制限を生みだしている．

呼吸

呼吸運動における筋肉は，吸気時に肋骨を挙上させる筋肉，呼気時に肋骨を下制させる筋肉に分けられ，これらはさらに主動作筋と補助筋に分けられる．

安静時，呼吸運動は胸郭の拡張と弛緩が無意識下で繰り返されている．吸気時に吸気筋により空気を取り込み胸郭と肺を膨らませる．呼気筋は安静時にはあまり働かず，吸気筋の弛緩によって胸郭と肺がしぼみ，その弾性によって行われる．息を強制的に吐き出すときには，補助作用である呼気筋が働く．通常，努力して呼吸を行う際には呼吸補助筋が働く．

吸気筋（安静吸気筋）

横隔膜，外肋間筋，傍胸骨肋間筋があげられる．基本的に横隔膜の筋収縮によって吸気運動が遂行される．

横隔膜　横隔膜は，胸腔と腹腔を分ける膜状の筋でドーム状の形態をしている（図2-61）．下位肋骨6本の上縁から起こる肋骨部，剣状突起後面から起こる胸骨部，および上位3つの腰椎から起こる腰椎部があり，3つの末端部は筋ドームの上で腱中心を形成する．横隔膜は横隔神経（C_{3-5}）により支配されている．横隔膜は最も重要で効率のよい吸息筋であり，吸息活動の70〜80％を担っている[7]．吸気することにより胸郭3方向の胸腔内圧の増大を行う．安静吸気では1.5 cm下降し，強制

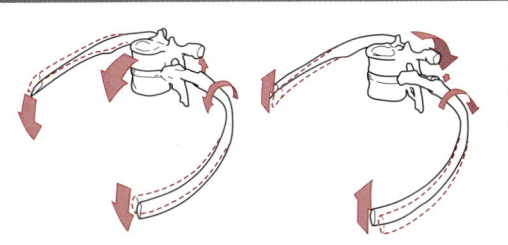

A：胸椎屈曲-肋骨前方回旋　B：胸椎伸展-肋骨後方回旋

図 2-58　肋椎関節と脊椎の動き
（Lee D. 2003[5]を改変）

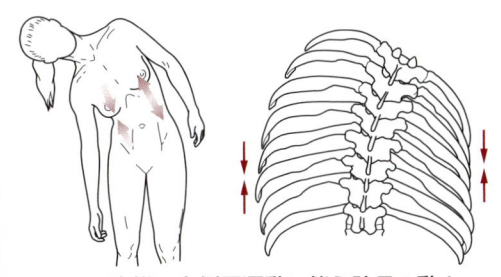

図 2-59　胸椎の右側屈運動に伴う肋骨の動き
胸椎側屈運動では同側の肋骨は接近し，対側の肋骨は引き離される．

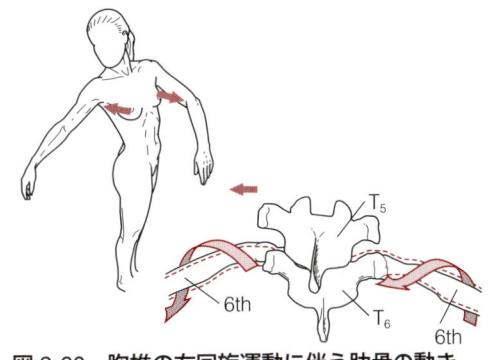

図 2-60　胸椎の右回旋運動に伴う肋骨の動き
胸椎回旋運動では回旋側の肋骨は後方に動きながら後方回旋が生じ，対側では前方に動きながら前方回旋が生じる．
（図2-59，60：Lee D. 2003[5]．Blandine CG；仲井光仁訳. 1995[6]を改変）

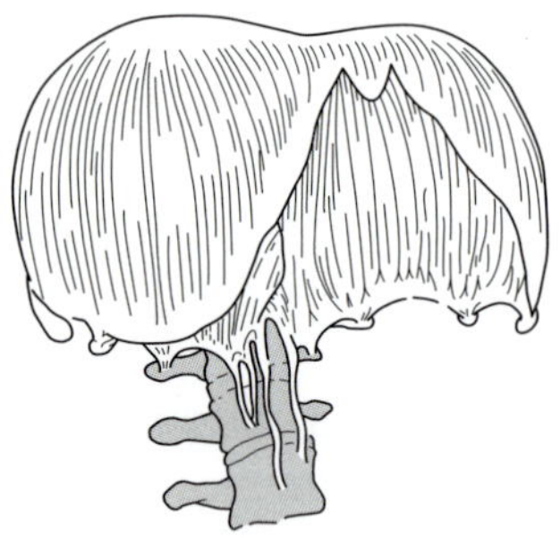

図 2-61 横隔膜
筋腱性のドーム状の形態をしたもので，吸気活動の 70〜80% を占める．
胸腔 3 方向の径すべてを横隔膜自体で増加させる作用をもつ．
腱中心の下方移動は上下径に関与し，下位肋骨の挙上は横径に，胸骨の補助を伴う上位肋骨の挙上は前後径に関与する．
(Blandine CG. 2006[3])を改変)

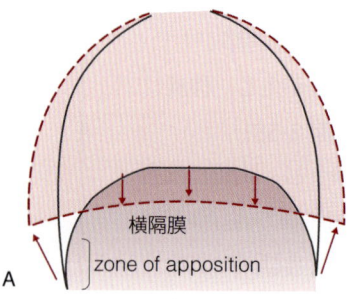

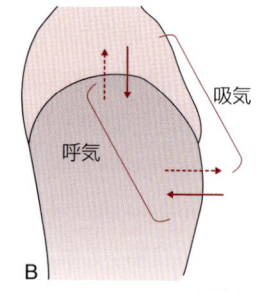

図 2-62 横隔膜と腹壁の動き
A. zone of apposition：安静立位では横隔膜の外側部は，6〜7cm 胸郭に付着している．
吸気では横隔膜の収縮により上部のドームが下方移動し，肋骨が挙上することで zone of apposition の長さが短縮する．
B. 横隔膜と腹壁の関係：吸気では，横隔膜が下方移動し，腹壁が前方へ突出する．呼気では，横隔膜が上方移動し，腹壁が押し込まれる．
(阿部幹雄ほか．1992[8])を改変)

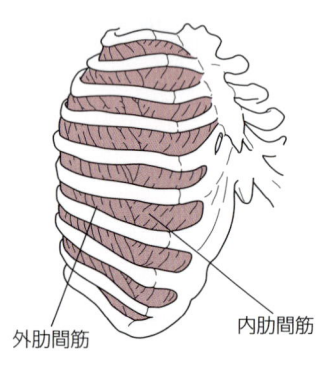

→ 能動的な動き
--→ 受動的な動き

図 2-63 肋間筋
A：肋間筋の走行と全体像
B：肋間筋の走行と局所像
外肋間筋・傍胸骨内肋間筋は吸気筋として働き，内肋間筋は呼気筋として働く．これらは肋間腔を覆い，肋骨間の安定性を保っている．
(Kapandji IA；塩田悦仁ほか 訳．2005[2]．Blandine CG. 2006[3])を改変)

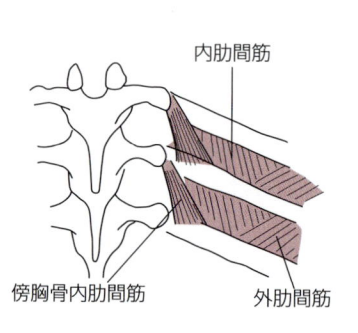

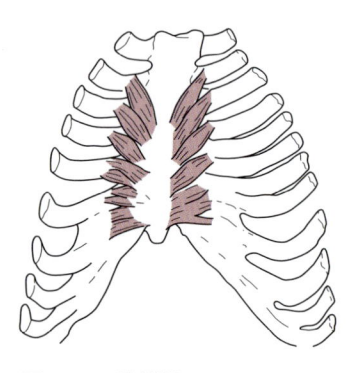

図 2-64 胸横筋
胸横筋は呼気筋として働く．この筋が収縮すると肋軟骨を下制させる作用をもつ．呼気により胸腔内容量を減少させる．
(Blandine CG. 2006[3])を改変)

吸気時では横隔膜は平坦化し 6〜10 cm 下降する．最大吸気時の右側は第 11 胸椎，左側は第 12 胸椎の高さとなる．左右差があるのは右側に肝臓があるためである．横隔膜が直接的に働くのは下位・中位肋骨に対してだけである．

安静立位時，前額面では横隔膜の外側部は 6〜7 cm 胸郭に付着している．この部を zone of apposition と呼ぶ[8]（図 2-62A）．吸気では横隔膜が下方移動し，肋骨は挙上することにより zone of apposition の長さが短縮する．矢状面では，吸気により横隔膜が下方移動することにより腹壁は前方へ突出する．また，強制呼気時には腹筋群が働き，腹壁は押し込まれ，横隔膜は上方移動する（図 2-62B）．

肋間筋　肋間筋は上下の肋骨間に 11 対存在する（図 2-63A，B）．呼吸筋の役割とともに，肋骨間を覆い安定性に関与している．外層である外肋間筋，中間層である内肋間筋，内層である傍胸骨肋間筋

の3層からなる．神経支配は肋間神経（Th_{1-11}）である．

外肋間筋は肋骨の挙上と吸気筋として働く．内肋間筋は肋骨の下制と呼気筋に働く．傍胸骨内肋間筋は肋骨下筋と呼ばれることもあり，吸気筋として働く．

吸気筋（強制吸気筋）

斜角筋，胸鎖乳突筋，僧帽筋，脊柱起立筋，大胸筋，小胸筋などがあげられ，主動作筋の補助として働く．

呼気筋

安静時呼気では，胸腔および肺の弾性と横隔膜の弛緩によって生じる受動的な作用によって行われる．よって筋の収縮はあまり必要としない．しかし，強制呼気では筋収縮が必要となる．内肋間筋は走行から肋骨を下制させ，肋間を狭小させることで胸腔を縮小するために呼気筋として作用する．

腹筋群は呼気筋群としては重要である．腹筋群は主に腹直筋，外腹斜筋，内腹斜筋，腹横筋があげられる．腹筋群の収縮により腹圧を上昇させることで横隔膜を上昇させ胸郭側へ押し上げる．また，肋骨は下制するように働き，呼気運動が生じる．

胸横筋も強制呼気筋として働く．胸郭の内側に位置し，第2～7肋骨と胸骨の深部を下斜方向に走行している．肋軟骨を下制させるために呼気筋として作用する（図2-64）．

胸郭の機能に影響を与える筋群

横隔膜

横隔膜は下位胸郭に対し直接拡張させる作用をもつ．これは横隔膜が収縮すると横隔膜の胸郭内面と接している zone of apposition を介して下位肋骨が持ち上げられ，外上方に広がる作用である．しかし，異常な姿勢を呈することにより横隔膜による下部胸郭への直接作用が減少する可能性がある．たとえば，姿勢の悪化により胸椎後弯位が定

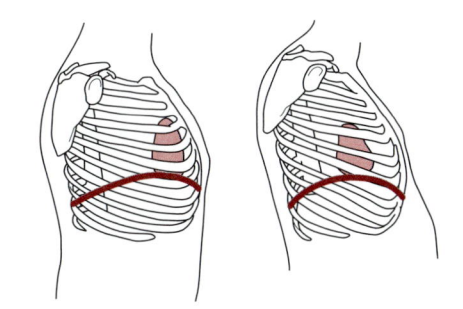

図2-65　姿勢における横隔膜の位置変化
姿勢の悪化により胸椎後弯位が定着すると肋骨は下垂し，横隔膜肋骨部の下降も伴い呼吸時の横隔膜の可動性は低下する．（Zacharkow D. 1988[9]）を改変）

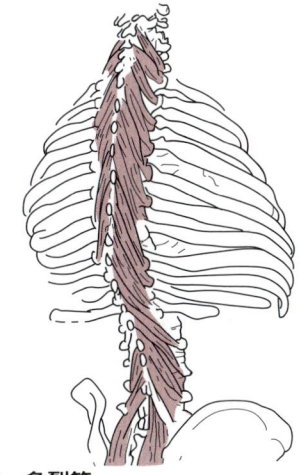

図2-66　多裂筋
多裂筋は腰椎から頸椎まで存在し，各分節間の動きに関与している．とくに腰仙椎部で最も太く発達しており，腰背部と骨盤の安定性と脊柱の伸展トルク源に貢献する．（Blandine CG. 2006[3]）を改変）

着すると肋骨は下垂し，横隔膜肋骨部の下降も伴い呼吸時の横隔膜の可動性は低下する[9]（図2-65）．

多裂筋

多裂筋はすべて似た線維方向と長さをもち，仙骨後面と第2頸椎のあいだに存在している（図2-66）．一般には個々の多裂筋は1つの椎骨の横突起から起こり，2～4分節上位の椎骨の棘突起に停止している．多裂筋は腰椎から頸椎まで存在し，各分節間の動きに関与している．とくに腰仙椎部で最も太く発達しており，腰背部と骨盤の安定性

第2章 変形性脊椎症

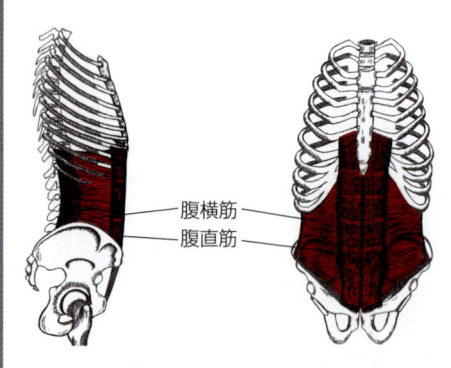

図2-67 腹横筋と腹直筋
体幹の周りを横向走し，前部で腹直筋の筋膜に，後部で胸背筋膜に外側縫線に付着しコルセットのような働きをしている．

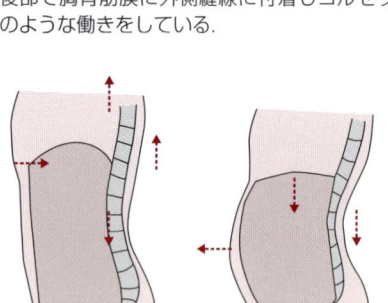

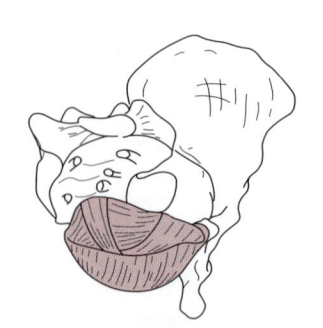

図2-68 骨盤底筋群
骨盤底筋群は骨盤腔に直接付着部位をもち，骨盤帯の安定化を担っている．
（Blandine CG. 2006[3]）を改変）

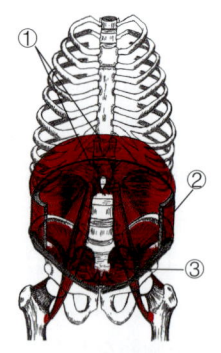

図2-69 腰部骨盤帯のローカルシステム
腰部骨盤帯のローカルシステムは，①横隔膜，②腹横筋，③骨盤底筋群，多裂筋（図2-66）からなり，下部体幹の安定性に寄与している．

図2-70 腰部骨盤帯のローカルシステム
A：上部体幹と骨盤帯が体幹長軸に正しく配列している．
B：上部体幹と骨盤帯が体幹長軸に正しく配列していないため，腰部骨盤帯のローカルシステムの機能低下が生じる．
（Zacharkow D. 1988[9]）を改変）

と脊柱の伸展トルク源に貢献する．

腹横筋

　腹横筋は腹部の筋のうち最も深層に存在する（図2-67）．体幹の周りを横向走し，前部で腹直筋の筋膜に，後部で胸腰筋膜に外側縫線に付着しコルセットのような働きをしている．腹圧を増加させる主要機能であり，胸腰筋膜への付着により腰部を安定させる．腹横筋と内腹斜筋は胸腰筋膜を含めた多くの付着部を分け合っている．腹横筋は腰背筋膜を介して後仙腸靱帯の張力を増加させ，仙腸関節を安定させる作用をもつ．

骨盤底筋群

　骨盤底筋群は骨盤腔に直接付着部位をもち，骨盤帯の安定化を担っている（図2-68）．安静時呼吸においても吸気・呼気のどちらの相でも持続的な収縮が確認されており，筋緊張の持続が必要な筋である．骨盤底筋群は骨盤帯 alignment にも関与しており，とくに仙骨の後傾運動に作用し，仙骨に関しては多裂筋とは拮抗筋となる[10]．

腰部骨盤帯のローカルシステム

　横隔膜や腹横筋，腰部多裂筋深層線維，そして骨盤底筋群などで構成される腰部骨盤帯のローカルシステムは，腰部骨盤帯の安定に寄与するインナーユニットである（図2-69）．胸郭に直接付着するのは横隔膜だけであるが，ユニットとして腹腔内圧のコントロールに関与し，胸郭の機能には多大な影響を及ぼす．腹横筋は先行研究により腰椎を安定させる主な筋であるとされている．腹横筋は胸腰筋膜の中間層と後部層の深部に広く付着し，上下肢のあらゆる動きに先行して働くことが証明されている[11]．腹横筋が収縮すると胸腰筋膜の外側で張力が増加し，腹腔内圧が上昇することもいわれており，その腹腔内圧上昇が脊柱の長軸方向への動きに寄与している．脊柱の長軸方向へ

の働きにより脊柱は生理的前弯を保ち，胸郭も良好な位置に保持され，横隔膜が機能的に働くことが考えられる．

腰部骨盤帯のローカルシステムは体幹にねじれ，曲り，そして伸びが増強し，胸郭と骨盤帯の体幹長軸の配列に問題が生じるとそのシステムは破綻する．そのため，システムの機能維持を図るには，体幹長軸に胸郭と骨盤帯が正しく配列することが必要である（図2-70A，B）．要するに，胸椎の伸展性を高め，肋骨の配列が水平面に近くなるような姿勢の改善が横隔膜の動きの再建につながり，下位胸郭の運動性を高めるための一つの戦略となる．

腰方形筋

下位3～4個の腰椎肋骨突起，腸骨稜，腸腰靱帯から第12肋骨，第1～3腰椎肋骨突起に付着し，神経支配は腰神経叢の枝（Th_{12}～L_3）である．腰方形筋は両側にあり，両側で働くと腰椎の伸展や腰椎の安定化に寄与する（図2-71）．腸腰靱帯に付着しており，腸腰靱帯を緊張させることで骨盤の安定化を図る．また，呼吸補助筋の作用として第12肋骨の固定作用や腹腔内圧のコントロールにも関与する．片側で働くと，腰椎の側屈作用として働く．腸骨稜に付着するために，骨盤を引き上げる作用があり，歩行中の遊脚時に下肢を持ち上げるために用いられることがある．

腹斜筋群

内腹斜筋・外腹斜筋は肋骨に付着しており，胸郭の方向を決定するのに重要な役割を占めている．外腹斜筋は側腹筋群の浅層であり，内腹斜筋は外腹斜筋のすぐ深層に位置している．内腹斜筋と外腹斜筋は共同して体幹の回旋作用に関与する（図2-72）．この腹斜筋群は脊柱から離れた胸郭に付着しているために大きな回旋力を生み出している．左右の腹斜筋が同時に収縮を行うと脊柱を前屈し，胸郭を下げ，体幹屈曲に作用する．つまり腹直筋の補助的作用をもつ（図2-73）．

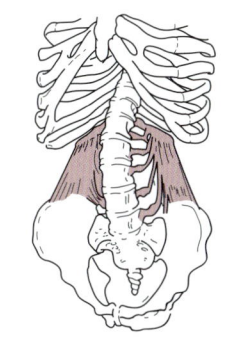

図2-71 腰方形筋
腰方形筋は両側にあり，両側で働くと腰椎の伸展や腰椎の安定化に寄与する．
（Blandine CG．2006[3]）を改変）

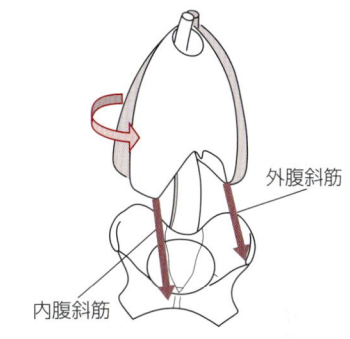

図2-72 内外腹斜筋の共同収縮
体幹の回旋には内腹斜筋と対側の外腹斜筋の共同収縮が必要になる．
図のように左回旋を行う場合であれば，左内腹斜筋・右外腹斜筋の共同収縮が必要になる．

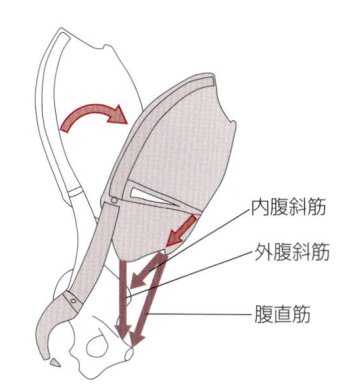

図2-73 腹筋群の活動
左右の腹斜筋が同時に収縮を行うと脊柱を前屈し，胸郭を下げ，体幹屈曲に作用する．つまり腹直筋の補助的作用をもつ．
（図2-72，73：Kapandji IA；塩田悦仁ほか訳．2005[2]）
Blandine CG 2006[3] を改変）

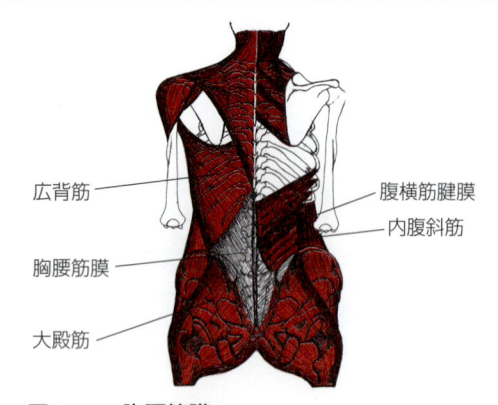

図 2-74　胸腰筋膜
胸腰筋膜は前層，中層，後層と 3 層に分かれており，骨盤帯を安定させるのに重要な筋がこの胸腰筋膜に付着している．

図 2-75　斜角筋
頸椎が固定されていれば筋付着部の第 1・2 肋骨側が作用し，吸気補助として上位肋骨を挙上させる．

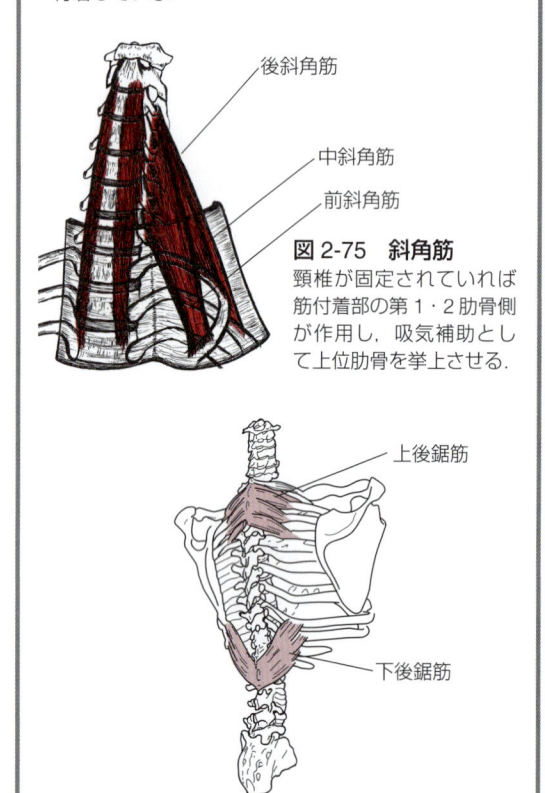

図 2-76　上後鋸筋と下後鋸筋
肋骨を椎骨に連結させる筋であり，胸郭後面上下部の安定性に関与する．

　内腹斜筋は下後方を，外腹斜筋は下前方に圧迫させるコルセットのような役割をもつ．内腹斜筋は深部に存在し，胸腰筋膜を介し間接的に腰椎に付着し体幹の安定化に関与する．呼吸運動の際にはほかの筋と共同して胸郭と骨盤を固定し，横隔膜の働きを補助している．また，身体運動を行う際には，骨盤，胸郭，腰椎の位置関係を保つ作用をもち，体幹の安定化に関与している．

胸腰筋膜

　胸腰筋膜は前層，中層，後層と 3 層に分かれており，骨盤帯を安定させるのに重要な筋がこの胸腰筋膜に付着している（図 2-74）．付着する筋は腹横筋，内腹斜筋，大殿筋，広背筋，脊柱起立筋，多裂筋などがあり，緊張により骨盤帯や腰部の安定化を図っている．胸腰筋膜は，上部は広背筋と下部は大殿筋と連結しており，各筋の緊張により胸腰筋膜は緊張が高まり骨盤と上下肢をつなぐ伝達メカニズムの役割を担う．腹横筋や内腹斜筋の緊張により後縦靱帯が緊張し，棘突起間を近づかせ腰椎の伸展方向へのモーメントを生み出す．また胸腰筋膜の後層部と接している脊柱起立筋の緊張は，腹横筋よりも胸腰筋膜に与える影響は大きい．これを水圧ポンプ作用という[12]．

斜角筋

　斜角筋は前・中・後斜角筋の 3 つからなり，支配神経は頸神経前枝である．頸椎横突起（C_{3-6}）から起こり，第 1 肋骨，第 2 肋骨に停止する[13]（図 2-75）．作用は，頸椎が固定されていれば筋付着部の第 1，2 肋骨側が作用し，吸気補助として上位肋骨を挙上させる．第 1，2 肋骨が固定していれば，頸椎の運動や頸椎の垂直方向への安定性をもたらす作用がある[7]．

腹直筋

　腹直筋は腱画によって分けられた多腹筋であり腹壁前面を垂直に走っている（図 2-67）．胸神経前枝によって支配され，恥骨結合と恥骨稜から起こり，第 5～7 肋軟骨，剣状突起に停止する[13]．

体幹を屈曲させる強力な筋であり，肋骨や胸骨を下制させる作用がある．強制呼気時には胸横筋やほかの腹部前面筋と連動して作用し，胸腔内圧ならびに腹腔内圧を上昇させる作用もある[7]．

上後鋸筋

上後鋸筋は胸郭外面の後上部にあり，扁平で四角形をした筋である（図2-76）．肋間神経に支配され，項靱帯下部や第7頸椎〜第2胸椎棘突起から起こり，第2〜5肋骨（上位肋骨）に停止する．肋骨を椎骨に連結させる筋であり，胸郭後面上部の安定性に関与する[13]．作用は強制吸息時に上位肋骨を挙上させ，胸腔内容量を増加させる[7]．

下後鋸筋

下後鋸筋は胸部と腰部の移行部に位置し，扁平で四角形をした筋である（図2-76）．胸神経前枝に支配され，第11胸椎〜第2腰椎の棘突起から起こり，第9〜12肋骨（下位肋骨）に停止する．肋骨を椎骨に連結させる筋であり，胸郭後面下部の安定性に関与する[13]．作用は，下位肋骨を引き下げ，横隔膜の収縮に対して下位肋骨を安定させる作用があることも報告されている[7]．

長・短肋骨挙筋

肋骨挙筋の特徴的なものとしてほかの胸郭付着筋と異なり，脊髄神経後枝に支配されている（図2-77）．一側につき12個あり両側で24個も存在する．第7頸椎〜第11胸椎の横突起から起こり下外方に向かって走行し，起始部の直下の肋骨に停止する．後鋸筋と同じく肋骨を椎骨に連結させる筋であり，胸郭後面部の安定性に関与する[13]．作用は，強制吸息時に上位肋骨を挙上させ，胸腔内容量を増加させる[7]．

胸鎖乳突筋

胸鎖乳突筋は脳神経の1つである副神経と頸神経前枝に支配され，胸骨頭と鎖骨頭の2つの起始部をもち，側頭骨乳様突起と後頭骨に停止する（図2-78）．頭部と体幹を連結しており，頸部運動や体幹に対する頭部の固定に作用する．一側が働くと

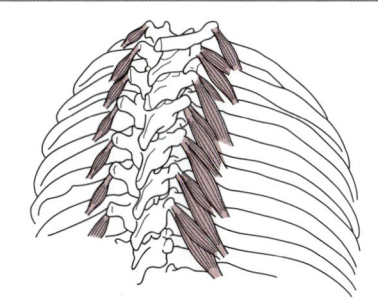

図2-77 肋骨挙筋
肋骨挙筋は，後鋸筋と同じく肋骨を椎骨に連結させる筋であり，胸郭後面部の安定性に関与する．

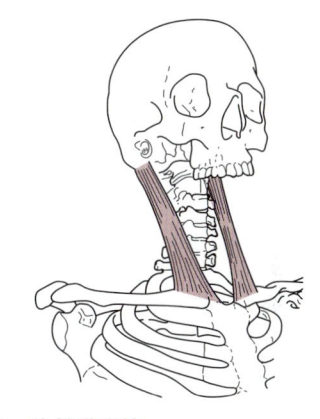

図2-78 胸鎖乳突筋
頭部と体幹を連結しており，頸部運動や体幹に対する頭部の固定に作用する．一側が働くと頸椎の側屈，回旋に作用し，両側が働くと頭部を前下方に引く作用がある．強制吸息時に作用し，胸骨と上位肋骨を挙上させ，胸腔内容量を増加させる．

（図2-76〜78：Blandine CG. 2006[3] を改変）

頸椎の側屈，回旋に作用し，両側で働くと頭部を前下方に引く作用がある．強制吸息時に作用し，胸骨と上位肋骨を挙上させ，胸腔内容量を増加させる[7]．

頸部の不良肢位とされている頭部前方突出位では，上位頸椎に対して胸鎖乳突筋は伸筋として，下位頸椎に対して胸鎖乳突筋は屈筋として働き，胸鎖乳突筋が過活動を起こすことがみられる[13]．

広背筋

広背筋は胸背神経に支配され，第6胸椎〜第5腰椎棘突起，仙骨の正中仙骨稜，腸骨稜から起こり，

図 2-79　広背筋
広背筋／胸腰筋膜／大殿筋

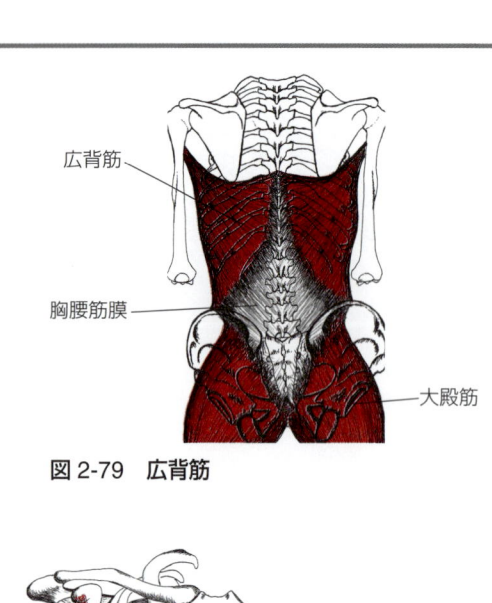

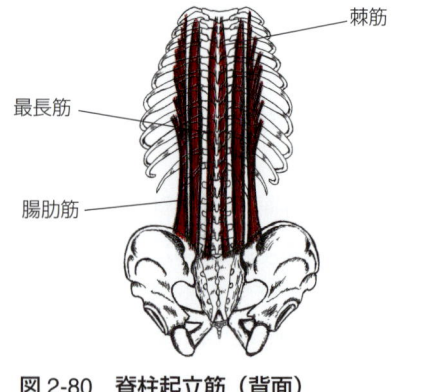

図 2-80　脊柱起立筋（背面）
棘筋，最長筋，腸肋筋からなる．脊柱起立筋は脊柱の各分節の細かい運動を制御することはなく，体幹全体の粗大な運動を制御している．
（中村隆一ほか．2005[14]）を改変）

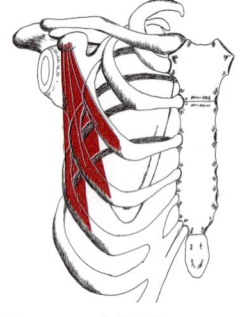

図 2-81　小胸筋
前鋸筋とともに胸壁に付着して肩甲骨を前下方に引くことにより肩甲骨を固定し，安定させる作用がある．
（Blandine CG．2006[3]）を改変）

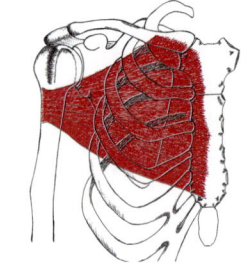

図 2-82　大胸筋
大胸筋は鎖骨や胸骨に付着するため鎖骨の偏位や胸骨（胸郭）の偏位に関与する．

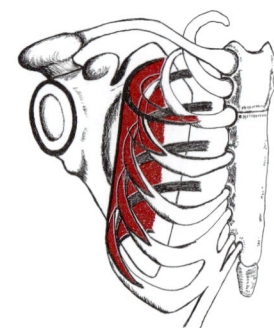

図 2-83　前鋸筋
肩甲胸郭関節の前方牽引をさせる主動作筋であり，小胸筋とともに肩甲骨を胸郭へ安定させる作用がある．

上腕骨小結節稜に停止する（図2-79）．背部の下半分を覆う扇状の筋である腋窩の後壁を構成している[13]．作用は肩関節の伸展，内転，内旋であり，上肢が固定されている状態で作用すると胸郭の挙上や骨盤の引き上げに作用する[7]．また，背部から胸郭を圧迫し，胸郭後面の安定性や強制呼気を補助する作用もある[13]．胸腰筋膜を経て大殿筋と機能連結しており仙腸関節を安定させる役割もある．

脊柱起立筋

棘筋，最長筋，腸肋筋からなる[14]（図2-80）．脊柱起立筋は脊柱の各分節の細かい運動を制御することはなく，脊柱全体の伸展に作用し，体幹全体の粗大な運動を制御している．また仙骨と骨盤への付着により骨盤の前傾や腰椎前弯を増強させる作用がある[7]．脊柱起立筋の持続的な過活動は，骨盤前傾，腰椎前弯を増強，および持続させ脊柱弯曲の固定に関与している．

棘筋　上方に向かって棘突起の側面から頸部の項靱帯に停止する．

最長筋　仙骨表面の腱から頭側方向に向かって扇状に広がり，肋骨後方端と椎骨横突起や関節突起に付着する．脊柱起立筋のなかで最も発達した

筋である．

腸肋筋　仙骨表面の腱から頭側方向に向かって走行し，腰部と胸部では肋骨角外側へ停止する．頸部では中位頸椎の横突起後結節に付着する．

小胸筋

小胸筋は内側，外側胸筋神経に支配され，第3〜5肋軟骨から起こり，肩甲骨烏口突起に停止する（図2-81）．肩甲胸郭関節の下制作用がある．前鋸筋とともに胸壁に付着して肩甲骨を前下方に引くことにより肩甲骨を固定し，安定させる作用がある[13]．上腕骨を固定した状態で広背筋，僧帽筋下部線維などの肩甲骨下制筋とともに作用すると，胸郭を挙上させる作用もある[7]．

大胸筋

大胸筋は内側，外側胸筋神経に支配され，鎖骨部，胸肋部，腹部の3つの起始部が存在し，上腕骨大結節稜に停止する[13]（図2-82）．大きく厚い扇形の筋で胸部の上部を覆っている．作用は肩関節の内転と内旋である．大胸筋は鎖骨や胸骨に付着するため鎖骨の変異や胸骨（胸郭）の変異に関与する．大胸筋胸肋部は胸郭を挙上させる作用がある．

前鋸筋

前鋸筋は長胸神経に支配され，第1〜8肋骨から起こり，肩甲骨の内側縁に停止する（図2-83）．

肩甲胸郭関節を前方牽引させる主動作筋であり，小胸筋とともに肩甲骨を胸郭へ安定させる作用がある．肩甲骨を固定した状態で前鋸筋を両側で働かせると，胸郭は肩甲骨に向かって挙上する作用がある[7]．また，外腹斜筋と筋連結して腹部への作用もある．

腸腰筋

腸腰筋は，腸骨筋，腰筋（大腰筋と小腰筋）からなり，腰筋と腸骨筋は共通の停止腱をもち同じ作用をする（図2-84）．腸腰筋の作用としては，股関節の屈曲・外旋と骨盤前傾に作用する．一側が働くと腰椎を側屈させる作用がある．腰筋は腰部にとっては有力な屈筋や伸筋としてではなく，

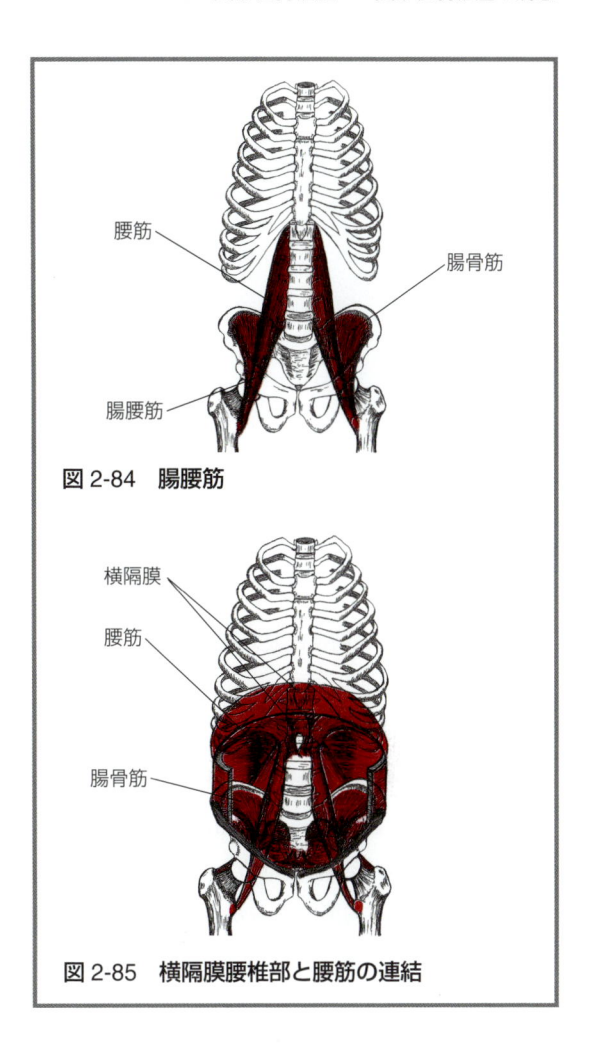

図2-84　腸腰筋

図2-85　横隔膜腰椎部と腰筋の連結

効果的な脊柱の垂直安定装置である[7]．また，起始部において横隔膜と連結しており，腰部骨盤帯のローカルシステムとの関連もある（図2-85）．したがって，呼吸機能低下（横隔膜機能低下）は腸腰筋の機能に影響を及ぼす．

変形性胸椎症の病態

変形性脊椎症は，椎間板や椎間関節の退行変性に伴って脊柱のalignmentに変化を及ぼし，さまざまな症状を呈するものであるが，胸椎は肋骨と肋椎関節を形成しているため胸郭に症状が出現することが多い．X線像では，胸椎椎体の骨棘形成や肋椎関節のalignment変化などがみられる（図2-86）．退行変性により胸郭の機能障害が生じるメ

第2章　変形性脊椎症

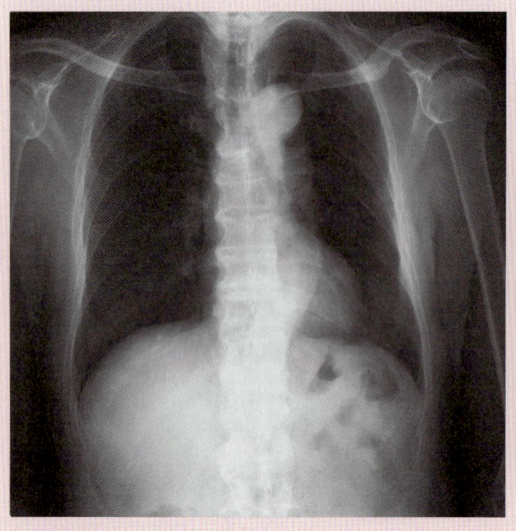

A：正面像　　　　　　　　　　　　　　　　　　B：側面図
図2-86　変形性胸椎症のX線所見

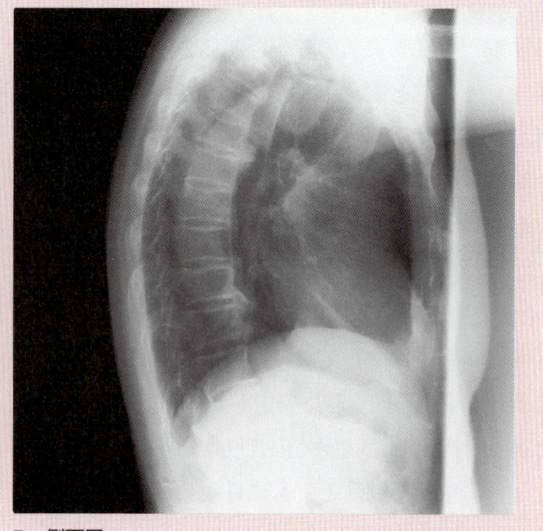

カニズムは，直接的には肋骨と肋椎関節を形成している胸椎を主とする脊柱のalignment変化・運動や呼吸運動から影響を受ける．

間接的には荷重関節である足部，膝関節，股関節などの下肢の運動が及ぼす姿勢制御の影響によって生じる．

図2-87　胸郭のイメージ
胸郭を胸椎と一対の肋骨でつくられる肋骨リングの集合体としてとらえる．
A：肋骨リングが規則的に配列しているモデル．
B：肋骨リングが不規則に配列しているモデル．臨床的に第5肋骨リングにその不規則性はよくみられる．

変形性胸椎症の胸郭症状の病態とその評価

　胸郭を胸椎と一対の肋骨でつくられる肋骨リングの集合体としてとらえる．機能的に安定した胸郭はそれぞれの肋骨リングが規則的に配列することといえる（図2-87A）．しかし，注意深く肋骨リングの配列を観察するとその不規則性を観察することができる（図2-87B）．

　胸郭形状の変化に対しては，解剖学的に胸郭は肩甲帯や骨盤帯の比較的大きな筋群により直接影響を受けやすい環境にあるためと考えている．

胸郭前方部の病態観察

肋骨リングの配列

　胸郭前面から肋骨リングの配列を評価すると，凹凸状の不規則な配列を確認することができる．

　臨床的にみて第5肋骨リングのレベルにおいてその凹凸状の不規則な配列が顕著に表れる（図2-87B）．具体的には，右側の第5肋骨が前方に突出し，対照的に左側の第5肋骨では窪んでいることが多い．この場合，右側の第5肋骨を他動的に

2. 変形性胸椎症——変形性胸椎症の胸郭症状の病態とその評価

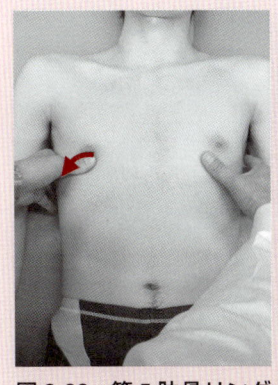

図 2-88 第 5 肋骨リングのモビリティの確認
第 5 肋骨リングを左右交互に背側および外側方向に軽く押し込むように圧迫を加える。圧迫による肋骨のモビリティの有無を確認する。

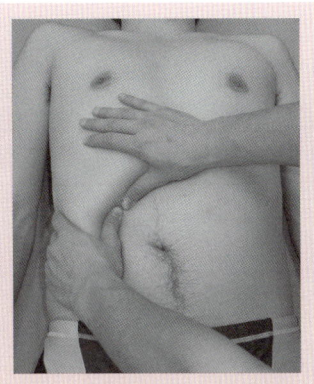

図 2-89 肋骨弓下方部の触診
肋骨弓下方部に指を挿入し，この部の硬さを左右比較する。外腹斜筋の緊張が強い場合，肋骨弓内下方部に検者の指が十分に入らないか，痛みを訴えることがある。

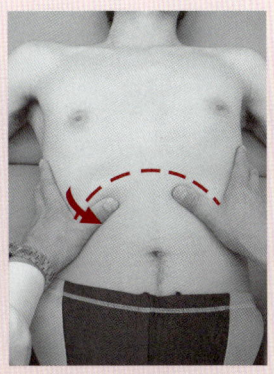

図 2-90 右肋骨弓の下内方への変位
前額面上，左右の肋骨弓の位置に相違がみられる。

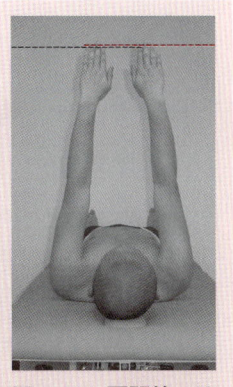

図 2-91 肩関節 90°屈曲テスト
指先の高さに差が生じている。

背側方向へ押し込むように圧迫を加えても，ほとんど肋骨自体に動きは生じないが，左側の第 5 肋骨では背側方向へ後退する動きが生じる（図 2-88）。

要するに第 5 肋骨リングのレベルでは，その配列から左回旋が生じやすい。この直接的な要因は，右外腹斜筋による強い牽引作用が考えられる。しかし，第 5 肋骨以降の肋骨リングでこのような変位をみることは少ない。

変位をきたしにくい理由としては，胸肋関節の解剖学的要素が最も考えやすい。第 5 肋骨リングの左回旋を呈している例では，体幹部の右回旋を伴った起き上がり動作が，対側での同様の動作と比較すると円滑に行えない傾向にある。そのほかに肋骨弓下方部を触診すると，左側に比較して右側で筋の緊張の高まりが観察できる（図 2-89）。加えて，右肋骨弓の下内方への変位も認められる（図 2-90）。

これらすべての現象は，右外腹斜筋の優位性を示唆するものである。このような外腹斜筋の片側的な機能特性は胸郭全体に及ぶ形状変化，腰部骨盤帯のローカルシステムの機能破綻，四肢への病態運動の波及などさまざまな問題を引き起こす可能性をもつ。

胸郭前方部の病態と他分節での病態との関係

肩甲胸郭関節との関係　外腹斜筋は前鋸筋と筋連結があり[15]，前鋸筋と外腹斜筋は機能的なシステムを形成する。そのために外腹斜筋の優位性は，肩甲胸郭関節の機能にもかかわりをもつことになる。たとえば，右側の外腹斜筋の優位性が認められる場合，同側の前鋸筋にも機能的に優位性が生じやすい。背臥位で手指を伸展させた状態で，両側肩関節を同時に 90°屈曲位にさせた場合，左右の指尖の高さに片側的な差を観察することがある（図 2-91）。これは，低位側での前鋸筋と外腹斜筋で形成するシステムの機能低下を示唆するものである。

システムの再建の目安としては，両肩関節 90°屈曲位での両側指尖の高低差が消失することも一つの指標になる。ただし隣接する分節からの影響が生じる可能性もあるので，その鑑別は基本的に行うべきである。

股関節との関係　外腹斜筋の優位性は股関節に

第 2 章　変形性脊椎症

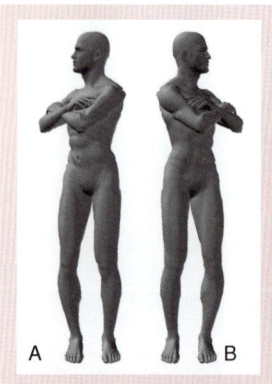

図 2-92　立位での体幹回旋と股関節回旋との関係
A：腰部の右回旋が生じると右股関節内旋，左股関節外旋の運動も伴いやすい．
B：腰部の左回旋が生じると右股関節外旋，左股関節内旋の運動も伴いやすい．

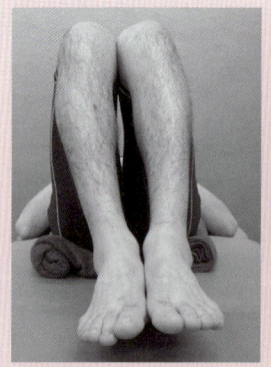

図 2-93　足底離床テスト
骨盤位をニュートラルポジションにし，両膝を合わせた状態を維持し，わずかに両側の足底を床から持ち上げる．そのときの脛骨の傾きを注意深く観察する．
写真は右外腹斜筋に優位性が認められる例であり，右股関節外旋位，左股関節内旋位になりやすい．

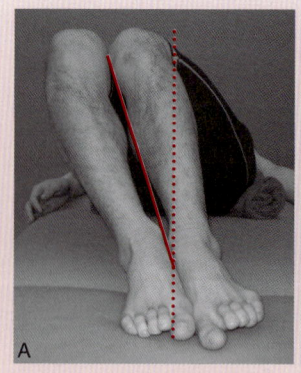

図 2-94　股関節回旋テスト
骨盤位をニュートラルポジションにし，骨盤の回旋が生じない範囲で股関節の最大回旋量を左右比較する．
写真は右外腹斜筋に優位性が認められる例であり，Bでみられる運動に比較し，Aでの右外旋，左内旋の組み合わせで回旋量が大きく生じている．

も影響を及ぼす．立位での骨盤の回旋に伴い股関節では定型的な回旋運動が生じやすい（図2-92）．右外腹斜筋の優位性が存在した場合，体幹は左回旋，右側股関節は外旋，左側股関節は内旋の運動連鎖が生じやすいことになる．下肢を屈曲した臥位姿勢から，足底を軽く離床させた場合，両側股関節に対照的な回旋が生じたり（図2-93），また，骨盤を固定した状態で股関節での回旋運動を行うと左右差が生じたりするなどの現象は，外腹斜筋の優位性が引き起こす連鎖に一致することが多い（図2-94）．

胸郭背側面の病態観察

肋骨リングの回旋位の定着による肋椎関節への影響

　肋骨リングの回旋位の定着は肋椎関節の運動にも影響を与える．たとえば第5肋骨リングが左回旋位を呈している場合，左肋骨は後方回旋位，右肋骨は前方回旋位にある．左肋骨の後方回旋位の定着は呼気時に生じる肋骨の前方回旋を妨げ，右肋骨の前方回旋位の定着は吸気時に生じる肋骨の後方回旋を妨げる．このとき呼気介助を左上位から中位肋骨に対して行った場合，右側に比較し左側胸郭の呼気介助が十分に行えないことが多い（図2-95）．

胸郭背側面の病態と他分節での病態との関係

肩甲胸郭関節との関係　　上位胸椎の棘突起には僧帽筋横行部や菱形筋が付着する．僧帽筋と菱形筋は上後鋸筋と筋連結しており[15]，これらは直接的，または間接的に肋骨の後方回旋位の定着に深く関与するものと考えられる．また，これらの筋は胸椎棘突起に付着し，胸椎の回旋位の有無によりその収縮性は左右される．たとえば第5肋骨リングが左回旋位に定着したとき，その上下レベルに及ぶ胸椎は右回旋位になる．結果的に左側の僧帽筋横行部，菱形筋，上後鋸筋などは短縮することになり，筋の収縮効率は低下する．そのため，腹臥位で両肩関節90°外転位で肩甲骨を水平内転さ

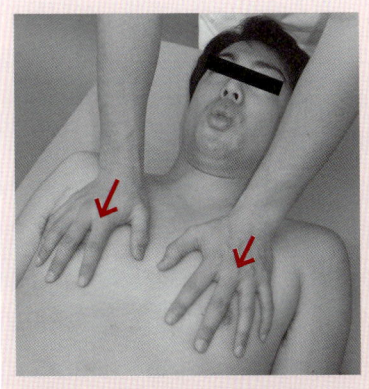

2. 変形性胸椎症──変形性胸椎症の胸郭症状の病態とその評価

図2-95 上位および中位胸郭のモビリティの確認
呼気介助を行う際の左右の動きの違いを注意深く観察する．

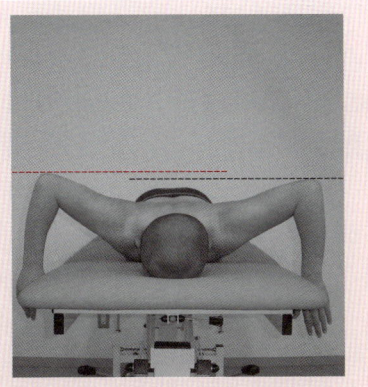

図2-96 肩甲骨水平内転テスト
肘の高さに差が生じている．

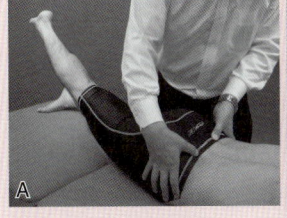

図2-97 股関節伸展運動における機能評価
A：運動中，腸骨の固定の有無を注意深く観察する．
B：運動中，下位胸郭のねじれを注意深く観察する．通常，股関節伸展側でわずかにねじれが生じる．

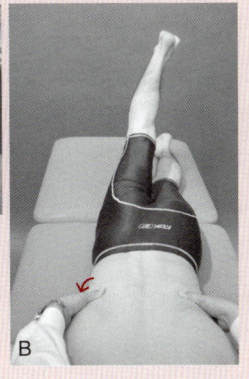

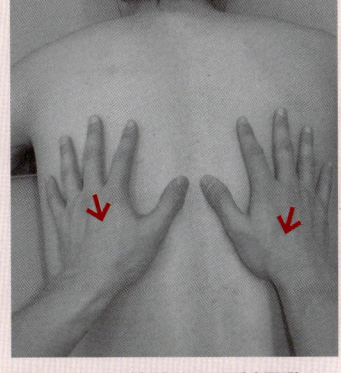

図2-98 下位肋骨の下制運動

せた場合，大小菱形筋や僧帽筋横行部に過活動が生じ，肩甲骨の内転運動の遂行が難しくなる．したがって，上位肋骨の後方回旋位の定着した側の肩甲骨の水平内転運動が困難となる（図2-96）．これらの理由から，背側上方部の筋群の過活動と肋骨の後方回旋位の定着は密接な関係をもつものと考えられる．

上位肋骨の後方回旋位の定着からの脱却には，広背筋や僧帽筋上行部の機能を高め，肩甲骨の下方部の安定を向上させることが必要である．

肩甲骨下方部と殿部との関係 広背筋は対側の大殿筋と筋膜連結しており共同的に機能する[16]．そのため肩甲骨の下方部の安定の欠如は対側の殿筋群の機能低下をも引き起こしやすい．したがって肩甲骨下方部の安定の再建には殿筋群の機能も考慮して行わなければならない．殿筋群の機能低下の有無の判別は，腹臥位での膝関節伸展位での股関節伸展運動を行わせ，そのときの寛骨の固定の度合いや股関節伸展運動に伴う下位胸郭のねじれる方向を観察することでもできる（図2-97A, B）．また，左右の殿部のボリュームを比較することでもその機能低下は容易に判断できる．

広背筋は同側の下後鋸筋と筋連結をもつため，肩甲骨の下方部の安定の欠如や殿筋群の機能低下は同側の下後鋸筋の機能低下も伴うため，下位肋骨の後方回旋位の定着につながりやすい．つまり

それらによる呼気活動が下位肋骨に及びにくいため，本来呼気にみられる下位肋骨の十分な下制運動が生じにくい（図2-98）．この場合，下位肋骨に対する背側からの介助呼吸や広背筋や殿筋群の固有収縮を高めることも有効である．結果的に，下位肋骨での呼気活動が高まるほか，抗重力姿勢の良好な変化をももたらすことがある．

理学療法による治療

対称性のある調和のとれた胸郭運動を再構築することは，体幹の一機能としての役割をもたせることになる．そのためには，横隔膜を含む腰部骨盤帯のローカルシステムの再構築や肩関節や骨盤，そして股関節などの動きに関与する大きな筋群の定型的な活動パターンの修正が必要である．なぜなら，これらの要素は胸郭形状を不規則に悪化させる要因として考えられることから，胸郭周囲筋をはじめ四肢を含めた筋の再教育が必要となる．

腰部骨盤帯のローカルシステムに対するアプローチ

肋骨を下制させることが困難な例では，呼気において胸郭が弛緩してくる際の復元力を利用できず呼気運動に支障をきたす．また，横隔膜の吸気活動の準備も不十分となる．とくに問題となるのは，呼気時に生じる腹部周径囲の減少がみられず，表層の腹部前面筋群の過活動に伴い腹部周径囲が変化しないか，反対に増加してくる例であり，肋骨の下制運動は生じにくくなる．これは正しく腹横筋を収縮させることができない場合と類似している．

腹横筋の正しい収縮では腹壁の深部の緊張がゆっくりと高まるのに対し，不適切な作用では腹壁の緊張が急激に高まり表在筋の筋収縮が感じられ，腹壁全体が拡張し触診している手指が腹壁から押し出される[11]．

腹横筋の活動を促すうえで大事なことは胸郭の容積を減らし腹壁を引き込むようにすることである．したがって，息を吐きながら腹横筋の収縮を促すと効果的に行える．実際には，背臥位で股関節と膝関節を90°屈曲位にし，スリングなどの懸垂装置を用い骨盤帯をわずかに懸垂する（図2-99）．

懸垂した骨盤を後傾位に設定すると，横隔膜の平定化が生じている症例でも深い呼吸が得られやすくなる．その要因として，骨盤の後傾により腹部内容物が頭側へ移動し，その圧力が横隔膜を挙上させ，腹部前面筋の機能低下を補う作用として働くことが考えられる．このポジショニングでゆっくりとした呼気に合わせ，剣状突起下方部に圧迫を加えながら腹部に過活動を起こさせないように誘導すると下位肋骨の下制運動が生じやすい（図2-100）．

腹部前面筋群をコントロールすることができるようになった後，横隔膜の動きのイメージをもち肋骨弓を軽く握るようにセラピストの指を挿入し横隔膜を挙上する（図2-101）．さらに肋骨弓の内側から外側にかけて順次横隔膜肋骨部の挙上運動を介助する．その際に呼気終末で胸骨下角が減少してくることを確認する．

外腹斜筋に対するアプローチ

片側的な外腹斜筋の優位性は肋骨リングの回旋を引き起こす要因となるために，対側の外腹斜筋の機能を高め，両側の外腹斜筋のバランスを整える必要がある．股関節，および膝関節を屈曲した背臥位で殿部下方に不安定板を挿入する（図2-102）．仮に右側の外腹斜筋が優位にある場合では，上部体幹を固定し下部体幹をニュートラルポジションの位置から左側に回旋させ，左側の外腹斜筋の活動性を高める．腰椎レベルの回旋運動を行うことが重要であり，股関節の回旋運動が可及的に生じないよう注意深く観察し行う．また，回旋運動に関しては初動作の流暢性が生じてくることが重要なので，運動は比較的小さくてもよい．また，前鋸筋の機能向上は外腹斜筋の機能にも影響を及ぼすため，前鋸筋の固有収縮を高めてから

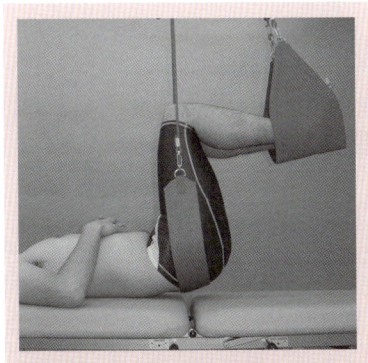

2. 変形性胸椎症——理学療法による治療

図 2-99 スリングの肢位
骨盤をわずかに後傾方向に懸垂する．

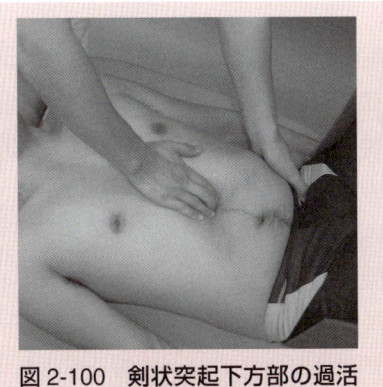

図 2-100 剣状突起下方部の過活動を抑制する方法
呼気で胸骨下方部に軽い圧迫を加える．また，呼気終末で下位の腹部に筋収縮が生じることを確認する．

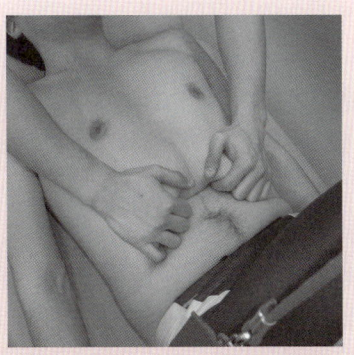

図 2-101 肋骨弓部の過活動を抑制する方法
肋骨弓下方部から指を挿入し，内側上方へ横隔膜肋骨部を持ち上げるようなイメージで横隔膜の呼気介助を行う．呼気終末での胸骨下角の減少を確認する．

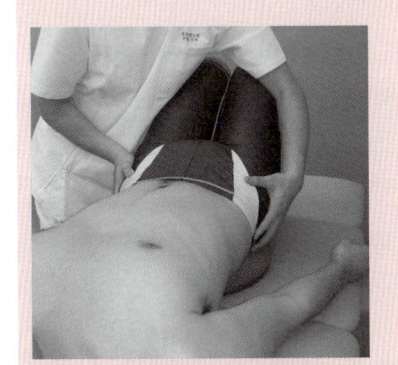

図 2-102 外腹斜筋の調整法
股関節の回旋運動が生じないようにゆっくり，小さい動きで腰椎レベルでの回旋運動を誘導する．

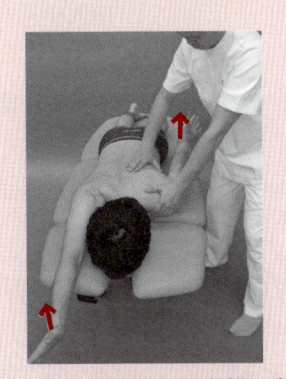

図 2-103 左肩甲骨下方部の安定を図る方法
左肩関節伸展，内旋運動と右肩関節屈曲，外旋運動を同時に行う．肘関節が屈曲したり，頭部が起き上がらないように注意する．運動はベッドにかかる上肢の重みを減らす程度で行う．

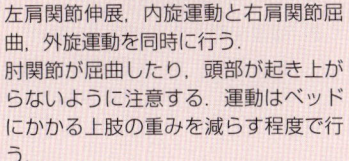

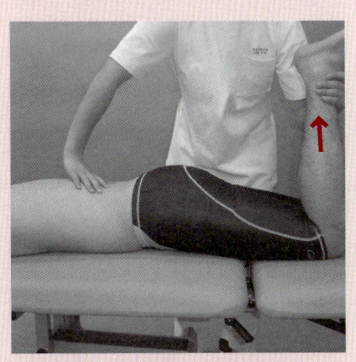

図 2-104 股関節伸展運動
股関節の伸展における単関節運動を行うために終始下腿を垂直位に保つ．運動量は股関節の伸展運動に伴う代償運動がほかの分節に生じない程度とする．股関節の伸展とともに対側の広背筋に連動する収縮が入るか確認する．

外腹斜筋の調整に移行するとより効果的である．

肩甲胸郭関節に対するアプローチ

　左肩関節伸展，内旋運動と右肩関節屈曲，外旋運動を同時に行うことなどで左側の肩甲骨下方部の安定を図ることができる（**図 2-103**）．ほかに腹臥位での下位胸郭に対する介助呼吸も有効であり，下位肋骨の下制運動の減少が両側に存在している場合は両側に対して行う．

股関節に対するアプローチ

股関節伸展筋に対するアプローチ　殿筋群の機能再建は対側の肩甲骨下方部の安定の向上や，下位肋骨の下制運動の拡大を図るために行う．腹臥位で膝関節 90°屈曲位で股関節伸展筋の単関節運動になるよう配慮し，同部での固有収縮を入れる．このとき，対側の広背筋に連動する収縮が入るか確認する（**図 2-104**）．

第2章 変形性脊椎症

腰筋へのアプローチ

　腰椎骨盤帯の安定に寄与する腰筋は腰椎部で横隔膜と筋膜で連結しており[17]，両筋は互いに影響し合う．腰筋の作用として体幹長軸に対し圧縮ベクトルが働き腰椎の頭尾方向への伸びが生じ，腰椎骨盤帯の安定化機構としての役割を果たす．このような要因により腰筋は横隔膜腰椎部や胸郭のalignmentを維持することで呼吸に貢献する．図2-99に示した比較的容易に股関節の単関節運動が行いやすい環境で，股関節のコントロールを向上させる．

3. 変形性腰椎症

腰椎の機能解剖

腰仙部の形状

　仙骨の上に5つの腰部椎骨が縦に連なって腰椎が形成される．仙骨は左右の腸骨に挟まれて仙腸関節を形成し，骨盤輪または骨盤帯として腰椎を支えている．

　腰椎前方部分は介在する椎間板を挟んで各椎体が上下に連結し，腰椎後方部分は上関節突起と下関節突起が椎間関節を形成して連結している（図2-105A）．

　仙腸関節は関節包をもつ滑膜性関節であり，可

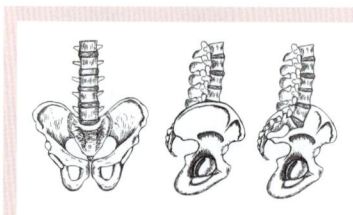

A：腰仙部前面図　腰仙部側面図
　左右の腸骨が仙骨を挟んで仙腸関節を形成し，骨盤帯として5つの腰部椎骨を支えている．

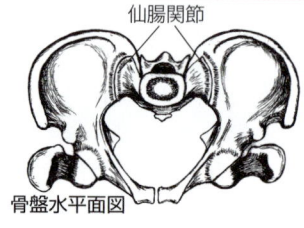

B．仙腸関節：仙腸関節は可動性をもつが，その動きはきわめて小さい．

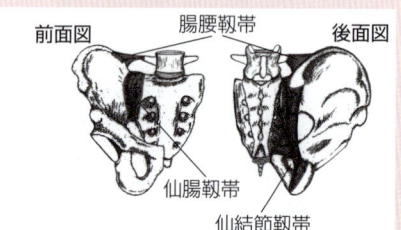

C：仙腸関節の靱帯

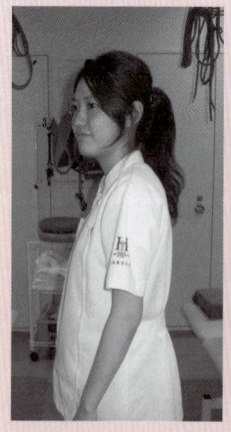

図2-105　腰仙部の形状

A：腰椎側面中間位　B：腰椎屈曲　C：腰椎伸展
図2-106　腰椎の運動―1

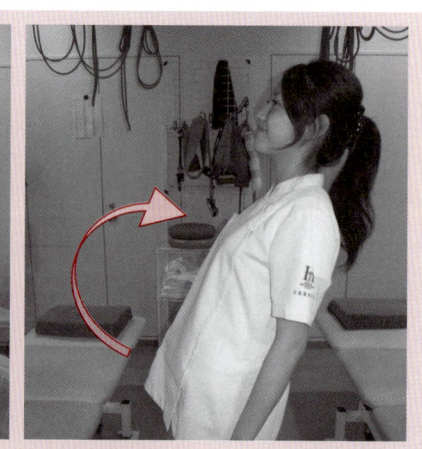

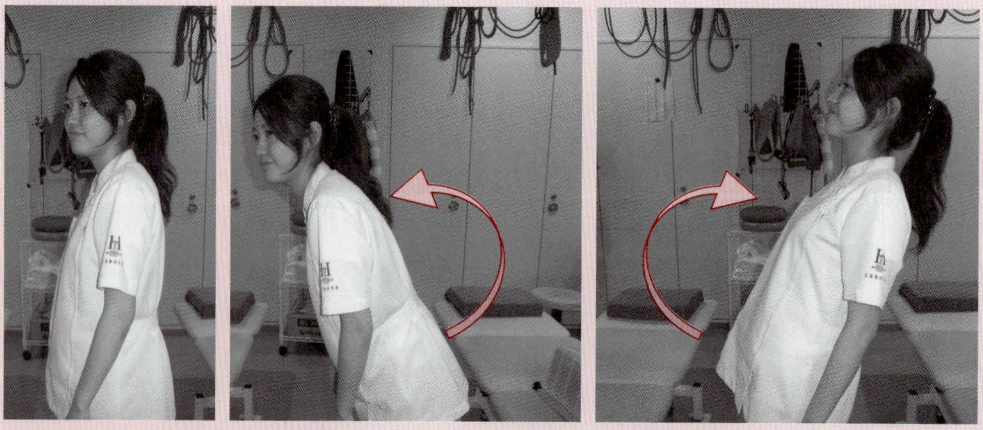

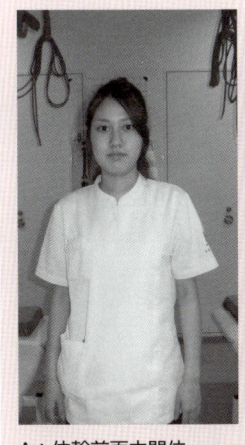

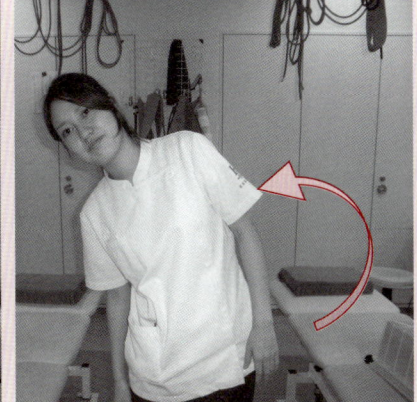

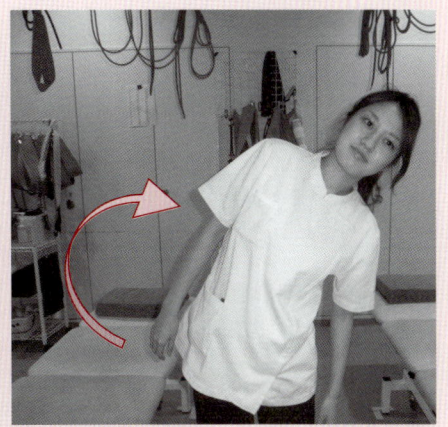

A：体幹前面中間位　　B：体幹右側屈　　　　　　　　C：体幹左側屈
図 2-107　腰椎の運動—2

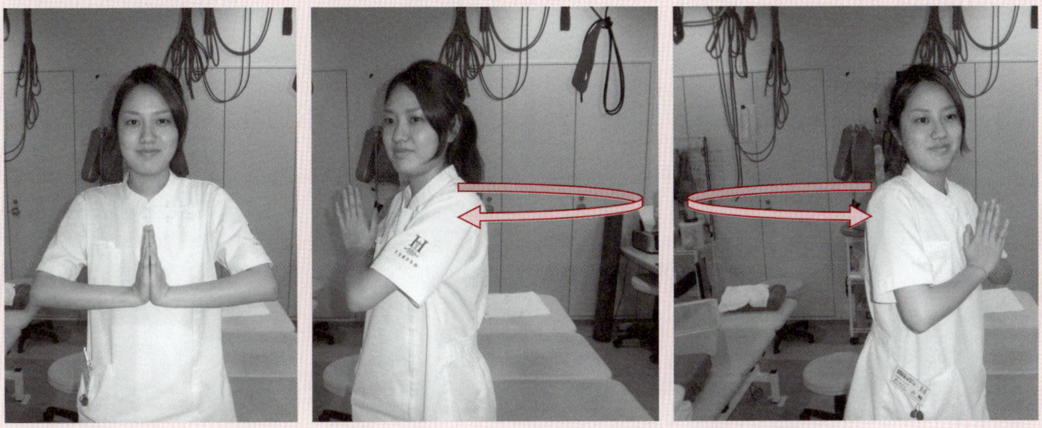

A：体幹前面中間位　　B：体幹右回旋　　　　　　　　C：体幹左回旋
図 2-108　腰椎の運動—3

動性はあるが，その動きはきわめて小さい（図2-105B）．仙腸靱帯・仙結節靱帯・腸腰靱帯などの靱帯に強固に制御されている（図2-105C）．

腰椎の運動

　腰椎の屈曲（flexion）・伸展（extension）（図2-106），体幹の右側屈（bend to right）・左側屈（bend to left）（図2-107），体幹の右回旋（rotation to right）・左回旋（rotation to left）（図2-108）．

腰椎の構成

前柱（腰椎前方部分）

前縦靱帯（anterior longitudinal ligament）
椎体前面を縦に連なる靱帯（図2-109A）で，脊柱の過伸展を制御する（図2-109C）．

椎間板（髄核と線維輪）（vertebral disc）　椎体間に介在する線維軟骨で，中心の髄核を線維輪が取り巻いている（図2-109A）．

　髄核は水分を多く含有し，弾力性による衝撃を緩和させる．無数の線維からなる線維輪は椎体間の運動を制御する．腰椎の運動に伴って椎体間に

図 2-109　腰椎の構成
A：腰椎側面
B：腰椎過屈曲の制御
C：腰椎過伸展の制御

図 2-110　椎間板
A：髄核と線維輪
B：髄核の後方偏移
C：髄核の正中帰納
D：髄核の前方偏移
E：髄核の正中帰納

図 2-111　椎間関節

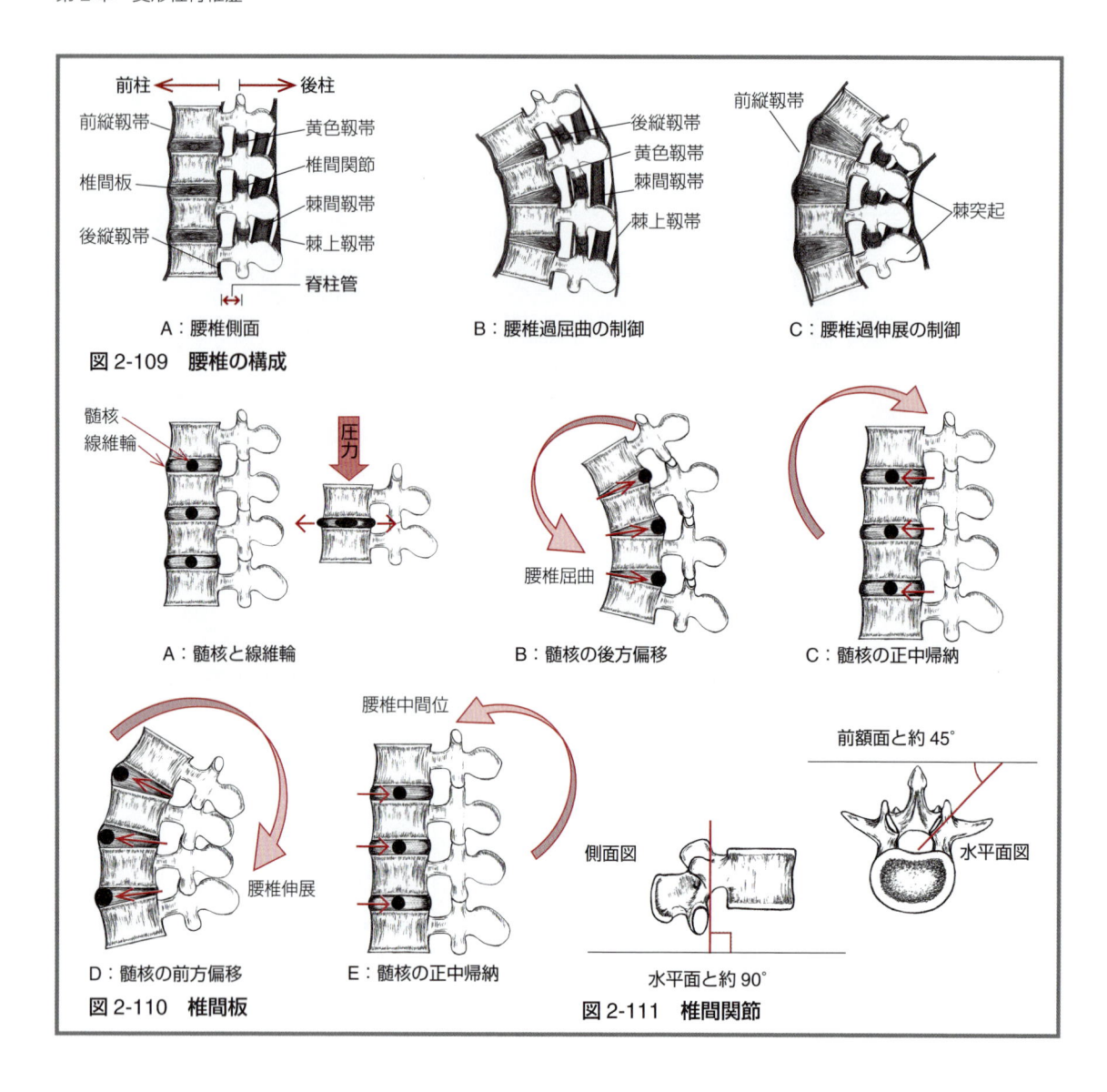

狭小化する部位が生じ，その部位の椎間板内圧が上昇すると，髄核は内圧の低い椎体間の広い部位に偏位する（図2-110）．

後縦靱帯（posterior longitudinal ligament）椎体後面を縦に連なって脊柱管前壁を形成する靱帯（図2-109A）で，脊柱の過屈曲を制御する（図2-109B）．

後柱（腰椎後方部分）

黄色靱帯（flavum ligament）　上下の椎弓間を結ぶ靱帯（図2-109A）で，脊柱の過屈曲を制御する（図2-109B）．脊柱管後壁を形成する．

椎間関節（fascet joint）　上関節突起と下関節突起により形成され，上下の椎骨を連結している（図2-109A）．関節包と滑膜に覆われている平面関節で，腰椎運動の際に関節面の滑動が起こる．関節面の傾きは水平面に対し90°，前額面に対し45°をなす（図2-111）．

棘間靱帯（interspinous ligament）　棘突起間を結ぶ靱帯（図2-109A）で，脊柱の過屈曲を制御する（図2-109B）．

棘上靱帯（supraspinous ligament）　棘突起間を結ぶ靱帯（図2-109A）で，脊柱の過屈曲を制

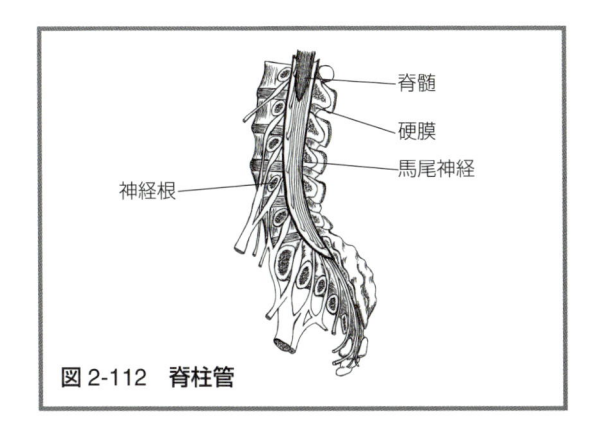

3. 変形性腰椎症——腰椎の機能解剖

図2-112 脊柱管

御する（図2-109B）.
棘突起（spinous process）　椎弓から後方へ連なる骨性の突起（図2-109A）で，脊柱の過伸展を制御する（図2-109C）.

脊柱管（spinal canal）

腰椎の椎体後壁と椎弓からなる椎孔が縦に連なって形成される管腔で，腰椎の前柱と後柱のあいだに介在する．前壁は後縦靱帯，後壁は黄色靱帯に覆われ，その内腔は脊髄が通過する（図2-109A）．脊髄表面はくも膜に覆われ，硬膜がこれを包み込んでいる．脊髄は第2腰椎上縁の高さで終わり，第2腰椎以下の脊柱管内腔を馬尾神経が通過する（図2-112）.

腰椎の動力筋

腰椎の屈筋

腹直筋（rectus abdominis）　胸腰椎の屈曲作用と骨盤の挙上・後傾作用がある（図2-113）.
内腹斜筋（obliquus internus）　胸腰椎の屈曲以外にも体幹の側屈・同側への回旋作用がある（図2-114）.
外腹斜筋（obliquus externus）　腰椎の屈曲以外にも体幹の側屈・対側への回旋作用がある（図2-115）.
腸腰筋（iliopsoas）　股関節の屈筋である腸腰筋は腰椎屈曲作用もある.

腰椎の伸筋

脊柱起立筋群（棘筋，最長筋，腸肋筋）（図2-116），横突棘筋（回旋筋，多裂筋，半棘筋），棘間筋，横突間筋（図2-117）は腰椎伸展作用がある.

腰方形筋は両側同時収縮では腰椎伸展に作用し，片側収縮では同側の体幹側屈に作用する（図2-118）.

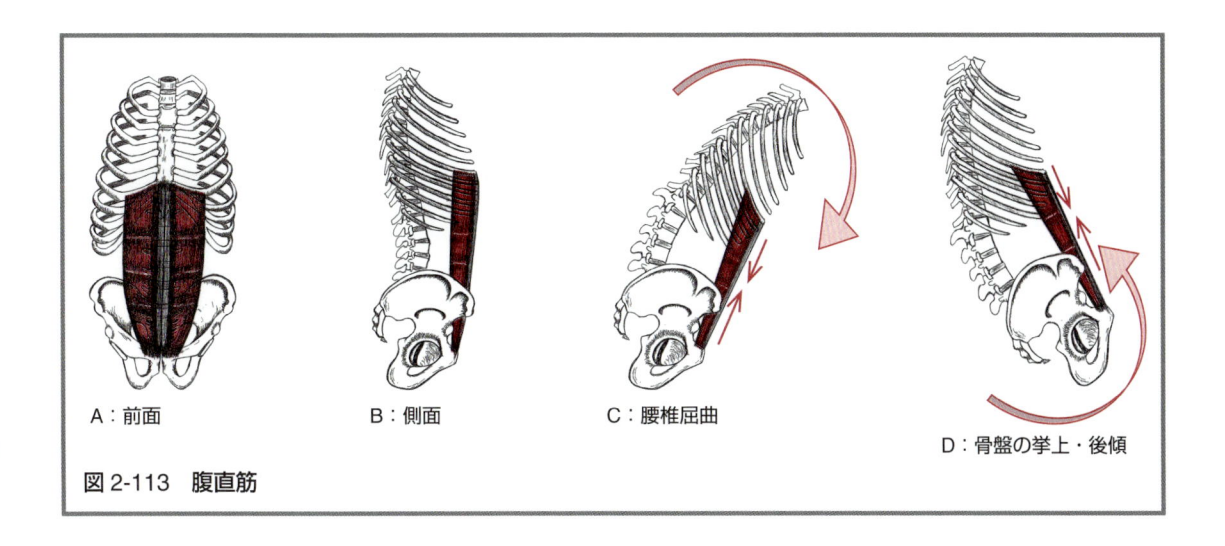

A：前面　　B：側面　　C：腰椎屈曲　　D：骨盤の挙上・後傾

図2-113　腹直筋

第2章 変形性脊椎症

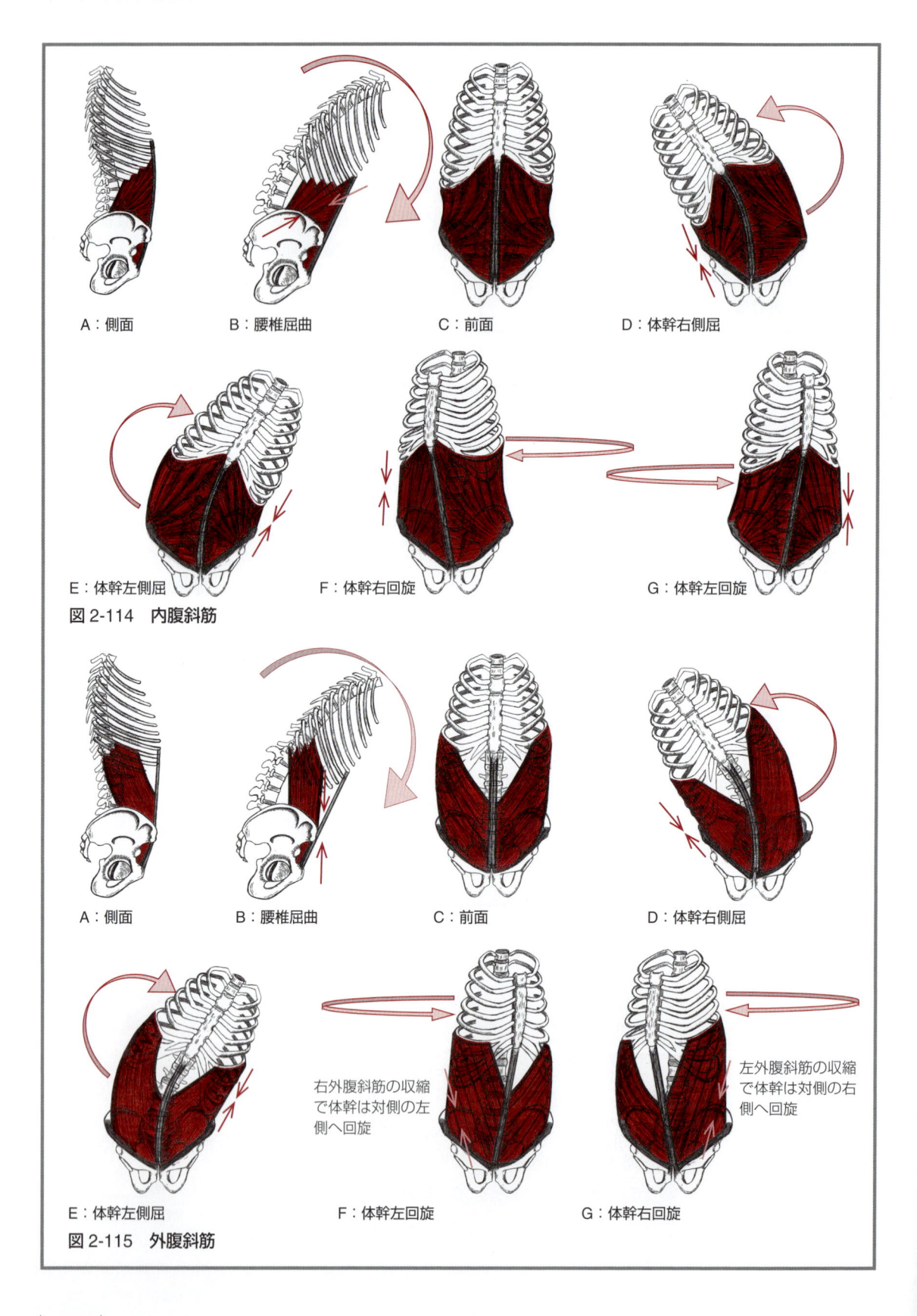

A：側面　　B：腰椎屈曲　　C：前面　　D：体幹右側屈

E：体幹左側屈　　F：体幹右回旋　　G：体幹左回旋

図2-114　内腹斜筋

A：側面　　B：腰椎屈曲　　C：前面　　D：体幹右側屈

E：体幹左側屈　　F：体幹左回旋　　G：体幹右回旋

右外腹斜筋の収縮で体幹は対側の左側へ回旋

左外腹斜筋の収縮で体幹は対側の右側へ回旋

図2-115　外腹斜筋

3. 変形性腰椎症——腰椎の機能解剖

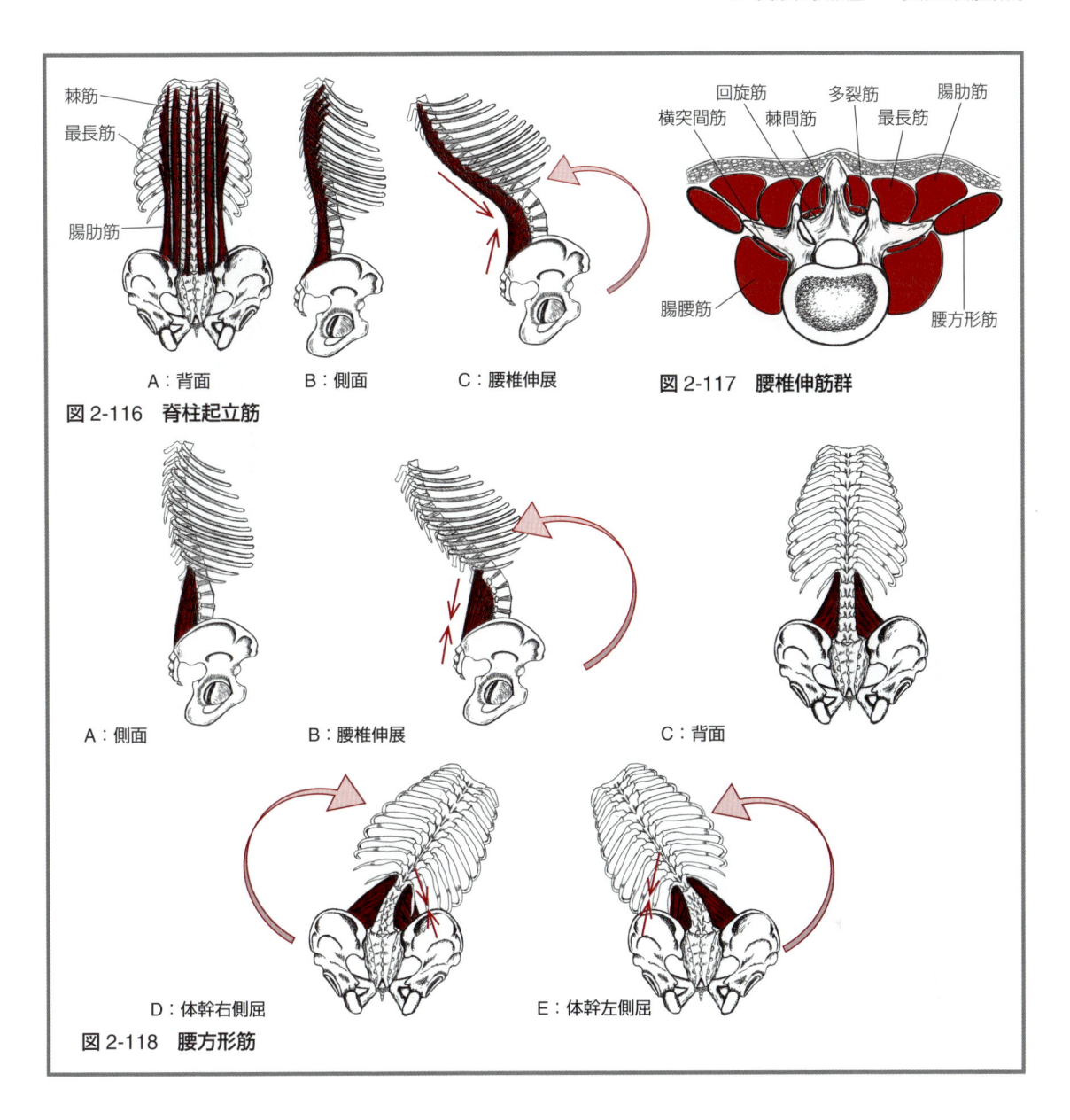

A：背面　　B：側面　　C：腰椎伸展

図2-116　脊柱起立筋

図2-117　腰椎伸筋群

棘筋／最長筋／腸肋筋

回旋筋　多裂筋　腸肋筋
横突間筋　棘間筋　最長筋
腸腰筋　　　　　　腰方形筋

A：側面　　B：腰椎伸展　　C：背面

D：体幹右側屈　　E：体幹左側屈

図2-118　腰方形筋

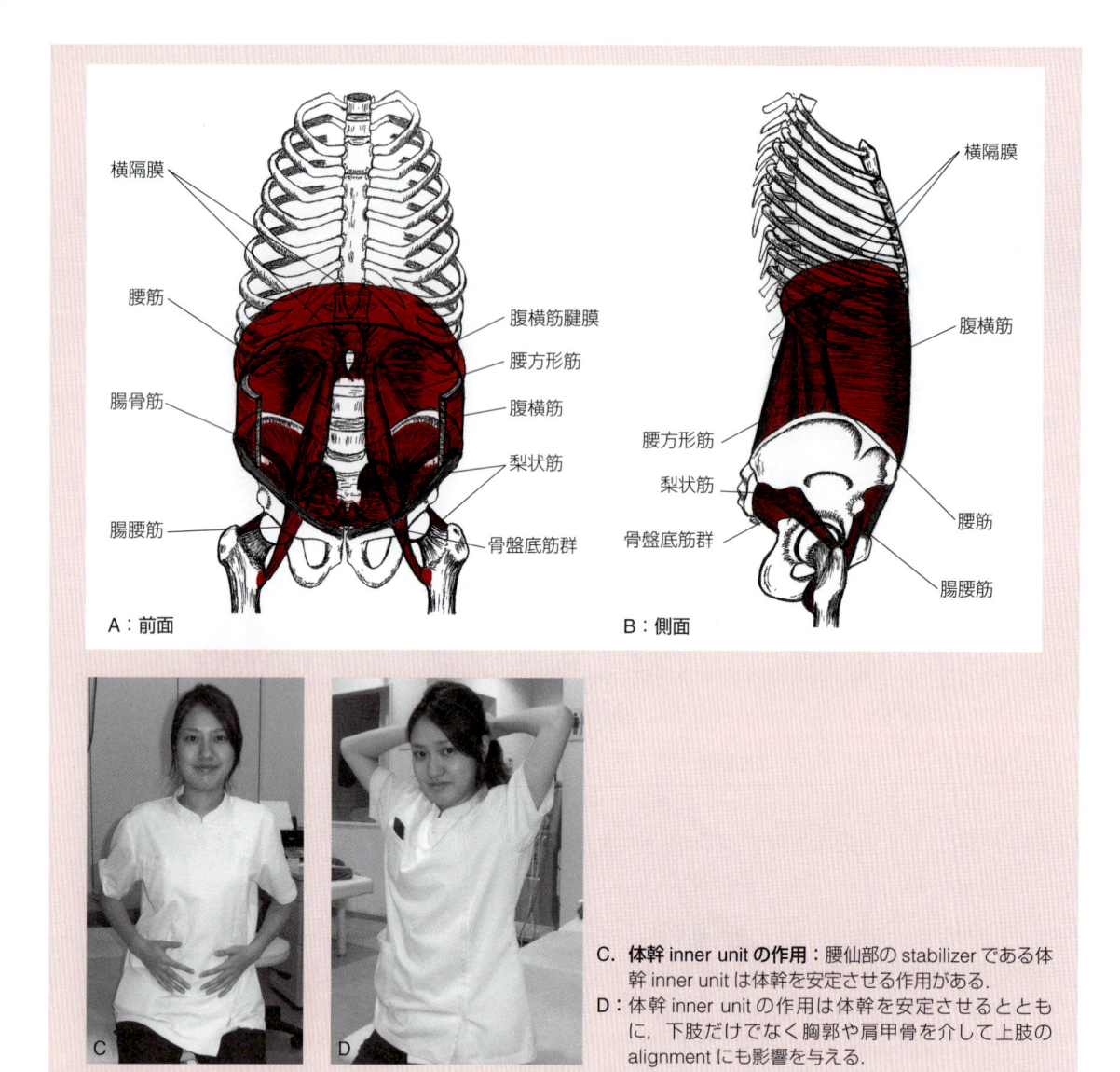

図中ラベル:
- A：前面
  - 横隔膜
  - 腰筋
  - 腸骨筋
  - 腸腰筋
  - 腹横筋腱膜
  - 腰方形筋
  - 腹横筋
  - 梨状筋
  - 骨盤底筋群
- B：側面
  - 横隔膜
  - 腹横筋
  - 腰方形筋
  - 梨状筋
  - 骨盤底筋群
  - 腰筋
  - 腸腰筋

C. **体幹 inner unit の作用**：腰仙部の stabilizer である体幹 inner unit は体幹を安定させる作用がある．
D：体幹 inner unit の作用は体幹を安定させるとともに，下肢だけでなく胸郭や肩甲骨を介して上肢の alignment にも影響を与える．

図 2-119　体幹 inner unit

腰椎の安定筋

体幹インナーユニット（inner muscles unit of trunk）

　体幹深部の筋である横隔膜，腹横筋，骨盤底筋群は連なって巨大な囊状あるいは袋状の筋肉のユニットを形成し，stabilizer として腰仙部の安定化に寄与している．この筋ユニットの後方には腰方形筋や腸腰筋が連結し，骨盤内では梨状筋が骨盤底筋群に連結して脊柱・体幹・下肢の alignment に影響を与えている（図 2-119A，B）．この筋ユニットの適切な緊張状態は体幹全体の安定に作用する（図 2-119C）．また，下肢・胸椎・胸郭・頸椎の alignment 変化や運動にも関与し，さらに胸椎や胸郭から肩甲骨を介して肩関節や上肢の alignment にも影響を及ぼす（図 2-119D）．

仙腸関節の運動

　仙腸関節の動きはきわめて小さいが，関節面のごくわずかな alignment 変化が腰仙部の安定性や

運動に影響を与える．骨盤の腸骨の関節面に対し，仙骨が前傾した状態のalignmentをneutationといい，その逆に仙骨が後傾した状態のalignmentをcounter neutationという．

変形性腰椎症の病態

病因

椎間板は，髄核の水分減少により弾力性が失われると荷重負荷により椎体間から膨隆し，次第に変性・硬化していく．椎間板の弾力性が失われて変性に陥ると椎体間は狭小化し，これに伴って椎間関節の正常な適合も失われていく．変性の進行に伴って脊柱を安定化させる代償性変化として椎体辺縁に骨増殖変化が起こり，骨棘が形成される．骨増殖性変化が進行し，上下の骨棘が癒合したものを架橋形成という．変性の進行に伴って腰椎のalignmentも変化し，側弯変形や回旋変形をきたしていく．椎間関節は変形性関節症をきたし，関節裂隙の狭小化が起こる．仙腸関節も正常な適合が失われて変形性関節症をきたし，可動制限を呈していくことが多い．また，椎間板変性の進行した腰椎に剪断負荷が持続して加わると，椎体が前方あるいは後方にすべって腰椎の不安定性をきたす．この状態を腰椎変性すべり症（lumbar degenerative spondylolisthesis）といい，第4腰椎に好発する（図2-120，121）．

原因

加齢に伴う椎間板の変性による脊柱のalignment変化の進行が原因として最も多いが，腰椎椎間板ヘルニアなどの線維輪や髄核の損傷が椎間板変性に進行し，若年性発症を起こすものも少なくない．

症状

腰痛と腰椎可動制限を呈する．これによる姿勢変化や代償動作が他部位のさまざまな症状を引き起こす．

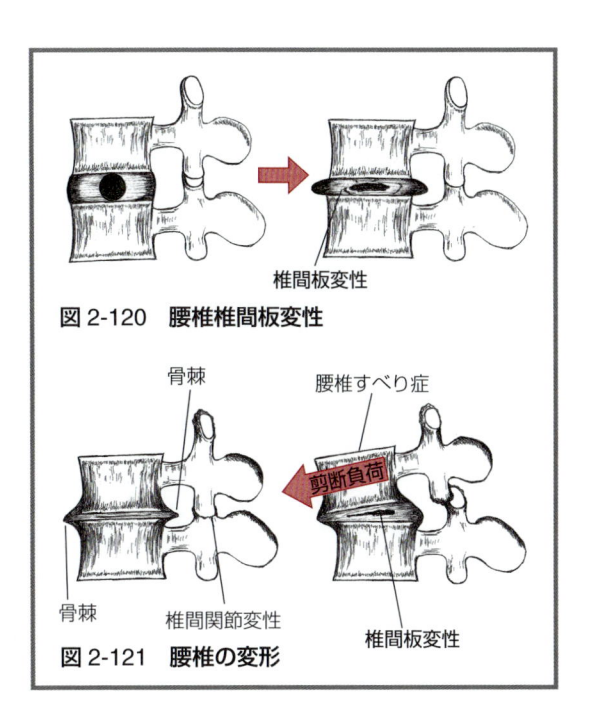

図2-120 腰椎椎間板変性

図2-121 腰椎の変形

X線所見

椎体間狭小化・骨棘形成・架橋形成・側弯変形・回旋変形・椎間関節狭小化・仙腸関節変性などがみられる（図2-122）．腰椎すべり症では椎体の前方偏位がみられる（図2-123）．

合併症

腰部脊柱管狭窄症（lumbar spinal canal stenosis）

椎間板の変性膨隆硬化・骨棘形成・黄色靱帯の変性膨隆硬化などの退行変性により，腰椎の脊柱管腔が狭窄したもの（図2-124）．脊柱管内の馬尾神経や神経根が絞扼されると下肢の疼痛をきたし，間欠性跛行・膀胱直腸障害・下肢の運動障害や知覚障害・下肢の深部反射低下などの神経症状を呈する．腰椎前弯が増大すると脊柱管や椎間孔が狭窄して下肢症状は増悪するため，代償性に腰椎後弯姿勢を維持していることが多い．神経内血管も絞扼され，神経根や馬尾神経への血行不全を伴っ

第2章 変形性脊椎症

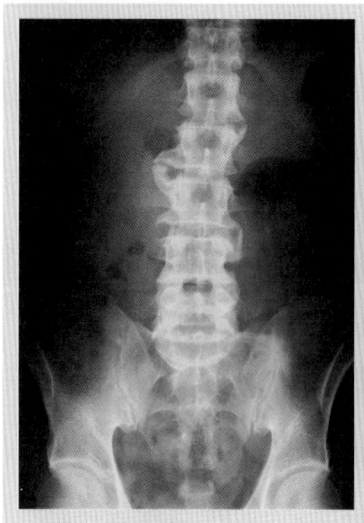

A：腰椎X線正面像　　B：側面像
図2-122　変形性腰椎症

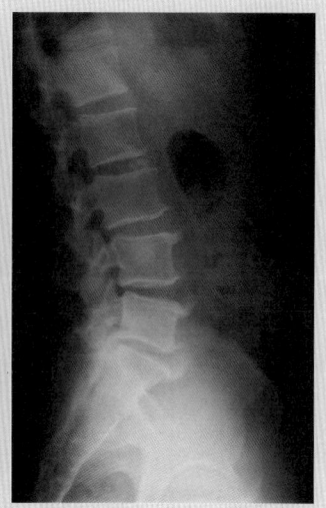

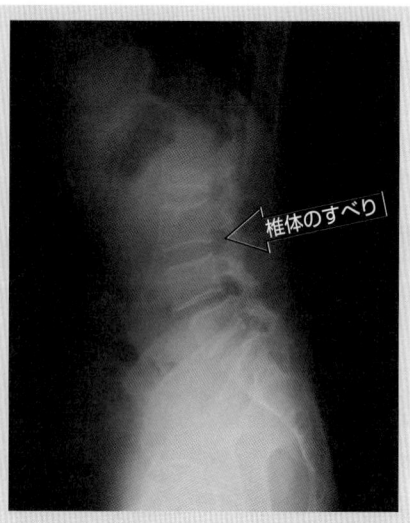

図2-123　腰椎X線側面像腰椎すべり症
椎体のすべり

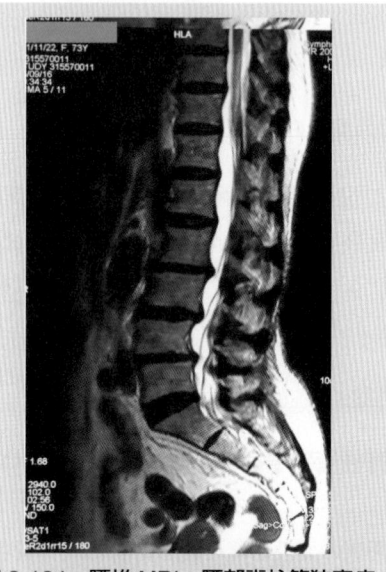

図2-124　腰椎MRI：腰部脊柱管狭窄症

ていることが多いため，血行改善作用をもつプロスタグランジン製剤投与により治療する．薬物療法や理学療法の保存療法で症状改善が得られないものは，脊柱管拡大術や腰椎椎弓切除術などの手術が行われる．

腰痛の評価

変形性腰椎症の主症状である腰痛の評価について述べる．

姿勢や動作の評価においては，可動性の大きい部位と小さい部位を分類することが重要になる．また，動作中に最も動きが少ない部位について，いくつかの治療手段をもつことが外来での理学療法では重要である．

疼痛評価

さまざまな記載の種類や手段があるが，疼痛の種類，疼痛部位，疼痛の程度については最低限記載する必要がある．動作による再現痛があると，明確になりやすいが，長時間での座位で発症するなど，姿勢・動作と時間の因果関係については理学療法上重要である．また，日常生活で不都合な動作や，仕事など回避できない姿勢や動作についても記載する．重要なことは，とくに理学療法の治療の展開において重要となる部分である．

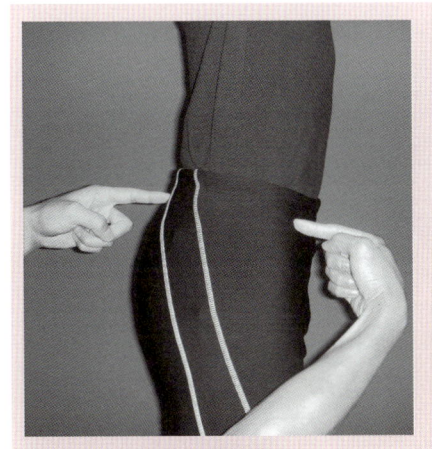

図 2-125　骨盤前傾評価
上前腸骨棘と上後腸骨棘を触診して行う．上後腸骨棘が2～2.5横指高いものを基準とし，これより大きければ前傾，小さければ後傾とする

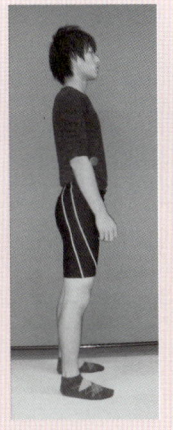

図 2-126

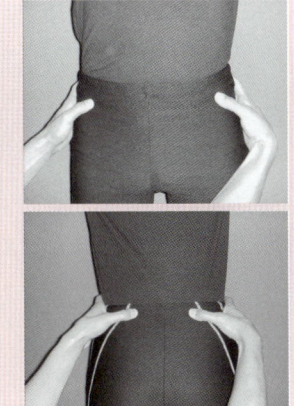

図 2-127

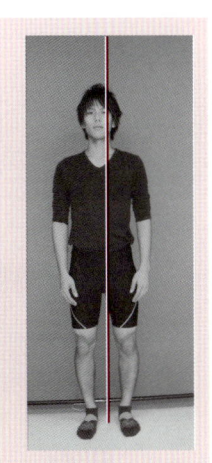

図 2-128

図 2-126　骨盤前後移動評価
肩峰と足関節を結ぶ線から骨盤が前後どちらにあるかを評価し，骨盤前方移動－後方移動とする．

図 2-127　骨盤左右傾斜評価
左右の上前腸骨棘同士または上後腸骨棘同士の高さの違いを評価する．

図 2-128　骨盤左右移動評価
鼻，胸骨上端，胸骨下端，恥骨，両膝関節中央，両足関節中央などのランドマークを適切に選択して行う．両足関節中央に立てた垂線を基準とする．

姿勢評価[1)]

腰痛評価で重要となる姿勢評価は下肢，体幹部位と比較した骨盤の空間上の位置を評価する．矢状面からは骨盤前傾－後傾，骨盤前方移動－後方移動，前額面からは骨盤の左右傾斜，骨盤左右移動，水平面からは骨盤回旋と骨盤の上下移動を評価する．とくに股関節－骨盤－腰椎がどのような空間位置にあるかについて評価する必要がある．

骨盤前傾－後傾

筆者は，図2-125のように上前腸骨棘と上後腸骨棘の位置を矢状面上で評価し，2～3横指上後腸骨棘が高いものを標準値と考えている．すなわち，3横指以上上後腸骨棘が高いものは骨盤前傾，2横指以下の差しかないものは骨盤後傾と定義して評価している．

骨盤前方移動－後方移動

頭部，肩峰，骨盤，膝関節，足関節の垂直線となす関係を評価する．いわゆる矢状面での姿勢である（図2-126）．ここでは肩峰と足関節を結ぶ線より骨盤が前後どちらにあるかを評価し，骨盤前方移動－後方移動とする．

骨盤の左右傾斜

左右の上前腸骨棘同士あるいは上後腸骨棘同士の高さの違いを評価する（図2-127）．たとえば，左寛骨前傾，右寛骨後傾を評価すると前額面前方からは右上前腸骨棘が左と比較して高い，あるいは後方からは逆に左上後腸骨棘が右より高い，と評価してしまう誤りをなくすために，前述の評価と併せて左右傾斜を評価する．

骨盤左右移動

この評価は回旋の影響を取り除くためにできるだけ前後両方から評価する．鼻，胸骨上端，胸骨

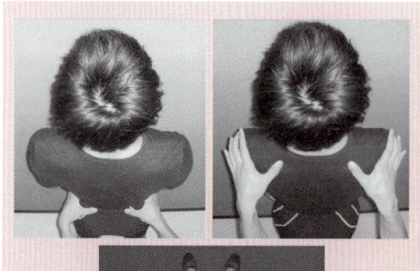

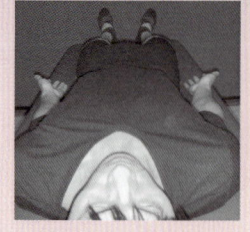

図2-129　骨盤回旋評価
仰臥位と立位の両方で行う．身体のどの肢節が回旋しているかを評価する．

図2-130　骨盤回旋評価
仰臥位で下肢を挙上させて行う．

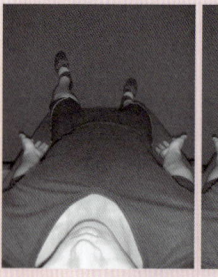

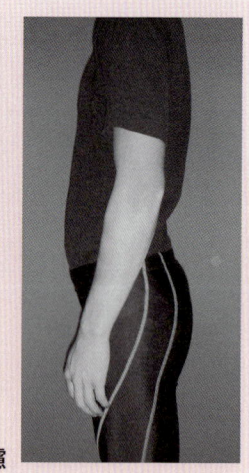

図2-131　短縮部位の考慮
骨盤前傾かつ骨盤前方移動の場合には，腰椎後方の短縮を疑う．

下端，恥骨，両膝関節中央，両足関節中央などのランドマークを適切に選択する（図2-128）．また，後方からは外後頭隆起，棘突起，仙骨，両膝関節中央，両足関節中央位置を評価し，その逸脱状態を評価する．

骨盤回旋

水平面上の骨盤回旋を立位および仰臥位で評価する（図2-129）．評価の主題は大きな回旋の生じている部位を探すことである．仰臥位では，リラックスした状態で足部，膝部，骨盤，胸骨下端，肩甲帯，頭部の相対位置からそのあいだに生じている骨捻転や関節の回旋を評価する．たとえば，足部，膝，骨盤までは同じ方向に向いているが，胸骨下端の剣状突起高位での回旋は反対方向に向いているということは頻繁に観察される．この場合，体幹下部で回旋が大きく生じていると考えられる．仰臥位だけではなく，軽く下肢挙上動作した際の変化も観察すると評価が容易となる（図2-130）．

骨盤上下移動

膝関節屈曲拘縮や下肢長に左右差がある場合は，骨盤上下移動に変化が生じるが，それ以外にも体幹部の左右の長さの違いなどについても評価する．

解釈

上記評価から矢状面では，骨盤前傾かつ骨盤前方移動などと組み合わせて評価する．同様に前額面からは骨盤左側挙上かつ右移動などと評価できる．この後，短縮部位について考慮する．たとえば，図2-131のように骨盤前傾姿勢における短縮部位は脊柱後方，股関節前方，骨盤前方移動では，脊柱後方，股関節後方となる．したがって骨盤前傾かつ骨盤前方移動では両方に関係するのは脊柱後方であることになり，この部位の短縮が姿勢を決めている鍵となっているかについてさらに以下の評価を進めるようにする．

動作の評価

骨盤運動

前方移動－後方移動　両足前後が合うような姿勢から骨盤を前後に移動させ，その際の骨盤前傾角度の変化を評価する．前方移動は股関節伸展，脊柱伸展運動の組み合わせであるため，股関節可動性が確保されていれば前方移動で骨盤後傾が大きくなる．同様に後方移動で骨盤前傾が大きくなる．逆に股関節よりも脊柱側が動きやすい場合に

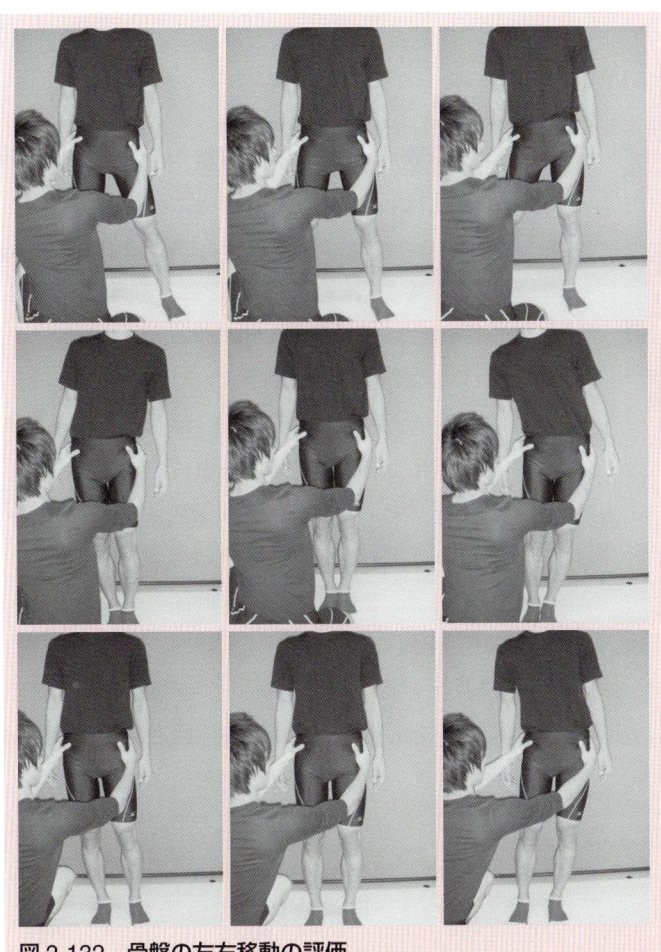

A. 足関節間距離＞股関節間距離：移動したほうの腸骨が挙上する.

B. 足関節間距離＜股関節間距離：移動したほうの腸骨が下制する.

C. 足関節間距離＝股関節間距離：腸骨が平行移動する.

図2-132 骨盤の左右移動の評価
骨盤左右移動を評価する際には，下肢機能軸垂直位で行う．これは左右足関節距離と股関節距離がほぼ等しい場合に腸骨が水平移動することを用いて行う．

は，前方移動で骨盤前傾，後方移動で骨盤後傾が大きくなる．

たとえば前述の姿勢評価において骨盤前傾かつ骨盤前方移動の場合，脊柱後方が短縮部位と評価された．この部位が短縮していると前方移動すれば骨盤前傾が大きくなり，骨盤後方移動の際に骨盤が後傾しない可能性がある．

左方移動-右方移動 前額面においても矢状面と同様に脊柱と股関節の可動性を評価するが，この際には足幅が問題である．足関節中心間距離が股関節中心よりも大きい足幅の場合には，移動した側の骨盤は挙上し，逆に足関節中心間距離が股関節中心よりも小さい足幅では，移動した側の骨盤は下制する（図2-132）．このように評価以前に足幅を決めてから本評価を行う．骨盤左右移動に伴う骨盤の左右の挙上および下制状態を評価し，短縮部位をみつけるようにする．

上方移動-下方移動 身体重心を上下に移動した際に生じる回旋について着目する．骨盤の回旋は腸骨レベルで確認することで，股関節，膝関節の回旋ならびに体幹の回旋を評価する．前述の回旋評価が上下移動の際に，とくにどの部位で生じているかを観察から確かめる．

解釈 姿勢で検討した短縮部位が動作中にも短

第2章　変形性脊椎症

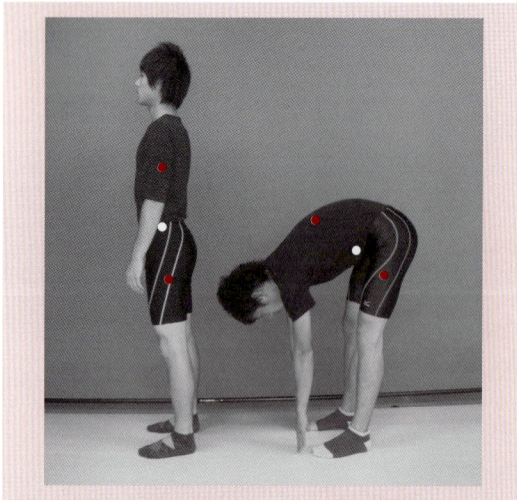

図2-133　上半身質量中心と下半身質量中心と身体重心
上半身質量中心は第7～9胸椎，下半身質量中心は大腿部中上2/3から1/2のあいだに存在する．両点の中点に身体重心が存在すると観察する．図中の白丸が身体重心となる．

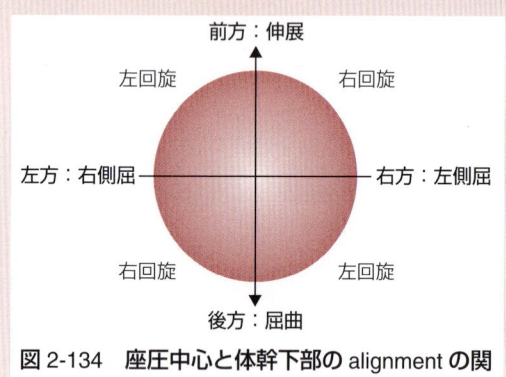

図2-134　座圧中心と体幹下部のalignmentの関係
たとえば座圧中心が左前方にある場合には，体幹下部は伸展–右側屈–左回旋位にある（頭部が移動していないという仮定による）．

縮されたままであるのか，その隣接部位との関係を把握する．短縮部位と隣接している部位では逆に伸張される傾向が強い．股関節外転可動制限があると骨盤が挙上して腰椎側屈などで代償するためである．その伸張部位と短縮部位の関係性の把握が重要である．

その他の観察部位

質量中心

上半身質量中心と下半身質量中心　身体を上下に2分し，上半身，下半身と名づけた場合，それぞれの質量中心はそれぞれ第7～9胸椎，大腿部中上2/3から1/2のあいだに存在する（図2-133）．上下の質量中心の相対位置から身体重心とその床への投影点から足圧中心を判断する．

身体重心と足圧中心　臨床上，上記上半身質量中心と下半身質量中心の空間上の中点を身体重心として観察をする．たとえば正常歩行において床反力は身体重心に向かう．そのベクトルが関節の前後左右どこを通過するかが関節モーメント決定の重要な因子となる．

座位質量中心と座圧中心　座位においては下肢の荷重を考えないほうが臨床的展開が容易になるため，この質量中心と座圧中心を参考とする．座位質量中心は立位における上半身質量中心とほぼ同位置のため，臨床的には強い関係性をもつと考えてよい．座圧中心位置により体幹下半分のalignmentは予測可能である（図2-134）．

基本動作評価

前屈

腰痛において重要なことは，股関節屈曲角度の大きさである．前屈運動では骨盤は前傾し，股関節屈曲と脊柱屈曲運動の組み合わせが生じるため，股関節屈曲制限は腰椎の過剰屈曲に結びつきやすい．

後屈

後屈運動は股関節伸展と脊柱伸展の組み合わせで生じるため，骨盤は後傾して股関節伸展制限は脊柱過剰伸展となることが多い．椎間関節に圧縮応力が集中して腰椎分離症や腰椎椎間関節症となるケースが多い．

側屈

側屈運動は股関節内外転との関係で生じる．股関節内外転可動性は骨盤の高位にも大きく影響するため前額面における重要な評価である．骨盤の傾斜角度の大きさにより股関節と脊柱のどちらが大きく傾斜したかを判断することができる．

回旋

立位での骨盤回旋運動では，骨盤回旋側寛骨後傾と反対側寛骨前傾が同時に生じる．そのため中間位が問題となる．立位で寛骨の前後傾が左右に逆に生じている場合，回旋しているのと同様となる．

スクワット

スクワットでは上半身質量中心が，下半身質量中心より後方に移動したままであれば，股関節屈曲可動域が低下していると判断してよい．また，スクワット中の骨盤回旋が生じている傾向は左右寛骨の前後傾だけでなく，胸腰筋膜を介して対側肩関節にも影響を及ぼす．

腰痛の治療

腰痛の運動療法では，股関節可動性と体幹安定性の両方が低下していることが多い．評価で得られた情報をもとに，可動域の小さい股関節と安定性に欠ける腰椎に対してアプローチすることが基本となる．この股関節と腰椎は，身体重心を上下で挟む関係にあり，動作のなかでは相互に関連している．たとえば前屈の際に下肢が大きく後方へ移動する例では，カウンターとして頭部が前方に大きく移動するなど，身体重心の位置を支持基底面上に位置させる反応が観察できる．

下記に腰椎椎間板ヘルニアに対する運動療法と腰椎分離症や腰椎椎間関節症の具体的運動療法を示す．

股関節可動性の拡大

腰椎椎間板ヘルニアでは同側股関節に屈曲制限があり，同時に該当する腰椎に過剰屈曲が生じている．たとえば左 L_{4-5} 間ヘルニアでは，左股関節屈曲制限はまずあると考えてよい．該当椎体間に生じた過剰屈曲が椎間板後方を拡大して髄核を後方へ移動，脱出させるというメカニズムと考えられるが，激しい疼痛がある場合には，さまざまな代償運動を生じる可能性がある．したがって，姿勢や動作の評価は，原因か結果か的確に判断しなければならない．

同様に腰椎分離症や腰椎椎間関節症では，股関節伸展制限と腰部過剰伸展が存在する．椎間板ヘルニアとは異なり，腰椎後方の圧縮応力あるいは剪断応力による障害と考えられる．頭を後方に伸展する動作では骨盤が後傾しなければならないが，この骨盤後傾が小さくなると腰椎伸展が大きくならなければ頭部が後方に移動できない．サッカーのヘディングをはじめとして，身体全体を後方へ反らすような運動で，骨盤後傾制限がある場合には，腸骨，恥骨，坐骨大腿靱帯や関節包前方，股関節屈曲筋群，鼠径部皮膚などの問題が多い．これらの要因が複合的に生じている場合も多いため，注意深く評価した後に，治療を施す必要がある．

股関節屈曲制限

● 大腿前面皮膚を下方に移動させる．また，体幹前面皮膚は上方に移動させる（図 2-135）．

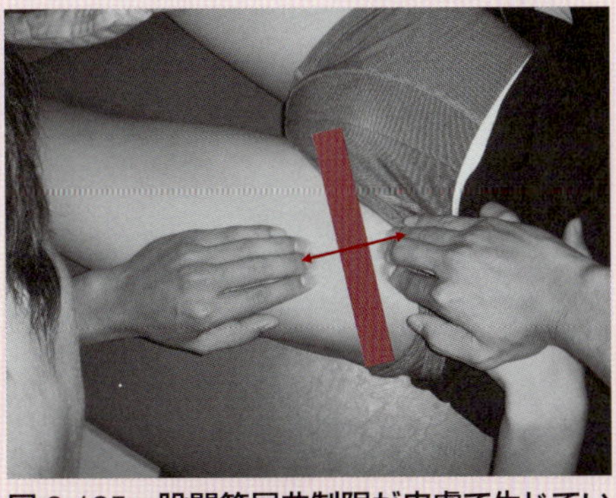

図 2-135　股関節屈曲制限が皮膚で生じている場合の治療方法
鼠径靱帯を目安に大腿前面皮膚を下方に，体幹前面皮膚は上方に移動させる．

- 屈曲時，鼠径部に抵抗を感じる場合，二関節筋の緊張を取り除く．大腿直筋，縫工筋，大腿筋膜張筋のどれかが，短縮し難い状態になっていることが多い．図のように，弛緩状態の腱を指で数十秒圧迫して弛緩させる．
- 股関節屈曲筋エクササイズ：股関節屈曲時に骨盤後傾が生じないように，軽微な負荷を用いて股関節を屈曲させる．

股関節伸展制限

- 大腿部後面皮膚を下方へ移動させる．また，体幹後面皮膚は上方に移動させる（図2-136）．
- 股関節前方靱帯ストレッチング：腰椎前弯を生じさせないように股関節を伸展させる．他動的には殿部下方を下方向へ押す（図2-137）．この方法は腸骨大腿靱帯を中心とした靱帯伸張が主体である前後に開脚した状態で強力に行う方法もある（図2-138）．

体幹の安定性

　安定化にはさまざまなエクササイズがあるが，効率よく，腹筋群全体が作用するための工夫が必要である．腹筋上部と腹筋下部のバランスを得ることや，大腿前面筋と腹筋のバランスを考えるエクササイズは重要である．

　たとえば，体幹を後方へ傾斜させた際に，頸部から戻るような方法だけではなく，体幹をまっすぐにした状態で戻ることで体幹下部のエクササイズとなる．また，V字バランス動作でわかるように，大腿部の筋力バランスが強いと後方へ倒れてしまう．体幹の安定には，腹腔内圧の上昇化がポイントとなる．そのためには過剰な胸式呼吸は，腰部安定性を低下させる．横隔膜のリリース（図2-139）

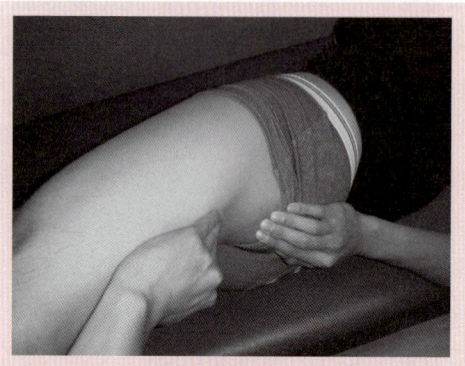

図2-136　股関節伸展制限が皮膚で生じている場合の治療方法
大腿後面皮膚を下方に，体幹後前面皮膚は上方に移動させる．

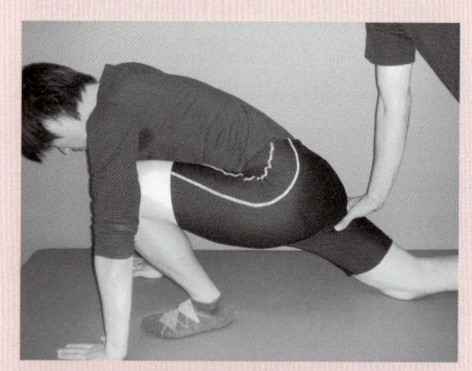

図2-137　股関節前方靱帯ストレッチング
股関節伸展制限が靱帯で生じている場合には，股関節前方靱帯に対して伸張運動を行う．

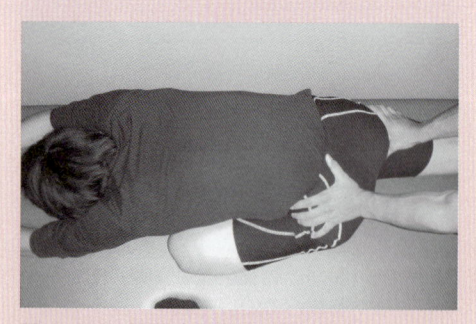

図2-138　腸骨大腿靱帯の強力なストレッチング

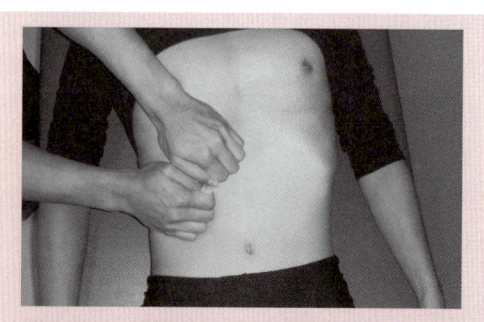

図2-139　横隔膜のリリース
指全体でリリースする．

を行うことで斜角筋や胸鎖乳突筋の緊張を抑えることは有効である．また，体幹伸展筋群のバランスを向上させるために，多裂筋活動を高めることも重要である．図は脊柱弯曲の少ない状態での前屈運動をしているものである．多裂筋は下位腰椎ほど断面積が大きく，付着部より上部の質量全体を支えるものである．

変形性腰椎症に対する治療

高齢者に多い変形性腰椎症では，椎間板や椎間関節の不可逆的退行変性により，脊柱のalignment異常を呈す．

腰椎の変形は，減少した安定性を補償する結果であり，体幹の可動性低下を引き起こす．運動療法における治療目的が，可動域向上だけでは疼痛を助長する可能性がある．このため胸椎や下肢の関節など，隣接するほかの関節による運動戦略を補償し，腰椎に加わるメカニカルストレスを軽減する必要がある．

運動戦略の補償動作を評価するためには，上記に述べた疼痛，姿勢，動作の全身的な評価が重要である．合理的な動作には，支点として体幹部の安定化が必要であり，腹圧上昇作用が必要となる．

腹圧上昇には，腹横筋を含む深層筋群，いわゆるインナーユニットの同時収縮が必要であり[2]，腰部の安定化エクササイズとして以下に紹介する．

腹横筋エクササイズもしくは腹圧上昇エクササイズ

治療肢位は背臥位で，患者の骨盤部にクッションなどを入れ，腰椎後弯位で施行する（図2-140）．両股関節を90°屈曲位に保持し，両上肢は膝関節上を把持させる．

治療者は，まず上記の肢位で深呼吸を観察し，

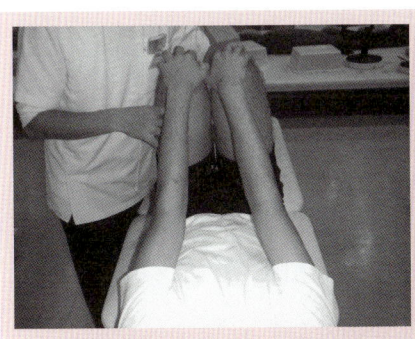

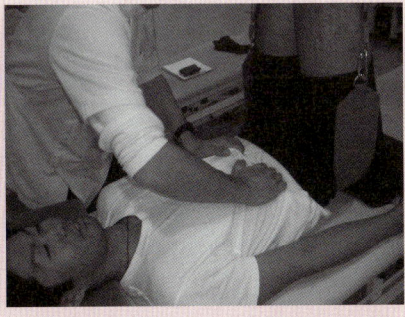

図2-140　腹横筋エクササイズもしくは腹圧上昇エクササイズ

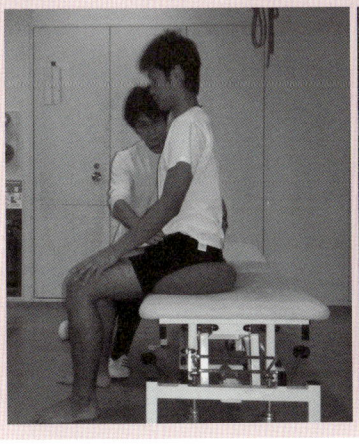

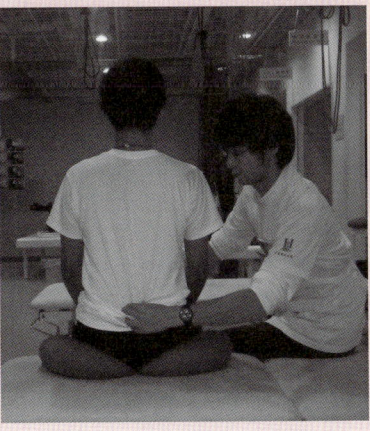

図2-141　体幹支持エクササイズ
脊柱を抗重力位で保ち，股関節をわずかに屈曲させる．

深呼吸時に下位肋骨の下制運動が確認できればエクササイズを開始する．もし，自然な運動がみられないときは肋骨の下制運動を誘導する．治療者は，両上前腸骨棘内下方 2 cm を触診し，患者に腹部をへこませるよう指示し，外腹斜筋の収縮がないよう確認する．繰り返し収縮練習を行い，確実に収縮可能であれば，腹臥位でのエクササイズを開始する．治療者は，腹臥位で腹部をへこませるよう指示する．その際，下腹部を平らにするように指示し，過剰な腰椎の屈曲や伸展運動がないように運動させ，可能であれば収縮させたまま保持させる．

端座位体幹保持エクササイズ

端座位で運動を開始する．開始肢位は，骨盤を前後傾中間位の端座位とする（**図2-141**）．

治療者は，股関節屈曲を指示し体幹を保持させる．その際過剰な腰椎伸展，腰椎屈曲による代償の有無を観察する．正常に体幹保持が可能であれば，患者は，わずかな体幹の前傾で腹部収縮を感知できる．正確な収縮ができない場合は，前記の腹横筋エクササイズを再施行し，筋収縮を学習させる．

文献

1. 変形性頸椎症

1. White AA, Panjabi MM：Clinical biomechanics of the spine. 2nd ed, JB Lippincott, Philadelphia, 1990；p.86-102.
2. Penning L：Chap 9 Functional anatomy of joint and disc. The cervical spine. Sherk HH, et al（editors）. JB Lippincott, Philadelphia, 1989；p.33-56.
3. 井上 一ほか：新 図説臨床整形外科講座 第2巻 脊椎・脊髄．メジカルビュー社，1996；p.10-18, 118-130.
4. 越智隆弘ほか：整形外科 外来シリーズ5 頸椎の外来．メジカルビュー社，2003；p.2-19, 164-195.
5. Hislop HJ, et al（津山直一 訳）：新・徒手筋力検査法．原著第8版，協同医書出版社，2009；p.16-36.
6. 佐藤達夫：臓側筋膜の局所解剖．日臨外医会誌，56（11）：2253-2272, 1995.
7. 坂井建雄ほか（監訳）：プロメテウス解剖アトラス 解剖学総論／運動器．医学書院，2007.
8. 星野一正：臨床に役立つ生体の観察．第2版，医歯薬出版，2005；p.111-127.
9. Myers TW：Anatomy train. Churchill Livingstone, New York, 2004.
10. 張 軍衛，都築暢之：頸椎傍脊柱筋の走行・配列および神経支配に関する検討．東日本整災会誌，13：197-201, 2001.
11. 都築暢之ほか：頸椎椎間関節近傍における頸神経後内側枝走行と椎間板関節包に対する神経枝分布形態．東日本整災会誌，13：48-54, 2001.
12. 伊藤友一：MRIから見た健常者頸椎配列と椎間板変性．東日本整災会誌，15：5-9, 2003.
13. 室田景久ほか：図説整形外科診断治療講座 第14巻 頸椎疾患・損傷．メジカルビュー社，1991；p.76-87.
14. 笠井裕一ほか：頸椎疾患における椎間関節肥厚．整形外科，52：1178-1179, 2001.
15. 高田宇重ほか：環軸椎後方固定後の頸椎配列に関するX線学的検討．日本脊椎外科学会誌，8（1）：145, 1997.
16. 博田節夫：関節運動学的アプローチ．第1版，医歯薬出版，1990；p.72-87.
17. 山嵜 勉：整形外科理学療法の理論と技術．メジカルビュー社，1997；p.172-201.
18. Porterfield JA, De Rosa C：Mechanical neck pain. Saunders, 1995；p.1-20, 47-81.
19. Liebenson C（菊地臣一 監訳）：脊柱のリハビリテーション（上巻）．エンタプライズ，2008；p.206-226.
20. 柿崎藤泰ほか：体幹運動に伴なう肋骨の動きについて．理学療法学，34（Suppl 2）：156, 2007.
21. ジョセフJシプリアーノ（斎藤明義監訳）：整形外科テスト法．増補改訂新版，医道の日本社，2005；p.18-41.
22. 上田泰久ほか：頸椎屈曲伸展運動における運動中心の軌跡分析．理学療法学，32（Suppl 2）：321, 2005.

23. 上田泰久ほか：頸椎の運動解析（第2報）姿勢変化と頸椎の屈伸運動の関係．理学療法学，34（Suppl 2）：254，2007．
24. 上田泰久ほか：座圧中心と頸椎の回旋可動域の関係．体力科学，58：929，2009．
25. 石井崇大ほか：In vivo 3-D 脊椎運動解析 頸椎の回旋運動．臨床整形外科，40：415-423，2005．
26. 浜田純一郎：前鋸筋の機能解剖学的研究．肩関節，31：629-632，2007．
27. 福井　勉：体幹からみた動きと理学療法の展開．結果の出せる整形外科理学療法．山口光國ほか（著），メジカルビュー社，2009；p.75-176．
28. 柿崎藤泰：多関節運動連鎖からみた高齢者の胸椎・胸郭の保存的治療戦略．多関節運動連鎖からみた変形性関節症の保存療法．井原秀俊ほか（編），全日本病院出版，2008；p.168-179．
29. 服部　奨ほか：頸部脊椎症性ミエロパチーの病態と病型．臨整外，10：990-998，1975．

2．変形性胸椎症

1. 柿崎藤泰：胸郭の病態運動学と理学療法．理学療法，26（3）：431-440，2009．
2. Kapandji IA（塩田悦仁ほか 訳）：腰椎・胸椎．カパンディ関節の生理学 III 脊椎・体幹・頭部．医歯薬出版，2005；p.66-161．
3. Blandine CG：The skeleton's role in breathing. Anatomy of breathing. Eastland Press, 2006；p.35-55.
4. Platzer W（長島聖司 訳）：体幹．解剖学アトラス I．文光堂，2002；p.69．
5. Lee D：The thorax：An integrated approach. Orthopedic Physical Therapy. 2003；p.41-57.
6. Blandine CG（仲井光仁 訳）：体幹．動きの解剖学 I．科学新聞社，1995；p.25-96．
7. Neumann DA（嶋田智明，平田総一郎 訳）：体軸骨格．筋骨格系のキネシオロジー．医歯薬出版，2005；p.269-399．
8. 阿部幹雄，堀江孝至：呼吸筋．呼吸療法テキスト．三学会合同呼吸治療士委員会，克誠堂出版，1992；p.29-33．
9. Zacharkow D：Standing posture. Posture：Sitting, chair design and exercise. Charles C Thomas, 1988；p.3-48.
10. 石井美和子：骨盤複合体の運動学．理学療法，25（9）：1325-1330，2008．
11. Richardson C（斎藤昭彦 訳）：科学的根拠．脊椎の分節的安定性のための運動療法．エンタプライズ，2002；p.93-109．
12. 鈴木貞興：脊柱．整形外科理学療法の理論と技術．山嵜　勉（編），メジカルビュー社，2006；p.144-171．
13. 渡辺正仁：筋系．理学療法士・作業療法士・言語聴覚士のための解剖学．廣川書店，2001；p.163-252．
14. 中村隆一，斎藤　宏：体幹と脊柱の運動．基礎運動学．医歯薬出版，2005；p.274-279．
15. 河上敬介，磯貝　香：骨格筋の形と触察法．河上敬介，小林邦彦（編），大峰閣，2008．
16. Vleeming A，et al：The posterior layer of the thoracolumbar fascia. Its function in load transfer from spine to legs. Spine, 20：753-758, 1995.
17. Franklin E：Conditioning for dance. Human Kinetics, 2003；p.109-148.

3．変形性腰椎症

1. 福井　勉：姿勢障害に対する運動療法について．運動療法学—障害別アプローチの理論と実際．市橋則明（編）．文光堂，2008；p.288-301．
2. 斎藤昭彦：脊柱の分節的安定性のための運動療法．エンタプライズ，2004；p.17-33．

第 3 章

肩関節周囲炎

1. 肩関節の機能解剖

肩甲骨の形態（図 3-1）

前方から，臼蓋・烏口突起・上角・下角・肩甲下窩・前鋸筋粗面・肩峰・肩甲切痕，後方から，上角・下角・隆起した肩甲棘・肩峰がみられる．

側方から，臼蓋・関節上結節・関節下結節・肩峰・烏口突起がみられ，Y字状を呈する．

上方から，肩峰・烏口突起が臼蓋を挟む形状がみられる．

肩関節の種類（図 3-2）

肩甲上腕関節（glenohumeral joint）

肩甲骨臼蓋と上腕骨頭のあいだの関節．狭義の肩関節．

肩峰上腕関節（acromiohumeral joint）

肩甲骨肩峰と上腕骨頭のあいだの関節．第 2 肩関節．

胸鎖関節（sternoclavicular joint）

胸骨と鎖骨のあいだの関節．

肩甲胸郭関節（scapulothoracic joint）

肩甲骨と胸郭背面のあいだの関節．

肩鎖関節（acromioclavicular joint）

肩甲骨肩峰と鎖骨のあいだの関節．

肩関節の可動域

肩関節の可動域（range of motion；ROM）は，伸展（後方挙上）50°，屈曲（前方挙上）180°（図

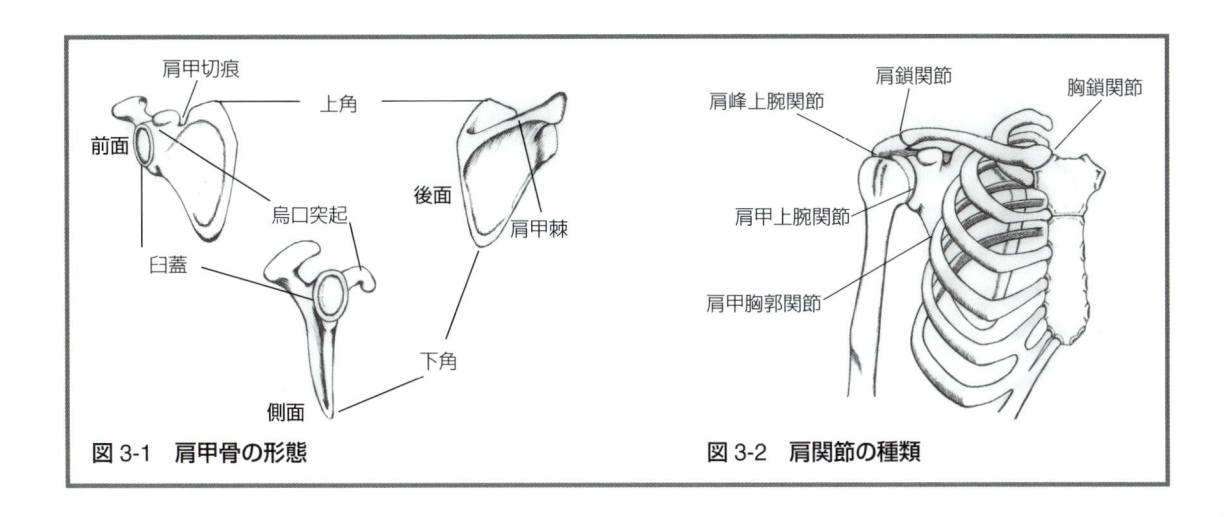

図 3-1　肩甲骨の形態

図 3-2　肩関節の種類

第3章　肩関節周囲炎

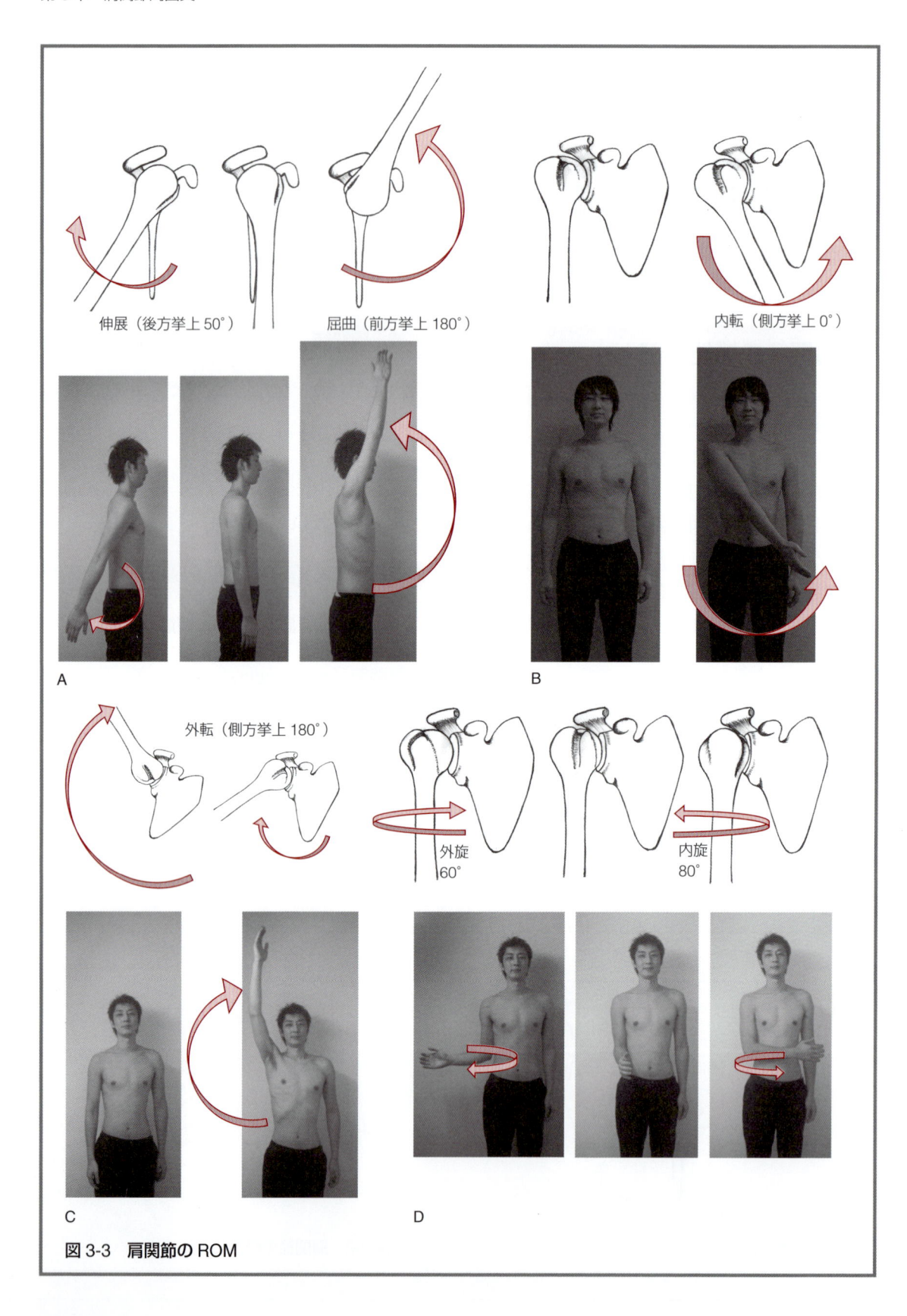

A　伸展（後方挙上 50°）　屈曲（前方挙上 180°）

B　内転（側方挙上 0°）

C　外転（側方挙上 180°）

D　外旋 60°　内旋 80°

図3-3　肩関節のROM

1. 肩関節の機能解剖

肩甲上腕関節の構成体

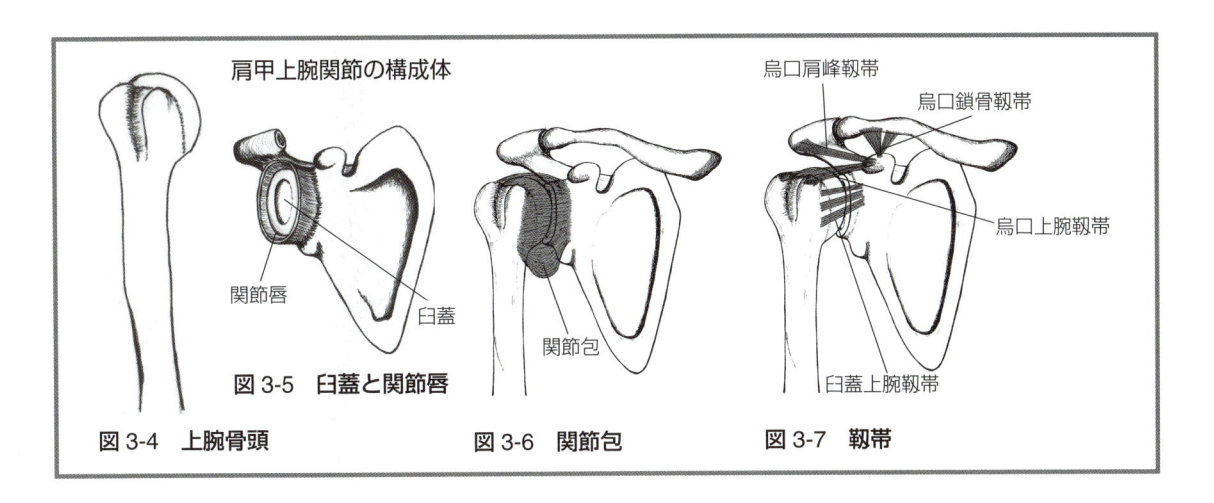

図 3-4　上腕骨頭
図 3-5　臼蓋と関節唇
図 3-6　関節包
図 3-7　靭帯

3-3A)，内転（側方挙上）0°（図3-3B)，外転（側方挙上）180°（図3-3C)，外旋60°，内旋80°（図3-3D)，である．

肩甲上腕関節の構成体

上腕骨頭（humeral head, head of humerus）

半球状を呈し，解剖頸部で骨幹部と連なる．その軸は水平面と約45°をなす．
関節面は関節軟骨で覆われている（図3-4)．

臼蓋，関節窩（glenoid）

上腕骨頭の受皿としてやや上方を向き，前額面より約45°前方を向く．
上腕骨頭より小さく，やや凹状をなすが，ほとんど平坦である．
関節面は関節軟骨で覆われている（図3-5)．

関節唇（acetabular labrum, labrum）

臼蓋に付着し，上腕骨頭の球形に適合し，関節を安定させる線維軟骨である（図3-5)．

関節包（articular capsule, joint capsule）

上腕骨頭と臼蓋を包み込み，内壁は滑膜で覆われ，内腔は滑液で潤っている．大きさは上腕骨頭の約2倍で，関節包下部は上肢挙上以外の肢位では弛緩している（図3-6)．

靭帯（ligament）（図3-7）

臼蓋上腕靭帯（glenohumaral ligament）
臼蓋と上腕骨頸部を結ぶ靭帯で，上・中・下の3本からなる．
上腕骨頭の前方動揺を制御する．

烏口上腕靭帯（coracohumeral ligament）
烏口突起と上腕骨結節部を結ぶ靭帯で，肩関節の屈曲と伸展を制御する．

烏口肩峰靭帯（coracoacromial ligament）
烏口突起と肩峰を結び，肩関節の外転＋内旋を制御する．

烏口鎖骨靭帯（coracoclavicular ligament）
烏口突起と鎖骨を結び，円錐枝と菱形枝の2本からなる．
鎖骨の上方への動揺を制御する．

肩甲上腕関節の筋

上腕二頭筋（biceps brachii muscle）

筋皮神経に支配される．長頭は関節上結節（臼蓋上縁)，短頭は烏口突起に起始し，橈骨粗面と円回内筋の筋膜に停止する．長頭は結節間溝を通過

図 3-8 上腕二頭筋

図 3-9 回旋筋

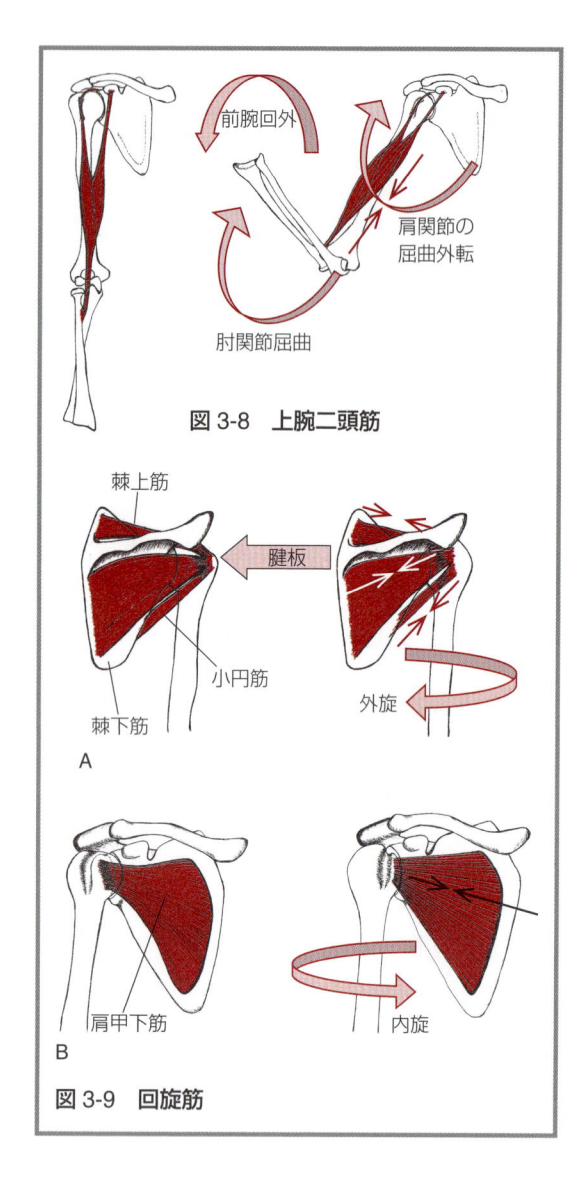

する．

肩関節の屈曲・外転・内転と肘関節屈曲および前腕回外に作用する（図3-8）．

回旋筋（rotatores muscles）

棘上筋（supraspinatus muscle）

肩甲上神経に支配され，肩甲骨棘上窩に起始し，上腕骨大結節に停止する．上腕骨頭回旋作用と上腕骨頭求心作用の機能をもつ（図3-9A）．

棘下筋（infraspinatus muscle）

肩甲上神経に支配され，肩甲骨棘下窩に起始し，上腕骨大結節に停止する．肩関節の外旋・水平外転作用と上腕骨頭求心作用の機能をもつ（図3-9A）．

小円筋（teres minor muscle）

腋窩神経に支配され，肩甲骨外縁に起始し，上腕骨大結節に停止する．肩関節の外旋・水平外転作用と上腕骨頭求心作用の機能をもつ（図3-9A）．

肩甲下筋（subscapulalis muscle）

肩甲下神経に支配され，肩甲骨肩甲下窩に起始し，上腕骨小結節に停止する．肩関節の内旋・水平内転作用と上腕骨頭求心作用の機能をもつ（図3-9B）．

回旋筋腱板（rotator cuff of shoulder）

棘上筋・棘下筋・小円筋・肩甲下筋の4つの回旋筋の腱は集合して共同腱となり，上腕骨頸部に付着し関節包と癒合している（図3-9A）．

回旋筋腱板は，安定作用と回旋作用の2つの機能をもつ．

安定作用　上腕骨頭を臼蓋に引きつけ，肩関節の運動中心を補強している．

回旋作用　各回旋筋の各方向への肩関節回旋作用を上腕骨頭へ伝達する．

三角筋（deltoid muscle）

腋窩神経に支配される．前方線維は鎖骨遠位，中部線維は肩峰，後方線維は肩甲棘に起始し，上腕骨中央外側の三角筋粗面に停止する．

上腕骨を上方に引き上げ，棘上筋と協調して肩関節外転に作用する（図3-10）．

前方線維は，肩の屈曲・内旋・水平内転作用ももつ．

後方線維は，肩の伸展・外旋・水平外転作用ももつ．

大胸筋（pectoralis major muscle）

外側・内側胸筋神経に支配され，鎖骨・胸骨・腹直筋鞘に起始して上腕骨の結節間溝を横切り，

図3-10　三角筋　　棘上筋　三角筋　上腕骨頭回旋　肩関節外転

図3-11　大胸筋　　A　　B　肩関節の屈曲・内転・内旋・水平内転

図3-12　広背筋　　肩関節の伸展・内転・内旋

図3-13　大円筋　　肩関節の伸展・内転・内旋

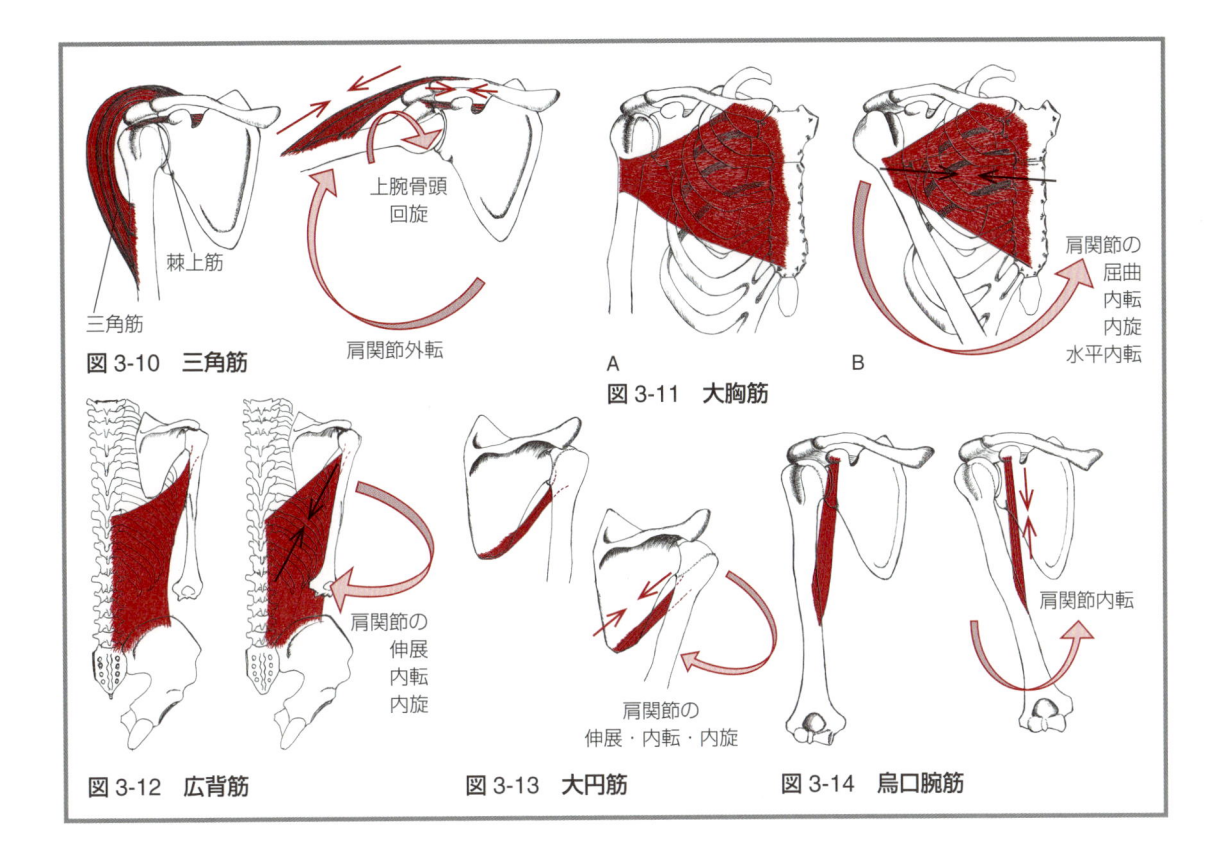

図3-14　烏口腕筋　　肩関節内転

上腕骨大結節稜に停止する．
　肩関節の屈曲・内転・内旋・水平内転に作用する（図3-11）．

広背筋（latissimus dorsi muscle）

　胸背神経に支配され，下位胸椎棘突起・下位肋骨・腸骨稜に起始し，腋窩を通って前方へ出て，上腕骨小結節稜に停止する．
　肩関節の伸展・内転・内旋に作用する（図3-12）．

大円筋（teres major muscle）

　肩甲下神経に支配され，肩甲骨外縁に起始し，腋窩を通って前方へ出て，上腕骨小結節稜に停止する．
　肩関節の伸展・内転・内旋に作用する（図3-13）．

烏口腕筋（coracobrachialis muscle）

　筋皮神経に支配され，肩甲骨烏口突起に起始し，上腕骨内側に停止する．
　肩関節の内転に作用する（図3-14）．

ゼロポジション（zero position）

　肩甲骨肩甲棘と上腕骨長軸が平行になる約150°肩関節外転位をゼロポジションという．
　回旋筋や腱板が直線上に位置する肩関節の安静肢位（図3-15）．

肩峰上腕関節（第2肩関節）
（acromiohumeral joint）

　肩峰と回旋筋腱板のあいだに介在する肩峰下滑液包（subacromial bursa）が，この関節の動きを滑らかにしている．関節包は存在しないが，滑膜性関節である（図3-16）．

図3-15 ゼロポジション
A：肩甲棘と上腕骨長軸が平行となる肢位，約150°肩関節外転位
B：髪を結う動作では自然にゼロポジションの上肢肢位をとる．

図3-16 肩峰上腕関節（第2肩関節）
棘上筋，三角筋，肩峰下滑液包

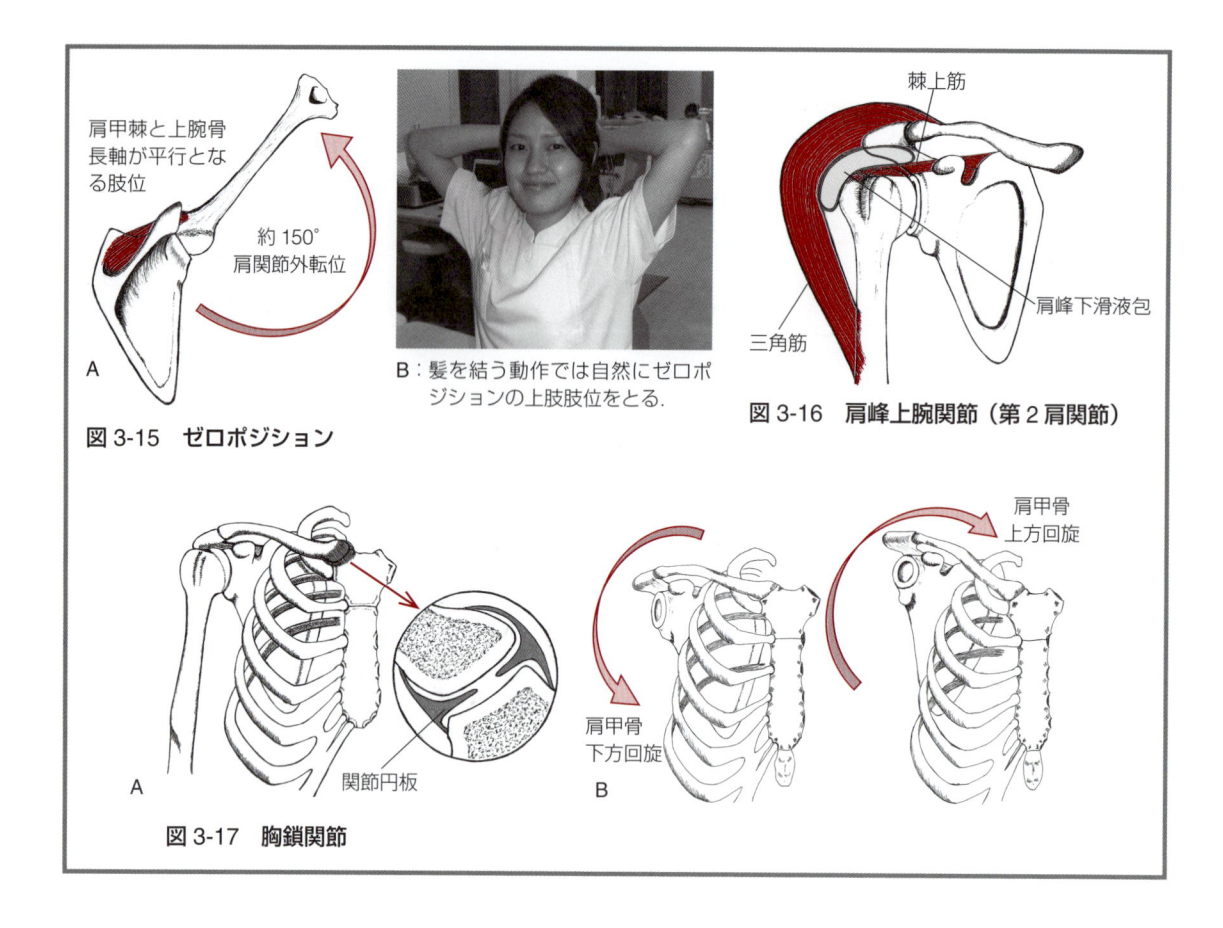

図3-17 胸鎖関節
A：関節円板
B：肩甲骨下方回旋，肩甲骨上方回旋

胸鎖関節（sternoclavicular joint）

　胸骨と鎖骨からなる滑膜性関節で，関節包が存在する．線維軟骨である関節円板が介在し，強靱な胸鎖靱帯に補強されている（図3-17A）．

　肩甲胸郭関節運動では，胸鎖関節が支点となって肩甲骨が胸郭上を滑動する（図3-17B）．

肩甲胸郭関節（scapulothoracic joint）

　肩関節運動において肩甲骨が胸郭上を動く際にこの関節の運動が起こる．

　肩甲骨と胸郭のあいだは肩甲下筋と前鋸筋が介在するが，滑膜と関節包は存在しない．

　肩甲骨は挙上・下制・外転・内転・上方回旋・下方回旋の6つの運動を行う．

肩甲上腕リズム（scapulohumeral rhythm）

　上肢挙上の際に上腕骨に伴って肩甲骨も動く現象を肩甲上腕リズムという．

　古典的には，コッドマン（Codman）の提唱した理論が有名である．肩関節外転30°以上では，上肢の外転に伴い肩甲骨が2：1の比率で上方回旋するという説である．

　最近の研究では，運動速度や個人差によっても異なることが実証されたため，コッドマンの説は否定されている．

肩甲胸郭関節の運動筋

前鋸筋（serratus anterior muscle）

　長胸神経に支配され，第1〜9肋骨側面に起始し，肩甲骨胸郭面に停止する．

図 3-18　前鋸筋

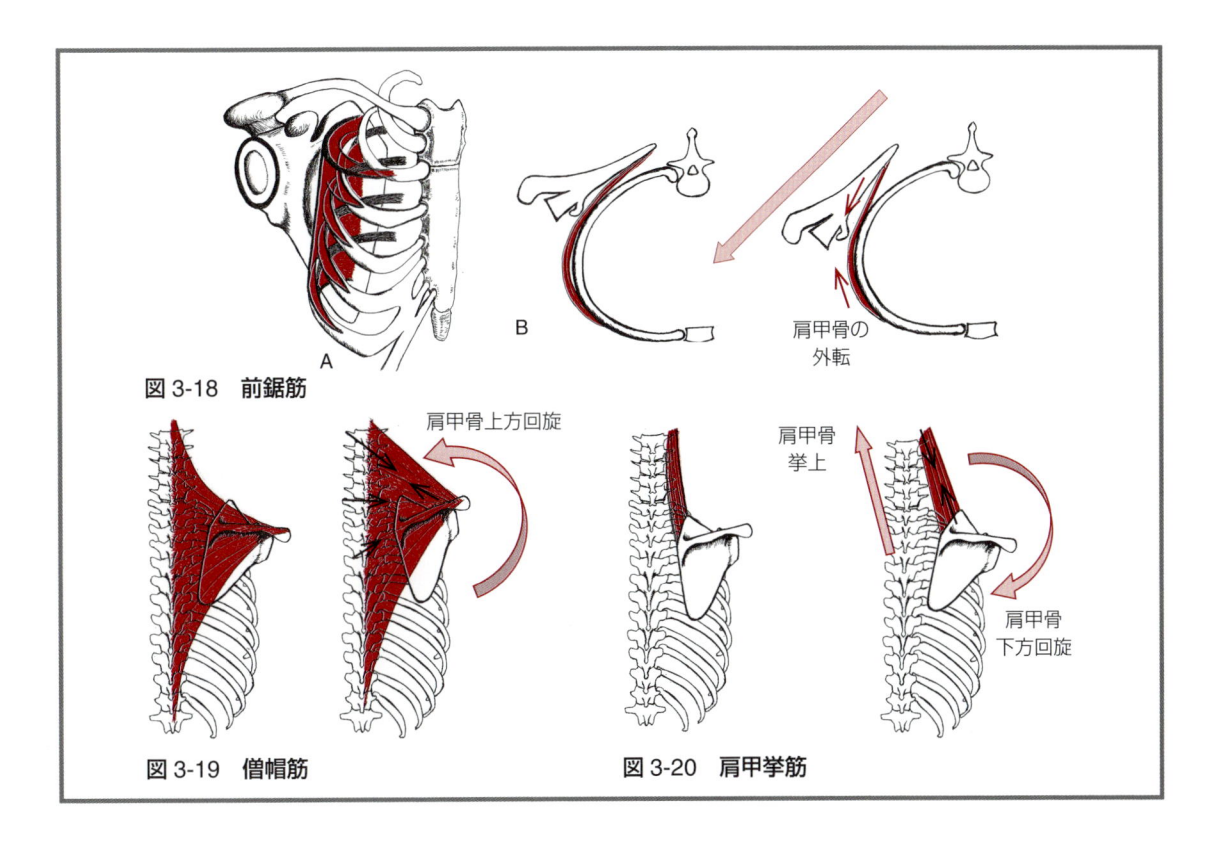

図 3-19　僧帽筋

図 3-20　肩甲挙筋

肩甲骨の上方回旋・外転（前方移動）・胸郭への固定に作用する（図 3-18）.

僧帽筋（trapezius muscle）

第 XI 脳神経（副神経）に支配され，上部線維は外後頭隆起・隆椎棘突起に起始し，鎖骨遠位と肩峰に停止する．中部線維は上位胸椎棘突起に起始し，肩峰と肩甲棘に停止する．下部線維は下位胸椎棘突起に起始し，肩甲棘に停止する（図 3-19）.

肩甲骨の上方回旋に作用する．そのほか上部線維は挙上，中部線維は内転（後方移動），下部線維は下制にも作用する．

肩甲挙筋（levator scapulae muscle）

肩甲背神経に支配され，第 1〜4 頸椎横突起に起始し，肩甲骨上角に停止する．肩甲骨の挙上に作用する（図 3-20）.

菱形筋（rhomboideus muscle）

肩甲背神経に支配され，第 5 頸椎〜第 5 胸椎の棘突起に起始し，肩甲骨内縁に停止する．肩甲骨の下方回旋・内転（後方移動）・挙上に作用する（図 3-21）．大菱形筋と小菱形筋に区別される．

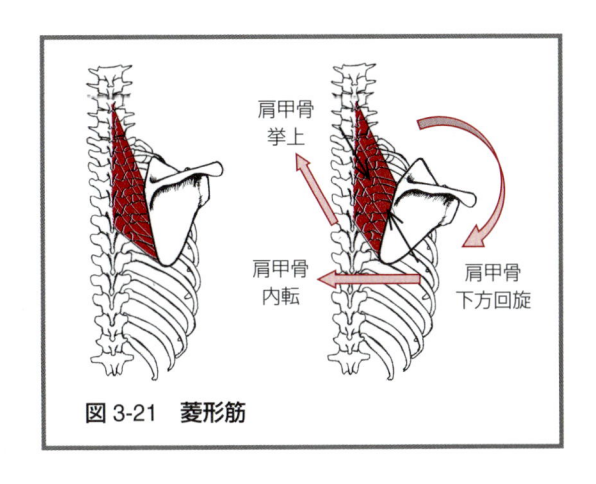

図 3-21　菱形筋

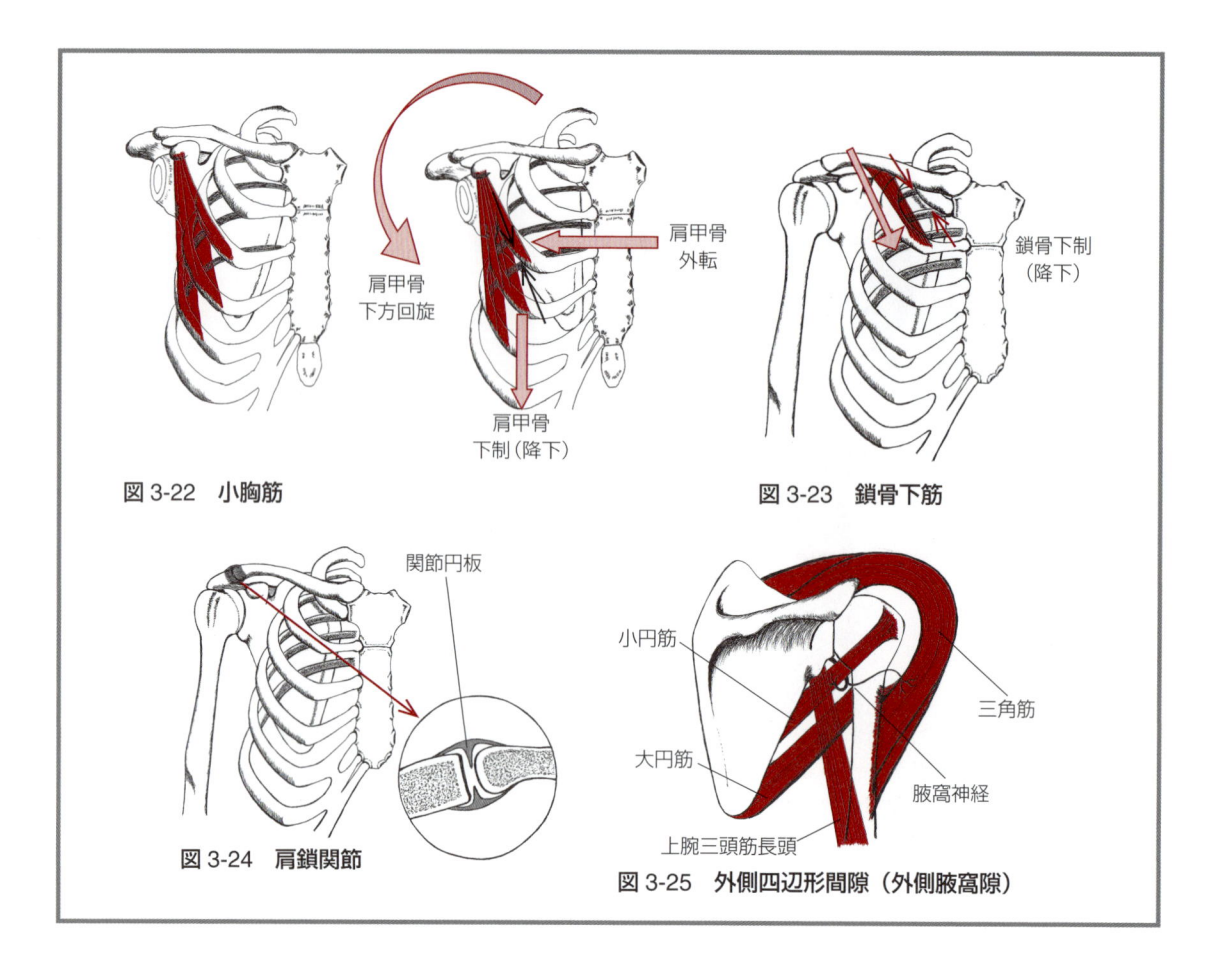

図 3-22　小胸筋　　　　　　　　　　　　　図 3-23　鎖骨下筋

図 3-24　肩鎖関節

図 3-25　外側四辺形間隙（外側腋窩隙）

小胸筋（pectoralis minor muscle）

内側・外側胸筋神経に支配され，第2～5肋骨前面に起始し，肩甲骨烏口突起に停止する．肩甲骨の下方回旋・外転（前方移動）・下制（降下）に作用する（図3-22）．

鎖骨下筋（subclavius muscle）

鎖骨下筋神経に支配され，第1肋骨の上面に起始し，鎖骨中央下面に停止する．鎖骨下制（降下）に作用する（図3-23）．

肩鎖関節（acromioclavicular joint）

肩峰と鎖骨からなる滑膜性関節で，関節包が存在する．線維軟骨である関節円板が介在し，強靱な肩鎖靱帯に補強されている（図3-24）．

上肢挙上において鎖骨が回旋する際に，この関節の運動が起こる．

外側四辺形間隙（外側腋窩隙）（quadrilateral space）

上腕骨・上腕三頭筋長頭・大円筋・小円筋からなるスペースを外側四辺形間隙（外側腋窩隙）と呼び，三角筋と小円筋を支配する腋窩神経が通る（図3-25）．

2. 肩関節周囲炎（periarthritis scapulohumeralis）の病態

概念

退行変性期の筋腱付着部炎・腱の滑動障害・腱

板の炎症や変性などによって起こる肩関節の有痛性運動障害である．50歳代に発症することが多いため，五十肩ともいわれる．

病態による分類

上腕二頭筋長頭腱炎
（上腕二頭筋長頭腱鞘炎；bicipital tendinitis〈bicepital tenosynovitis〉）

　上腕二頭筋長頭腱は結節間溝内を走行する滑車の役割を果たしているため，肩関節の運動において常に摩擦によるストレスが生じる．結節間溝部における摩耗ストレスが過多であると，上腕二頭筋長頭腱に炎症や変性が生じる．症状として肩関節の屈曲や外転あるいは外旋で肩に疼痛がみられる．また，肘関節の屈曲でも肩に疼痛が起こる．退行変性期では，上腕骨の大結節や小結節に骨増殖性変化によって結節間溝の狭小化が起こり，上腕二頭筋長頭腱への摩擦ストレスが増大するために発症しやすくなる．結節間溝部の圧痛が著明であり，スピードテスト（Speed test）やヤーガソンテスト（Yergason test）が陽性となる．
　化学療法として結節間溝内にヒアルロン酸製剤注射を行う[1]．

肩峰下滑液包炎（subacromial bursitis）

　肩甲骨前傾位では，肩外転時に腱板が肩峰と大結節に挟まれ，烏口肩峰靱帯に圧迫されるimpingementという解剖学的特徴がある．肩峰下滑液包（subacromial bursa）は，烏口肩峰アーチと腱板のあいだに介在し，腱板をこのimpingementという機械的刺激から保護するクッションの役割を担う．この機械的刺激が増加すると肩峰下滑液包に炎症が生じ，肩の運動時疼痛や夜間疼痛，上肢下垂時の疼痛を呈する．高齢者では脊柱後弯が増強する姿勢をとることが多く，肩甲骨の前傾が増大するため，肩峰上腕関節の狭小化をきたし，

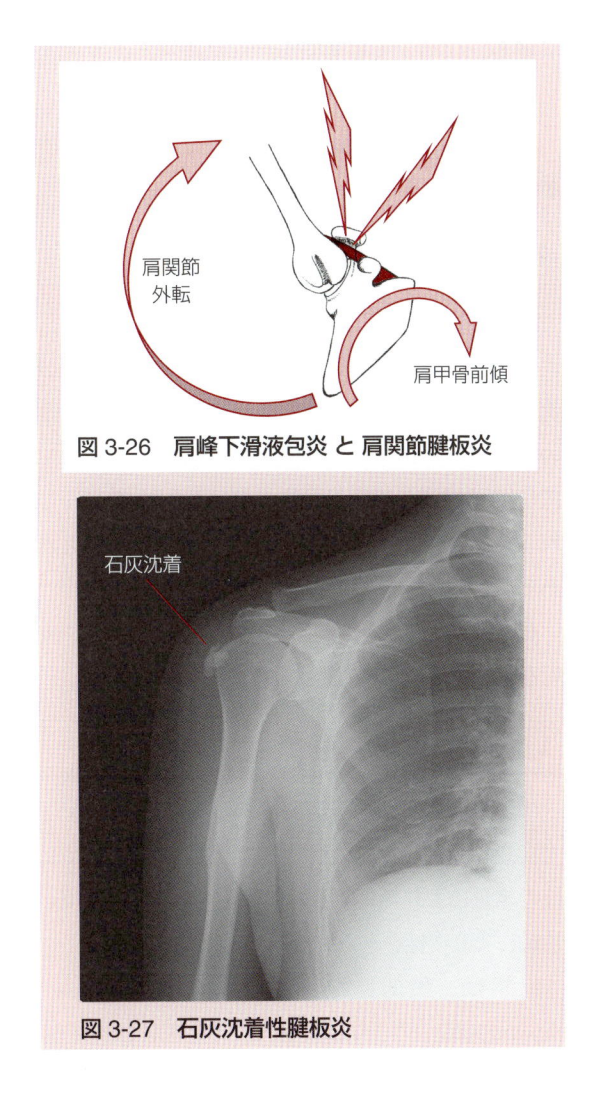

図 3-26 肩峰下滑液包炎 と 肩関節腱板炎

石灰沈着

図 3-27 石灰沈着性腱板炎

肩峰下滑液包に対する圧迫ストレスが強まる傾向にある（図3-26）[2]．
　化学療法として肩峰下滑液包内にヒアルロン酸製剤注射を行う．

肩関節腱板炎（tendinitis of the shoulder）

　炎症が肩峰下滑液包だけでなく，腱板にまで波及すると腱板炎をきたす．疼痛によって肩関節運動が制限されるが，疼痛が軽減すると運動制限も軽減して拘縮が起こらないことが特徴である．しかし，疼痛が長期間持続すると著明なROM制限をきたし，肩関節拘縮に移行することもある[3]．肩峰下滑液包炎と同様に肩峰上腕関節の狭小化によ

り腱板に圧迫ストレスが生じて発症することが多い（図3-26）.

化学療法として肩峰下滑液包内にヒアルロン酸製剤注射を行う.

石灰沈着性腱板炎（calcifying tendinitis, calcified tendinitis）

腱板の血行不良部位にピロリン酸カルシウムが沈着して石灰化し，急性炎症症状を呈し，拍動性の安静時疼痛をきたす．中年女性に好発する．X線像で腱板部や肩峰下滑液包部に石灰沈着がみられる（図3-27）．諸説はあるものの原因は不明である[1,3]．

化学療法として肩峰下滑液包内へステロイド注射を行って消炎を図る.

いわゆる五十肩（疼痛性関節制動症）

中年以降に発症する肩関節の疼痛と拘縮をきたす疾患で，退行変性変化が基盤となる．腱板は上肢の重量により絶えず牽引負荷を受けているため，加齢により変性をきたす.

病相は一般的に freezing phase, frozen phase, thawing phase の3期に分かれ，疼痛部位は炎症個所や病相によりさまざまである.

① freezing phase：疼痛による運動制限に加え，安静時や夜間の疼痛が出現して関節拘縮が徐々に著明になる時期.

② frozen phase：安静時や運動時の疼痛が徐々に軽減するもののROM制限が残存する時期.

③ thawing phase：ROM制限はあるものの疼痛はほぼ消失するため，可動範囲内での患肢の自由な運動により徐々にROMが自然に回復していく時期である[4].

烏口突起炎（coracoiditis）

烏口突起には，上腕二頭筋短頭・烏口腕筋・小胸筋や烏口肩峰靱帯・烏口鎖骨靱帯・烏口上腕靱帯が付着し，常に牽引負荷を受けているため，退行変性期では炎症が生じやすくなる．上腕二頭筋長頭腱鞘炎をはじめとして，ほかの肩関節疾患に伴うことが多いが，烏口突起炎の単独発症は少ない[1].

肩関節拘縮（contracture of the shoulder）

癒着性関節包炎（adhesive capsulitis）や凍結肩甲（frozen shoulder）ともいわれる.

軟部組織の伸張性低下や持続的な筋収縮により，肩関節の著明なROM制限を呈するものである．パンピング療法やjoint distension により，癒着して閉塞しているヴァイトブレヒト（Weitbrecht）孔の開大や癒着した肩甲下滑液包の拡大を行い，肩甲上腕関節のROM改善を図る[1,3,5].

前記の各疾患に対して疼痛が著しい場合は，肩甲上神経ブロックを併用し，除痛や疼痛軽減を得たうえで理学療法を行うことが望ましい.

3. 肩関節周囲炎の評価と治療

理学療法評価

肩関節は体幹と上肢をつなぐ連結部位であり，手を用いる作業では，肩関節の関与が必須である．人類が二足歩行を行うようになってから，上肢は荷重という役割から解放され，可動性と巧緻性に重点を置いた構造へと変化する必要が生じた[6]．とくに肩関節では，手をさまざまな位置に保持するために可動性に重点を置いた構造になっている．可動性を向上させるためには，骨構造による安定性を犠牲にする必要があり，臼蓋上腕関節では，ほぼ平坦な臼蓋と半球状の上腕骨頭という非常に不安定な構造になっている．この非常に不安定な構造により，軽度の安定化機構破綻であっても疼痛やROM制限の原因となりうる．また，肩関節は複合関節であり，種々の関節の動きが複雑に組

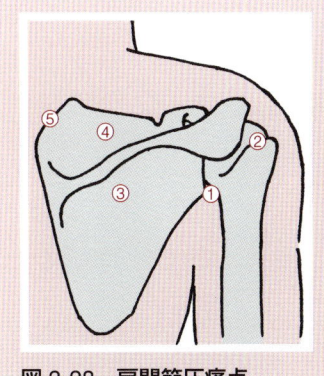

図 3-28　肩関節圧痛点

A：後方圧痛点
①四辺形間隙（外側腋窩隙）
②棘下筋腱停止部
③棘下筋
④棘上筋
⑤肩甲骨内上角

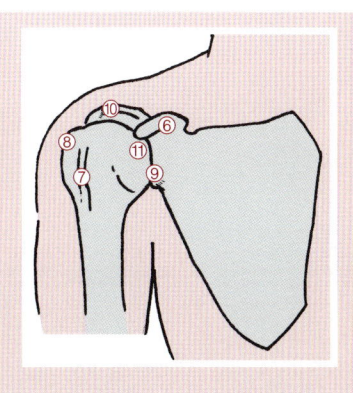

B：前方圧痛点
⑥烏口突起
⑦結節間溝
⑧大結節
⑨関節裂隙
⑩肩峰
⑪肩板疎部

み合わさって安定性と可動性を供給していることが評価や治療を難渋させる一因になっているものと考える．

疼痛部位の評価

肩関節の疼痛は多岐にわたるため，自覚症状や圧痛，種々の整形外科的テストを組み合わせて多角的に評価する必要がある．また，複数の部位に炎症症状が存在することもあるので，1つの評価で疼痛部位を断定することは危険である．また，肩関節の疼痛は，頸部疾患や内科疾患によっても出現する場合があるので注意を要する．

圧痛部位

肩関節は非常に複雑であり，種々の筋・腱・靱帯や滑液包などの圧痛を生じやすい組織が複数存在する．代表的な圧痛部位を図3-28[1,7]に示す．

整形外科テスト

上腕二頭筋長頭腱に対するストレステスト

1 スピードテスト：上腕二頭筋長頭腱の疼痛誘発テスト．前腕回外，肘伸展位で肩関節を屈曲させる運動に対して抵抗を加える．陽性では結節間溝部に疼痛が生じる（図3-29A）．

2 ヤーガソンテスト：肘90°屈曲位で検者の回内抵抗に対して被検者の前腕を回外させるように指示する．陽性では結節間溝部に疼痛が生じる（図3-29B）．

インピンジメント症候群（impingement syndrome）　肩関節挙上時に一定の角度で疼痛が出現する症状を impingement syndrome や painful arc syndrome と呼んでいる．病態としては，烏口肩峰アーチに上腕骨頭や結節部が衝突し，あいだに介在する滑液包や腱板，上腕二頭筋長頭腱などが炎症や損傷をきたす．最近では棘下筋の遠位が，臼蓋と上腕骨頭によって挟み込まれる internal impingement も報告されている[8]．

代表的なテストを以下に示す．ただし，あくまで impingement test は，腱板や滑液包などの組織に対する衝突や挟み込みストレスの有無を評価するものであり，疼痛部位を特定するものではない．

1 ニアー徴候（Neer impingement sign）：肩甲骨を上方から押さえながら，もう一方の手で肩関節を屈曲もしくは外転させていく．挙上角度90°以上で大結節が烏口肩峰アーチに接近し，肩峰下滑液包や腱板などに圧縮ストレスが加わり疼痛が出現する（図3-30A）[9,10]．

2 ホーキンス徴候（Hawkins impingement sign）：肩関節屈曲90°で内旋をさせていく．内旋位での疼痛出現は結節部が烏口突起や烏口肩峰靱帯と衝突し，疼痛が出現するとされている（図3-30B）[10,11]．

3 ペインフルアーク徴候（painful arc sign）：肩関節挙上60〜120°付近で疼痛が出現し，その

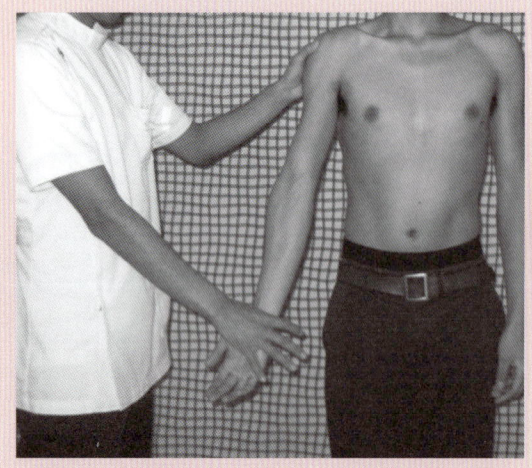

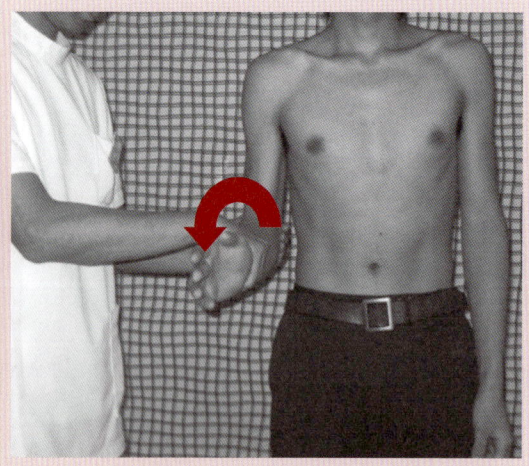

A：スピードテスト　　　　　　　　　　　　　B：ヤーガソンテスト

図 3-29　上腕二頭筋長頭腱に対するストレステスト

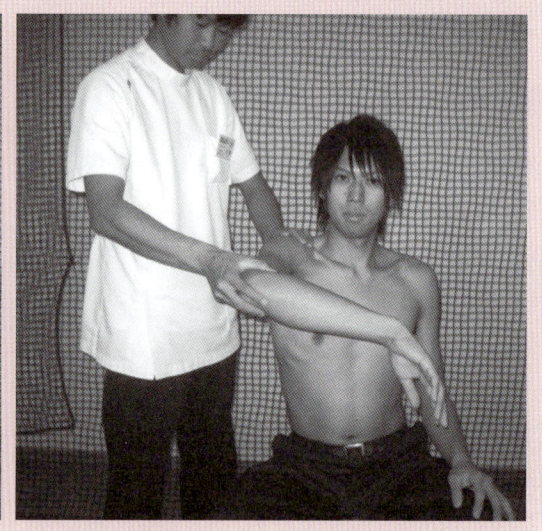

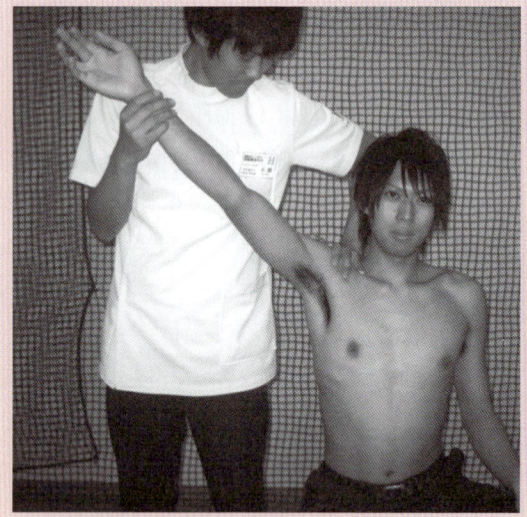

A：ニアー徴候　　　　　　　　　　　　　　　B：ホーキンス徴候

図 3-30　impingement sign

前後では疼痛がみられない現象を指す．烏口肩峰アーチ下において肩峰下滑液包や腱板が上腕骨頭や結節部に挟まれて疼痛が出現する[10]．

④ 後方インピンジメントテスト（posterior impingement test）：肩関節外転外旋位をとらせる．上腕骨頭の前方移動により臼蓋の後方部分と上腕骨頭が衝突し，棘下筋の関節面側が挟み込まれることで疼痛が生じる（図 3-31）[12]．

肩峰下滑液包に対するストレステスト

ダウバーン徴候（Dawbarn sign）：肩峰下滑液包炎の所見である．肩峰下滑液包炎では滑液包に圧痛を認めるが，患肢を外転していくと滑液包が肩峰下に隠れるため圧痛が消失し，外転を減じると再び滑液包の圧痛が生じる[13,35]．

腱板に対するストレステスト

① 初期外転テスト（initial abduction test）：下垂位で外転方向に等尺性収縮を行わせる．検者

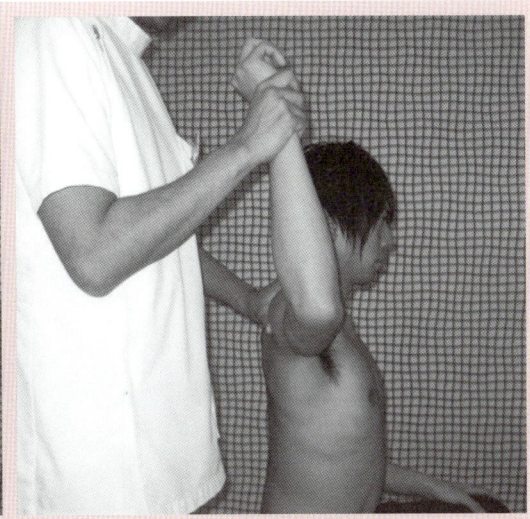

3. 肩関節周囲炎の評価と治療

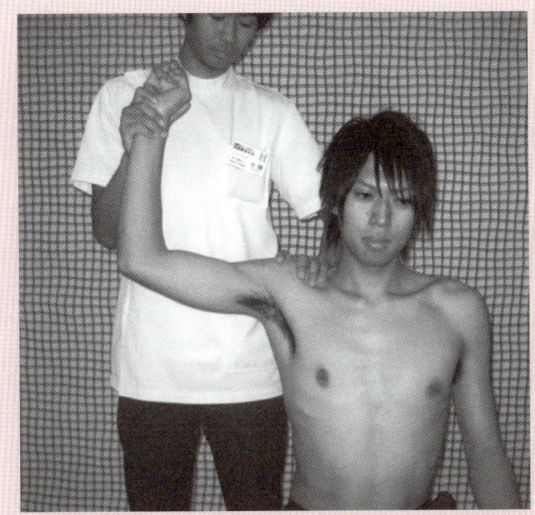

A：矢状面 B：前額面

図 3-31 後方インピンジメントテスト

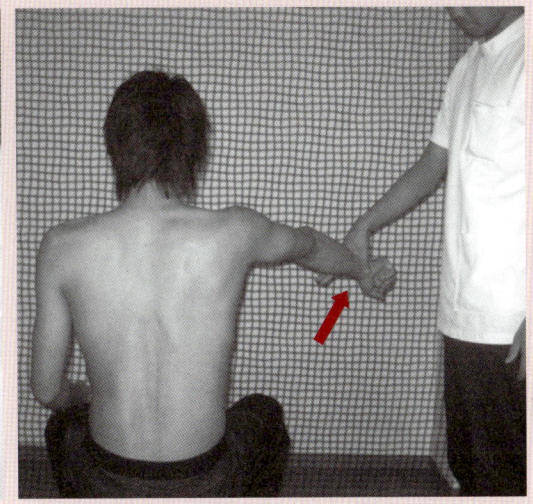

A：初期外転テスト B：エンプティカンテスト

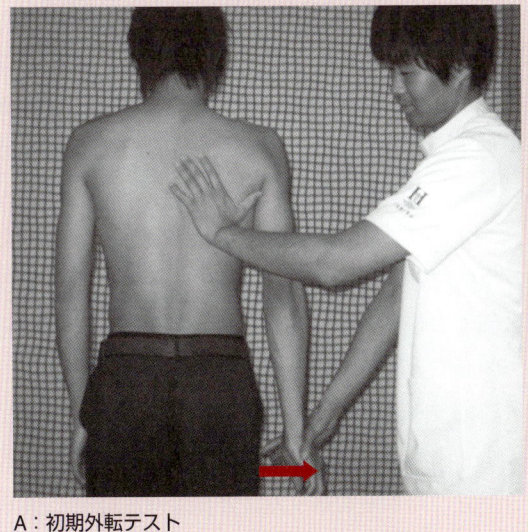

図 3-32 腱板に対するストレステスト

は内転方向に抵抗を加えることで，主に棘上筋の収縮や関節内圧の上昇による疼痛を検査することができる（**図 3-32A**）[14]．

4 エンプティカンテスト（empty can test）：肩関節最大内旋位で母指が地面の方向を指すようにして，肩甲骨面 90°挙上位で検者は下方向に抵抗を加える．主として棘上筋と棘上筋腱に対するストレスを加えることができる（**図 3-32B**）[15,16]．

3 肩関節下垂位外旋テスト：肩関節下垂位肘関節 90°屈曲位で外旋させ，検者は内旋方向に抵抗を加える[9]．主として棘下筋と棘下筋腱に対してストレスを加えることができる（**図 3-33A**）．

4 45°挙上位外旋テスト：肩甲骨面 45°以上で外転させて肘関節 90°屈曲位で外旋させ，検者は外旋方向に抵抗を加える．小円筋と小円筋腱に対してストレスを加えることができる[9]．

5 ガーバー リフトオフテスト（Gerber lift off test）：検査側の手背面を対側の肩甲骨の下端に

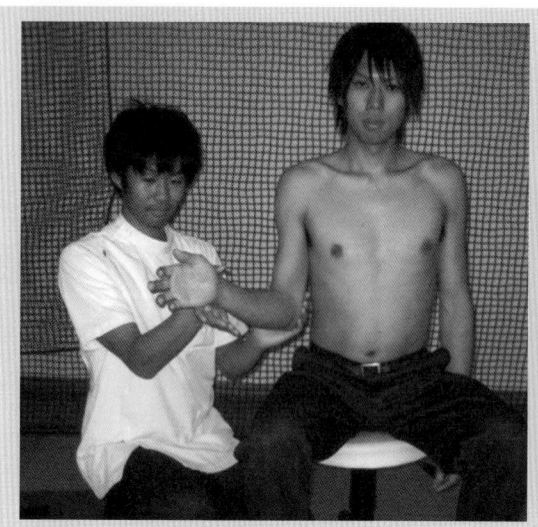

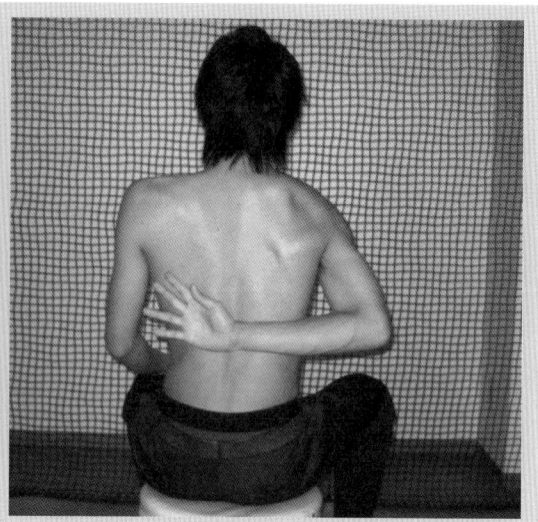

A：肩関節下垂位外旋テスト　　　　　　　　　　　B：ガーバー リフトオフ テスト
図 3-33　腱板に対するストレステスト

置いた状態から手背面を持ち上げるように指示する．このテストでは，肩甲下筋と肩甲下筋腱に対するストレスを加えることができ，また，筋力を検査することができる（**図 3-33B**）[15,17]．

肩関節機能評価

腱板機能評価

[1] 肩関節回旋筋に対する筋力評価：各回旋筋の機能は，前述の腱板炎に対するストレステストを基本肢位として評価する．立位・座位・臥位でそれぞれ評価の意味は異なる．腱板を構成する筋は肩甲骨から起始しており，肩甲骨の安定性低下は見かけ上の腱板機能低下を引き起こす[18]．背臥位では，肩甲骨は自重によりベッドに固定されるため，立位・座位と比較すると肩甲骨の安定性は保たれており，回旋筋の見かけ上の筋力低下を生じにくい．逆に座位では肩甲骨の安定性を筋で補う必要があり，回旋筋の見かけ上の筋力低下を生じやすい．また，肩甲骨安定化筋は体幹や下肢の影響を受けるため，座位，立位での腱板機能の差を評価する必要がある．さらに，座位・立位では抵抗時における肩甲骨の動きを観察できる利点がある．腱板機能の評価を行う場合は，短絡的に回旋筋の筋力を測定するのではなく，回旋筋の筋力低下なのか，それともただ筋力を発揮できる状態にないだけなのかを詳細に評価する必要がある．

[2] 45°挙上（外転）テスト：腱板のどの部位に機能障害による impingement を生じているかを評価するものである．肩甲骨面 45°挙上位を基準とし，伸展位・屈曲位での疼痛変化をみることで，どの腱板機能低下により impingement が生じているかを予測することができる．また，抵抗運動時に肩甲骨の動きを観察することにより，肩甲上腕関節と肩甲胸郭関節のどちらの機能障害かを大別することができる（**図 3-34**）[14,19]．

肩甲胸郭関節安定性評価　肩甲骨の骨性連結は鎖骨を介するだけであり[20]，そのほかは周囲筋の作用によって安定性を得ている．肩甲骨に付着する肩甲骨周囲筋は脊柱や肋骨から起始するため，肩甲胸郭関節の安定性や肩甲骨の位置は，体幹を含む他部位からの影響を受けやすい．まずは純粋な筋力低下が生じているのか，それとも他部位の影響により見かけ上の筋力低下が生じているのかを評価する必要がある．そのためには，肩甲骨周

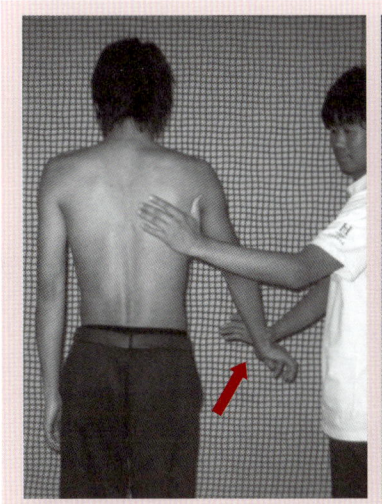

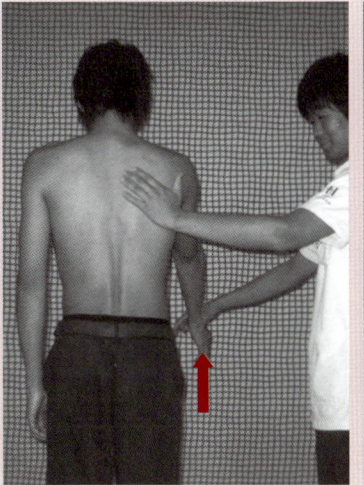

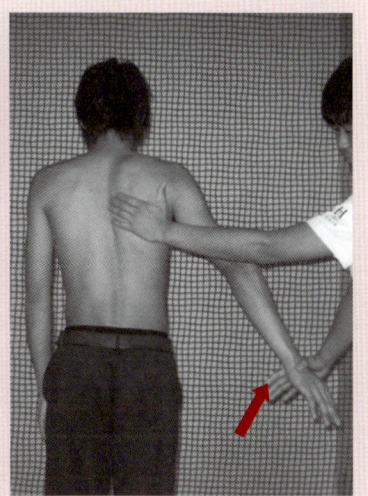

A：肩甲骨面 45°　　　　　　　　　　　B：屈曲位　　　　　　　　　　　　C：伸展位

図 3-34　45°挙上（外転）テスト

囲筋の筋力評価だけでなく，体幹や下肢，頸部・頭部の位置や機能補助や代償動作の観察を行いながら，肩甲骨周囲筋の筋力評価を行うことが望ましい[14,18,19]．他部位を補助・矯正し，肩甲骨周囲筋の筋力増加がみられる場合は，補助・矯正した部位を主体とした理学療法を行う必要がある．代表的な評価方法を以下に示す．

1 脊柱と肋骨の徒手的誘導による筋力評価：僧帽筋，菱形筋，前鋸筋・小胸筋などは脊柱や肋骨から起始するため，肋骨や脊柱の偏位は見かけ上の筋力低下を引き起こす．脊柱や肋骨の偏位を他動的に矯正し，筋力の増減を評価する（図3-35）．4の体幹回旋矯正下における筋力評価と比較して，個々の椎骨や肋骨を矯正ならびに誘導できる利点がある．

2 他動的体幹固定による筋力評価：体幹の安定性低下は姿勢や脊柱 alignment を変化させ，肩甲骨周囲筋に影響を及ぼすことが考えられる．バンドや徒手で体幹を固定し，肩甲骨周囲筋の筋力発揮の増減を評価する．とくに外腹斜筋は前鋸筋と筋連結があり[21,22]，前鋸筋の評価を行う場合は，バンドなどで外腹斜筋を補助して評価を行うことが必要である（図3-36）．

3 頭頸部誘導による筋力評価：肩甲挙筋や僧帽筋上部線維は頭頸部に付着しており，同部の alignment や偏位は肩甲挙筋や僧帽筋上部線維の筋緊張に変化を生じさせることになる．肩甲挙筋や僧帽筋上部線維の過緊張は，相反する作用をもつ肩甲骨周囲筋の見かけ上の筋力低下を引き起こすことになる．具体的には徒手で頭頸部の alignment を矯正し，肩甲骨周囲筋の筋力増減を評価する（図3-37）．

4 体幹回旋矯正下における筋力評価：体幹の回旋偏位は肩甲骨周囲筋や体幹の筋群の筋長を変化させる．筋長の変化に伴い張力も変化する[23]ため，見かけ上の筋力低下を生じやすい．タオルなどを体とベッドのあいだに挟み，体幹回旋を矯正した状態で肩甲骨周囲筋の筋力評価を行う（図3-38）．

5 上肢の代償を抑制した筋力評価：前鋸筋や僧帽筋などの筋力評価では，抵抗に対して上腕三頭筋や上腕二頭筋などで代償することが考えられるため，検査側を肘関節屈曲位にして上腕に抵抗を加えるなどの代償動作の抑制が必要になる場合

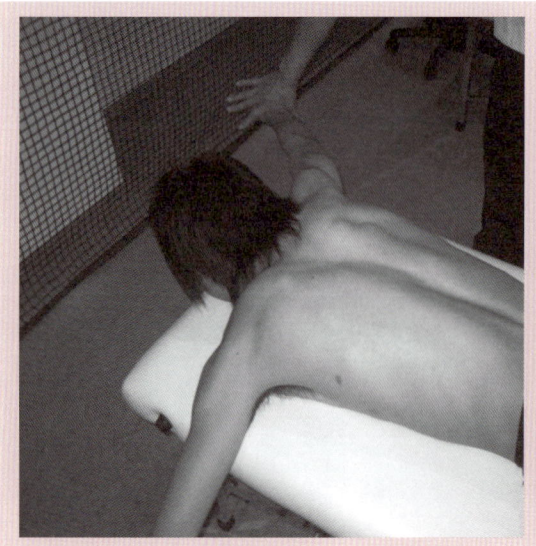

A：僧帽筋下部線維に対するMMT

図3-35　僧帽筋下部線維に対する筋力評価

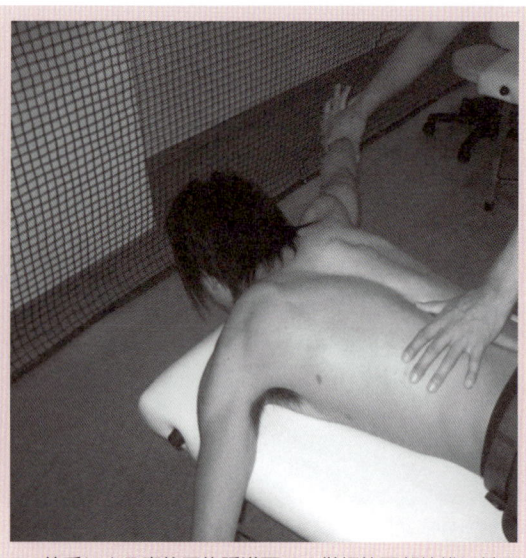

B：徒手による脊柱回旋誘導下での僧帽筋下部線維に対するMMT

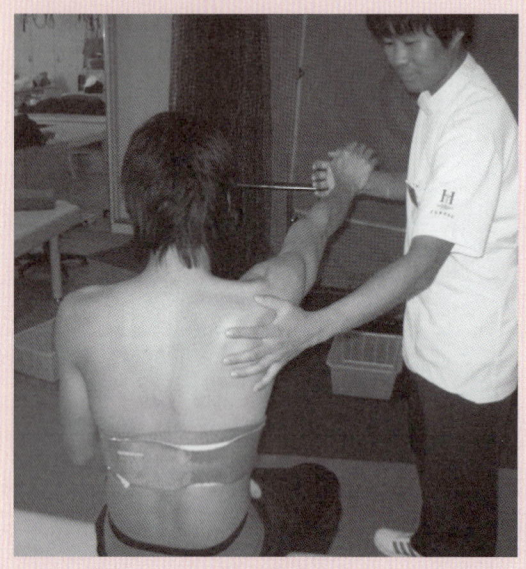

A：バンドを用いた他動的体幹安定化における前鋸筋筋力評価

B：バンドによる外腹斜筋機能補助下での前鋸筋筋力評価

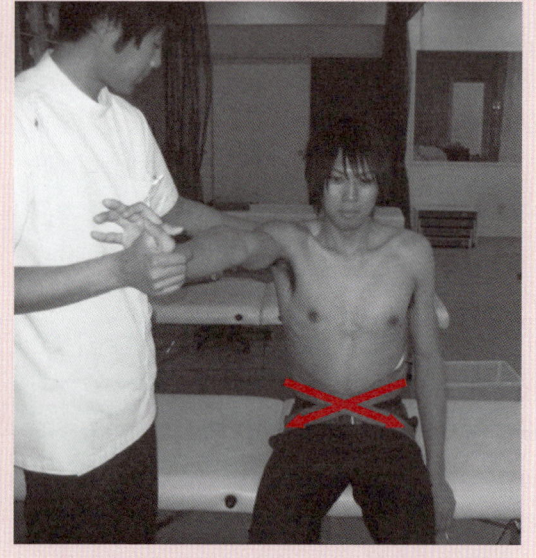

図3-36　前鋸筋に対する筋力評価

がある（図3-39）．

⑥ Kibler lateral scapula slide test：肩甲骨を支持している筋にさまざまな負荷や運動を付加し，両側の肩甲骨の位置と固定力について脊柱を固定点として評価する検査である．

"体側に腕を楽に下ろした立位""腸骨稜に，母指を後方に向けて手を置いたハンズオンヒップポジション""肩甲上腕関節外転90°での最大内旋位"の3つのポジションで，両側の肩甲下角と脊柱棘突起との間隔を計測する．このとき計測に用いる棘突起は，肩甲下角から水平に引いた直線上にある棘突起であり，とくに脊柱側弯や明らかに高低

3. 肩関節周囲炎の評価と治療

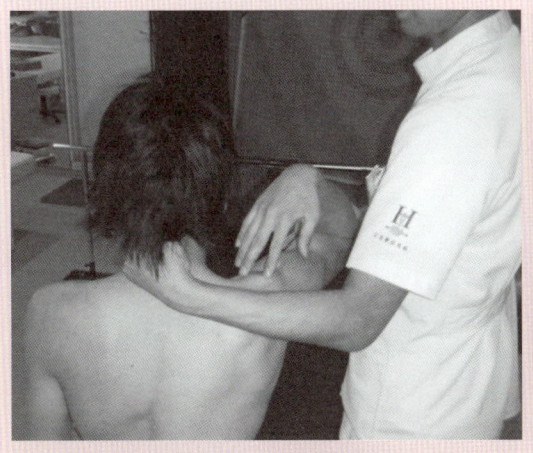

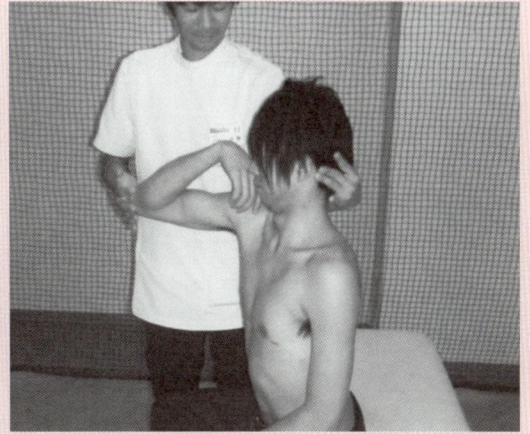

図 3-37　頸部を保持した前鋸筋評価
険者は被険者の頸部を保持し，前鋸筋の筋力増減を評価する．

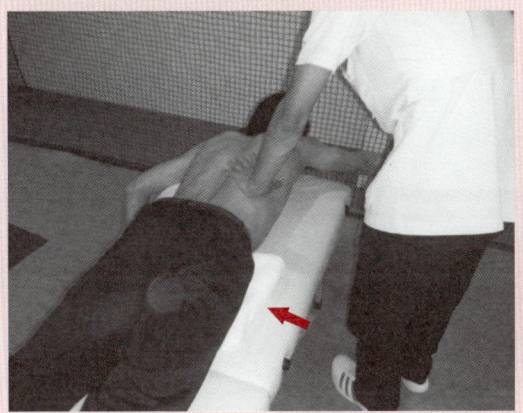

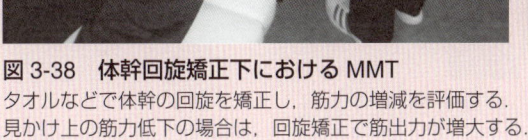

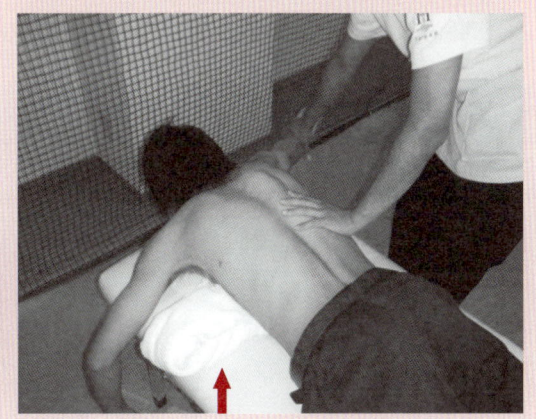

図 3-38　体幹回旋矯正下における MMT
タオルなどで体幹の回旋を矯正し，筋力の増減を評価する．
見かけ上の筋力低下の場合は，回旋矯正で筋出力が増大する．

差のある肩甲骨の場合は，両肩甲下角の間隔を測定することもある[15]．

⑦ Diveta test：第3胸椎棘突起と肩峰角との直線距離と，肩甲棘基部から肩峰角までの直線距離を測定する．**肩甲棘基部から肩峰角÷第3胸椎棘突起から肩峰角までの距離**を算出し，Diveta の肩甲骨外転量を求める[24]．

⑧ 壁押しテスト：長胸神経麻痺でみられる翼状肩甲（winging）増強テストであり，患者には肘を伸展させた状態で壁を押すように指示する．長胸神経麻痺に限らず，前鋸筋や僧帽筋の機能低下が存在すると翼状肩甲が出現する（図3-40）[9]．

⑨ 両側肩甲骨周囲筋の筋力評価：筋力を発揮するためには土台（起始部）の安定性が必要であり，肩甲骨周囲筋の多くは胸郭や脊柱から起始している．両側上肢の遠位部に抵抗を加えることで，体幹部や下肢へのオーバーフローを確認し，機能低下部位を予測することができる（図3-41）．

肩関節 ROM 評価　肩関節は疼痛による ROM 制限と拘縮による ROM 制限がある．疼痛による ROM 制限に関しては，疼痛部位とそのストレスの評価が必要であり，拘縮による ROM 制限はヴァイトブレヒト孔の閉塞や[1,25]，肩関節周囲筋の緊張やそのほかの軟部組織の伸張性低下が考えられる．

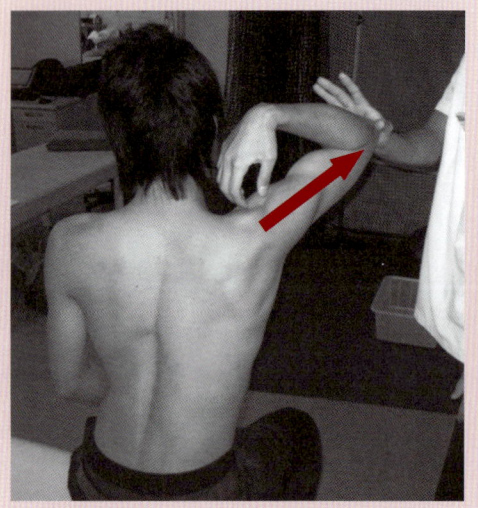

A：上肢の代償を抑制した前鋸筋筋力評価　　　　B：上肢の代償を抑制した僧帽筋筋力評価
図 3-39　上肢の代償を抑制した肩甲周囲筋筋力評価

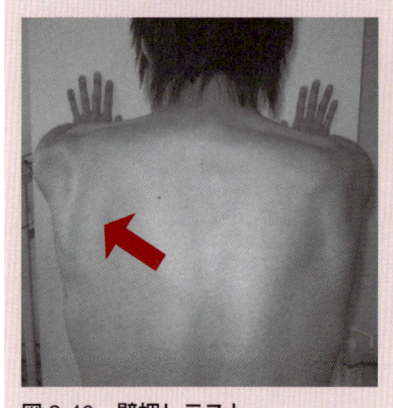

図 3-40　壁押しテスト
壁を押す動作を行ったときに肩甲骨内側縁が胸郭から離れる動きが生じる．

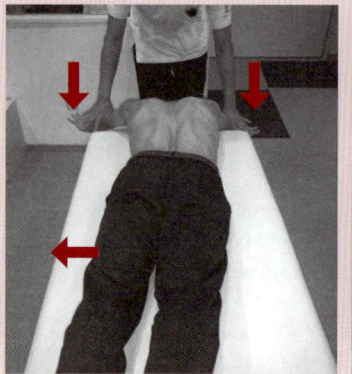

図 3-41　両側肩甲骨周囲筋筋力評価
右僧帽筋下部線維の筋力低下を代償するために左下肢の外転・伸展が出現する．

関節の挙上角度や水平内外転，回旋などを組み合わせて，どの部位の伸張性が低下しているのかを推測する必要がある．とくに外側四辺形間隙（quadrilateral space）は，上腕三頭筋長頭と大円筋，小円筋が重なり合って走行しているため伸張性が低下しやすい部位の1つであり，この間隙を腋窩神経やそのほかの動静脈が通過するので，この部位の障害は肩関節の疼痛を誘発することになる[1,7,26]．

モビライゼーションやマッサージを用いた評価

モビライゼーション（mobilization）により一時的に関節の動きを誘導し，疼痛や関節ROM，上肢運動の協調性などの変化を観察する．たとえば，肩甲骨の上方回旋や後傾運動などの不足により臼蓋上腕関節に疼痛が生じた場合であっても，肩甲胸郭関節に問題があるとは限らず，鎖骨の動きや肩甲帯周囲筋の緊張によって，目的としている肩甲骨の運動が阻害されることも多い．そのような場合はモビライゼーションにより鎖骨の運動を一

A：鎖骨のモビライゼーション　　　　　　　　B：肋椎関節モビライゼーション
図 3-42　モビライゼーションを用いた評価

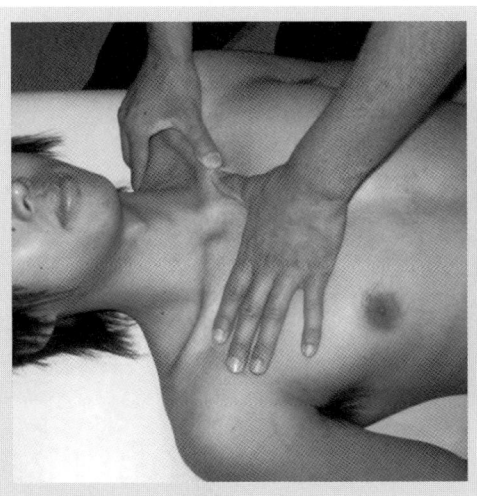

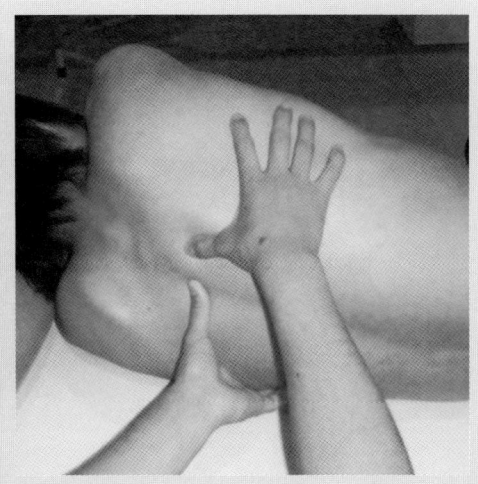

時的に改善させて，肩甲骨の動きを観察することも評価として有用である．目的としている肩甲骨の動きがどの部位の機能障害により阻害されているかを確認することは，治療プログラムを立案するうえで非常に参考になる（図 3-42）．もし，鎖骨のモビライゼーションにより肩甲骨の動きが改善された場合は"鎖骨の動きがなぜ阻害されているのか"を身体機能評価と結びつけて考察する必要がある．

マッサージなどにより一時的に筋緊張を緩和させて肩甲骨の動きを評価する方法も有用である．たとえば，肩甲骨の後傾を促したい場合に，小胸筋の緊張を緩和し，肩甲骨の後傾の動きが誘導される場合も臨床上少なからず経験する．小胸筋の緊張緩和により，肩甲骨の後傾運動が観察される場合は"なぜ，小胸筋が緊張しているのか"を推察すると評価と治療に結びつきやすい．

姿勢・alignment 評価

肩関節の土台となる肩甲骨の位置や周囲筋の緊張は姿勢の影響を受けやすく，姿勢の評価は肩関節の治療を行ううえで非常に重要である．とくに肩甲骨周囲筋を常時緊張させる姿勢保持は肩甲骨の動きを阻害し，肩関節に種々の障害をもたらすことになりうる．たとえば肩甲骨の前傾増大は第 2 肩関節間を狭小化させるとともに，上腕骨頭の位置を変化させ，impingement を生じやすくさせる[2]．また，前腕回内に伴う肘関節の屈曲 alignment は下垂時において肩関節伸展 alignment を引き起こし，上腕二頭筋長頭腱に対する持続的な伸張ストレスと肩関節後部筋の持続的収縮をもたらす．頭頸部の偏位は胸鎖乳突筋や僧帽筋上部線維，肩甲挙筋などの緊張を増加させ，鎖骨や肩甲骨の位置や動きに変化を生じるなど，姿勢が肩関節複合体に与える影響は非常に大きい．一般的な不良姿勢と肩関節複合体に与えうる影響を次に述べる．

頭頸部の前方・側屈・回旋偏位　　頭部の前方偏位は頭部が前方に回転するモーメントが発生するため，釣り合いを保つように頚部伸筋群の持続的緊張が必要になる．僧帽筋上部線維の持続的緊張は肩甲骨の挙上や上方回旋を引き起こす（図 3-43A）．また，回旋・側屈偏位は胸鎖乳突筋や斜角筋の持続的緊張をもたらし，鎖骨や第 1，2 肋骨の挙上偏位を引き起こす（図 3-43B）．肋骨の偏位は，鎖骨の位置変化に寄与するとともに胸郭の alignment を変化させ，鎖骨の偏位は肩鎖関節を介して

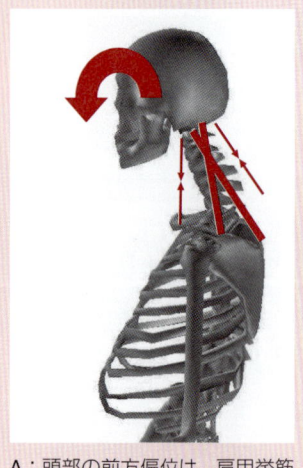

A：頭部の前方偏位は，肩甲挙筋や僧帽筋上部線維などの持続的緊張をもたらし，結果として肩甲骨運動を阻害する．

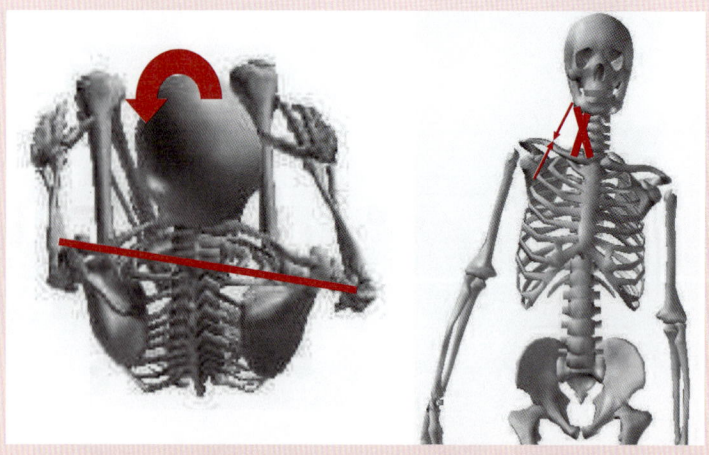

B：頸部の回旋・側屈偏位は，斜角筋や胸鎖乳突筋の持続的緊張をもたらし，鎖骨や第1，2肋骨を偏位させる．

図 3-43　頭頸部における前方・側屈・回旋偏位

肩甲骨の malalignment をもたらす．

胸椎の後弯増大　　肩甲骨の外転・挙上を伴い，肩甲骨の偏位をもたらす．また，胸椎後弯により，肩関節挙上時に必要な胸椎の伸展が阻害され，その胸椎伸展制限を補うために臼蓋上腕関節におけるROMが増大し，impingement を生じる．また，肩甲骨の外転に伴い臼蓋は前方へ傾き，臼蓋上腕関節は伸展および水平伸展ストレスが増大し，internal impingement を生じやすくなる．さらに肩甲骨外転挙上偏位により，菱形筋や僧帽筋上・中部線維などは持続的緊張を強いられ，肩甲骨の運動を阻害し，肩関節に対して種々のストレスを増大させる結果となる（図3-44）．

骨盤の後傾　　胸椎の後弯増大や頭位の前方偏位を生じ，肩甲骨の位置偏位をもたらす．また，骨盤後傾はインナーユニット（inner unit）の活動を阻害し，結果として肩甲骨周囲筋の姿勢保持筋としての作用を強めることになると考えられる．姿勢保持筋としての作用が強まれば，特定の肩甲骨周囲筋に持続緊張が生じ，肩甲胸郭関節のROMを制限することになる．さらにインナーユニットの活動性低下は，その構成体の1つである横隔膜の働きも阻害することが考えられる．横隔膜の働きを強制呼気筋で代償することにより，強制呼気筋の過剰収縮が生じる．強制呼気筋の多数が，鎖骨や胸郭，肩甲骨に付着しているため，種々のmalalignment を生じることになりうる．

肩甲骨下制・挙上　　骨盤の alignment や頭位の偏位，または胸郭自体の偏位により，肩甲骨の位置は変化する．または特定の肩甲骨周囲筋の過緊張によっても肩甲骨の位置は偏位するものと考えられる．胸郭の形状を考慮すると，肩甲骨は挙上に伴って前傾・外転し，下制に伴って後傾・内転するものと考えられる．

上肢の alignment　　肩甲骨は肩関節の土台となり，ひいては上肢の土台となる．肩甲骨の位置の変化は上肢に影響を及ぼすが，逆に上肢のmalalignment が肩甲骨のmalalignmentを生じるという関係も成り立つ．とくに肘関節の伸展制限は立位および座位で肩関節の持続的伸展を生じ，前腕回内制限は回内動作において肩関節の外転と内旋で代償される[27]．また，手指・手関節に付着する筋は，肘関節や前腕から起始しているものが多く，手指・手関節を含む上肢のmalalignment を評価す

図 3-44 胸椎後弯増大姿勢

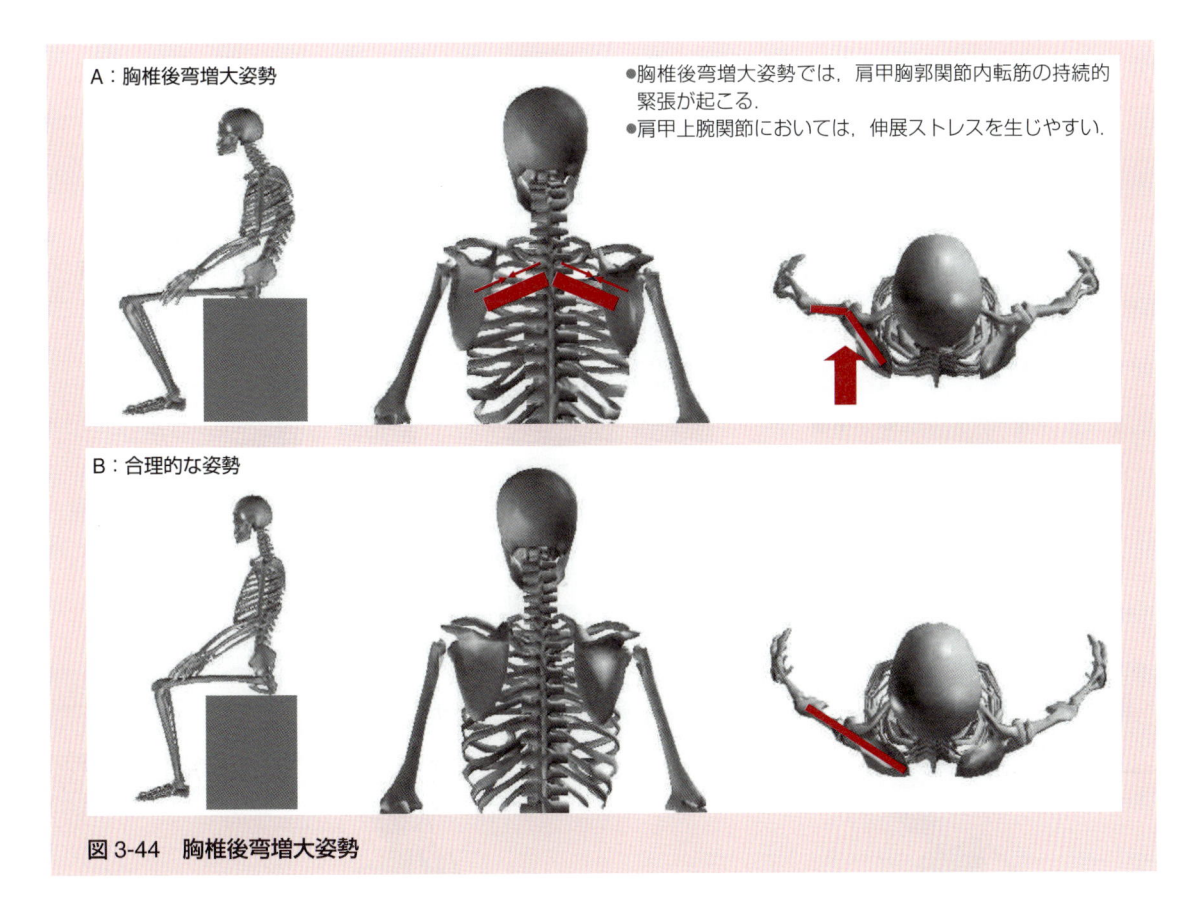

- 胸椎後弯増大姿勢では，肩甲胸郭関節内転筋の持続的緊張が起こる．
- 肩甲上腕関節においては，伸展ストレスを生じやすい．

A：胸椎後弯増大姿勢
B：合理的な姿勢

ることが重要である．

動作分析

リーチ動作　日常生活上リーチ動作を行う機会は非常に多く，各方向にリーチ動作を行えることは上肢の機能において非常に重要である．ただし，肩関節疾患がある症例では，肩関節の負担が増大するようなリーチ動作を行っていることが多い[19]．たとえば後方にある物を取ろうとして手を伸ばした場合，体幹の回旋が起こらず，肩関節の伸展を増大させてリーチ動作を行えば，肩関節に対するストレスは大きくなる（図3-45，46）．後方へのリーチ動作や側方へのリーチ動作も，同様に体幹や肩甲骨の適切な動きが連動しなければ，肩関節における負担を増大させることになる（図3-47，48）．

前腕回内外動作　前腕の回内外は日常頻回に行う動作であり，とくに最近はパソコンの普及により，前腕回内動作を多用する機会が増大している．回内動作において前腕回内制限は肩関節の外転で代償され，逆に回外制限は肩関節の内転で代償されることになる（図3-49）．どちらにおいても肩関節の負担は増大することになる[27]．

歩行分析　歩行において上肢は身体の動きと逆方向の動きをし，下肢が必要な動作を実行する際に，身体に著明な回旋を与えなくても遂行しやすくする役割を担う[28]．上肢の振りの運動範囲は一定であるが，屈曲・伸展角度は個体差が大きいとされている[29,30]．速い歩行では肩関節伸展と肘関節屈曲が増大し，上肢の全運動範囲を増加させる[31]．また，筋電図においては肩関節伸筋群の活動はみられるものの，屈筋群においては受動的に起こるとされている[29]．上肢の質量は一側で体重の6.5％を占めており[32]，上肢の屈伸角度の違いは，歩行に影響を及ぼすことが予測される．たとえば

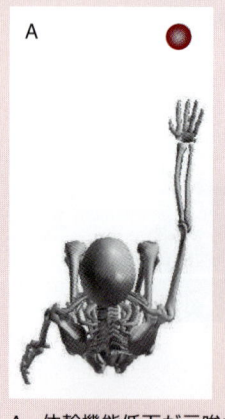

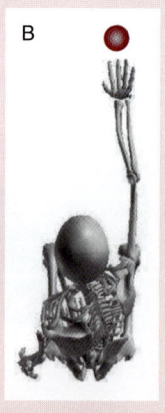

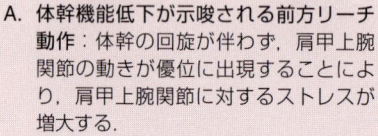

A. 体幹機能低下が示唆される前方リーチ動作：体幹の回旋が伴わず，肩甲上腕関節の動きが優位に出現することにより，肩甲上腕関節に対するストレスが増大する．
B. 合理的な前方リーチ動作：リーチ動作に伴い体幹の回旋が出現し，肩甲上腕関節に対するストレスが減少する．

図3-45 水平面：前方リーチ動作

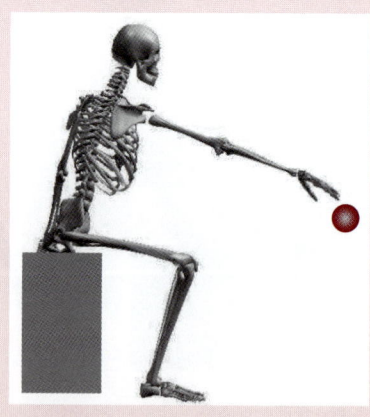

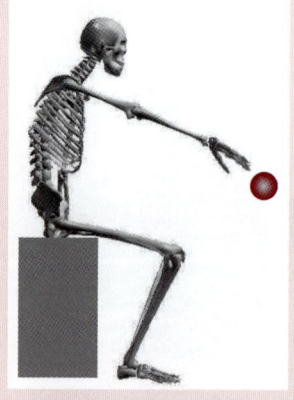

A. 体幹機能低下が示唆される前方リーチ動作：体幹の動きを伴わず，肩甲上腕関節の動きが優位に出現することにより，肩甲上腕関節に対するストレスが増大する．
B. 合理的な前方リーチ動作：リーチ動作に伴い体幹の動きが出現し，肩甲上腕関節に対するストレスが減少する．

図3-46 前額面：前方リーチ動作

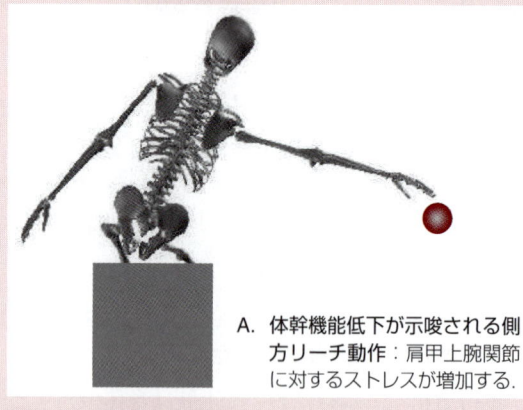

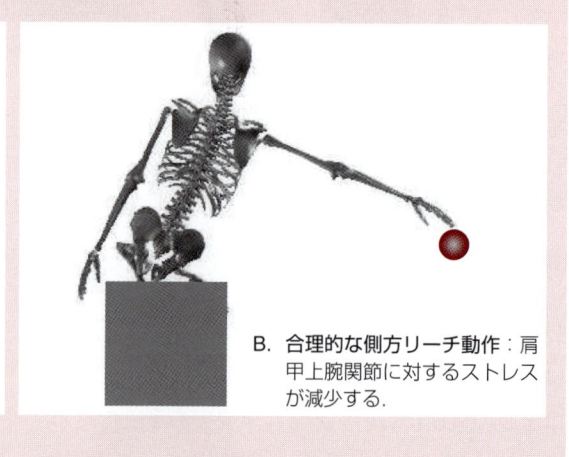

A. 体幹機能低下が示唆される側方リーチ動作：肩甲上腕関節に対するストレスが増加する．
B. 合理的な側方リーチ動作：肩甲上腕関節に対するストレスが減少する．

図3-47 側方リーチ動作

後方への上肢の振りの大きさは，上部体幹の後方回旋が増大することが考えられ，逆に前方への振りの大きさは上部体幹が前方回旋することが考えられる．また，下部体幹や骨盤を含む同側下肢は逆回旋していることが示唆される．肩関節を外転させて歩行するケースは，体幹や骨盤などの側方動揺を，上肢の質量を外方移動させることにより代償することが考えられる．どちらにしても肩関節周囲筋を緊張させることが予測され，肩関節のalignmentに影響を及ぼす．

理学療法による治療

　肩関節に対する理学療法は多岐にわたり，どの関節の機能障害であっても肩関節に影響を及ぼす．理学療法を展開するうえで"どのようにして肩関節に疼痛が生じる結果になったのかを，種々の機能障害や日常生活動作と結びつけて推察する"ことが大切である．当然，個々の症例によって行う

3. 肩関節周囲炎の評価と治療

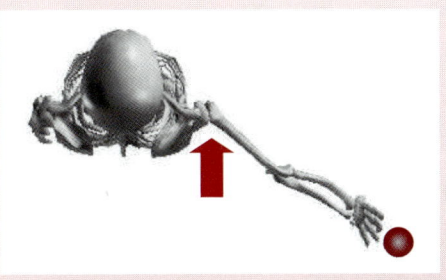

A. 体幹機能低下が示唆されるリーチ動作：体幹回旋が出現せず，肩甲上腕関節に対する水平伸展ストレスが増加する．

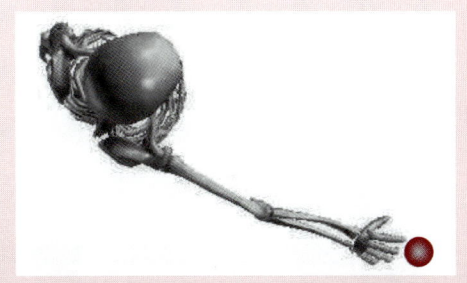

B. 合理的なリーチ動作：体幹回旋が生じ，肩甲上腕関節に対する水平伸展ストレスが減少する．

図 3-48 後方リーチ動作

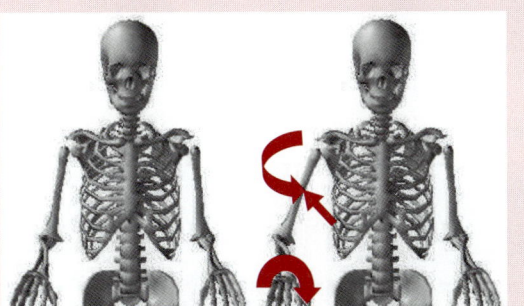

A. 回内運動：前腕回内制限を肩関節の外転・内旋で代償する．

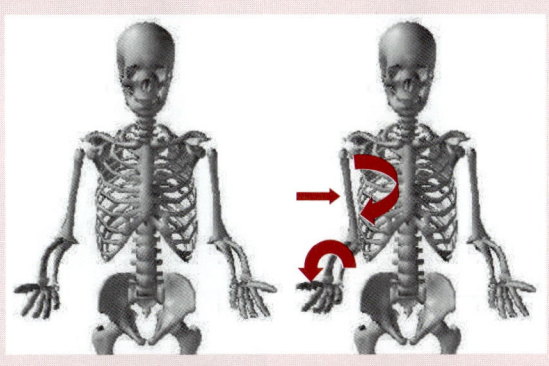

B. 回外運動：前腕回外制限を肩関節の内転・外旋で代償する．

図 3-49 前腕回内外制限に対する肩関節の代償動作

べき理学療法は異なるが，代表的なアプローチ方法を示す．

肩関節回旋筋に対するアプローチ

　肩関節回旋筋の腱群は腱板を構成しており，臼蓋上腕関節の安定化に働くとされている．回旋筋は主として肩関節の内外旋動作により筋収縮が得られるとされているが，収縮を促す回旋筋の走行により，上肢の位置や肢位を変えて回旋筋筋力強化を行う必要がある（図 3-50, 51）[19]．

肩甲胸郭関節に対するアプローチ

　肩甲骨は回旋筋が起始する個所であり，肩甲胸郭関節の機能低下は，回旋筋の機能低下や見かけ上の筋力低下を引き起こす．肩甲胸郭関節は筋によって安定しており，肩甲骨の周囲筋の過緊張や筋力低下を引き起こすと，肩甲胸郭関節の安定性を低下させるだけでなく運動を阻害することになる．肩甲骨周囲筋の筋力訓練はMMT（manual muscle testing）の肢位に準ずるが，なるべくほかの筋による代償を抑制した肢位で行う必要がある（図 3-52）．

体幹に対するアプローチ

　リーチ動作のように上肢の運動には体幹の連動が必要になることが多い．肩関節に負担が加わらないように体幹を各方向に安定して動かせる必要がある．具体的には，前傾，回旋，側方移動などができるよう体幹にアプローチし，その後，体幹と肩甲胸郭関節もしくは肩甲上腕関節を協調させ

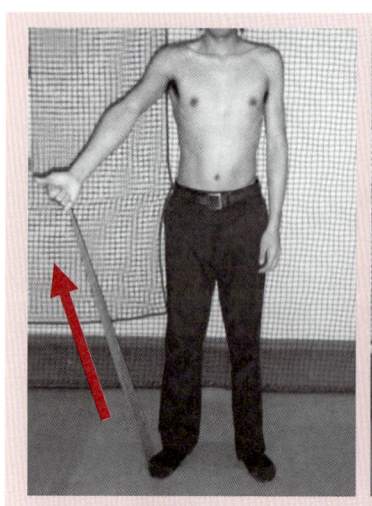

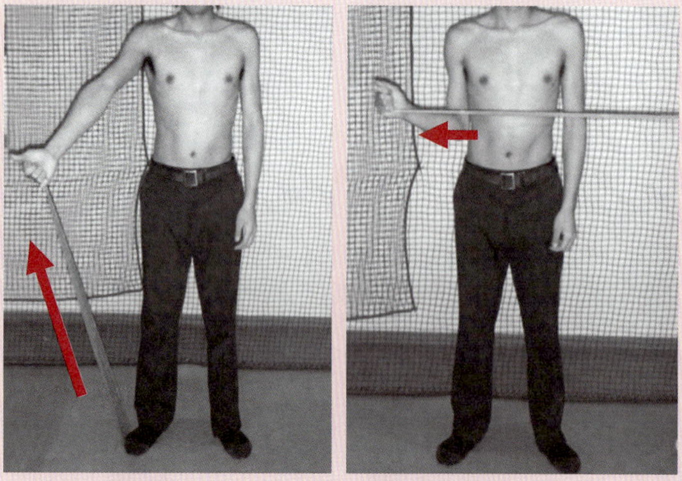

第3章 肩関節周囲炎

A：棘上筋筋力強化　　B：棘下筋筋力強化
図 3-50　肩関節回旋筋に対する筋力強化

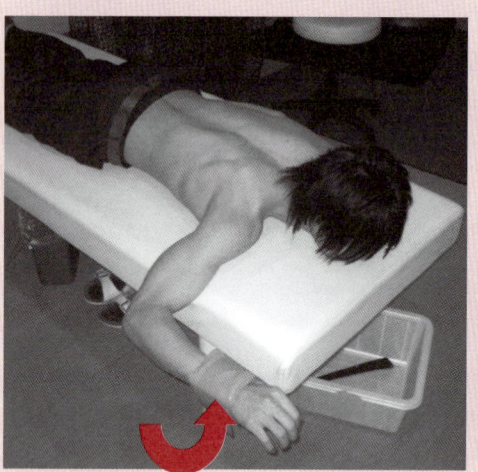

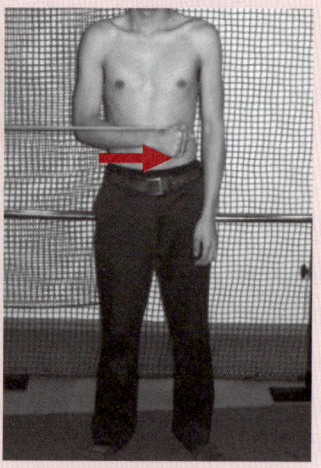

A：小円筋筋力強化　　B：肩甲下筋筋力強化
図 3-51　肩関節回旋筋に対する筋力強化

る運動を行う（図 3-53）．

肘関節・前腕に対するアプローチ

　肩関節は体幹と上肢を連結する役割を担うため上肢の影響を多分に受ける．とくに肘関節や前腕での回内外制限や回内外軸の偏位などは肩関節への負担を増大させることになるので，肘関節や前腕である程度の ROM を確保した状態で機能的に動くことが必要である．具体的には橈骨や尺骨のモビライゼーションや尺骨軸での回内外運動を行

わせる（図 3-54）．

肩甲上腕関節周囲筋に対するダイレクトストレッチ

　拘縮肩では関節包や筋などの軟部組織の伸張性は低下する．肩関節に対する ROM を用いても改善は得られるが，伸張性の低下している筋に対して圧迫を加え，直接的にストレッチを加え，より効果的に行う必要もある[33]．

3. 肩関節周囲炎の評価と治療

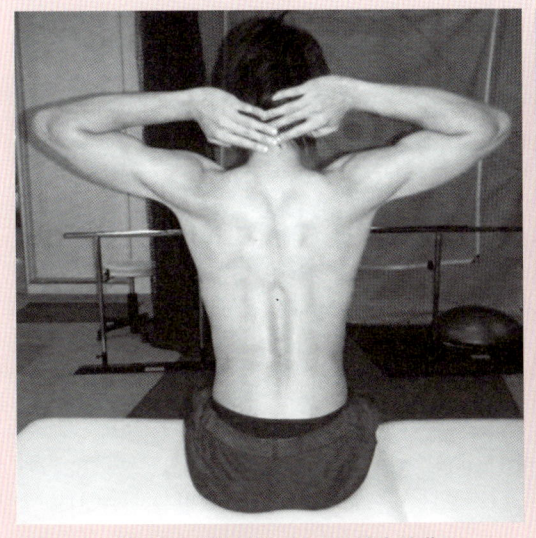

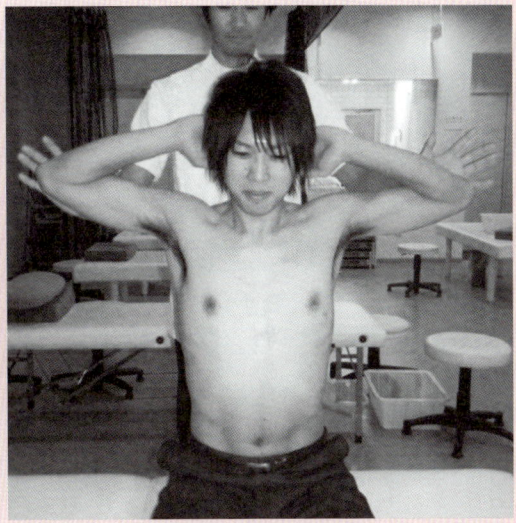

図 3-52　僧帽筋下部線維に対する筋力強化
肩甲骨を下制・内転するように促し，肩甲上腕関節の伸展は抑制する．

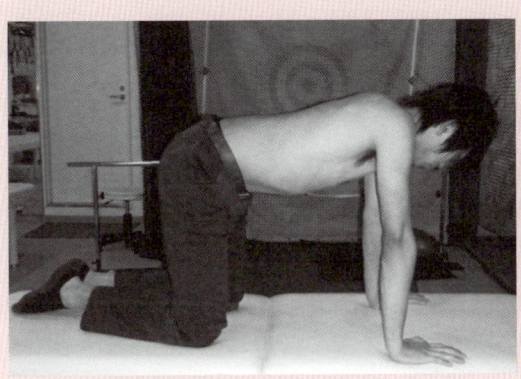

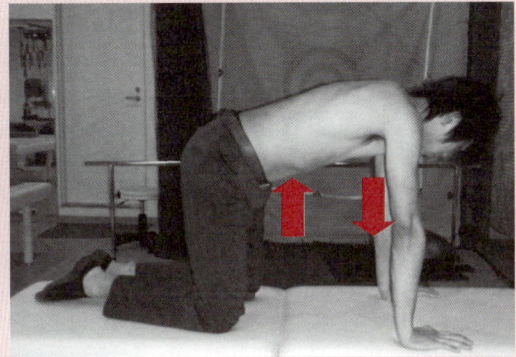

図 3-53　腹横筋と前鋸筋の協調運動
臍部を脊柱方向へ凹ませるように保持し，手は床面を押す運動を同時に行う．

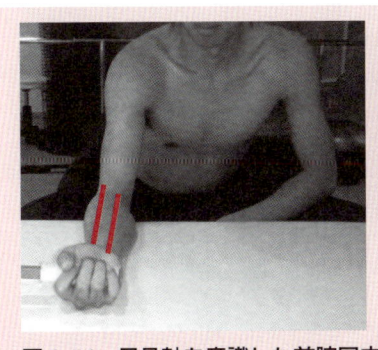

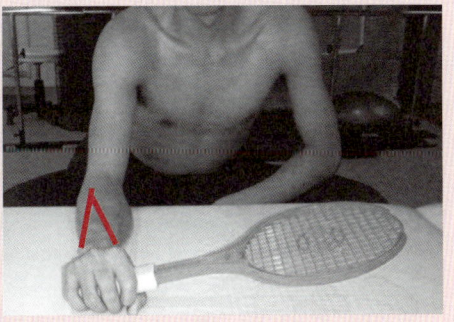

図 3-54　尺骨軸を意識した前腕回内動作
前腕の尺側はベッドに置き，尺骨軸を固定した状態で回内外運動を行う．回内外に伴い橈骨の円錐状の動きが生じやすい．また，手関節の掌屈や尺屈を伴わないよう注意を要する．

文献 (1～33：引用文献, 34～36：参考文献)

1. 信原克哉：肩―その機能と臨床. 第3版, 医学書院, 2001.
2. 伊藤信之：肩甲胸郭関節の安定化機構―バイオメカニクスの立場より. 関節外科, 16(12)：1425-1436, 1997.
3. 池田　均ほか：肩診療マニュアル. 第2版, 医歯薬出版, 1997.
4. 皆川洋至ほか：いわゆる五十肩の定義と臨床像. MB Orthop, 17(7)：9-17, 2004.
5. 中川照彦：肩の痛み―1）五十肩. 整形外科, 51(4)：1037-1044, 2000.
6. 渡會公治：総論 スポーツ整形外科医の立場から. MB Med Reha, 33：1-10, 2003.
7. 尾崎二郎：肩関節周囲炎. J of CLINICAL REHABILITATION, 8(7)：606-611, 1999.
8. Walsh G, et al：Posterior-superior glenoid impingement. Another shoulder impingement. Rev Chir Orthop Reparatrice Appar Mot, 77：571-574, 1991.
9. 阪本桂造ほか（監訳）：肩の前方不安定性，インピンジメント，回旋腱板損傷. スポーツ傷害の手術テクニック―肩・肘・手の診断・治療からリハビリテーションまで. 医道の日本社, 1999；p.174-300.
10. 濱田一壽ほか：腱板広範囲断裂保存療法例について. MB Orthop, 12(11)：24-31, 1999.
11. 相澤利武ほか：肩インピンジメント症候群の概念，病因，診断. MB Orthop, 11(8)：1-8, 1998.
12. 杉本勝正：投球障害 肩の病態と診断. MB Orhop, 16(2)：43-50, 2003.
13. 松崎昭夫：Dawbarn's sign 肩の検査. 臨床スポーツ医学, 7（臨時増刊号）：103, 1990.
14. 山口光國：総論 理学療法士の立場から. MB Med Reha, 33：11-20, 2003.
15. T.S. エレンベッカー（高岸憲二 総監訳）：エレンベッカー 肩関節検査法. 西村書店, 2008.
16. Jobe FW, et al：Delineation and diagnostic criteria and a rehabilitation program for rotator cuff injuries. Am J Sports Med, 10：336-339, 1982.
17. Gerber C, et al：Isolated rupture of the tendon of the subsucapularis muscle：clinical features in 16 cases. J Bone Joint Surg, 73B：389-394, 1991.
18. 山口光國ほか：スポーツによる障害に対する理学療法. MB Med Reha, 17：76-85, 2002.
19. 山口光國：投球障害 肩に対する理学療法評価. 筒井廣明ほか（編），投球障害 肩こう診てこう治せ. メジカルビュー社, 2004；p.24-75.
20. 山本昌樹ほか：疼痛を主体とする障害に対する理学療法. MB Med Reha, 17：33-41, 2002.
21. 山元総勝ほか：四肢関節疾患のPNF. 理学療法, 14(2)：96-101, 1997.
22. 河上敬介ほか：骨格筋の形と触察法. 大峰閣, 1998.
23. 真島英信：生理学. 改訂18版, 文光堂, 2004.
24. Diveta J, et al：Relationship between performance of selected scapular muscles and scapular abduction in standing subjects. Phys Ther, 70：470-479, 1990.
25. 建道寿教ほか：拘縮を主体とする障害. MB Med Reha, 17：43-52, 2002.
26. 森澤　豊：疼痛を主体とする障害. MB Med Reha, 17：24-32, 2002.
27. 宮下浩二ほか：肘関節機能の評価法と臨床推論の進め方. 理学療法, 25(9)：1282-1288, 2008.
28. Elftman H：The functions of the arms in walking. Hum Biol, 11：529-536, 1939.
29. Fernandez-Ballesteros ML：The pattern of muscular activity during the arm swing of natural walking. Acta physiol Scand, 63：296-310, 1965.
30. Freeborn C：Analog recording of myoelectric signals. Trans Orthop Res Soc, 6：297-298, 1981.
31. Murray MP：Patterns of sagittal rotation of upper limbs in walking. Phys Ther, 47：272-284, 1967.
32. 中村隆一ほか：基礎運動学. 第4版, 医歯薬出版, 1995.
33. 西川仁史：拘縮を主体とする障害に対する理学療法. MB Med Reha, 17：53-64, 2002.
34. 山口光國：肩関節，Cuff-Y exercise. 山嵜　勉（編），整形外科理学療法の理論と技術. メジカルビュー社, 1997；p.202-251.
35. 中島知隆ほか：肩・上腕. MB Orthop, 7(5)：25-29, 1994.
36. 寺山和雄ほか（監）：標準整形外科学. 第6版, 医学書院, 1996.

第4章 骨粗鬆症

1. 骨代謝の基礎

骨の成分と代謝

骨は皮質骨（緻密骨）と海綿骨からなり，骨膜に覆われている．

皮質骨には，円柱形に配列するオステオン（osteon）と呼ばれる骨の基本構造が無数に存在する．オステオンの中心には，ハバース管（haversian canal）と呼ばれる皮質骨への栄養血管が走行する．ハバース管と垂直方向に走行する骨への栄養血管はフォルクマン管（Volkmann canal）と呼ばれ，骨表面から流入してハバース管のあいだを連結している（図4-1）．

骨の有機成分は，蛋白であるⅠ型コラーゲンが大部分を占める．

骨の無機成分は，カルシウム，リン，マグネシウム，ナトリウム，亜鉛などであるが，主にこれらの結晶成分であるハイドロキシアパタイト $Ca_{10}(PO_4)_6(OH)_2$ が占める．

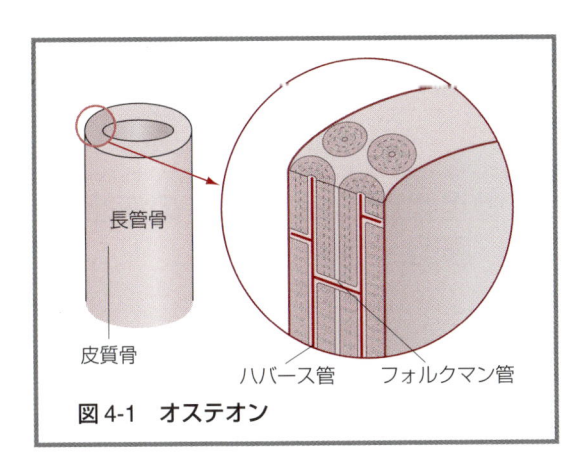

骨は，骨芽細胞による骨形成と破骨細胞による骨吸収が行われ，常に代謝が営まれている．この骨形成と骨吸収のバランスが崩れると骨量の変動が起こってくる．

骨芽細胞は，Cbfa1（core binding factor a1）などの転写因子の発現により，中胚葉由来の骨髄間葉系幹細胞から分化する．さらにこの分化はサイトカインである骨形成蛋白質（bone morphogenetic protein；BMP）の作用により促進される．

骨芽細胞が合成する蛋白質を取り込んで形成される細胞を骨細胞といい，細胞外液のカルシウム濃度を維持している．骨芽細胞と骨細胞が連結して形成される類骨という骨基質に骨の無機成分が沈着して骨形成が起こる．骨芽細胞には，細胞外液から骨組織への無機成分の流入を調節する作用があり，骨芽細胞と骨細胞の連結体には，血中から骨組織への過剰なカルシウム流入を阻止する作用がある．

骨芽細胞表面には，エストロゲン・副甲状腺（上皮小体）ホルモン（parathyroid hormone；PTH）・ビタミンD活性型・ステロイドの受容体が存在し，骨芽細胞の作用や分化はこれらの影響を受ける．

破骨細胞は，骨髄の造血幹細胞から分化した単球（血液中では貪食球）がさらに分化した細胞で，骨芽細胞によって分化が調節される．破骨細胞の細胞表面にはカルシトニンの受容体が存在し，こ

図4-1　オステオン

のホルモンの作用に影響される.

　破骨細胞はハバース管内に出現し,管腔周囲の骨構造を破壊してハウシップ窩(Howship lacunae)と呼ばれる吸収窩を形成する.これが拡大してオステオンに空洞が形成され,長軸方向に伸展していく.破骨細胞が先頭になって骨吸収を長軸方向に伸展させていくと,その後続で骨芽細胞が骨形成を開始してオステオンを形成していく.破骨細胞が産生する蛋白は骨芽細胞の活性を促す作用がある.このような過程で,皮質骨は絶えず骨吸収と骨形成が繰り返されて代謝され,リモデリングが行われている.

　海綿骨は,軟骨から骨化する内軟骨性骨化によって形成される柱状構造の骨である.柱状の部分を骨梁という.海綿骨には一次海綿骨と二次海綿骨がある.

　成長期の骨端軟骨(骨端線)組織に骨芽細胞が作用して骨化した骨組織を一次海綿骨といい,一次海綿骨が,緻密な層板構造をもつ層板骨に置換された骨組織を二次海綿骨という.二次海綿骨には皮質骨にあるようなオステオンは存在しないが,半円柱形状のパケット(packet)と呼ばれる骨の基本構造が存在する.

　骨代謝活動は,血中Ca濃度を一定に保つようにホルモンやビタミンの作用により調節されている.

ホルモン

副甲状腺ホルモン (PTH)

　副甲状腺から血中カルシウム濃度が低下するとPTHが分泌される.骨芽細胞の受容体に結合し,破骨細胞の分化を促す蛋白を分泌させることで,骨吸収を開始する作用をもつ.

　骨組織から血中へカルシウムを移動させ,血中カルシウム濃度上昇に作用する.さらに腎尿細管に作用し,カルシウム再吸収とリン排泄を促進させる.

カルシトニン (calcitonin)

　甲状腺C細胞から分泌され,血中カルシウム濃度が上昇すると分泌される.破骨細胞の受容体に結合し,骨吸収活動を停止させる.血中カルシウム濃度低下および血中リン濃度上昇に作用する.

　腸管に作用してカルシウム吸収を抑制する.

エストロゲン (estrogen)

　下垂体前葉から分泌される性腺刺激ホルモンの卵胞刺激ホルモン(follicle-stimulating hormone;FSH)の作用によって卵巣から分泌され,骨代謝回転を抑制して骨吸収抑制と骨形成促進に作用する.

　破骨細胞に対して細胞数と活動を抑制し,骨吸収機能を低下させる.

1α,25 ジヒドロキシビタミン D$_3$
〔活性型ビタミンD;1α,25(OH)$_2$D$_3$〕

　ビタミンDは脂溶性であるため,胆汁酸とともに腸管から吸収されて脂肪組織に貯蔵される.脂肪組織で行われるコレステロール合成の中間代謝産物のプロビタミンD$_3$(7-デヒドロコレステロール)が,紫外線と熱により皮膚でビタミンD$_3$へ代謝される.ビタミンD$_3$は肝へ運搬されて25(OH)D$_3$へ代謝される.25(OH)D$_3$は腎へ運搬され,1α,25(OH)$_2$D$_3$へ代謝されて骨代謝作用を発揮する.血中のカルシウム濃度とリン濃度の上昇・破骨細胞の活動促進・腸管からのCa吸収促進に作用する.

2. 骨粗鬆症 (osteoporosis) の病態・原因・症状

病態

　骨量が減少し,骨の微細構造が劣化して脆弱化し,易骨折性になった状態をいう.

原因

原発性（一次性）骨粗鬆症（primary osteoporosis）

骨形成と骨吸収のバランスが崩れて骨量の減少が起こる．破骨細胞の活動が亢進して骨吸収が増加したものを骨代謝高回転型骨粗鬆症といい，骨芽細胞の活動が低下して骨形成が減少したものを骨代謝低回転型骨粗鬆症という．

I 型：閉経後骨粗鬆症

女性の閉経後に急速に発症する．エストロゲン分泌の著しい低下により骨吸収が亢進し，骨代謝回転が亢進することが原因となる．

II 型：男性の骨粗鬆症

加齢（約 70 歳以後）により緩徐に発症する．加齢に伴い腸管からのカルシウム吸収能が低下し，副甲状腺ホルモン分泌が亢進することが原因となる．

続発性（二次性）骨粗鬆症（secondary osteoporosis）

ステロイド剤長期投与

副腎皮質ステロイドホルモンには骨吸収を促進する作用があり，膠原病などによるステロイド剤長期投与患者に発症する．

内分泌疾患

クッシング（Cushing）症候群，副甲状腺機能亢進症，甲状腺機能亢進症などでみられる（甲状腺ホルモンには骨吸収を促進する作用がある）．

腎不全

腎不全人工透析患者は，ビタミン D 代謝不能であるため発症しやすい．

肝・胆道疾患

閉塞性胆道疾患による胆汁排泄障害では，腸管からのビタミン D の吸収が不能となり，発症しやすい．

日光浴不足

紫外線が不足すると皮膚でのビタミン D 代謝不能となり発症しやすい．

栄養失調

カルシウムやビタミン D の摂取量が不十分であれば発症しやすい．

運動不足

荷重などによる適度な刺激が不足すると骨が脆弱化し発症する．宇宙飛行などにおける無重力下では，骨密度が低下し脆弱化することが知られている．

悪性腫瘍の骨転移

悪性腫瘍細胞による骨破壊が骨脆弱化をもたらし発症する．

先天性疾患

先天性骨形成不全症など先天的に骨が脆弱な場合に発症する．

症状

骨量が減少し，支持性が低下するため易骨折性となり，転倒によって容易に骨折が起こる．支持性が低下した脊椎の椎体は，荷重により扁平化が起こり魚椎変形をきたす（図 4-2）．また，加齢による体幹の筋力低下が荷重を脊柱屈曲方向に作用させ，椎体前方部分への圧縮応力が高まる．これにより椎体前方部分が徐々に圧潰し，楔状変形をきたす（図 4-3）．楔状変形が多発していくと胸椎後弯増強

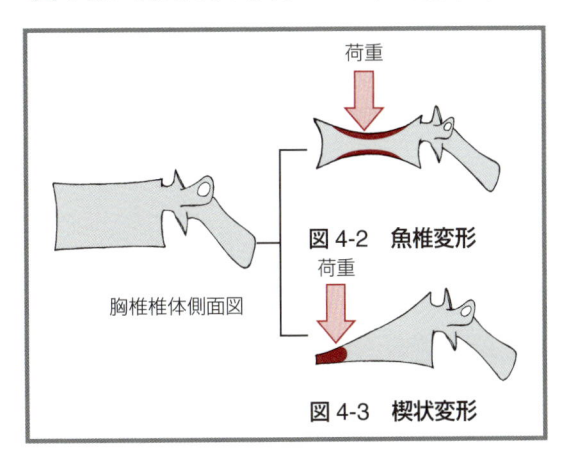

図 4-2　魚椎変形

図 4-3　楔状変形

胸椎椎体側面図

図 4-4　円背

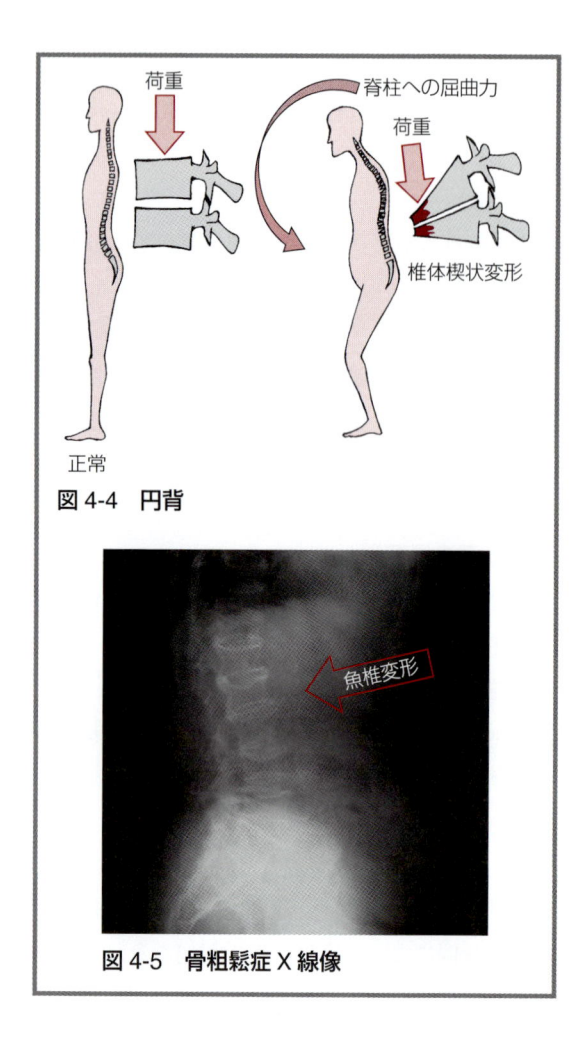

図 4-5　骨粗鬆症 X 線像

をきたし円背を呈する（図 4-4）．扁平化や楔状化をきたす椎体の圧潰は腰背部に疼痛をもたらし，体幹の運動制限による ADL 障害をきたす．

X 線所見

骨量減少，骨の X 線透過性亢進，椎体における魚椎変形や楔状変形がみられる（図 4-5）．

血液検査

血中カルシウム，リン，アルカリホスファターゼは正常値であることが多い．

骨代謝マーカー値

尿中 NTX（crosslinked N-telopeptide of type I collagen；I 型コラーゲン架橋 N-テロペプチド）と尿中 CTX（crosslinked C-telopeptide of type I collagen；I 型コラーゲン架橋 C-テロペプチド）は，破骨細胞の分泌する蛋白の一部であり，破骨細胞の細胞数増加や活動亢進の際にこれらマーカーの増加が尿中にみられる．

血清オステオカルシン（osteocalcin）は，骨芽細胞の分泌蛋白である．

血清 PICP（C-terminal propeptide of type I procollagen；I 型プロコラーゲン C 末端ペプチド）と血清 PINP（N-terminal propeptide of type I procollagen；I 型プロコラーゲン N 末端ペプチド）はコラーゲンの代謝産物である．

合併症

骨折

椎体圧迫骨折・大腿骨頸部骨折・橈骨遠位端骨折・上腕骨頸部骨折などが転倒による合併症として起こることが多い．

脊髄圧迫症状

著しい脊柱後弯変形の進行は，胸椎脊柱管径を狭小化させて胸髄や腰髄を圧迫し，体幹や下肢に神経症状を呈することがある．

3. 骨粗鬆症の治療

化学療法

化学療法としては，カルシウム製剤・ビタミン D 製剤・エストロゲン製剤の内服投与，カルシトニン製剤の注射投与，ビスホスホネート製剤の内服投与がある．ビスホスホネート製剤は破骨細胞活動抑制作用がある．

副作用として，顎骨壊死が問題となっている．

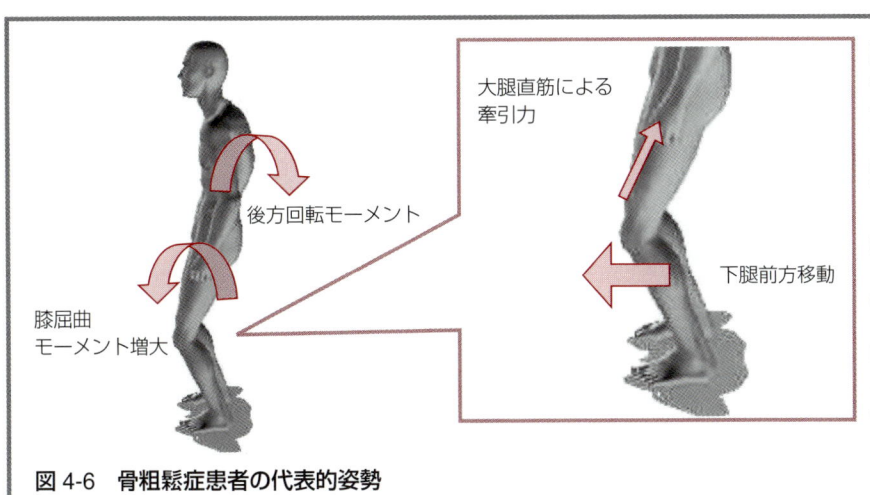

図4-6 骨粗鬆症患者の代表的姿勢

胸椎後弯を呈すると，上半身重心が後方に位置するために後方回転モーメントは増大する．身体重心は相対的に後方に位置する．骨盤は後傾することで腰椎部は後弯する．前弯が減少することにより膝関節を屈曲させ体幹の位置調整を行う．このような姿勢であれば，膝関節は屈曲方向に運動することで膝伸筋が遠心性収縮として常に働く．

理学療法

骨粗鬆症の進行と合併症に対する理学療法の展開

骨量の減少により骨強度が減少する骨粗鬆症では，易骨折性を呈するばかりでなく，軽度の力学的ストレスにより脊柱の変形や椎体の圧迫骨折を生じる[1,2]．

骨粗鬆症患者の多くは高齢者である．骨粗鬆症に伴う骨折は，転倒や姿勢に起因するものが多く，重力下でどのように姿勢保持や動作を行うかが重要である．

骨粗鬆症により骨密度の低下や骨質の劣化が生じると，その部での可動性が低下して運動のバリエーションの単一化が起こりやすい．体幹の運動は粗大となり，多様性に欠けてしまう．つまり脊柱を含む各分節性や協調性が不十分となり，結果として体幹機能の低下を生じさせてしまう[3]．

骨粗鬆症における姿勢戦略を考えるには，特徴的な姿勢や動作をとらえる必要がある．とくに腰部にかかるストレスを考えるには，腰部だけにとどまらず，上下に位置する胸郭や骨盤などが，動作に応じ連動して動くことを考慮しなければならない．このことは転倒予防においても重要である．

体幹や下肢の運動機能が低下した状態では，ふらつきや不十分な環境適応，不十分な平衡反応により転倒の危険性が増す[4]．とくに，体幹機能が全身の運動機能に及ぼす影響は大きいので体幹機能の改善を求めることは重要である．

高齢者の姿勢の代表例

骨粗鬆症の脊柱変形は胸腰椎移行部を中心として起こるため，この部を頂点とした脊柱の弯曲が生じやすい（図4-6）．俗にいわれる円背姿勢である．

円背姿勢にはさまざまな形態があるとされているが，いずれにしろ体幹の重心は，第9胸椎・第10胸椎付近で脊柱の前方に位置するために，この部には自然立位でも後弯を増強させる力が働いている[3]．これに対抗するのが脊柱の柔軟性と伸展筋群である．胸椎の柔軟性が低下すると，脊柱伸筋群の負担が増強すると同時に後弯させる力が増強する．

胸椎後弯を呈すると，上半身重心が後方に位置するために，下半身重心は相対的に前方に位置する．これに対し，代償性の姿勢制御により骨盤を後傾させてバランスをとるため，腰椎部では前弯減少が生じることが多い．

前弯減少により，膝関節を屈曲させて体幹の位

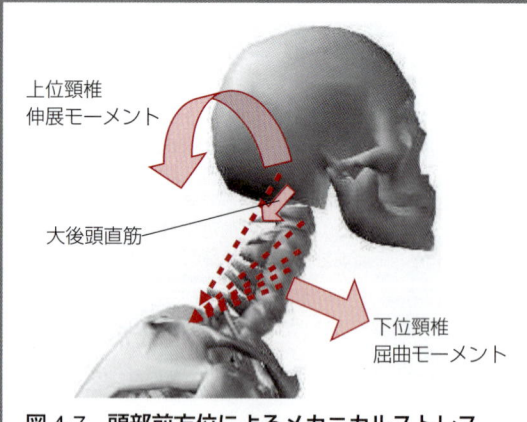

図4-7 頭部前方位によるメカニカルストレス
頭部前方変位に伴い下位頸椎の屈曲モーメントが増大する。相対的に頭半棘筋や肩甲挙筋により大きな応力がかかり，大後頭直筋に過剰な張力がかかって上位頸椎の伸展モーメントが増大する。
（Neumann DA；嶋田智明ほか 訳. 2005[5]）を改変）

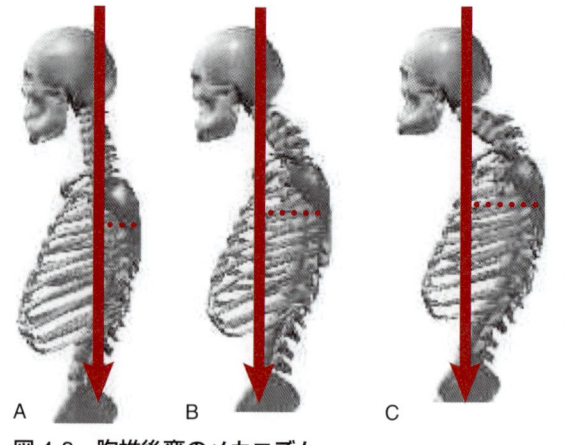

図4-8 胸椎後弯のメカニズム
A：正しい姿勢（小さい胸椎屈曲トルク）
B：中等度の胸椎後弯症患者（中程度の胸椎屈曲トルク）
C：重度の胸椎後弯症患者（大きい胸椎屈曲トルク）
（Neumann DA；嶋田智明ほか 訳. 2005[5]）を改変）

置調整を行う．このような姿勢であれば，膝関節にはさらに屈曲させる力が作用するため，膝伸筋が遠心性収縮として常に働く．二関節筋である大腿直筋の過剰な遠心性収縮は骨盤をさらに後傾させ，悪循環が生じると考えられる．

円背姿勢になると頭部にもストレスが生じる．頭部は頸椎に対して前方位となり，上位頸椎伸展・下位頸椎屈曲方向の動きが観察できる．この頭頸部を突き出す姿勢は，肩甲挙筋や頭半棘筋により大きな応力がかかる[5]（**図4-7**）．

頭部と体幹の分離運動低下，胸椎後弯増強，骨盤後傾が生じると，骨盤に対し上半身重心は後方偏位してしまうために，他部位における姿勢制御によりバランスをとらなければならない．つまり，他部位の肢位変化により上半身重心を前方に偏位させなければ姿勢を保つことができない．このような姿勢制御は，腰椎部や膝関節での過剰な代償性肢位変化として臨床上多く経験する．通常であれば，股関節や骨盤の前後傾により調節を行うが，この動作が遂行困難となることにより，腰椎や膝関節での制御を行うことで上半身重心のコントロールを行っている[3]．

胸椎後弯のメカニズム

理想的な姿勢の胸椎では，荷重の重力線が弯曲頂点に対し，頸部ではわずかに後方，胸椎ではわずかに前方を通る．重力には，頸胸部の正常な弯曲位を維持するための外的モーメントアームをもつという作用がある．この場合，胸椎の生理的弯曲は，椎体間の前方にかかる圧迫力によって制限される[5]．

椎間板の含水率が減少して粘弾性が低下すると，骨粗鬆症によって脆弱化した胸椎は椎体前方に加わる圧迫力に耐えられなくなる．時間の経過とともに，この圧迫力が椎体前方を圧潰させ，後弯の進行を助長する．この時点で変形のプロセスが始まる．

脊柱屈曲姿勢が顕著になると，荷重による重力線がさらに前方に偏位し，外的モーメントアーム長が長くなり，後弯による屈曲姿勢の程度もいっそう著しくなる．

その結果，胸椎と頸椎は中程度の屈曲トルクを受けることになり，体幹，頸部，頭部の直立を維持するために，より大きな伸筋と靱帯の力が必要となる．こうして増大した力が椎体に加わると，

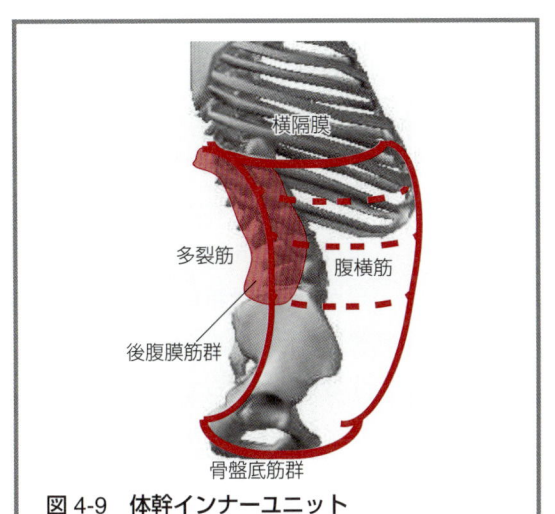

図 4-9 体幹インナーユニット
インナーユニットを構成するインナーマッスルは，横隔膜・腹横筋・骨盤底筋群・後腹膜筋群に連なる多裂筋からなり，1つの筋ユニットとして活動している．
(Lee D；丸山仁司 監訳．2001[6])

椎体内に微小な圧迫骨折をきたし，楔状変形が進行して悪循環が生じる（図4-8）．

体幹機能

体幹安定化は姿勢維持や動作などにおいて重要である．体幹安定化は主に靱帯などによる受動的要素により行われているが，体幹筋群も主要な役割を果たしている．とくに体幹インナーユニットは，腹腔内圧をコントロールし，運動遂行時の選択的な体幹・骨盤の安定に寄与するために重要であるといわれている[6,7]（図4-9）．

体幹インナーユニットは，腹横筋・横隔膜・骨盤底筋群・後腹膜筋群に連なる多裂筋の筋群で構成されており，それぞれが拮抗関係にありながら協調的に作用しているので，これらを筋の単位としてではなく，1つの筋ユニットとしてとらえる必要がある．

このインナーユニットは体幹を長軸方向へ伸展させる際に活動が大きくなるとされている．抗重力位での姿勢制御に非常に重要であり，骨盤・腰椎の安定化に作用する．長軸方向に十分伸びた姿勢は次の動作に移行しやすく，姿勢制御において効率的であるといえる．

加齢に伴ってこのインナーユニットの機能低下が生じてくると，抗重力伸展活動の低下が起こり，脊柱に対して重心点が前方に移動するため，体幹前屈モーメントが著しく増大し，椎体は楔状化していく．この椎体の楔状化が脊柱全体に波及し，円背姿勢をさらに助長させる．つまり，インナーユニットを機能的に作用させ，効率的な身体重心のコントロールができる姿勢制御戦略が重要になる．

体幹機能と骨盤

前述したように骨粗鬆症患者では，骨密度の低下により，脊柱の前方への外的モーメントアームに耐えられなくなり，椎体前方が徐々に圧潰し，脊柱後弯姿勢をとることが特徴である．腰椎の後弯が強制されると，連鎖上，骨盤後傾が強制されてしまう．このような姿勢形態では，腰椎－骨盤間での分離した運動は行われず，一塊となって動作が起こる．結果的に，腰椎の前弯や骨盤の前傾運動が起こりにくい．骨盤は，体幹と下肢を体節として連結する重要な部位であり，相互に影響を受ける．骨粗鬆症患者の特徴的な姿勢が長期間継続されると，骨盤以下の下肢へ大きく影響を及ぼしてくることが推察される．

骨盤はリングのような形態をとり，寛骨と仙骨によって形成され，その両者を連結するのが仙腸関節である．骨盤における安定性をもたらす要素として，受動要素による骨盤安定性確保のための閉鎖位（form closure）と，能動要素による骨盤安定性確保のための閉鎖力（force closure）がある[6]（図4-10）．姿勢や動作に合わせてこの2つは相互に関係し，仙腸関節に適度な圧迫応力を加え，骨盤の安定性をもたらしている．骨盤が前傾するときに靱帯の張力が増加することにより，閉鎖位機構が促進され，仙腸関節の圧迫力が増加すると考えられている．

体幹におけるインナーユニットとアウターユ

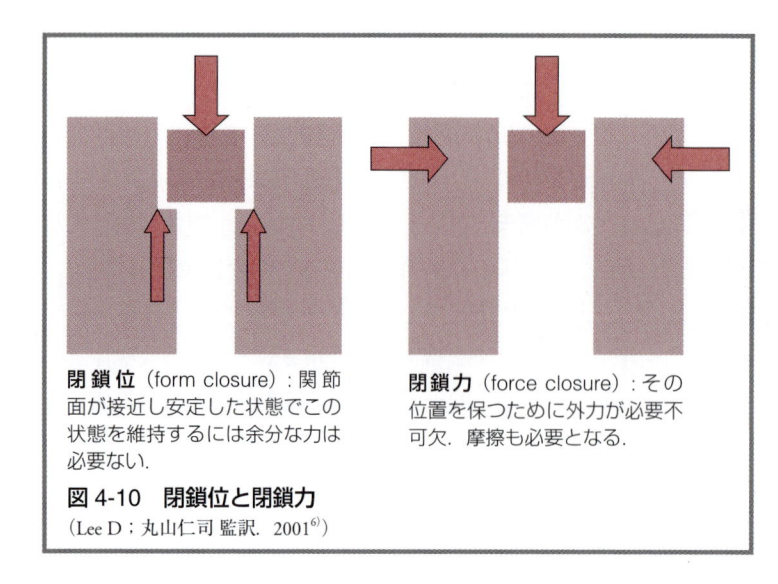

閉鎖位（form closure）：関節面が接近し安定した状態でこの状態を維持するには余分な力は必要ない．

閉鎖力（force closure）：その位置を保つために外力が必要不可欠．摩擦も必要となる．

図 4-10　閉鎖位と閉鎖力
（Lee D；丸山仁司 監訳．2001[6]）

ニットの筋群が骨盤の運動をコントロールし，骨盤の閉鎖力を生み出して骨盤帯の安定性に寄与するものと考えられる．

　骨粗鬆症患者では，脊柱後弯の強制により，骨盤の前傾運動の可動性が乏しくなる．これにより骨盤における閉鎖位の確保が困難となり，受動要素での骨盤安定化機構は破綻してしまう．また，骨盤の前傾運動の可動性の低下により，インナーユニットは適正な張力を保てずに機能低下を引き起こしてしまう．その結果，アウターユニットを用いて体節を連結させ，運動のバリエーションに欠ける姿勢制御をとるようになると思われる．

体幹機能と股関節

　骨粗鬆症による脊柱の後弯の結果，骨盤後傾が起こると，連結している股関節に対しても影響を及ぼす．股関節の安定性の低下は，静的な姿勢や歩行などの動作における安定性の低下に直結し，転倒のリスクも必然的に高くなる．股関節の安定性をつかさどる要素として，臼蓋と大腿骨頭による骨要素と股関節周囲の筋による要素があげられる．

　股関節は肩関節と同様に球関節であり，臼蓋と大腿骨頭により構成されている．解剖学的特徴として，大腿骨頭はきわめて球に近い形状をしているのに対して，臼蓋は楕円に近い半球状である．また，臼蓋後面は深い作りになっているのに対して，臼蓋前面は浅い作りになっている．つまり，大腿骨頭前面部の臼蓋被覆は後面に比べて少ないという特徴がある．骨粗鬆症により骨盤の後傾と上半身重心の後方化が増強することによって，臼蓋の前方被覆率の低下と骨頭を前方へ偏位させるモーメントの増大が生じ，被覆率が著しく減少し，股関節の骨性支持は減少してしまう．このような臼蓋と大腿骨頭の位置関係では，股関節の回転中心軸は上外方へ移動し，荷重面に対しての負荷が増大し，骨頭への求心力も低下することになる（図 4-11）．

　仙腸関節と同様に股関節も関節面に適度な圧迫応力が加わることで，靱帯や筋の張力バランスが良好になり，安定性が獲得できる[8]．

　股関節周囲筋のなかでも腸腰筋は大腿骨頭を上方に引き上げ，臼蓋への求心作用をもたらす．また，閉鎖筋群や双子筋群とともに股関節における回転中心軸の形成と求心力を供給している（図 4-12）．さらに，体幹や骨盤の安定性に関与する体幹のインナーユニットである横隔膜の後方や後腹膜筋群を介して腹横筋とも筋連結があり，体幹−骨盤−股関節をまたぐように走行しているため，体節の連結にも強く作用する．

　脊柱の後弯に伴う骨盤後傾が強制されると骨性支持は減少し，さらに体幹インナーユニット，腸腰筋，閉鎖筋群，双子筋群などの股関節の安定化に寄与する筋の張力バランスも不均衡となり，結果として股関節関節面への荷重負荷の増大や身体の静的，動的バランスの低下を引き起こす[8]．

体幹機能と胸郭

　胸郭は，胸骨・肋骨・胸椎から構成されており，

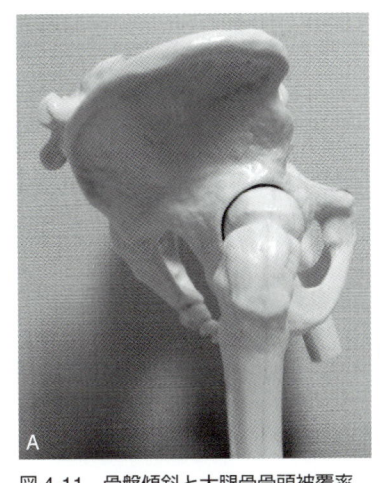

図4-11 骨盤傾斜と大腿骨骨頭被覆率
A．**骨盤後傾時**：骨頭被覆率は減少する．
B．**骨盤前傾時**：骨頭被覆率は増大する．
（加藤 浩．2008[8]）を改変）

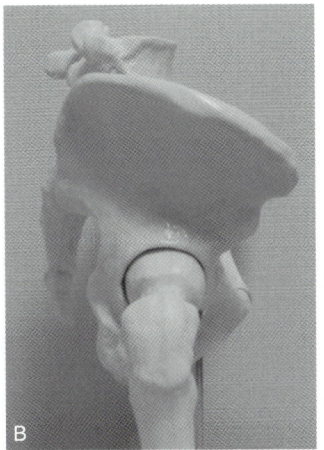

図4-12 股関節と求心力
股関節の回転中心軸の形成には腸腰筋と閉鎖筋・双子筋が重要とされている．腸腰筋と閉鎖筋・双子筋は三平面内のすべての運動における骨頭の運動軸と求心力を形成する．したがって股関節の回転中心軸を形成するためには腸腰筋と閉鎖筋・双子筋の張力バランスが重要である．

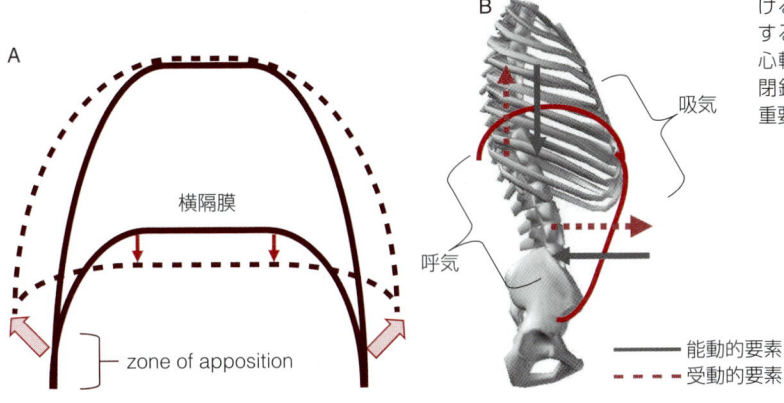

図4-13 zone of apposition
A：横隔膜は胸郭の外側に付着している．吸気時には横隔膜は胸郭の動きに伴い下降し，肋骨は挙上する．呼気時には横隔膜は上昇し，肋骨は下制する．
B：正常吸気により横隔膜は収縮し，腹腔内容物は前下方に押し出され腹壁も前方に圧迫される．これに対し，強制呼気時には腹筋群が収縮して腹腔内容物が押し込まれることで横隔膜は受動的に挙上する．
（佐竹將宏ほか．2003[11]）を改変）

籠状の形状で，心肺器管や血管の保護，頸椎に対する構造的基盤などの機能をもっている．また胸郭は"load transfer：力の伝達"の作用があるとされており，頸部の質量を下肢へ伝達する役割や，下肢からの床反力などの力を上方へ伝達する役割も備えている[9]．その役割を効率的に果たすためには，胸郭は呼吸時に拡張や収縮をしていなければならない．柔軟な拡張性をもつ理想的な胸郭は，体幹の正中化（左右対称な胸郭の形状）であることで胸郭可動性が高まるとされており，効率のよい身体活動のためには胸郭の柔軟性が重要である[10]．

安静時呼吸量の約75％は横隔膜の機能によって排出・吸入が行われる．横隔膜は腹腔側に膨らんだドーム状の膜状筋であり，腹腔と胸腔を分けている．横隔膜が収縮すると，頂点である腱中心が

下方に引かれることで，胸郭の上下径は増加する．安静時立位では横隔膜の6〜7 cm外側部（zone of apposition）は，胸郭に付着している[11]（図4-13）．吸気では，横隔膜の収縮によって上部のドームが下方移動し，肋骨が挙上することで，zone of apposition部は傘が開くように動き，横隔膜は平坦な形状をとる．

正常吸気では，横隔膜が能動的に収縮すると腹腔内容は下前方に押し出され，腹壁は自動的に前方に突出するが，これに対して強制吸気では，腹筋は能動的に収縮し，腹腔内容が押し込められることで，横隔膜は受動的に挙上する．

骨粗鬆症などの胸椎後弯を呈する症例では，肋骨群が下方を向くため胸郭の前後径が減少する．胸郭の形状変化により横隔膜が平坦化し，呼吸において胸郭の拡張と収縮という呼吸機能は低下する[10]（図4-14）．

前述した体幹ユニットである横隔膜は，呼吸器だけではなく運動器としても非常に重要である．したがって機能的な横隔膜の収縮促通のためには，胸郭のalignmentコントロールが必要となる．

姿勢と体幹機能

効率的な動作やバランスのとれた姿勢保持のためには，体幹内での姿勢制御を行わなければならない．そのためには，インナーユニットによる胸郭の可動性や脊椎の分節性の獲得が必要である．胸郭alignmentは，左右対称（脊柱の偏位を伴わない）なものが理想とされており，正中化された胸郭alignmentではインナーユニットの活動性は高まるとされている[10]．不良姿勢alignmentでは，体幹筋群の緊張によってお互いの相互関係が崩れ，インナーユニットの機能低下が簡単に生じる．つまり左右非対称な姿勢では体幹機能が低下する場合が多い．

骨粗鬆症を呈すると胸椎前方部の変形が生じやすく，胸椎後弯化が著明となることから，矢状面上で上半身重心の後方偏位が生じやすい．そのために，体幹・頭部・頸部・上肢を一体化させバランスをとろうとする．しかし，この状態では重心が高位となるために，ダイナミックな動作においてバランスは崩れやすくなる．この不安定性の代償として，体幹内や骨盤ではなく，膝関節の屈曲を用いてバランスをとることが多い[3]．

理想的な重心線

理想的な重心線は，一般的に側頭骨の乳様突起，第2仙椎の前方，股関節後方，膝関節と足関節の前方を通る．脊柱の重心線は，各部の弯曲の頂点の凹側にある．結果として理想的な姿勢により，維持するためのトルクを生み出している[5]（図4-15）．

脊柱弯曲と重心線のあいだの空間的な関係を変化させる要因としてはさまざまであるが，骨粗鬆症における骨変形により生じるものもその1つである．

臨床的に重視されているのは力学的観点である．力学的に身体をとらえていくためには，重心の位置を観察する必要がある．上半身重心は第7〜9胸椎に存在し，下半身重心は大腿1/2と中上1/3に分けたあいだに存在しているとしており，身体重心は，上半身重心と下半身重心の中間点に存在する[12]（図4-16）．

腰椎の後方を通る重心線は，腰背部にある一定の伸展トルクを作り出し，自然な前弯を生み出す．一方，腰椎の前方を通る重心線は一定の屈曲トルクを生じさせる．どちらも重力負荷などによる外から作用するトルクに対して，筋による能動的な力と結合組織による受動的な力を用いて中和する必要がある．

矢状面での脊柱alignmentは，骨粗鬆症や体幹筋群の筋力低下などでも変化しうる．頸椎あるいは腰椎部の過度の前弯は，胸椎の過度の後弯により代償される．異常な弯曲は，脊柱各部と重心線との関係を変化させる．重度の場合，異常な脊柱の弯曲は，筋，靱帯，椎体，椎間板，椎間関節，

3. 骨粗鬆症の治療

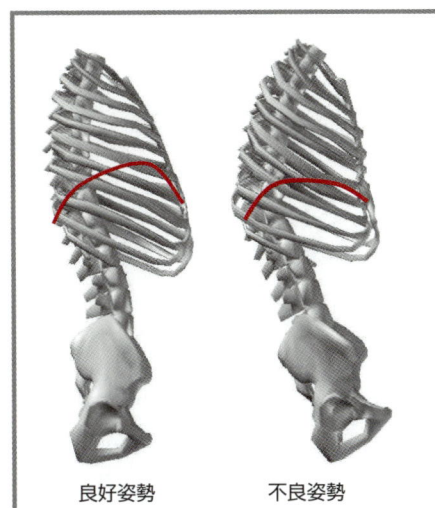

図 4-14 姿勢変化が横隔膜に及ぼす影響
不良姿勢のような胸椎後弯姿勢では，良好姿勢と比較すると胸郭の前後径が減少し，横隔膜は平坦化する．
不良姿勢では横隔膜や腹横筋などインナーユニットの機能低下を引き起こす．
（柿崎藤泰ほか．2003[10]）を改変）

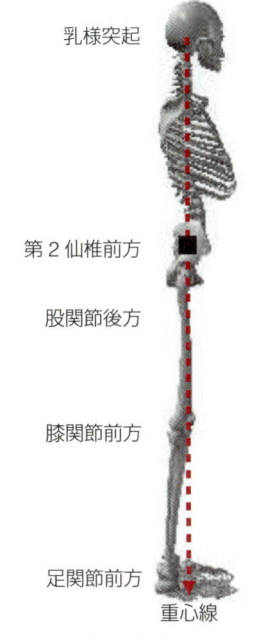

図 4-15 理想的な立位姿勢における重心線
（Neumann DA：嶋田智明ほか訳．2005[5]）

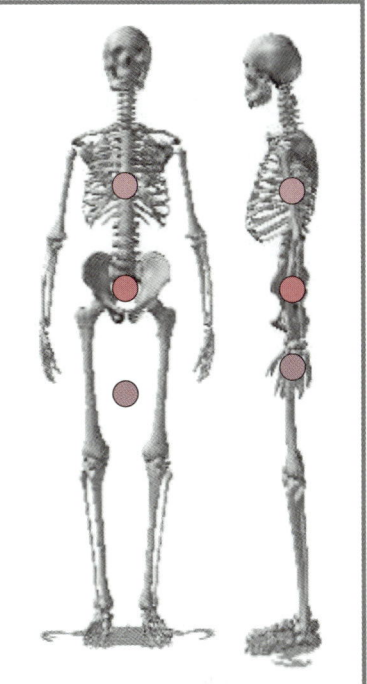

図 4-16 上半身重心と下半身重心から身体重心を推定する方法
上半身重心点は第 7〜9 胸椎高位に存在する．下半身重心点は大腿 1/2 と中上 1/3 に分けたあいだに存在する．この 2 点の空間上の中点を身体重心点と推定する．
（福井 勉．1997[12]）を改変）

脊髄や神経根へのストレスを増大させる．

骨粗鬆症患者の身体的機能特性

前述したとおり，脊柱は全体として後弯増大傾向にある．それとともに胸郭の可動性，脊椎の分節性も低下し，身体姿勢制御機構に対して大きな影響を及ぼしてくる．

つまり，日常的に起こりうるさまざまな物理的刺激に対しての身体対応能力に乏しくなり，転倒のリスクが増大する．

物理的刺激に対する姿勢反応として，以下のものがあげられる[12,13]（図 4-17）．

①足関節制御：身体重心が支持基底面中央に位置するときに活発に作用する．
- 身体をゆっくりとコントロールする．
- 身体を一塊としてコントロールするため，多くの筋による固定作用が必要．
- 末梢の移動量が少ない．

②股関節制御：支持基底面中央より周辺での安定性に寄与する．
- 速い身体の揺れをコントロールする．
- 質量の配分により少ない筋力で足りる．
- 末梢の移動量が大きい．

③上半身重心制御（上半身重心から，上部，下部および前部，後部と 2 分する）
- 腰椎制御：前方移動では体幹前面筋，後方移動では体幹後面筋が作用する．
- 胸椎制御：前方移動では体幹後面筋，後方移動では体幹前面筋が作用する．

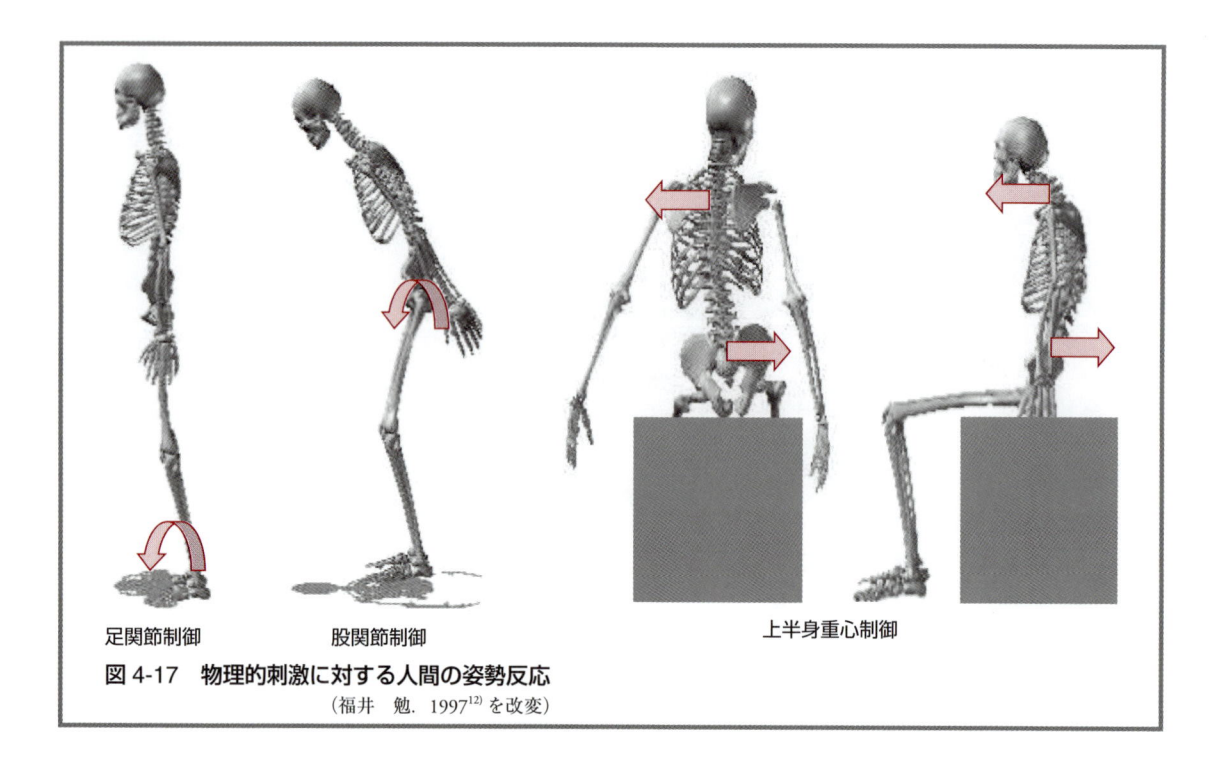

足関節制御　　　股関節制御　　　　　　　　　　上半身重心制御

図4-17 物理的刺激に対する人間の姿勢反応
（福井　勉．1997[12]を改変）

- 下部前面筋と上部後面筋は上方への運動に作用し，下部後面筋と上部前面筋は下方への運動に作用する．

以上の姿勢反応は姿勢alignmentにより著しく影響される．姿勢alignment不良により物理的刺激に対応できなくなる．

転倒と体幹機能

骨粗鬆症に伴う骨折は転倒によるものが多く，このリスクに対して予防していくことが重要である．

近年，転倒と身体機能の低下との関係が重視されている[4]．四肢と体幹とは関係性が強く，先の研究では，四肢運動に先行して体幹筋活動がみられることが明らかとなっている[14]．

体幹の動きや位置の制御は，四肢を効率的に動かす前提となり，望ましい姿勢や動作を行うためには不可欠である．体幹の位置や運動の制御に問題が生じると，四肢が，運動性よりも安定性を優先した姿勢や動作を行うようになる[5]．

身体機能の低下が生じると体幹は，頭，頸部，上肢と一体化が生じ，1つの塊のような状態になりやすい．この状態では姿勢・動作の変化が生じ，バランスを崩しやすくなる．体幹内での姿勢制御を行うことができず，支持基底面から身体重心が外れ，転倒しやすくなるケースが多い[3]．

転倒予防のためには，各椎骨が可動性をもち，なおかつ連動している状態が理想である．

たとえば体幹屈曲運動を行う際に矢状面上では，各椎骨が屈曲方向に動く．このとき一塊としてではなく各椎骨が同じ割合の角度変化を保ちながら連動して動くことが転倒予防には重要であると考える．

骨粗鬆症患者にみられる姿勢・運動の評価と動作分析

姿勢観察

姿勢の左右非対称性は必ずしも身体の機能異常を引き起こすわけではないが，力学的にどのようなストレスがどの部位にかかるのかを理解するためには重要である．

矢状面上では，耳垂・大転子・外果前縁を観察

図 4-18 姿勢観察でみるポイント
A. **矢状面**：耳垂・大転子・外果前縁を観察する．耳垂と外果前縁を結んだ線に対して大転子が前後方どちらの位置にあるかを確認する．
B. **前額面**：鼻・骨盤中央・足部中央の位置を観察する．鼻と足部中央を結んだ線に対して骨盤中央がどの位置にあるかを確認する．
C. **水平面上**：左右肩峰を結んだ線・左右PSISを結んだ線に対して相対的に体幹がどの位置にあるかを確認する．

骨盤の前方触診部位
（上前腸骨棘）

骨盤の後方触診部位
（上後腸骨棘と坐骨結節）

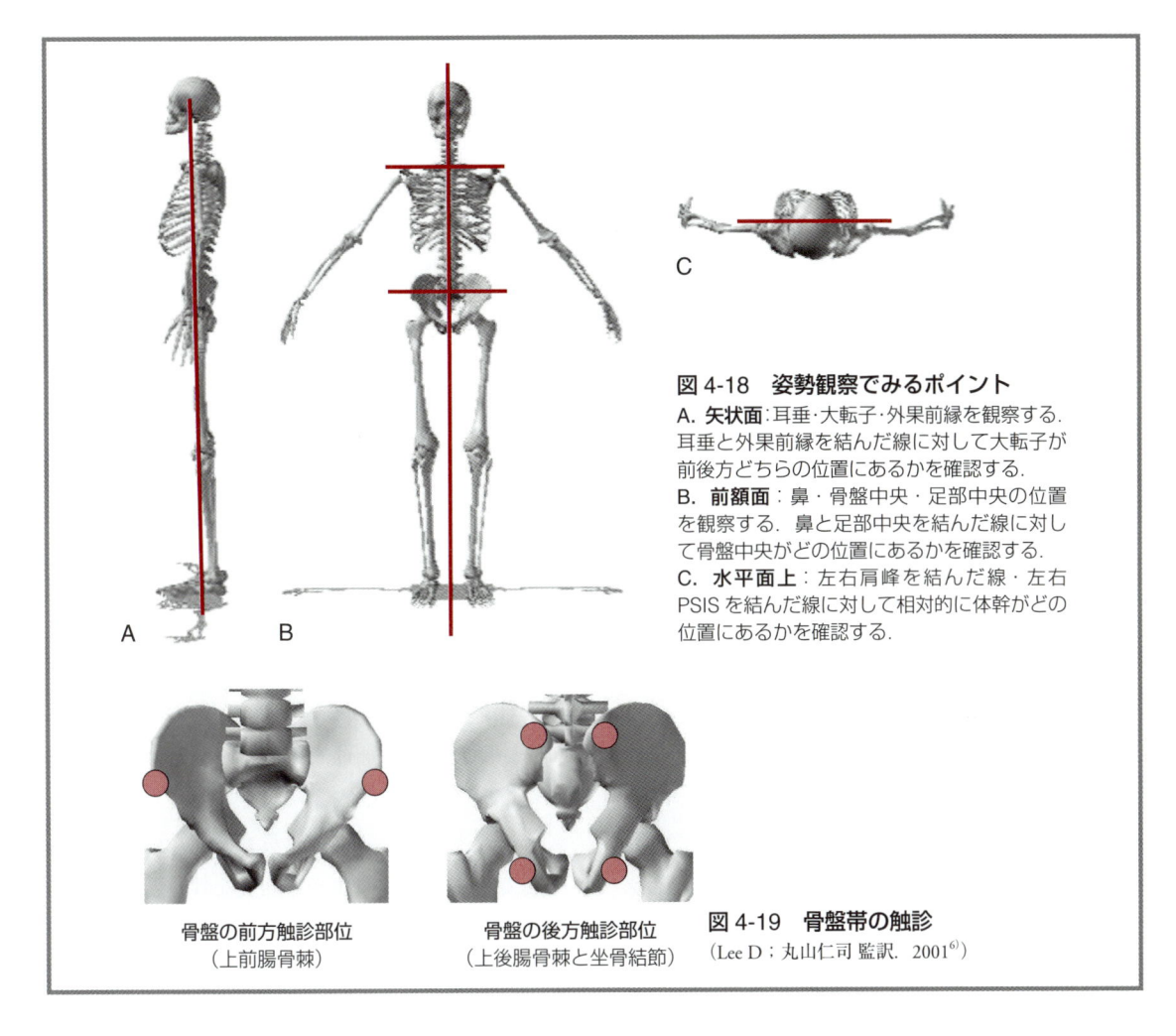

図 4-19 骨盤帯の触診
(Lee D；丸山仁司 監訳．2001[6])

する．耳垂と外果前縁を結んだ線上において，大転子が前後どちらの位置にあるのかを確認する．前方にあれば骨盤は前方移動して股関節伸展位となり，また後方にあれば骨盤は後方移動して股関節屈曲位となる．

前額面上では，鼻・骨盤中央・足部中央の位置を観察する．鼻と足部中央を結んだ線で骨盤中央が左右どちらの位置にあるのかを確認する．骨盤中央が左側へ偏位していれば骨盤左側偏位とし，右側へ偏位していれば骨盤右側偏位とする．

水平面上では，左右肩峰を結んだ線・左右上後腸骨棘（posterior superior iliac spine；PSIS）を結んだ線で相対的に体幹がどの位置にあるかを確認する．骨盤に対して，左右肩峰を結んだ線が左回旋していれば上半身の左回旋位となる．しかし，肩甲骨は体幹の運動方向に依存しやすいため，肩甲帯の観察も必要となる．

矢状面・前額面・水平面と三次元で姿勢分析を行っていく必要がある[15]（**図 4-18**）．

基本動作

体幹の評価を行う際，骨盤帯機能を的確にとらえることが大切になってくる．1つの評価ではとらえることは難しいが，大切な指標である．

左右PSIS，左右上前腸骨棘（anterior superior iliac spine；ASIS），左右坐骨結節を触診しながら左右差を確認し，空間的位置関係を把握する[6]（**図4-19**）．

骨盤傾斜はASISとPSISを結んだ線で確認する．

PSIS が ASIS より 2〜3 横指高いものを基準としており，これより PSIS が高い場合を骨盤前傾，ASIS が高い場合を骨盤後傾とする[12]．

前後屈運動　体幹の前屈動作は，股関節屈曲・腰椎屈曲・骨盤の前傾を伴う．この際，骨盤運動方向と体幹運動方向が一致しているかを確認する必要がある．またどの部分が過剰に動いているかも確認する．

体幹の屈曲により，骨盤の後方移動・前傾が生じる．股関節の屈曲制限がある場合，代償として腰椎部の屈曲が過剰に起こる．

体幹後屈運動は，股関節伸展・腰椎伸展・骨盤の前方移動・後傾を伴う．骨盤の後傾を伴わず，骨盤の前方移動が過剰に起こる場合には，腰椎部が過剰に動いていることが多く，腰椎後方部の圧縮ストレスを生じやすい[6,15]．

側屈運動　体幹の側屈動作は，側屈方向への骨盤傾斜，側屈方向とは逆方向への骨盤側方移動，側屈方向への脊柱の凹カーブ，側屈方向側の股関節外転・対側股関節内転が生じるかどうかを確認する．

側屈動作時に理想的な動作が行われた場合，カーブの頂点は大転子になる．胸腰椎主体の側屈動作では頂点は，大転子より上部となる．また，骨盤側方移動が不十分だと，胸腰椎部が主となって動作を行うために胸部や腰部に加わるストレスも多い[6,15]．

回旋運動　体幹の右回旋運動を行うと，右股関節は逆方向への運動（内旋）を伴い，左股関節は同方向への動き（外旋）を伴う．骨盤の運動は，右後方回旋，左前方回旋が生じる．このとき上半身重心は右側に移動する．回旋に制限があると上半身重心は回旋側への移動が不十分となる．また，腰椎部の伸展などの代償動作がないかを確認する[6,15]．

片脚立位　一側下肢が立脚し，もう一方の下肢は股関節屈曲，膝関節屈曲動作を行う運動である．動作を観察する際，立脚側の骨盤前傾が出現しているか，また挙上側の骨盤が後傾しているかどうかを確認することが大切である．

立脚側が骨盤後傾を呈していると，上半身重心が後方に倒れるモーメントが発生する．その際，膝関節や腰椎などによる代償運動も観察する必要がある．

片脚立位時，立脚側では主に股関節外転筋が必要とされている．骨盤は前傾角度 10° であると中殿筋が優位に活動する．また，前傾 20° であると大殿筋が優位に活動するとされている．つまり骨盤傾斜角度は外転筋群の出力に大きな影響を与えることが示唆されており[8]，片脚立位時の骨盤傾斜の観察は重要である．

機能評価

ASLR テスト（active straight leg raising test）　膝伸展位で股関節屈曲外転運動をさせ，床面から離し，その場で保持させる．

体幹と下肢の連結性をみるもので，固定性が低下している側は骨盤が後方回旋を伴う．また，体幹と下肢の連結性が良好であれば，骨盤の後方回旋はわずかしか起こらない[10]（図 4-20）．

多裂筋機能検査　腰部多裂筋の検査としては，腹臥位で腰椎レベルの棘突起に隣接する筋のボリュームの左右差を比較する方法がある（図 4-21）．

筋に圧迫を加えた状態で，脊椎や骨盤を動かさずに圧迫部位を膨らませるように指示し，収縮するかどうか，また，収縮タイミングを確認する[14]．

腹横筋機能検査　マンシェットを用い，腹横筋がほかの腹筋群から分離して収縮を行えるかどうかを確認するものである（図 4-22）．

患者を背臥位で股関節屈曲・膝関節屈曲位にさせ，マンシェットを腰部の下に置く．初めに 40 mmHg に設定し，この状態から，腰椎の動きを伴わないようにマンシェットを圧迫して腹圧を上昇させるように指示する．

分離した収縮が適正であれば 10〜15 mmHg の

3. 骨粗鬆症の治療

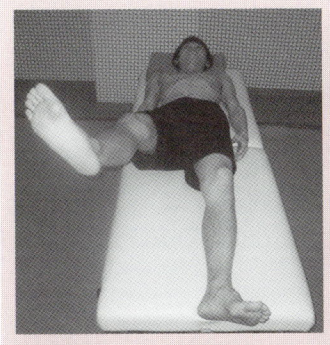

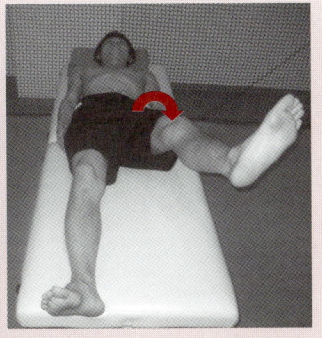

図 4-20　ASLR テスト（active straight leg raising test）
背臥位で体幹と下肢の連結性を観察する．
この写真の場合，左右を比較すると左下肢挙上時では骨盤の後方回旋を伴い，下肢-体幹の連結性の低下が示唆される．
（柿崎藤泰ほか．2003[10]を改変）

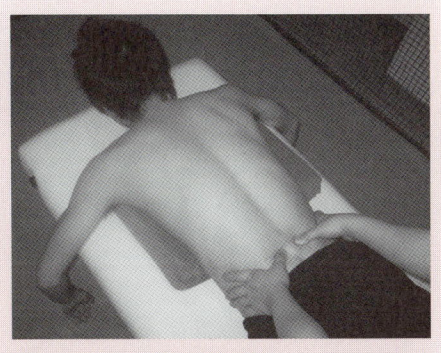

図 4-21　多裂筋機能検査
多裂筋の収縮を確認する．
（Richardson C. 2002[14]を改変）

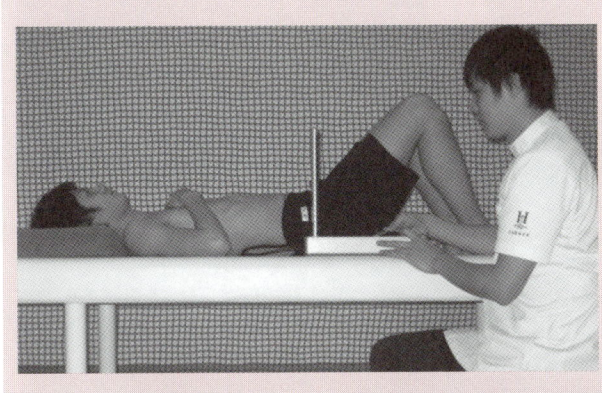

図 4-22　腹横筋機能検査
背臥位股膝関節屈曲位で腰部の下にマンシェットを置いて圧を測定する．腹横筋単独での活動時では，圧は10〜15mmHg増加する．
（荒木秀明．2005[16]を改変）

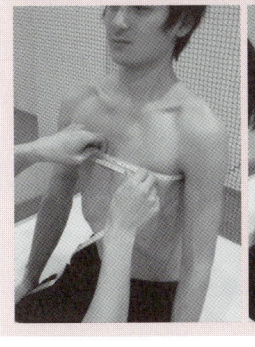

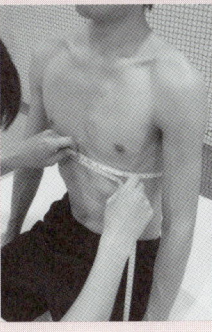

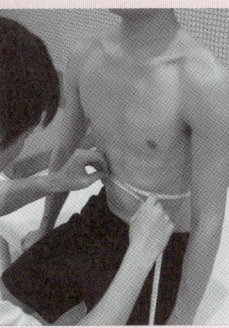

図 4-23　テープメジャーによる計測方法
腋窩線上，剣状突起下端線上，第10肋骨部線上にメジャーを合わせ，周径を測定する．
それぞれ最大吸息時，最大呼息時の胸郭の周径を測定し，拡張差を計測する．
左右差の有無や動きの方向などを観察する．
（柿崎藤泰ほか．2003[10]を改変）

圧増加が示される．適正でなければ圧が変化しないか，過剰増加が観察される[14,16]．

胸郭可動性

1. テープメジャーによる計測方法：測定部位は，腋窩線上，剣状突起下端部，第10肋骨部線上で行う．各部位の最大呼息と最大吸息の差を拡張差として計測する[10]（図4-23）．

2. 上位胸郭の運動性：上位胸郭に対して下方へ圧迫を加え，上位胸郭の弾性をみる．このとき胸郭の柔軟性が減少していれば，周囲筋群の緊張が高く，非対称な胸郭であることが示唆される[10]（図4-24）．

3. 下位胸郭の運動性：胸骨下角の角度を計測する（図4-25）．胸骨下角が減少していれば，同側の腹斜筋緊張が高いことが示唆される．この場合，呼息時に下位胸郭の運動性が低下している場

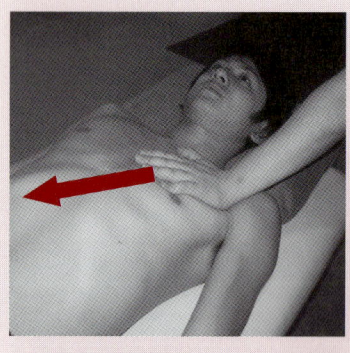

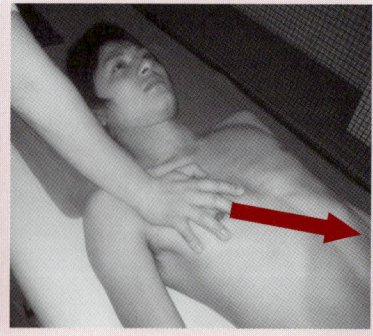

図4-24　上位胸郭の運動性
上方から対側の下位胸郭に向けて圧迫を加え，上位胸郭の柔軟性を観察する．
（柿崎藤泰ほか，2003[10]）を改変）

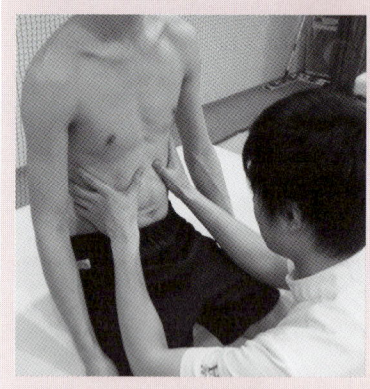

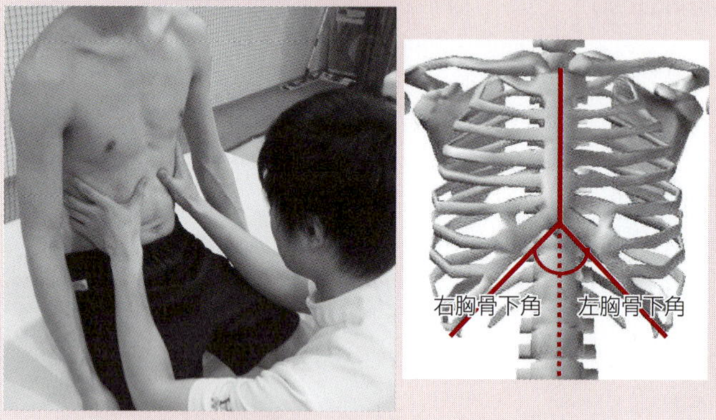

図4-25　胸骨下角の計測
胸骨と肋骨弓のなす角度を測定し，左右の形態差を確認する．
（柿崎藤泰ほか，2003[10]）を改変）

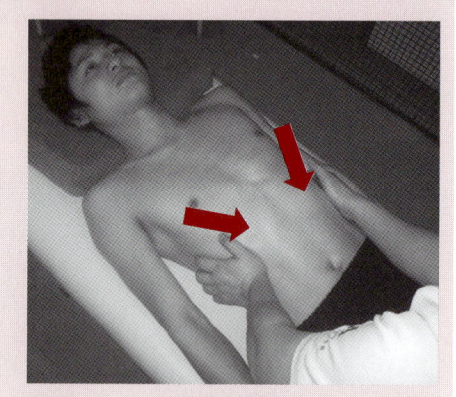

図4-26　下位胸郭の運動性
呼息時の下位胸郭の下制可動性を触診する．
（柿崎藤泰ほか，2003[10]）を改変）

図4-27　骨盤協調性改善
体幹・骨盤帯の協調性改善を促通する．

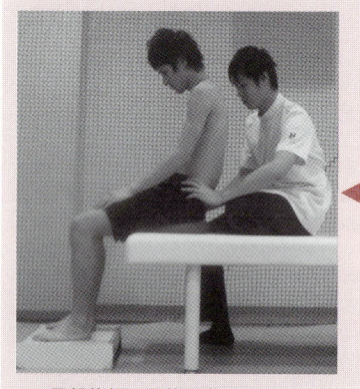

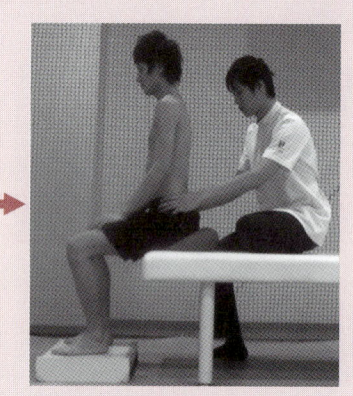

A：骨盤後傾－腰椎屈曲　　B：骨盤前傾－腰椎伸展

合が多い．左右非対称な胸郭では十分な呼吸運動を行うことができない[10]（図4-26）．

骨粗鬆症の進行と合併症に対する運動療法のアプローチと体幹装具療法

体幹・骨盤帯の協調性改善

座位でエアクッションを殿部に敷き，骨盤前傾運動に伴う腰椎の伸展，骨盤後傾運動に伴う腰椎の屈曲運動の再教育を図る．

腰背部や大腿前面筋群が姿勢保持のために過剰に緊張していないかどうかを触診で確認する[10]（図4-27）．

下肢・体幹の連結性改善

姿勢や動作を評価し，体幹-骨盤-股関節の連結

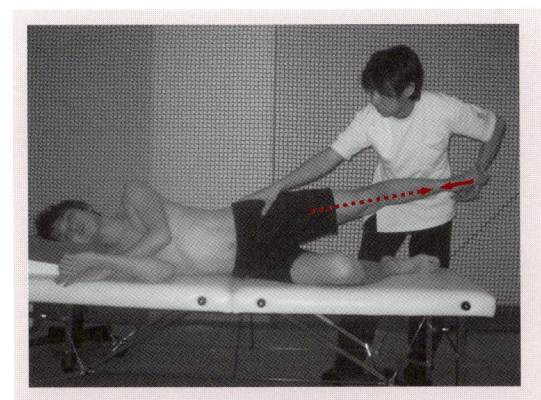

3. 骨粗鬆症の治療

図 4-28　下肢・体幹の連結性改善
患側を上側にした側臥位で下肢長軸方向へ圧を加え，患者は踵部で抵抗する．その際，セラピストは対側の手で上前腸骨棘の内側を触診し，腹圧の上昇の有無を確認する．

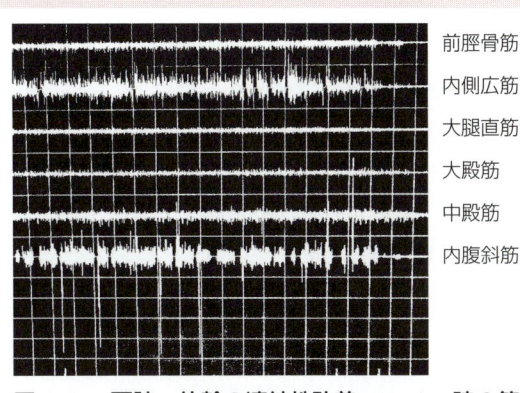

図 4-29　下肢・体幹の連結性改善 exercise 時の筋電図波形
大腿直筋の収縮が抑制され，前脛骨筋，内側広筋，中殿筋，内腹斜筋の活動の増大がみられる．

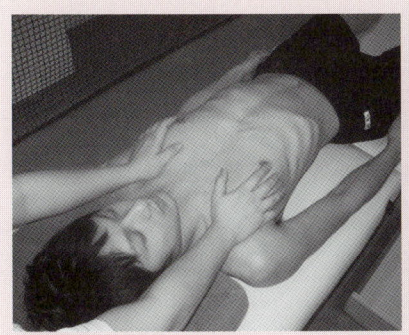

吸息時 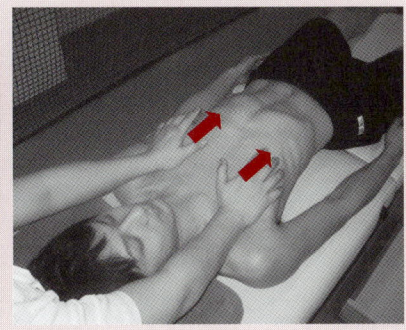　　呼息時
図 4-30　上位胸郭 mobility exercise
呼息に合わせて上位胸郭を下制方向へ圧迫し，上位胸郭運動の再学習を図る．

（柿崎藤泰ほか．2003[10]）を改変）

性や筋による安定化機構の低下がみられた場合，施行側が上になるように患者を側臥位にさせ，股関節軽度伸展，外転，外旋位，膝伸展位，下腿内旋位，足関節背屈位で，下肢長軸方向へ踵部で押し出すように運動させる．その際，セラピストは足部から下肢長軸方向に圧を加える．下肢単関節筋群がそれぞれ協調的に収縮すれば，骨盤を介して体幹筋群の収縮を促通できる（図 4-28，29）．

胸郭アプローチ

胸椎の後弯に伴い，胸郭の可動性に著しい低下がみられる症例では，しばしば肋骨を下制させることが困難となり，吸息位での胸郭 alignment を保っていることが多い．そのような胸郭形状では効率的な呼吸活動が行えず，さらには表面筋に頼った呼吸活動を行うことで悪循環を形成しやすくなる．そのため，呼吸活動と胸郭下制運動の再学習を図る[10]．

上位胸郭 mobility exercise　患者を背臥位にして，セラピストは鎖骨-第2肋骨間に手掌を当てがい，呼息に合わせて下方へ圧迫する（図 4-30）．

下位胸郭 mobility exercise　患者を背臥位にして，セラピストは肋骨弓外側に手掌を当てがい，呼息に合わせ，下方へ押し込むように圧迫する（図 4-31）．

胸椎伸展 exercise　患者を背臥位にして，腋窩部背面にハーフストレッチポールを配置する．患者に深呼吸するように指示し，呼息に合わせ上位胸郭を圧迫する．重度後弯症例では脊柱の形状に

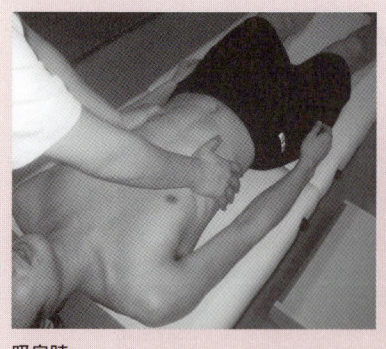

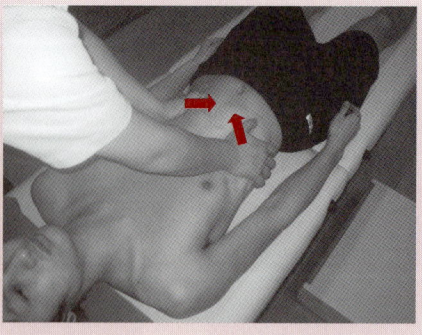

吸息時 呼息時

図4-31 下位胸郭 mobility exercise

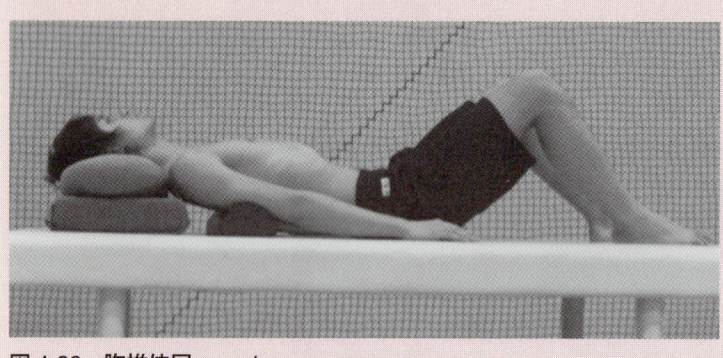

呼息に合わせて下位胸郭を内下制方向へ圧迫し，下位胸郭運動の再学習を図る．

図4-32 胸椎伸展 exercise

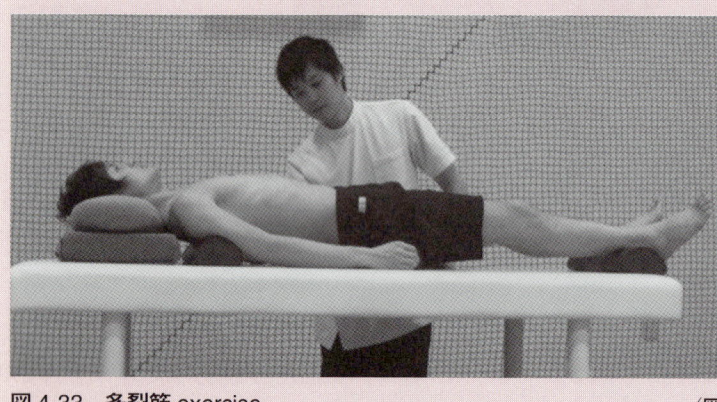

上半身質量中心点にハーフストレッチポールを配置し，患者を背臥位にポジショニングする．深呼吸に伴い，胸椎の伸展を促通する．

図4-33 多裂筋 exercise

腋窩部背面，坐骨結節部，踵部にそれぞれハーフストレッチポールを配置し，その上に患者を背臥位にポジショニングする．その状態で深呼吸させ吸息と同時に腰椎棘突起の直横を上方へ圧迫し，多裂筋の収縮を確認する．

(図4-31～33：柿崎藤泰ほか．2003[10]を改変)

合わせて枕を高くする（図4-32）．

多裂筋アプローチ

図4-33のようにハーフストレッチポールを体軸に対して交差するように配置し，その上に患者を背臥位にポジショニングする．その状態で深呼吸させ，吸気に合わせて腰椎レベルの棘突起直横を把持し，収縮を触診しながら圧迫する．

腸腰筋アプローチ

患者を背臥位にして，バルーンの上に左右下腿を載せ，股関節90°から頭部方向に動かす．体幹長軸に対して，下腿が平衡に動くよう指示し，大腿直筋・ハムストリングスなどの収縮がみられないよう，セラピストは触診を行いながら施行する（図4-34）．

図4-34 腸腰筋アプローチ

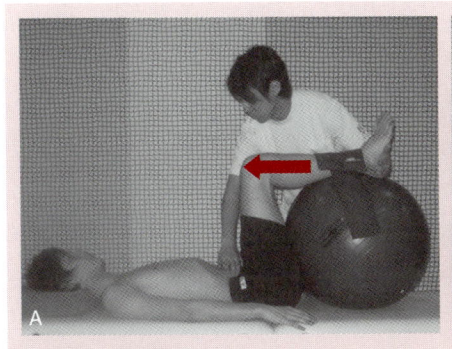

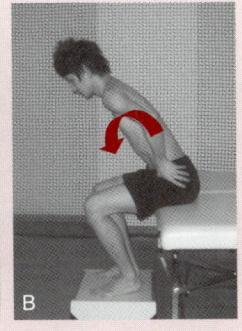

A：バルーンに載せた下腿を体幹方向へ並進運動させていく．
B：座位で上前腸骨棘内側を母指で圧迫しながら股関節屈曲運動を行う．その際，脊柱後弯運動が伴わないようにする．

（柿崎藤泰ほか，2003[10]）を改変）

体幹装具療法

骨関節疾患ではメカニカルストレスをコントロールすることが重要になる．このメカニカルストレスは時に疼痛を引き起こし，治癒を遅延させる．また，適切なメカニカルストレスは構築学的要素を再建させる要因となる．装具は，治癒の促進を活性化させ，同時に治癒を遅延させる要因を制御する目的がある．

体幹装具装着時と非装着時とを比較すると，安静時の腹腔内圧が20 mmHg上昇し，体幹前屈時の腰背筋群の活動が，非装着時と比較すると大幅に減少したとしている[17]．

前述してきたように，脊柱安定化機構が低下している骨粗鬆症患者では，腰背部を中心とした疼痛や動作の不安定性を伴いやすい．脊柱の安定化には，インナーユニットの活動性が重要としており，腹圧を上昇させることにより疼痛改善や効率的な動作を行えるようになる．

インナーユニットの収縮能力が著しく低下している場合や症状の時期によって，以下のような体幹装具を使用することも理学療法戦略として考慮していく必要がある．しかし，体幹装具の使用だけでは患者自身の姿勢制御機構の再学習は困難である．また，体幹装具を長期間にわたって装着し続けていると，体幹筋の活動を減少させ，筋力低下を助長させる危険性を秘めている．したがって，使用目的を考慮し，前述した運動療法と併用して理学療法を展開することが重要になる．

骨盤ベルト　非弾力性のベルトで，骨盤の安定化を得るだけでなく，腹圧を高めて脊柱の支持力をカバーする働きもある[18]．

軟性コルセット（Damen korset）　帆布地のような厚手の布地を基本に，縦方向に金属支柱を挿入して紐かベルクロを用いて体幹にフィットするように調節する．骨や軟部組織に圧力を加え，腹腔内圧を上昇させ，脊椎およびその周辺の筋への負荷を軽減する．また，脊柱運動を制限することを目的としている．実際の臨床の場では最も処方頻度の高い装具である[18]．

腰仙椎装具（Knight brace）　腰仙椎部の支持・固定を目的とする．片側に2本の金属支柱が後方，側方にそれぞれあり，下に幅広い骨盤帯で連結し，上方も横棒でつなぐ．下部仙椎から第8胸椎までが支持範囲となり，体幹の前後および側方運動をある程度制限する．また，腹圧の上昇にも作用する[18]．

腰仙椎装具（Wiliams type lumbosacral orthosis）　腹圧を上昇させ，腰椎過伸展抑制を目的とした機能的装具である．腰仙椎の支持固定の働きも兼ねており，変性腰部脊柱管狭窄症などで神経原性間欠跛行を呈する患者に適応とされている[18]．

胸腰仙椎装具（Taylor brace）　後方にだけ硬性支柱を用い，前方は革か布紐製である．後方に2本の支柱が，骨盤帯から上方に伸びて肩甲棘まで

至る.横棒は短く,胸椎中部で2本の後方支柱を連結する.3点固定の原則に従って,胸腰椎屈曲伸展を制限する構造になっている.腹腔内圧の上昇にも寄与する[18].

胸腰仙椎装具(Jewett brace)　腹側は胸骨上部と恥骨結合部を押さえ,背側は矯正を目的とする部位に押さえられる.その両者は深く腋窩近くまで伸びた腋窩線上の支柱で,それが軸に横棒で連結されている[18].

胸腰仙椎装具(Steindler type thoracolumbo-sacral orthosis)　特徴は,体幹の輪郭に合わせた金属フレームと二重骨盤帯である.これにより装具は骨盤にしっかりと安定して固定され,装具による脊椎の確実な固定が得られる[18].

引用文献

1. 折茂　肇(監):骨粗鬆症の定義・疫学および成因,骨粗鬆症の診断,骨粗鬆症の予防.骨粗鬆症の予防と治療ガイドライン2006年版.ライフサイエンス出版,2006;p.1-44.
2. 楊　鴻生:骨粗鬆症の生活指導.日本医師会雑誌,136(2):287-290.
3. 木藤伸宏:多関節運動連鎖からみた高齢者の転倒と予防のための保存的治療戦略.多関節運動連鎖からみた変形性関節症の保存治療.井原秀俊ほか(編),全日本病院出版会,2008;p.180-206.
4. 飛松好子:転倒の原因となりやすい疾患の診断と薬剤.日本医師会雑誌,37(11):2268,2009.
5. Neumann DA(嶋田智明,平田総一郎 訳):体軸骨格,筋骨格系のキネシオロジー.医歯薬出版,2005;p.267-370.
6. Lee D(丸山仁司監 訳):ペルビック・アプローチ.医道の日本社,2001;p.39-105.
7. 柿崎藤泰:多関節運動連鎖からみた変形性胸椎・胸郭の保存的治療戦略.多関節運動連鎖からみた変形性関節症の保存治療.井原秀俊ほか(編),全日本病院出版会,2008;p.168-179.
8. 加藤　浩:多関節運動連鎖からみた変形性股関節症の保存の治療戦略.多関節運動連鎖からみた変形性関節症の保存治療.井原秀俊ほか(編),全日本病院出版会,2008;p.116-138.
9. 井上　仁:胸郭の運動学.理学療法,25(12):1672-1677,2008.
10. 柿崎藤泰,福井　勉:呼吸運動療法.呼吸運動療法の理論と技術.本間生夫(編),メジカルビュー社,2003;p.114-139.
11. 佐竹將宏,塩谷隆信:呼吸筋訓練.呼吸運動療法の理論と技術.本間生夫(編),メジカルビュー社,2003;p.140-167.
12. 福井　勉:力学的平衡理論,理学平衡訓練.整形外科理学療法の理論と技術.山嵜　勉(編),メジカルビュー社,1997;p.172-201.
13. 福井圀彦,前田眞治(編著):運動器疾患の理学療法.老人のリハビリテーション.医学書院,1998;p.129-146.
14. Richardson C(斎藤昭彦 訳):ローカル筋群の臨床検査.脊椎の分節的安定性のための運動療法.エンタプライズ,2002;p.93-109.
15. 石井美和子:腰部疾患に対する姿勢・動作の臨床的視点と理学療法―腰部脊柱管狭窄症に対する理学療法アプローチ.理学療法ジャーナル,40(3):171-177.
16. 荒木秀明:腰痛症の理学療法.標準理学療法学専門分野運動療法学各論.奈良　勲(監),吉尾雅春(編),医学書院,2005;p.256.
17. 森井和枝ほか:腰痛症に対する物理療法と装具療法.理学療法ジャーナル,41(2):131-137,2007.
18. 川村一郎,川村次郎:体幹装具.装具学.加倉井周一(編),医歯薬出版,1995;p.105-143.

第5章 運動器不安定症

1. 定義

高齢化によりバランス能力および移動歩行能力の低下が生じ，ひきこもり，転倒リスクが高まった状態を運動器不安定症という（日本整形外科学会による）．

2. 概念

運動器不安定症は，高齢者であり，運動機能低下をきたす疾患（またはその既往）が存在すること，日常生活自立度判定がランクJまたはAであること（**表5-1**）[1]，運動機能評価テストの項目を満たすことが条件となる．要介護，要支援の定義について，まとめたものを**表5-2**に示す．

運動器症候群（ロコモティブシンドローム：locomotive syndrome）は運動器不安定症より広義の概念で，運動器の障害により要介護になるリスクが高い状態のことである（**図5-1**）．

3. 診断

診断基準は，**表5-3**の運動機能低下をきたす疾患の既往があるかまたは罹患している人で，日常生活自立度あるいは運動機能が以下に示す機能評価基準1または2に該当する人である．

4. 機能評価基準

1. **日常生活自立度**：ランクJまたはA（要支援＋要介護1，2）（**表5-1**参照）
2. **運動機能**：1）または2）
    1) 開眼片脚起立時間：15秒未満（**図5-2**）[2,3]
    2) 3 m timed up and go（TUG）test：11秒以上

表5-1 障害老人の日常生活自立度（寝たきり度）

生活自立	ランクJ	何らかの障害などをもつが，日常生活はほぼ自立しており独力で外出する 1. 交通機関などを利用して外出する 2. 隣近所へなら外出する
準寝たきり	ランクA	屋内での生活はおおむね自立しているが，介助なしには外出しない 1. 介助により外出し，日中はほとんどベッドから離れて生活する 2. 外出の頻度が少なく，日中も寝たり起きたりの生活をしている
寝たきり	ランクB	屋内での生活は何らかの介助を要し，日中もベッド上での生活が主体であるが，座位を保つ 1. 車椅子に移乗し，食事，排泄はベッドから離れて行う 2. 介助により車椅子に移乗する
	ランクC	1日中ベッド上で過ごし，排泄，食事，着替えにおいて介助を要する 1. 自力で寝返りをうつ 2. 自力では寝返りもうたない

（厚生労働省：主治医意見書記入の手引き[1]を改変）

表 5-2 要介護・要支援の定義

1. 要介護状態，要介護者について
「要介護状態」の定義（法第 7 条第 1 項） 身体上または精神上の障害があるために，入浴，排せつ，食事等の日常生活における基本的な動作について，厚生労働省令で定める期間にわたり継続して，常時介護を要すると見込まれる状態で，厚生労働省令で定める区分（要介護状態区分）に該当するもの ※厚生労働省令で定める期間：6 か月（施行規則第 2 条）
「要介護者」の定義（法第 7 条第 3 項） (1) 要介護状態にある 65 歳以上の者 (2) 要介護状態にある 40 歳以上 65 歳未満の者で，その要介護状態の原因である障害が加齢に伴って生ずる心身の変化に起因する疾病であって，政令で定めるもの（特定疾病）によって生じたもの ※政令で定めるもの（特定疾病）（施行令第 2 条）

2. 要支援状態，要支援者について
「要支援状態となるおそれがある状態（要支援状態）」の定義（法第 7 条第 2 項） 身体上または精神上の障害があるために，厚生労働省令で定める期間にわたり継続して，日常生活を営むのに支障があると見込まれる状態であって，要介護状態以外の状態 ※厚生労働省令で定める期間：6 か月（施行規則第 3 条）
「要支援者」の定義（法第 7 条第 4 項） (1) 要介護状態となるおそれがある状態にある 65 歳以上の者 (2) 要介護状態となるおそれがある状態にある 40 歳以上 65 歳未満の者であって，その要介護状態となるおそれがある状態の原因である身体上又は精神上の障害が特定疾病によって生じたもの

介護保険法第 1 章総則第 7 条（定義）に準拠する.

図 5-1 ロコモティブシンドロームと不安定症の概念

（日本臨床整形外科学会ホームページ http://www.joa.or.jp/jp/public/locomo/index.html より引用）

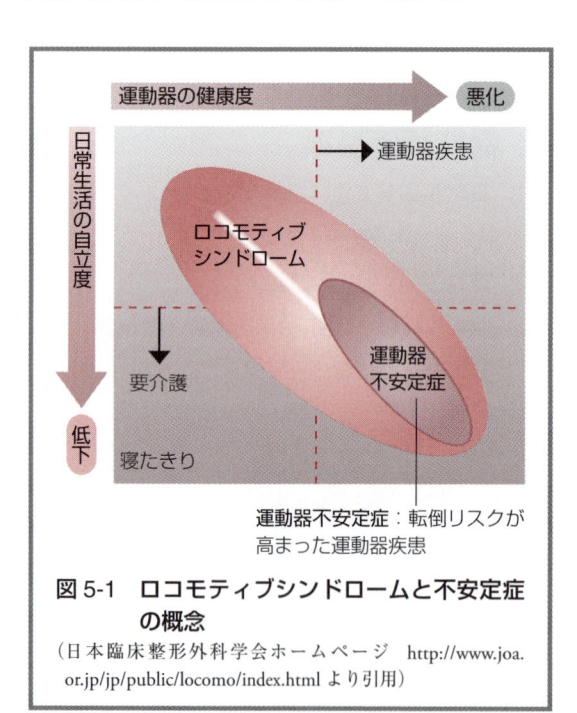

3 m timed up and go test：合図後，椅子から立ち上がって 3 m 先の目標物を歩いて回り，再び椅子に座るまでの時間を測定する（図 5-3）[2,3]．

表 5-3 運動機能低下をきたす疾患

脊椎圧迫骨折および各種脊椎変形（亀背，高度腰椎後弯・側弯など）
骨粗鬆症
腰椎脊柱管狭窄症
神経・筋疾患
下肢切断
高頻度転倒者
下肢骨折（大腿骨頸部骨折など）
変形性関節症（股関節・膝関節など）
脊髄障害（頸部脊髄症・脊髄損傷）
関節リウマチおよび各種関節炎
長期臥床後の運動器廃用

5. 評価と治療

急速な高齢化の進行により，運動器不安定症と診断名がつかなくても，加齢に伴う身体機能の低下，退行変性疾患，転倒のリスクなど，適切な対策を必要とする高齢者は，潜在的に多く存在する．理学療法の技術は，ロコモティブシンドロームに対しても有効であり，理学療法士が介入して取り

5. 評価と治療

図 5-2　片脚起立試験　（伊藤博元．2007[2]．阪田悍教．2007[3] を改変）

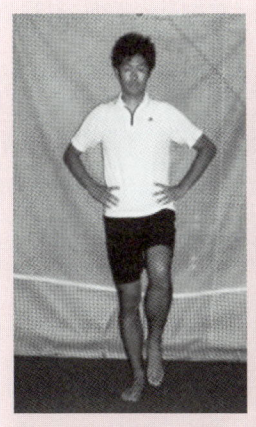

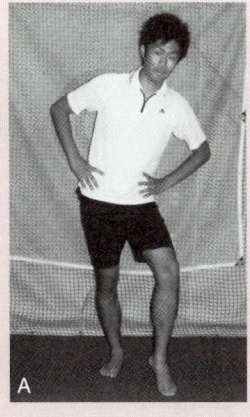

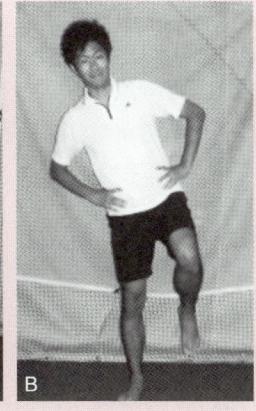

両手を腰に当て，上げた足が接地するまでの時間を測定する．足は高く上げる必要はなく，軽く地面から離れた程度でよい（**左**）．
15秒以内に上げた足が，立っている足や床に触れた場合（**A**），立っている足の位置がずれた場合（**B**），テスト終了とする．
測定中の転倒に注意し，被検者の後方に立ち不意にバランスが崩れても対応できるようにする．

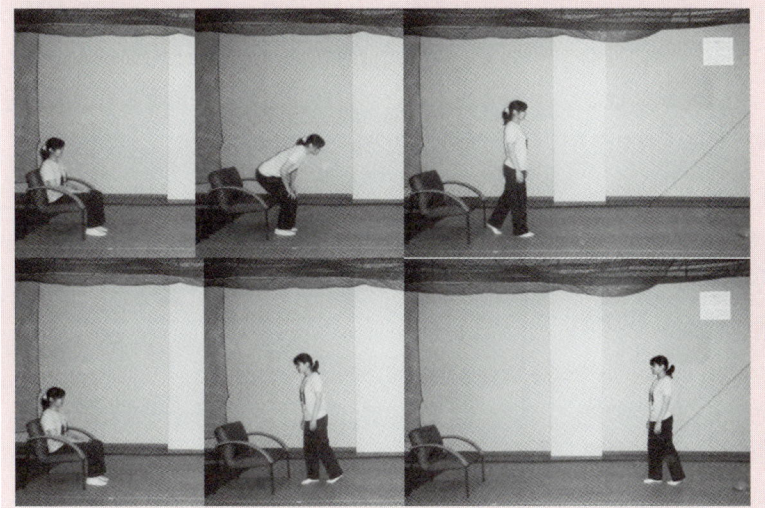

図 5-3　3 m timed up and go test　（伊藤博元．2007[2]．阪田悍教．2007[3] を改変）

椅子から立ち上がり3m先の目印まで歩き，これを回り方向転換，再度3m歩行，着座までの時間を測定する．歩行は被検者各自の安全で快適な速度とし，2回測定し，タイムのよいほうを選択する．
測定中の転倒に注意し，被検者とともに歩き，不意にバランスが崩れても対応できるようにする．

組むべき問題であると考えられる．運動器不安定症を引き起こす原因は，原疾患となる病態のほかに，加齢による高齢者特有の諸器官，機能変化があり，理学療法士はもちろん，運動器にかかわる医療従事者，介護従事者はこの変化を知る必要がある．

加齢に伴う身体機能の変化

運動器の老化

筋の変化

加齢に伴う筋の老化はサルコペニア（sarcopenia）と呼ばれる[4,5]．筋力低下を引き起こす要因は運動単位の変化，筋量の減少，筋線維の興奮収縮連関の変化，筋線維組成の変化などである．運動単位は60歳を境に急激な減少がみられる[6,7]．筋量は，早ければ25歳から減少が始まり，65歳以降は加速し，80歳までに筋肉の30～40％が失われる[7]．筋力低下は膝関節伸展筋群，足関節背屈筋などの下肢に多くみられる[4]．収縮連関は，筋の細胞膜抵抗の増加，活動発生電位閾値低下，活動電位の縮小，再分極の遅延などの変化がみられ，筋線維組成では速筋線維に優位な萎縮がみられる[6]．

骨の変化

加齢に伴い骨量，骨密度の減少，骨質低下（微細構造の低下，骨コラーゲンの劣化，骨石灰化度の異常，骨の微細亀裂密度の増加）がみられるが[4]，これらの変化は明らかになっていない．詳細は「第4章：骨粗鬆症」の項（p.169）を参照．

関節の変化

関節は骨，関節軟骨，滑膜，関節包，靱帯から構成され，加齢により軟骨表面の粗造化，プロテオグリカンの減少，コラーゲン量の低下がみられ，関節包や靱帯はコラーゲン線維のクロスリンク形成増加と弾性線維の減少で硬化する．これらの変化により変形性関節症が引き起こされ，関節可動域の低下をきたし，筋の変化と合わせて関節機能の低下が起こる[4]．詳細は「第1章：変形性関節症」の項（p.1）を参照．

感覚器の変化

- 感覚器系のうち視覚系と前庭系は，加齢とともに急速に低下する．固有感覚と末梢神経感覚系の依存度は増加する[8]．
- 視覚は40歳代後半から低下し，静止視力，動体視力ともに低下する．とくに動体視力の低下は著しい．また明暗および立体視が低下する[9,10]．
- 聴覚では，1kHz以上の高音域の聴力が著しく低下する．聴力障害があると危険を事前に察知するのに不都合となる[9]．
- 前庭覚は40歳代から低下し，前庭神経およびその分枝の有髄線維は減少する．前庭神経核の有効な細胞数と核容量とリポフスチン（lipofuscin）の増加が報告されている[11]．これらの変化により歩行時のふらつきや，めまいの原因となる．
- 皮膚の触覚や振動覚などの体性感覚は，加齢とともに低下し，とくに下肢において変化が大きい．感覚受容器数の減少と形態に変化がみられ，受容器からの情報を伝える有髄線維の数も減少する．また，シナプス伝達時間や感覚神経伝導速度の遅延がみられ，最大伝導速度は約10％程度減少する．これらの変化は，とくに細かい運動に対して不利といえる[9,11]．
- 神経伝達速度の低下はごく軽度であるが，選択的反応時間，協調性などは低下する．科学伝達物質のうちアセチルコリン，ドパミンは加齢変化が明確である．グルタミン酸などはあまり明確ではない[11]．

姿勢の変化

alignment

脊柱弯曲は，頸椎と胸椎の弯曲が増大し，最も弯曲が著明なのは胸椎であり，最も可動性が低下している[12]．脊柱弯曲は加齢とともに個人差が大きくなることが特徴であり，分類すると，①胸椎後弯症（凹円背），②胸腰椎後弯症，③腰椎後弯症，

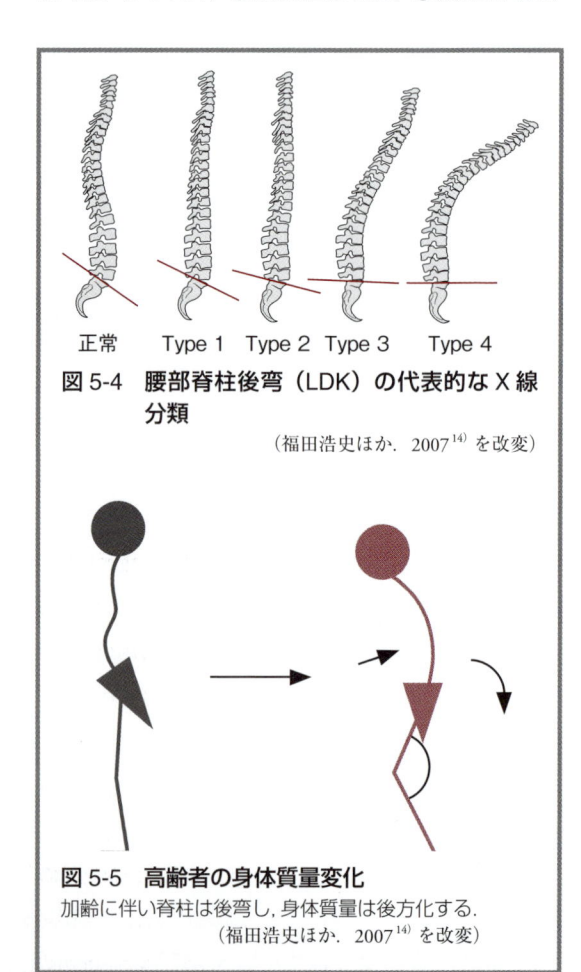

図5-4 腰部脊柱後弯（LDK）の代表的なX線分類

（福田浩史ほか．2007[14]を改変）

図5-5 高齢者の身体質量変化
加齢に伴い脊柱は後弯し，身体質量は後方化する．
（福田浩史ほか．2007[14]を改変）

視覚を安定させる top-down の情報投影

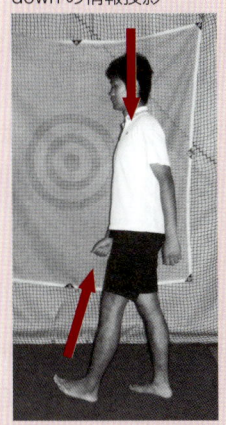

末梢に対して体幹が合わせる bottom-up の情報投影

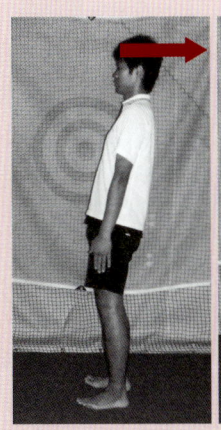

図 5-6 感覚情報の投影図
（木藤伸宏ほか．2006[15]）を改変）

A：ankle ストラテジー　　B：hip ストラテジー

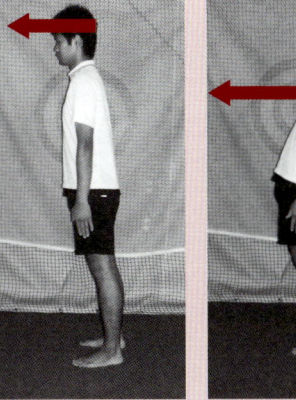

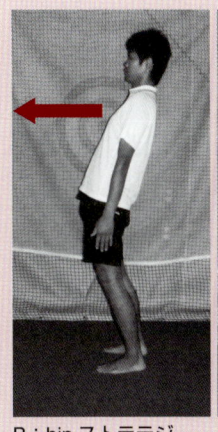

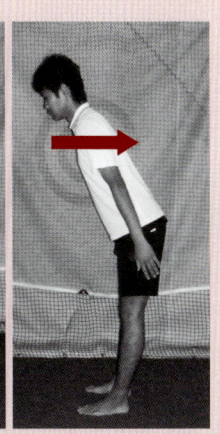

図 5-7　ankle・hip ストラテジー
高齢者では足関節制御よりも股関節制御が優位となる．

④凹背，⑤平背，⑥全後弯（円背）があげられる．腰椎後弯症の大半は変性により起こり，腰部脊柱後弯（lumber degenerative kyphosis；LDK）と称される[13,14]（**図 5-4**）．このような形態変化に伴い，上半身質量点は後方化し動作の多様性は減少する[14]（**図 5-5**）．

姿勢制御

重力環境下でのヒトの姿勢制御の目的は，課題を遂行するためにバランスを失わずに外界に対して身体を適応させ，平衡状態を制御することである．姿勢制御は前庭迷路系と足底感覚を含む体性感覚系があり，前庭迷路系では視覚を安定させるため頭部から体幹，下肢へ top-down で感覚情報を投影する方法である．一方，足底感覚系では，足底からの情報をもとに，下腿，大腿，骨盤，体幹，頭部へと bottom-up で感覚情報を投影する方法である[15]（**図 5-6**）．

高齢者転倒の原因としては，脳機能とのかかわりでは適応制御と予測制御機能の低下が注目されている．ヒトは歩行中に障害物につまずいた場合には，前庭迷路からの頭の空間位置情報，筋，関節からの運動分節の位置情報に基づいて転倒する前に姿勢を補正している[9]．姿勢調節は感覚入力（感覚器系），中枢処理過程（中枢神経系），出力機構（運動器系）に大別される[8]．おおよそ 6 歳以降には立位制御機構において，体性感覚が主要になっていく[16]．加齢とともに体性・前庭系は急速に低下し，視覚情報の依存度が増加する[8]．高齢者では，足関節制御よりも股関節制御が優位に働く[12]（**図 5-7**）．

バランスの変化

バランスという定義は諸家によりさまざまである．

本稿ではバランスを以下のように定義する．

平衡機能とは重力を除いた大きな外力が作用しない状態での比較的安定した姿勢を保つための機能である[17]．平衡機能をまとめたものを**図 5-8** に示す[18]．

バランス機能とは重力下において身体重心を支持基底面内に維持あるいは支持基底面内に戻すことにより，平衡を維持する能力である[17]．バランス機能には支持基底面内の保持機能である静的バ

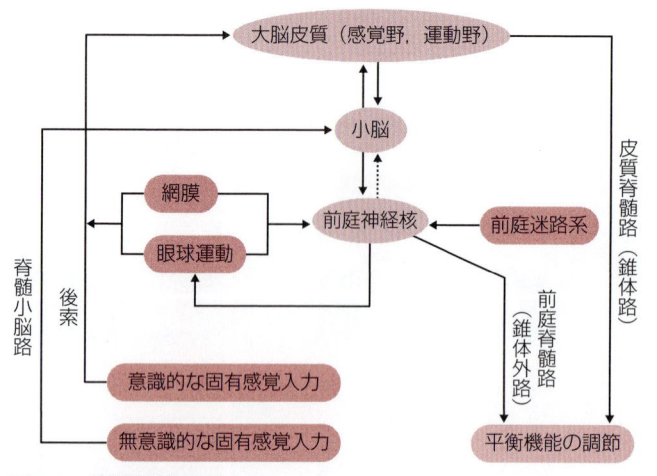

図 5-8　姿勢調節モデル
平衡機能には入力系の求心路と出力系の遠心路がある．位置覚，運動覚は意識的な固有感覚入力にあたる．
（池永康規ほか．2004[18] を改変）

ランス機能と，支持基底面の移動における保持能力である動的バランス機能がある．

高齢者では，静的および動的バランス機能が低下しているだけでなく，筋力，順応性も低下している[8]．運動器不安定症では，静的バランスに立位姿勢の制御系が関与し，動的バランスでは立ち上がり動作や歩行などがかかわり，転倒が最大の運動器障害の進行要因となる．

歩行の変化

歩行は，力学的にみると重心位置を移動させながら，倒れないようにバランスを保つ高度な制御を必要とする動作である．転倒とは意図しない姿勢変化の結果，地面などに体を打ちつけることをいう[9]．老年後期から超高齢期になるとほぼすべての高齢者に歩容の変化がみられ，高齢者の10～25％はバランスの低下により転倒を引き起こす．わが国では地域在宅高齢者の10～20％が転倒している．性別では男性よりも女性の転倒発生率が高く，高齢になるほど発生率は急上昇する[19,20]．二足歩行を円滑に行うためには，頭部，上肢，下肢，それらを連結する体幹などの多くの分節を統合し，直立した全体姿勢をつくる姿勢保持能力と，倒れ

ないように制御するバランス能力が必要である．体性感覚や視覚聴覚などの諸感覚機能の低下は，歩行バランスを徐々に低下させ，歩行能力の低下を引き起こす．とくに入力系神経機構として視覚は重要であり，視覚は頭部，体幹の微妙な姿勢コントロールに関与する[19]．

転倒メカニズム

高齢者の転倒を大きく分類すると転倒時の場所や状況による環境面での外的要因と，性差，年齢をはじめ下肢筋力，バランス能力など身体面の内的要因の2つに分類できる[12]．家屋環境への指導は別として，外来理学療法で介入するのは主に内的要因である[21]（図5-9）．

理学療法において，身体要因は重要であり，感覚要因（入力系）と運動要因（出力系）の評価，治療が主となる．

高齢者は姿勢・運動制御の入力器である視覚や足底などを含む体性感覚，平衡にかかわる前庭感覚などの器質的な低下がみられる．さらに効果器である骨，関節，筋機能の出力も低下している．加えて，腰部脊柱後弯（LDK）などの姿勢変化により運動制御の多様性に乏しい．これらの要因から高齢者は，支持基底面内に重心を保持する意味での静的・動的バランス機能の低下により転倒しやすくなる．この不安定な身体環境は，複数の感覚器をもつ頭部の安定性を欠き，足底の感覚と，足部の安定性が低下し，器質的な諸器官の低下を助長することが推察され，転倒の大きな要因となる．

運動器不安定症の障害構造のとらえかた

運動器不安定症の定義は高齢化により，バランス能力および移動歩行能力の低下が生じ，閉じこもり，転倒リスクが高まった状態である．ここに含まれる原疾患は多岐にわたり，各症例により

5. 評価と治療

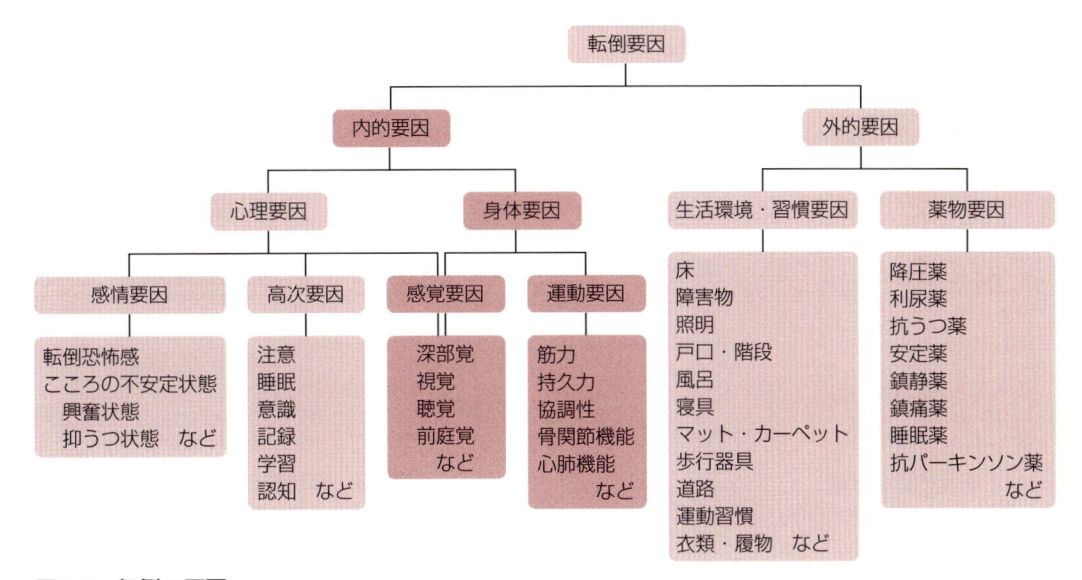

図 5-9 転倒の原因
転倒要因は内的要因と外的要因があり、理学療法士は内的要因の身体要因にアプローチする。入力系である感覚要因と、出力系である運動要因に対して理学療法を施行することが多い。

(藤田博暁. 2006[21])を改変)

差異が大きいために、各疾患に分類して論説することは困難である。この疾患の共通項を考えると必ずバランス機能、移動歩行機能の低下が内因されている。理学療法では、バランス機能を向上させるために、支持機構としての運動機能を向上させ、対象症例をいかに転倒させずに動かすかが重要となる。機能レベルの向上なしに、能力障害にだけアプローチするような歩行練習や、バランス機能単独の機能訓練、安易な筋力トレーニングでは、姿勢、動作、運動機能、症状の改善には不十分である。われわれ理学療法士は、歩行介助や局所の筋力トレーニングを漫然と行うだけの訓練士であるべきではなく、運動器を力学的に単一視することを避け、解剖学的、生理学的、運動学的な視点から理学療法を展開するべきである。

以上のことから各部位の機能を評価し、全身的なアプローチが必要になる。

理学療法評価

ロコモーターユニット（locomotor unit）は両下肢と骨盤からなり、パッセンジャーユニット（passenger unit）とは、ロコモーター上に搭載される構造物を指し、具体的には HAT（head, arms, trunk）、つまり頭頸部、上肢、体幹のことを示す。ロコモーターユニットはパッセンジャーユニット

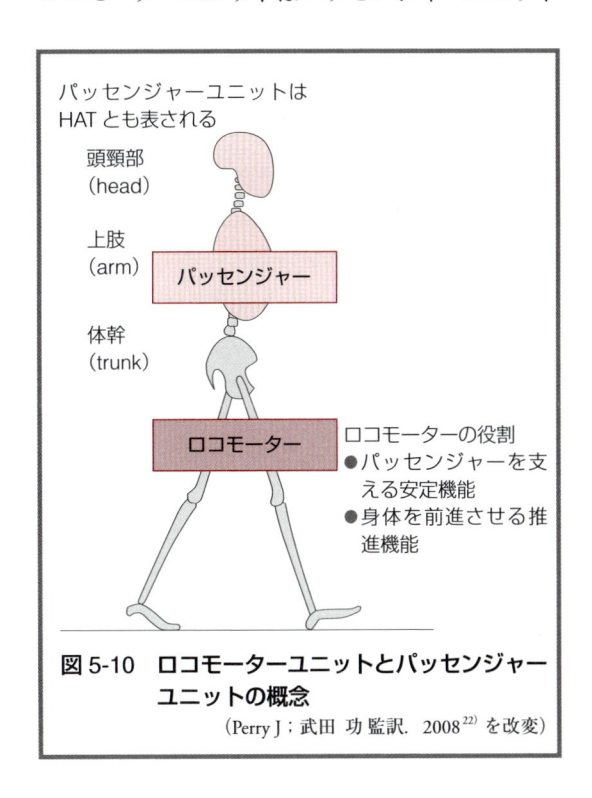

図 5-10 ロコモーターユニットとパッセンジャーユニットの概念

(Perry J；武田 功 監訳. 2008[22])を改変)

第5章　運動器不安定症

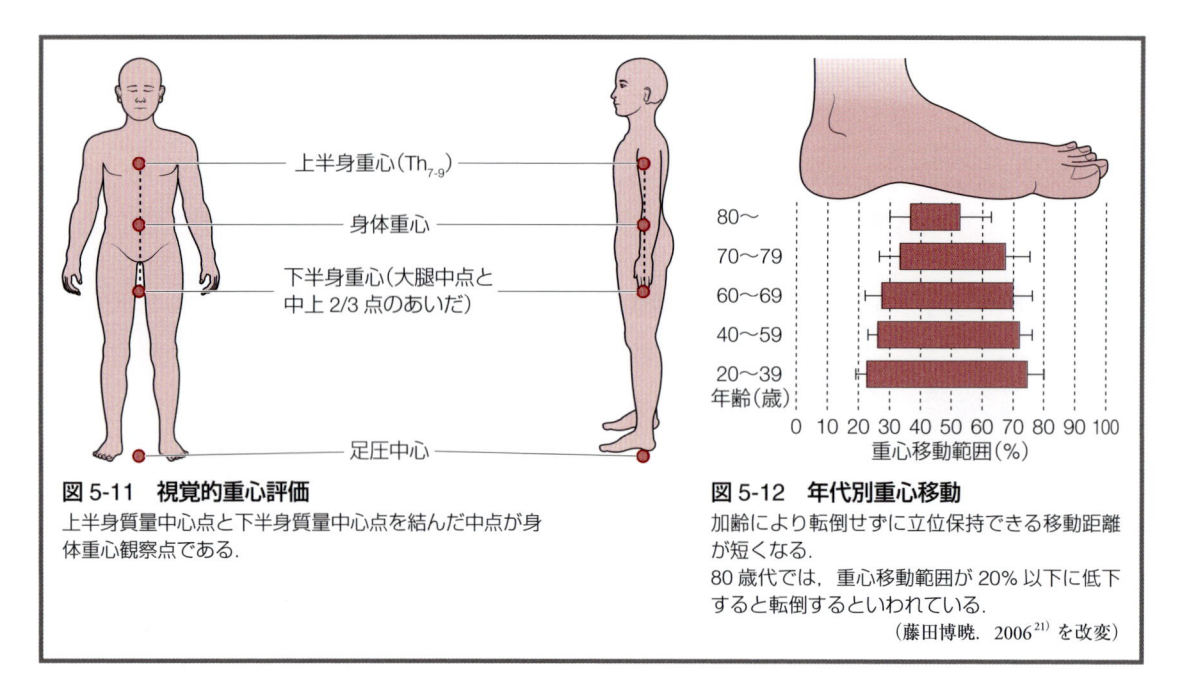

図5-11　視覚的重心評価
上半身質量中心点と下半身質量中心点を結んだ中点が身体重心観察点である.

図5-12　年代別重心移動
加齢により転倒せずに立位保持できる移動距離が短くなる.
80歳代では，重心移動範囲が20%以下に低下すると転倒するといわれている.
（藤田博暁．2006[21]）を改変）

を支持する役割と，身体を前進させる役割をもつ[22]（図5-10）．下肢支持機能は，平衡状態を保ちながら安定して移動するために重要である．評価内容は身体機能としての運動器，バランス，運動戦略を担う中枢制御系，これらを統合した歩行形態，これらの要素を総合して全身に対して行わなければならない．ロコモーターユニットとパッセンジャーユニットを含む複合的な評価は，多くの情報を収集し統合する過程であるため，動作から問題点を把握するトップダウン方式の評価は有用である．簡易的に動作を観察し評価するため，身体をパッセンジャーユニット（上半身）と両下肢，骨盤を含むロコモーターユニット（下半身）に分割する．

全身的な評価

姿勢評価

パッセンジャーユニットとロコモーターユニットの位置関係から重心位置を把握し，力学的対応がどのように行われているかを推察する．簡便な方法として，上半身重心点と下半身重心点に2分割して重心の位置関係を把握し（図5-11），重心位置から導き出される関節力学的な評価を行う．質量中心点が大きく偏位すると，特定の筋に持続的な収縮が生じて関節運動の制限となり，姿勢制御に障害を起こしやすい．さらに立ち上がり動作や歩行時の運動戦略を限定する結果となる．視覚的な重心評価は，姿勢観察から動作や機能低下部位の予測を行ううえで，臨床上有用であると考える．

ロコモーターユニットの評価

足部

円背姿勢に代表される高齢者の足部は，姿勢変化の結果，構造上強力なてことして機能しにくい．通常の立脚後期では，ウインドラスの巻き上げ機構により足部剛性を高めるが，高齢者では，足部内在筋の低下によるグリップ機能不全や内側縦アーチの低下により，足部がてことして機能せず[12]，足部不安定性を補う機構として下腿，足部の筋緊張を高め，足関節制御を補償する．また，加齢や原疾患由来の機能低下により，足関節制御に必要な足部筋活動を供給できずに，足底内重心の移動範囲が狭くなり，足関節制御比率が減少す

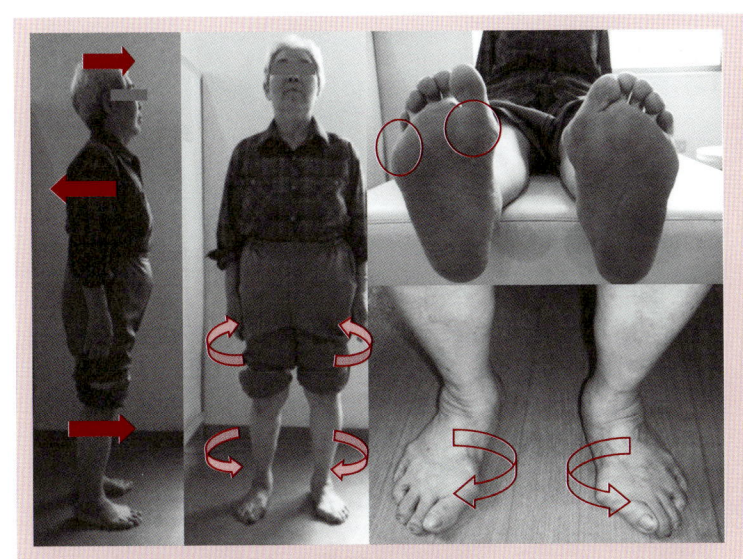

図 5-13　加齢による代表的な姿勢と足部変形
外反母趾，外反小趾，内側縦アーチの低下がみられる．

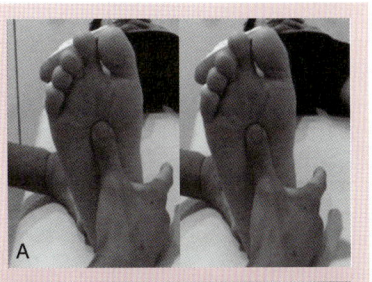

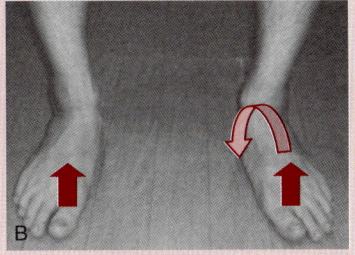

図 5-14　足部機能評価
A. 非荷重位：足趾の変形，グリップを評価
B. 荷重位：重心変化の足部の対応を評価

る（図5-12）．そのため高齢者は，姿勢維持に必要な足関節制御の代償として股関節制御で調整することが多い．股関節制御に依存した姿勢調節は，足底と支持基底面内に水平剪断力が発生し，転倒の危険性が高まる[23]ことも報告されており，足関節と股関節の制御比率が大切になる．

高齢者は，入力システムの視覚系などの体性感覚系と前庭迷路系の器質的な機能低下があり，センサーとしての入力機能が低い．情報入力が減少した結果，転倒の危険性が高まると考えられ，足部に対しての評価は，構造（形態）だけでなく，感覚，機能への詳細な情報が必要となる．

形態評価　形態評価は荷重位と非荷重位で行う．非荷重位では，構造的な特徴を把握するため，足部を後足部，中足部，前足部に分割して評価する．詳細は「第1章：変形性足関節症」の項（p. 42, 59）を参照．荷重位では，足部のalignment異常に対して，その上の下肢や体幹alignmentの変化を観察する．また，足趾の変形や巻き爪，胼胝（べんち〈たこ〉），皮膚の肥厚部位などから歩行時の足底圧と歩行様式を推察する（図5-13）．

感覚評価　足底感覚の低下はバランス能力に大きな影響を及ぼすため，足底の触圧覚，位置覚，運動覚を評価する．

足部機能評価　非荷重位の評価は，主に足趾グリップ運動で評価する．足底中足骨部を検者の母指で圧迫し，把持する力を評価する．荷重位の評価は，立位姿勢に前後左右の軽度な動揺を与え足部の対応を評価し，立ち上がりや歩行時の足趾の機能を推察する（図5-14）．

下肢支持機構評価

高齢者に多くみられる腰部脊椎後弯（LDK）や変形性膝関節症では，脊柱alignmentと筋活動に特徴がみられる．代表的な異常姿勢は腰椎後弯位，骨盤後傾位，股関節外旋位，膝関節屈曲・内反位であり，下腿は前傾位で外側に傾斜している．また，足関節背屈位，距骨下関節回内位となり，代償的に内側縦アーチを低下させていることが多い[14]．骨盤帯と下腿の動的alignment評価では，大殿筋，中殿筋，大内転筋に着目し，骨盤と大腿部の動きをみることが重要である．これらの筋は，歩行時立脚初期に活動し，とくに大内転筋は，坐骨結節

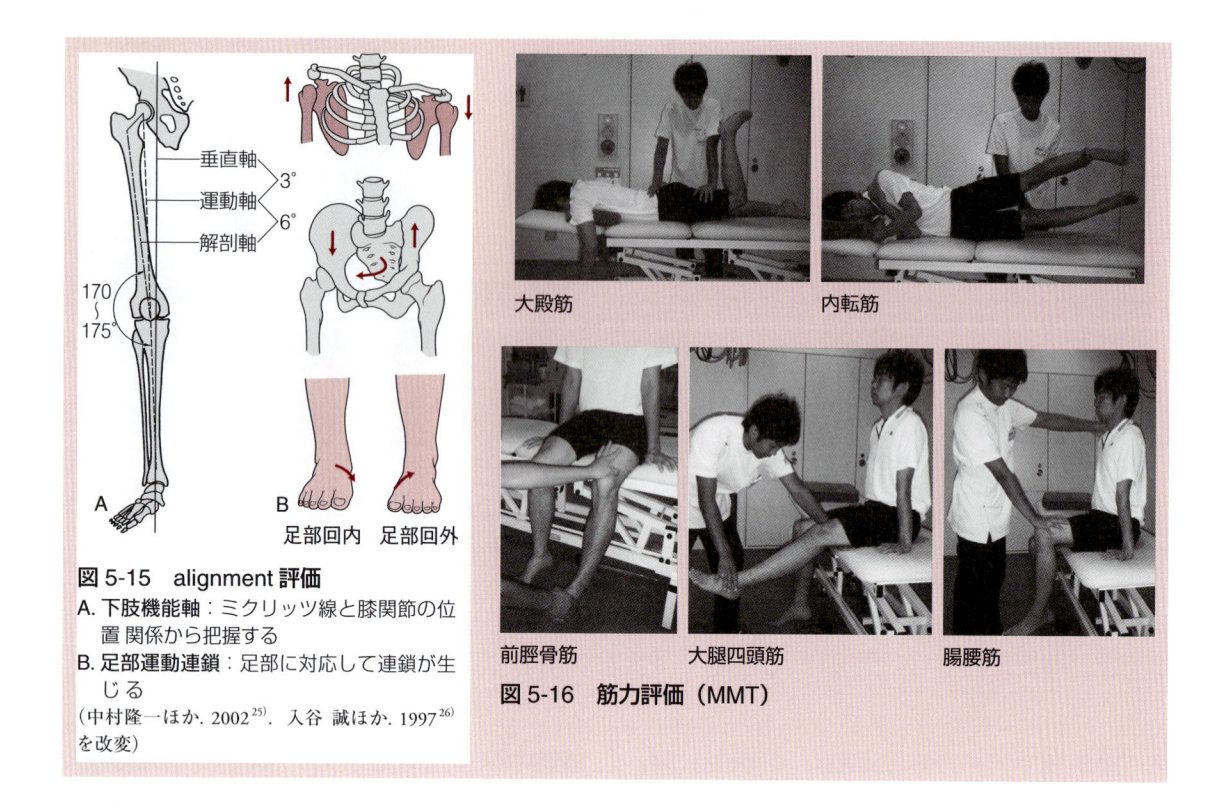

図 5-15 alignment 評価
A. 下肢機能軸：ミクリッツ線と膝関節の位置関係から把握する
B. 足部運動連鎖：足部に対応して連鎖が生じる
（中村隆一ほか. 2002[25]，入谷 誠ほか. 1997[26]を改変）

図 5-16 筋力評価（MMT）

から大腿骨近位内側に走行し，停止部で内側広筋と連結することから，立脚期において下肢上の骨盤の動きに影響を与える．これらの筋群は，下肢の動的安定化に重要な役割を担うため，筋力低下，機能低下により下肢支持機構は破綻し，上記の不良 alignment を呈し協調性を欠く[24]．形態変化や筋力低下および協調性の欠如が，下肢支持機構の低下をもたらすために以下の評価が必要となる．

alignment 評価　下肢 alignment の評価は下肢機能軸（ミクリッツ〈Mikulicz〉線）と膝関節の位置関係から把握する[25]．ここでは質量中心点と alignment から導き出される力学的モーメントを推察する．また，運動連鎖から足部 alignment との関連も推察できる（図5-15）．

筋力評価　非荷重位での評価は荷重動作を推察するうえでの一助となる．徒手筋力検査（manual muscle testing；MMT）は転倒の多い立ち上がり，歩行動作の問題を明確にする意味で重要である．MMT は抗重力筋を中心に行う．股関節屈曲，伸展，内転，膝関節伸展，足関節背屈，内返しは立位保持筋として重要であるため必ず評価する（図5-16）．

体幹支持機能評価

加齢による脊柱弯曲は胸椎部で著明であり，正常な脊柱と比較すると，頂椎が下方に位置し弯曲範囲の増大ならびに脊柱の伸展可動性を低下させる．さらに頸椎屈曲傾向が増大し，腰椎の弯曲が平坦化して脊柱の力学的均衡が破綻する[12]．脊柱を含む体幹の力学的均衡が破綻すると，ロコモーターの運動性を阻害するために，転倒リスクが高まることから以下の評価が必要になる．

脊柱 alignment 評価　姿勢観察により得られた情報から，脊柱の弯曲，偏位を観察し，体幹の力学的対応を推測する．

脊柱可動性評価[26]

① 屈曲可動性テスト：床面に接している部位から，胸椎・腰椎の屈曲可動性を評価する．開始肢位は背臥位．背臥位から on elbows（図 5-17A）

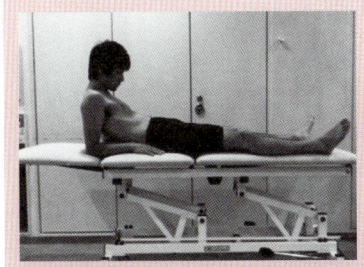

図5-17 脊柱可動性評価—1 屈曲テスト
 A：胸椎屈曲可動性テスト
 B：腰椎屈曲可動性テスト 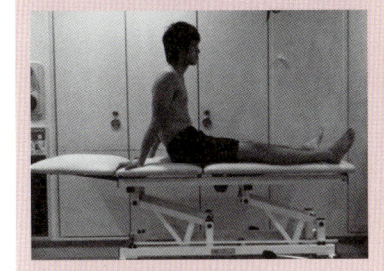

図5-18 脊柱可動性評価—2 伸展テスト 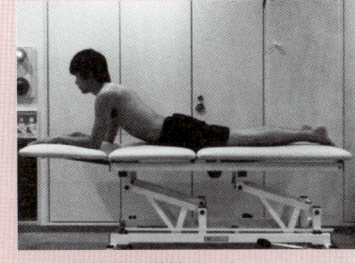
 A：胸椎伸展可動性テスト 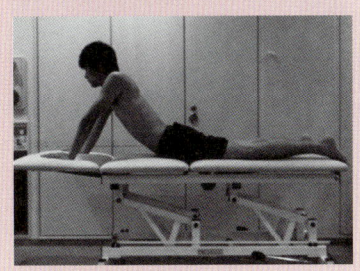
 B：腰椎伸展可動性テスト

図5-19 脊柱可動性評価—3 側屈テスト 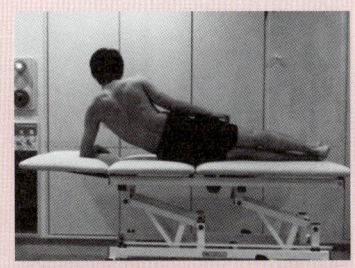
 A：胸椎側屈可動性テスト 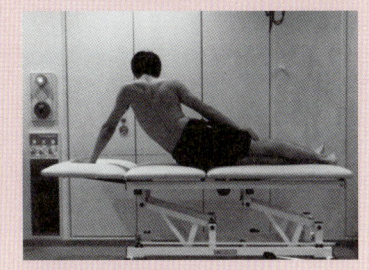
 B：腰椎側屈可動性テスト

(図5-17〜19：入谷 誠ほか，1997[26])を改変)

または，on hands（**図5-17B**）で行い，on elbowsは胸椎，on handsは腰椎の可動性を評価する．

② 伸展可動性テスト：床面に接している部位から，胸椎・腰椎の伸展可動性を評価する．開始肢位は腹臥位．腹臥位からon elbows（**図5-18A**）または，on hands（**図5-18B**）を行い，on elbowsは胸椎，on handsは腰椎の可動性を評価する．

③ 側屈可動性テスト：開始肢位は側臥位．側臥位からon elbow（**図5-19A**）もしくは，on hand（**図5-19B**）を行い，on elbowは胸椎，on handは腰椎の可動性を評価する．側屈可動性の場合は，腰部側面が床面に接することができた場合，可動性が大きいと判断する．

深層筋の評価

1 インナーユニットの評価

①腹横筋の筋機能評価：両股膝関節屈曲位のまま背臥位にする．検者は，上前腸骨棘（anterior superior iliac spine；ASIS）から内側下方2 cmに指先を置き，患者の呼息に合わせて，組織の深部に注意深く圧を加えて維持する．骨盤底筋群と腹横筋は同時収縮を起こすことから，患者には骨盤底筋群を収縮させるような指示を与え，その収縮を確認する[27]（**図5-20A**）．

②多裂筋の筋機能評価：腹臥位で，第5腰椎の棘突起と上後腸骨棘（posterior superior iliac spine；PSIS）を結ぶ直線上の脊柱起立筋外側部に検者の指先を置いて"背中をまるめるように"と多裂筋の収縮を指示する．組織の深部に注意深く圧を加えて維持し，収縮を確認する[27]（**図5-20B**）．

③骨盤底筋群の筋機能評価：背臥位もしくは腹臥位で，患者の尾骨に検者の手を置き"排尿を止めるように"と骨盤底筋群の収縮を指示する．正常ならば尾骨が手から離れて持ち上がる．可能ならば会陰腱中心を触診し，収縮時に腱中心が頭側に挙上することを確認する．不良例では随意収縮時に，会陰腱中心が尾側へ押し出す運動となる[28]．

2 能動的下肢伸展挙上テスト：下肢から体幹への深層筋群を介する連結機能を評価する．背臥

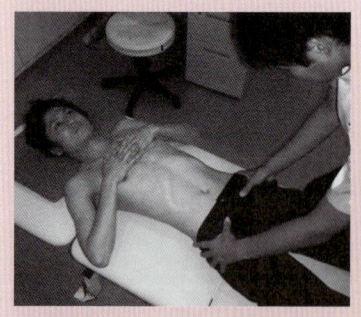

A：腹横筋評価 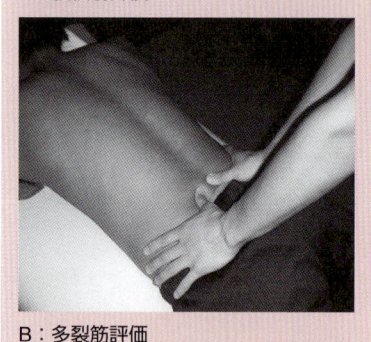
B：多裂筋評価
図5-20 インナーユニットの評価

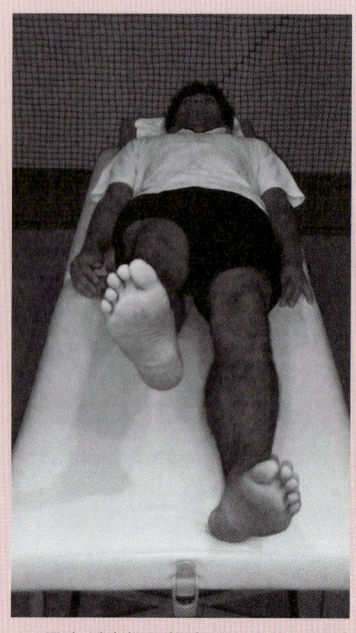

A：固定が良好な場合は，骨盤回旋が起こらない． 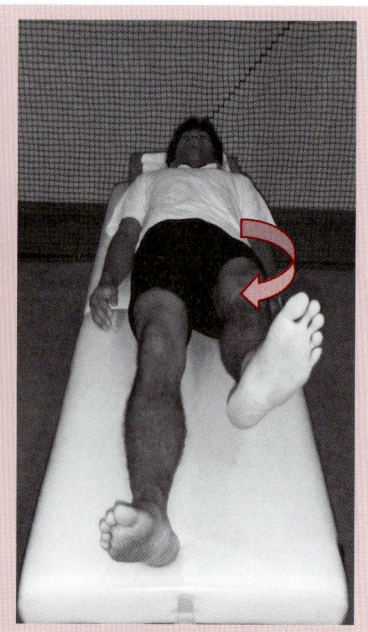
B：固定不良例では骨盤下方回旋が生じる．
図5-21 能動的下肢伸展挙上テスト

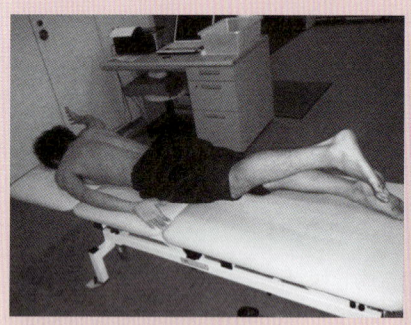

A：後部斜方系連結機能評価
B：前部斜方系連結機能評価 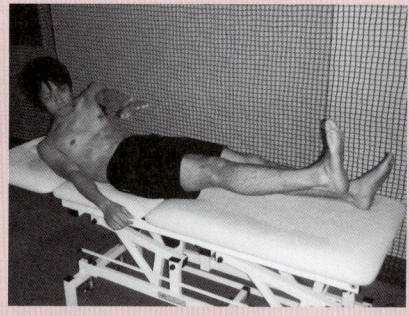
C：外側系連結機能評価 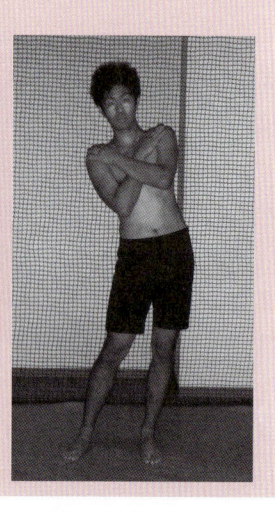
図5-22 体幹連結機能テスト

位で股膝関節伸展位をとり，下肢を軽度挙上する．検者は多裂筋，腹横筋を徒手的に圧迫し，下肢挙上の程度を評価する．筋緊張の状態から機能低下を推測する（図5-21）．

③ 体幹連結機能テスト：下肢から体幹への表層筋群の荷重伝達機能を評価する（図5-22）．

①後部斜方系連結機能評価：広背筋と対側の大殿筋の連結を評価する．腹臥位で一側上肢と対側下肢を伸展軽度挙上する．検者は両側の左右差，筋収縮のタイミング，代償動作の部位を観察する（図5-22A）．

②前部斜方系連結機能評価：腹斜筋と対側内転筋の連結を評価する．背臥位で一側上肢と対側下肢を伸展軽度挙上する．検者は両側の左右差，筋収縮のタイミング，代償動作の部位を観察する（図5-22B）．

③外側系連結機能評価：中殿筋，小殿筋と対側の内転筋の連結を評価する．立位で骨盤を左右に移動し，一側外転筋と対側内転筋の連結機能を評価する．検者は両側の左右差，筋収縮のタイミング，代償動作の部位を観察する（図5-22C）．

パッセンジャーユニットの評価

パッセンジャーユニットと表記される上半身の構造は，HAT（head〈頭頸部〉，arms〈上肢〉，trunk〈体幹〉）ともいわれる．HATは長いてこをもち，身体質量の70％に相当し，パッセンジャーユニットのバランスは，HATの重心を支える下肢のalignmentに大きく左右される[22]．これらは立位姿勢で評価し，下記の位置関係を基準にalignment偏位を観察する．とくに頭位は姿勢制御の入力器として重要であるため，体幹との相対的位置関係を把握する（図5-23）．また，視覚的重心位置の評価と平行して行うと力学的対応を把握しやすい．とくに胸郭・体幹形状と体幹・頭部の偏位を，立ち上がり動作，歩行時に評価する．可動性も重要なので評価する．詳細は「第2章：変形性腰椎症；姿勢評価，動作評価，基本動作評価」の項（p.133～137）を参照．

歩行評価

歩行は，ロコモーターユニットとパッセンジャーユニットの位置を変化させ，調整しながら推進している．ロコモーターは支持機能による安定性と推進機能による移動性の2側面をもつ．ロコモーターユニットの不安定性は，パッセンジャーユニットを固定することで運動戦略の多様性を阻害し，日常生活における多様な重心変化に対応する機能をも制限して，転倒のリスクを高めることが予測される．以上のことから歩行評価では上半身重心点の位置変化が評価上重要となる．

歩行評価では上半身重心点と下半身重心点の位置関係に注意し，身体重心点が存在する骨盤移動に着目する．矢状面では，身体重心点に対して上半身重心点を前方化すると移動性が有利になり，後方化すると安定性に有利となる．前額面では左右動揺は床面に対する制御機構を限定し転倒要因となる．このため前後左右の動揺の観察が重要になる．また，下肢支持機能を把握する意味で，立脚期の観察も重要である．立脚期において単脚支持期は非常に不安定で転倒しやすい．単脚支持期の安定が得られなければ，対側の遊脚期でフットクリアランスは得られにくく，つまずきやすくなる．

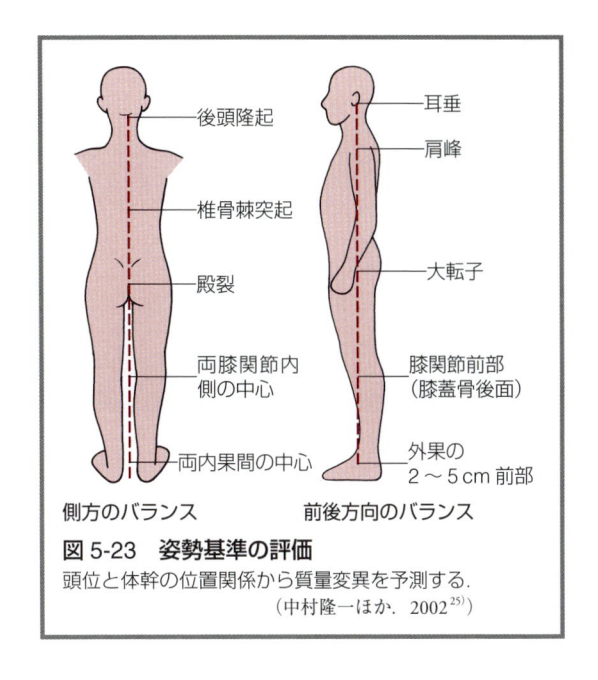

頭部は平衡にかかわる感覚器官が多く，頭位の安定化はバランスを保つうえで重要な一因となる．歩行において頭位の動揺や過剰な筋活動による固定などを観察することは重要である．パッセンジャーユニットを構成する両上肢の運動性も観察する．とくにロコモーターの不安定性は，上肢の固定性で代償されることも多く，評価の一助となる．以上の評価から歩行時の転倒パターンや運動戦略を推察する．

バランス評価

バランス評価は前記の身体機能を考慮して評価

図5-23 姿勢基準の評価
頭位と体幹の位置関係から質量変異を予測する．
（中村隆一ほか，2002[25]）

側方のバランス：後頭隆起，椎骨棘突起，殿裂，両膝関節内側の中心，両内果間の中心

前後方向のバランス：耳垂，肩峰，大転子，膝関節前部（膝蓋骨後面），外果の2～5cm前部

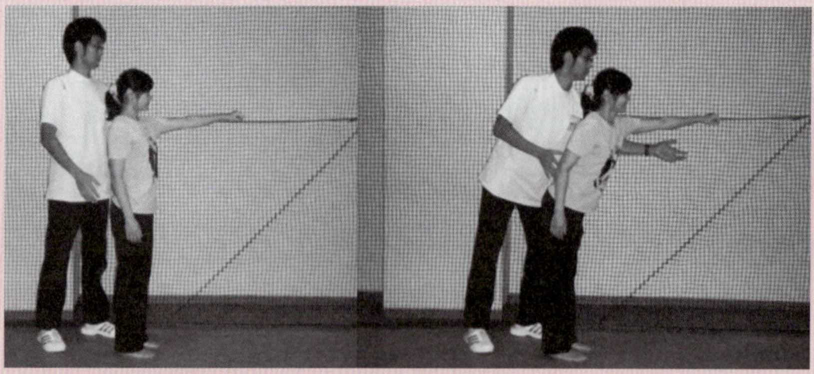

図 5-24 functional reach test
（聖マリアンナ医科大学病院リハビリテーション部理学療法科．2006[29]）を改変）

足は肩幅に開き，利き手の肩関節を90°挙上する．第3中手骨末端を目視で確認する．壁にもたれずに対象者の肩峰の高さと水平に固定した定規に沿って可能な限り前方に伸ばす．支持基底面を変えず最も遠くまで到達した終了地点を引いた値を到達移動距離として記録する．

する．バランス機能は平衡機能，静的バランス，動的バランスに分類される．姿勢的な要素から静的バランス評価を考察し，戦略的な要素から動的バランス評価を考察すると転倒動作の原因をとらえやすいと考える．

静的バランス検査―片脚起立保持検査

評価方法は前記の**図 5-2**（p.191）を参照．片脚起立動作は骨盤の移動に注目する．骨盤移動量の左右差，移動量の大きい部位，上半身重心点との相対的な位置から制御機能を推察する．

動的バランス検査―3m timed up and go test

評価方法は前記の**図 5-3**（p.191）を参照．被検者は椅子に座り，合図とともに立ち上がり，3m前方の目標物の周りをできるだけ早く回り，再び椅子に座るまでの時間を測定する．同時にそのあいだの歩容を評価する．

バランス能力―functional reach test

被検者は両足を肩幅程度に開いて立位をとり，肩関節90°上肢を屈曲位の位置から，上肢をできるだけ遠方へ伸ばしたときの距離を計測する．到達距離が大きいほどバランスがよいと判定する[29]（**図 5-24**）．

Functional Balance Scale

Bergらによって開発されたADLに関する14項目課題に対する反応を，各4点（満点56点）で評価するもので高得点ほどバランス機能が高いと判定する[30]（**表 5-4**）．

理学療法アプローチ

どのようなアプローチにおいても外来理学療法の展開として考えることは，"どのようにしたら動きやすいか，安定するか"である．外来理学療法では，高齢者のふらつきや転倒に対して運動機能面からのアプローチが多く，主に土台となるロコモーターユニットの支持性向上，平衡器としての

表 5-4 Functional Balance Scale（Bergらによる）

1. 座位から立位になる
2. 2分間支持なしで立位を保持する
3. 2分間支持なしで座位を保持する
4. 立位から座位になる
5. 移動動作
6. 閉眼で10秒間立位を保持する
7. 1分間足をそろえて立位を保持する
8. 腕を前方に伸ばす
9. 床から物を拾う
10. 後方へ肩越しに振り返る
11. 360°左右方向へ回る
12. 踏み台に足を交互に乗せる
13. 足を前後に交差させ30秒間立位を保持する
14. 10秒間片足で立つ

0～4点の5段階（合計56点満点）で評価する．
（潮見泰蔵．2001[30]）を改変）

5. 評価と治療

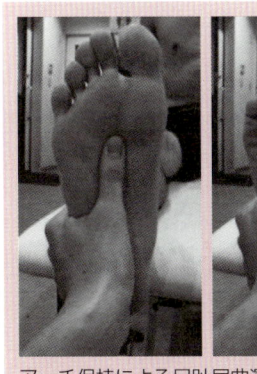

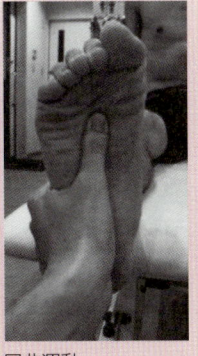

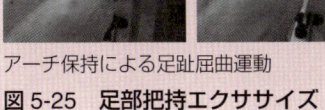

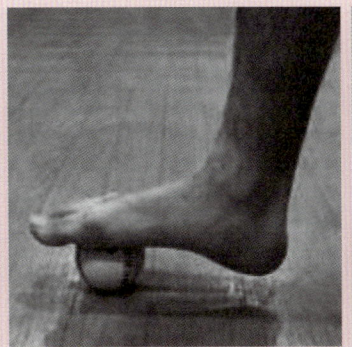

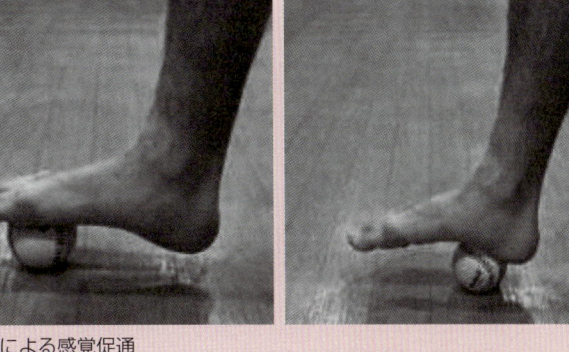

図 5-25　足部把持エクササイズ
アーチ保持による足趾屈曲運動　　ボールによる感覚促通

パッセンジャーユニットの自由度改善を目的に運動療法を施行する．とくに，高齢者では頭部，足部の平衡機能と感覚機能のどちらもが低下していることが多い．平衡と感覚機能の両面を一連の運動機能としてとらえてアプローチすると，頭部，足部の自由度が向上し，身体環境の改善につながり，効率よく機能すると考えられる．身体環境を整える意味でのメディカルコンディショニングは，理学療法の専門性が発揮される領域である．このため理学療法アプローチは，運動器不安定症という大きな概念に対して，運動機能面から処方することが多い．運動療法の処方には，対象患者がどのレベルでの問題かを把握する必要があり，理学療法士がどのレベルのアプローチかを明確にすることが大切である．運動器不安定症に対してはさまざまな理学療法アプローチが存在するため，代表的な例を以下に示す．

ロコモーターユニットへのアプローチ

足部把持エクササイズ

中足骨をセラピストの母指で足底から圧迫し，足趾屈曲の自動運動をさせる．セラピストは足趾屈曲時のアーチ挙上を介助しながら行う．収縮が促通されたことを確認してから棒などを足趾で把持させる．このエクササイズで把持機能を向上させる．荷重位では，ボールなどを足底に当て感覚を促通する．最後に感覚を促通した状態で，足底に徒手的な圧を加え立ち上がり練習を行い，動作における足部機能を向上させる（図5-25）．

スリングエクササイズ

スリングは吊り方を変化させることで目的とする筋に対して選択的に収縮できる特徴をもつ．姿勢制御における過剰収縮を起こす二関節筋の影響を軽減し，関節を固定させる単関節筋を収縮させ筋のインバランスを改善させる目的で施行する．

腰方形筋　セラピストは臍部を支点にして，両下肢を左右に振るよう指示する．体幹の側屈運動や下肢の屈曲が起きないように運動させる．腹部や背部の強い収縮が起こらないように，触診しながら自動介助運動を行う（図5-26）．

腸腰筋・腹横筋　スリングで下腿部から懸垂する．股関節，膝関節を90°にして股関節屈曲運動を行わせる．両下腿末端部に1～2kgの重錘を載せると効果的である（図5-27）．

下肢支持機能エクササイズ

側臥位で下方側の下肢を屈曲し，対側下肢を伸展位で保持させる．数回繰り返し，固定性の向上を確認した後に，立位で一側骨盤を下制させ同側下肢の荷重を高める（図5-28）．

体幹固定機能エクササイズ

①後部斜方系では一側の広背筋と対側の大殿筋に対して促通させる．腹臥位で上肢・下肢のどち

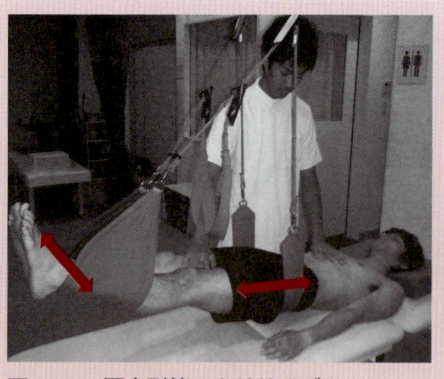

第5章 運動器不安定症

図 5-26 腰方形筋エクササイズ
下肢-骨盤帯を懸垂し,腰方形筋による骨盤の引き上げを行う.

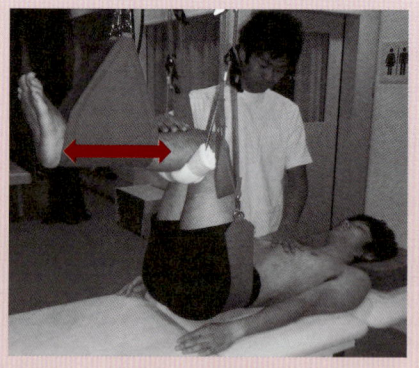

図 5-27 腸腰筋・腹横筋エクササイズ
股関節・膝関節屈曲位で懸垂し,腸腰筋による股関節屈曲運動を行う.表層筋の収縮がないことを確認する.

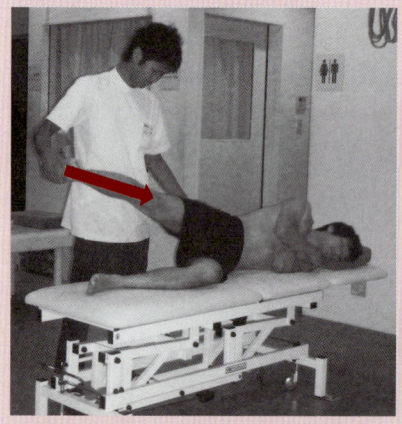

A:足底を把持し,下肢長軸に圧を加える 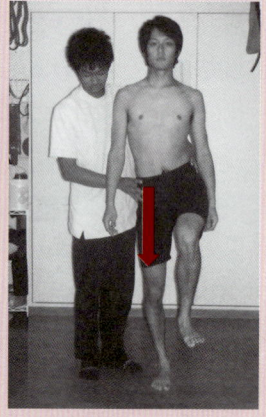　B:下肢荷重位での骨盤下制
図 5-28 下肢支持機能エクササイズ

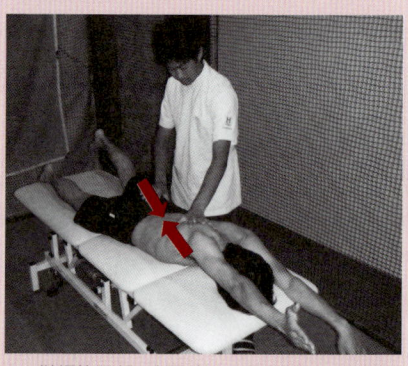

A:僧帽筋下部-大殿筋

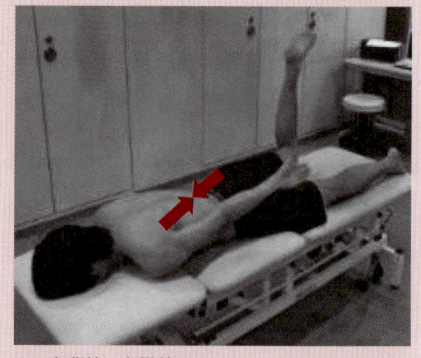

B:広背筋-大殿筋
図 5-29 体幹固定機能エクササイズ(後部斜方)

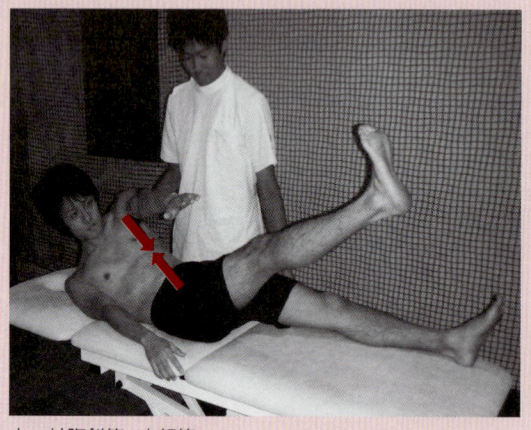

内・外腹斜筋-内転筋
図 5-30 体幹固定機能エクササイズ(前部斜方)

らかを選択する．上肢は徒手筋力検査（MMT）を広背筋の肢位で行い，上肢の重さを介助しながら行う．収縮が促通されてきたら介助なしで行う．対側下肢は膝関節伸展位で挙上させる．腰椎での代償が大きい場合には膝関節屈曲位で行う．MMTは大殿筋分離の方法と同様である（図 5-29）．

②前部斜方系では内・外腹斜筋を介して対側の内転筋を促通する．腹臥位で一側上肢を対側に交差させるように伸ばし，わずかに肩甲骨を外転させる．この肢位で対側の下肢を交差させるように伸展挙上させる（図 5-30）．

ダイナミックフラミング療法[31]

骨は圧迫負荷により骨形成に反応し，牽引負荷により骨吸収に働くという原理に加え，片脚立位は両脚起立時と比較すると，大腿骨近位部に約2.75倍の負荷が加わるという理論をもとに考案された治療法である．自己体重による負荷が，大腿骨近位部の骨密度を骨折閾値以上に改善させ，さらに骨盤周囲筋の筋力増強と立位バランスの改善を得て，転倒予防を目的とした運動療法である．

方法は，開眼片脚起立を1分間，左右両側で行い1日3回実施する．机やバーなどにつかまって行ってもよい．しかし，下肢に変形性関節症のある患者などに対しては，過度のメカニカルストレスが加わって症状の増悪を引き起こすことがあるため，施行する際は慎重に行うべきである．

パッセンジャーユニットへのアプローチ

頭位安定化エクササイズ

端座位で頭頂から坐骨に対して，脊柱に尾側へ向かう脊柱長軸方向の圧を加える．上位頸椎部で頸部後方筋を触察し，筋緊張を触知する．頭位を水平面の垂線方向に補正し，頸部の筋緊張が軽減したところで立ち上がり動作を行う（図 5-31）．

装具

加齢や原疾患による不可逆的な基質レベルでの機能低下を呈している患者に対して，装具や補助具により動作拡大が可能ならば処方するべきである．しかし，安易に処方すると機能向上の機会を減少させかねないので慎重に行うべきである．代表的な補助具と処方について以下に紹介する．

杖

杖は握り，支柱および杖先からなり，手と床面の2点で支持するものである．代表的な杖を図5-32に示す．

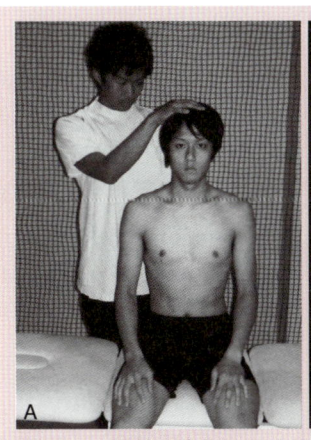

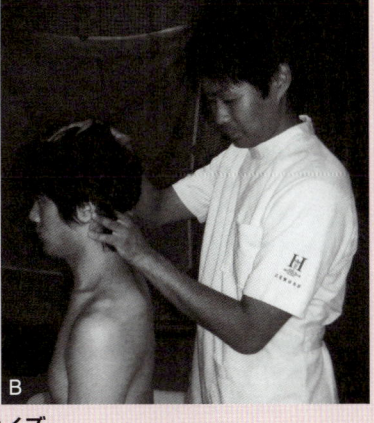

図 5-31 頭位安定化エクササイズ
A：頭部を水平面の垂線方向に補正．
B：頸部筋緊張を確認しながら行う．

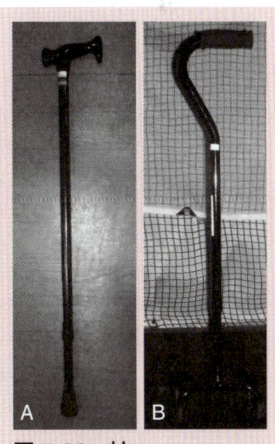

図 5-32 杖
A：T-cane
B：Quad cane

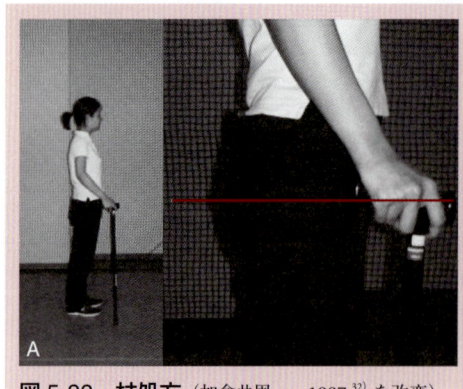

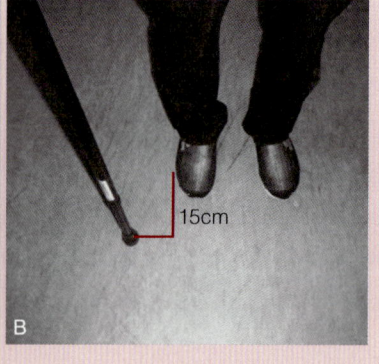

図 5-33　杖処方 (加倉井周一. 1997[32]) を改変)

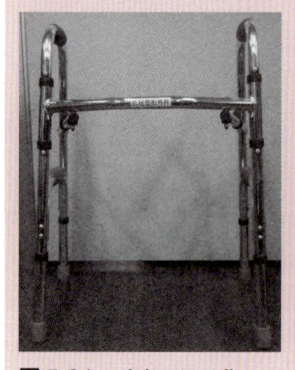

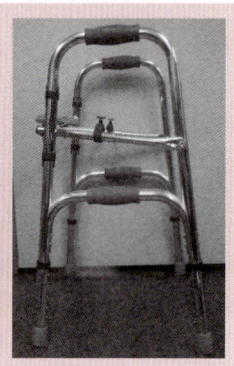

A：グリップの高さは大転子に合わせる.
B：杖の位置は小趾の前外側 15 cm の所で処方する.

図 5-34　pick up walker

杖処方

握りの高さは，起立位での大転子であり，肘関節 150°屈曲位で手関節は背屈位とする．常用の履物を着けて小趾の前外側 15 cm の所で処方する．床面から背屈した手掌面までの距離が杖の長さである[32]（図 5-33）．

歩行器

歩行器は，杖に比べてより大きな支持基底面をもち，安定性がある．立位バランスや協調運動障害など介助を要する患者に使用される[33]．代表的な歩行器を図 5-34 に示す．

引用文献

1. 厚生労働省：主治医意見書記入の手引き．http://www.jsdi.or.jp/～y_ide/9910syuzii.pdf
2. 伊藤博元：運動器不安定症の診断基準．CLINCIAN，559：17-22，2007．
3. 阪田悍教：3 mTUG・開眼片脚起立試験の意義と実施法．CLINCIAN，559：22-27，2007．
4. 荻野　浩：転倒を取り巻く社会情勢「運動器の 10 年」世界運動と高齢者の転倒．MB Med Reha，65：17-23，2006．
5. 山崎俊明：高齢者の骨格筋機能と運動療法．PT ジャーナル，41(1)：13-23，2007．
6. 松瀬博夫，志波直人：運動機能．総合リハ，34(7)：629-632，2006．
7. 沖田　実，坂野裕洋：筋力低下のメカニズム．理学療法，24(7)：905-913，2007．
8. 猪飼哲夫ほか：歩行能力とバランス機能の関係．リハビリテーション医学，43(12)：828-833，2006．
9. 数田俊成，江藤文夫：高齢者の転倒，いつ，どこで，誰が，高齢者はなぜ転倒するのか．MB Med Reha，65：30-38，2006．
10. 山本宗平：高齢者の感覚機能．バイオメカニズム学会誌，16(1)：18-23，1992．
11. 内山　靖：高齢者の平行機能と理学療法．理学療法，16(9)：731-738，1999．
12. 高井逸史：加齢による姿勢変化と姿勢制御．日本生理人類学会誌，l6(2)：11-16，2001．
13. 竹光義治，加茂裕樹：姿勢と加齢．体力科学，42：5-7，1993．
14. 福田浩史ほか：高齢者特有の足部機能障害と理学療法．理学療法，24(5)：692-701，2007．
15. 木藤伸宏ほか：足底感覚と運動器疾患．理学療法，23(9)：1262-1272，2006．
16. 細田昌孝ほか：足底感覚と平衡機能．理学療法，23(9)：1246-1253，2006．

17. 猪飼哲夫：高齢者の歩行能力とバランス機能．MB Med Reha, 104：7-12, 2009.
18. 池永康規, 立野勝彦：歩行訓練と平衡機能．総合リハ, 32(9)：819-824, 2004.
19. 塩中雅博ほか：屋内環境における高齢者の歩行．理学療法, 18(4)：393-399, 2001.
20. 荻野 浩, 伊藤靖代：転倒・骨折症例の問診ポイント―転倒に伴う骨折と骨折に伴う転倒メカニズムと発生原因．MB Orthop, 22(4)：1-7, 2009.
21. 藤田博暁：転倒者その後―転倒後のリハビリテーション．MB Med Reha, 65：17-23, 2006.
22. Perry J（武田 功 監訳）：歩行分析．正常歩行と異常歩行．第1版, 医歯薬出版, 2008；p.9-11.
23. 山田拓実：高齢者の平衡機能と運動療法．PTジャーナル, 41(1)：25-33, 2007.
24. 石井慎一郎：特集 ファシリテーションは今―関節疾患のファシリテーション．PTジャーナル, 36(8)：563-571, 2002.
25. 中村隆一ほか：四肢と体幹の運動・姿勢．基礎運動学．第5版, 医歯薬出版, 2002；p.222-223, 313.
26. 入谷 誠, 鈴木貞興：足底挿板療法・脊柱．整形外科理学療法の理論と技術．山嵜 勉（編）, メジカルビュー社, 1997；p.65-67, 156-157.
27. 田舎中真由美：排泄障害の検査・測定．理学療法, 20(1)：181-188, 2003.
28. 田舎中真由美：骨盤底筋群機能障害に対するアプローチ．理学療法学, 35(4)：212-215, 2008.
29. 聖マリアンナ医科大学病院リハビリテーション部理学療法科：理学療法リスク管理マニュアル．第2版, 三輪書店, 2006；p.297-299.
30. 潮見泰蔵：検査バッテリー・評価表．理学療法評価学．奈良 勲（監修）, 第1版, 医学書院, 2001；p.300-327.
31. 阪本桂造：ダイナミックフラミンゴ療法の意義と実施法．CLINICIAN, 559：605-609, 2007.
32. 加倉井周一：リハビリテーション・アプローチの視点．運動器疾患とリハビリテーション．加倉井周一（編）, 第2版, 医歯薬出版, 1997；p.58.
33. 中村隆一：4. 歩行補助具．入門リハビリテーション医学．中村隆一（監修）, 第1版, 医歯薬出版, 1996；p.137-138.

索引

あ
アグリカナーゼ	3
アグリカン	1
足のアーチ	42
アスポリン	3

い
一次性（原発性）関節症	3
一次性関節症	3
一次性骨粗鬆症	171
入谷式足底板	63
インナーユニット	96, 112
インピンジメント症候群	153

う
ヴァイトブレヒト孔	152
烏口肩峰靱帯	145
烏口鎖骨靱帯	145
烏口上腕靱帯	145
烏口突起炎	152
烏口腕筋	147
内返し	45
運動器症候群	189
運搬角	67

え
エストロゲン	170
円回内筋	68
炎症性サイトカイン	3
エンプティカンテスト	155

お
横隔膜	109, 111
──のリリース	138
黄色靱帯	126
凹足	62
オステオン	169

か
ガーバー リフトオフ テスト	155
外果	43
回外筋	69
開眼片脚起立時間	189
下位胸郭 mobility exercise	185
回旋筋	146
回旋筋腱板	146
外側腋窩隙	150
外側系連結機能評価	201
外側広筋	25
外側四辺形間隙	150
外側スラスト	30
外側側副靱帯	22, 67
外側半月板	21
開張足	62
外転足	62
外反ストレステスト	79
外反足	62
外反母趾	62
外腹斜筋	127
──に対するアプローチ	122
外部膝関節内反モーメント	30
海綿骨	169
外来筋	73
嗅ぎタバコ窩	75
架橋形成	131
顎骨壊死	172
下後鋸筋	115
下腿三頭筋	48
課題遂行テスト	33
活性型ビタミン D	170
滑膜	2
壁押しテスト	159
カルシトニン	170
寛骨臼	5
──前捻角	10
環軸関節	91
関節円板	2
関節窩	145
関節機能障害	96
関節固定術	4
関節弛緩性テスト	31
関節唇	5, 145
関節軟骨	1
関節包	2, 5, 43, 145
環椎後頭関節	91

き
機能不全期	94
臼蓋	145
──上腕靱帯	145
球関節	66
吸気筋	111
胸骨	106
胸鎖関節	143, 148
胸鎖乳突筋	115
胸椎	105
──伸展 exercise	185
胸腰筋膜	114
胸腰仙椎装具	187, 188
胸肋関節	107
棘下筋	146
棘間靱帯	126
棘筋	116
棘上筋	146
棘上靱帯	126
局所症状	95
棘突起	127
距骨	43
距骨下関節	44
距腿関節	43
魚椎変形	171
近位橈尺関節	66

く
屈筋支帯	49
クッシング症候群	171

け
脛骨 Gerdy 結節	22
脛骨ガーディ結節	22
脛骨顆部	21
脛骨ジェルディ結節	22
頸体角	10
頸椎症性神経根症	104
頸椎症性脊髄症	104
脛腓靱帯	43
頸部前捻角	10
楔状変形	171
ケラタン硫酸	2
肩関節下垂位外旋テスト	155
肩関節腱板炎	151
肩関節拘縮	152
肩甲下筋	146
肩甲胸郭関節	143, 148
──に対するアプローチ	123
肩甲挙筋	149
肩甲上腕関節	143

——リズム	148	膝蓋跳躍	32	脊柱分節運動	19
肩鎖関節	143, 150	膝窩筋	27	石灰沈着性腱板炎	152
原発性関節症	3	しまりの肢位	100	ゼロポジション	147
原発性骨粗鬆症	171	斜角筋	114	線維軟骨	2
肩峰下滑液包炎	151	尺側手根屈筋	72	前鋸筋	117, 148
肩峰上腕関節	143, 147	尺側手根伸筋	72	前距腓靱帯	44
		車軸関節	66	前脛距靱帯	44
こ		十字靱帯	22	前脛骨筋	45
後距腓靱帯	44	手根管	77	浅指屈筋	73
後脛距靱帯	44	手根骨	69	前十字靱帯	22
後脛骨筋	48	手指・手関節に対するストレステスト	80	前縦靱帯	125
後十字靱帯	22	瞬間運動中心	98	尖足	62
後縦靱帯	126	上・下双子筋	9	先天性内反足	57
甲状腺機能亢進症	171	上位胸郭 mobility exercise	185	前部斜方系連結機能評価	200
広背筋	115, 147	上位交差性症候群	96	前腕回内外ストレステスト	80
後部斜方系連結機能評価	200	小円筋	146		
後方インピンジメント	154	小胸筋	117, 150	**そ**	
股関節外転筋群	7	上後鋸筋	115	総指伸筋	74
股関節屈曲筋エクササイズ	138	上後腸骨棘	181	僧帽筋	149
股関節前方靱帯ストレッチング	138	小指球筋	77	足根管	50
股関節に対するアプローチ	123	上肢挙上運動	101	足根骨癒合症	57
呼気筋	111	上前腸骨棘	181	足根洞	44
五十肩	152	踵足	62	足底筋	48
骨芽細胞	169	掌側骨間筋	75	足底板療法	63
骨間距踵靱帯	44	小殿筋	7	続発性関節症	3
骨間筋	75	上半身後方移動テスト	13	側副靱帯	21
骨髄間葉系細胞の移植	4	上半身重心前方移動テスト	12	外返し	45
骨代謝高回転型骨粗鬆症	171	踵腓靱帯	44		
骨代謝低回転型骨粗鬆症	171	小腰筋	7	**た**	
コッドマン	148	上腕筋	68	大円筋	147
骨嚢腫	3	上腕骨頭	145	体幹インナーユニット	112, 175
骨嚢胞	3	上腕三頭筋	68	体幹回旋テスト	13
骨の無機成分	169	上腕橈関節	66	体幹連結機能テスト	200
骨の有機成分	169	上腕二頭筋	67, 145	大胸筋	117, 146
骨盤底筋群	112	——長頭腱炎	151	第3腓骨筋	46
骨盤ベルト	187	——長頭腱鞘炎	151	対側側屈移動テスト	13
固有伸筋	75	初期外転テスト	154	大腿筋膜張筋	7
コラーゲン	1	ショパール関節	44	大腿脛骨角	24, 30
転がりすべり運動	22	伸筋支帯	49	大腿脛骨関節	19
コンドロイチン硫酸	2	神経根圧迫テスト	104	大腿骨顆部	20
		神経根症	95	大腿骨頭	5
さ		神経根伸長テスト	104	大腿四頭筋	24
再安定期	94, 95	人工関節置換術	4	大腿直筋	6, 24
最大緩みの肢位	100	人工膝関節全置換術	42	大腿二頭筋	8, 25
最長筋	116	深指屈筋	73	大腿方形筋	9
座位における移動テスト	14	靱帯	2, 145	大殿筋	8
細胞外器質	1			大内転筋	9
鎖骨下筋	150	**す**		ダイナミックフラミング療法	205
坐骨大腿靱帯	6	スカルパ三角	10	第2肩関節	147
サルコペニア	191	スクリューホーム運動	22	大腰筋	6
三角筋	146	スピードテスト	151, 153	ダウバーン徴候	154
三角靱帯	44			多発性骨端骨異形成症	57
三角線維軟骨複合体	83	**せ**		多発性骨軟骨性外骨腫	57
		静的因子	94	多裂筋	111
し		精密把持訓練	87	——アプローチ	186
自家軟骨細胞移植	4	脊髄症	95	——機能検査	182
指節骨	69	脊柱管	127	男性の骨粗鬆症	171
膝蓋大腿関節	19	脊柱起立筋	116	短橈側手根伸筋	72

索引

語	頁
短内転筋	9
蛋白質分解酵素	3, 28, 58, 78
短腓骨筋	47
短母指外転筋	77
短母指屈筋	77
短母指伸筋	74

ち
恥骨筋	9
恥骨大腿靱帯	5
緻密骨	169
肘角	67
中間広筋	25
肘筋	68
中手骨	69
中殿筋	7
虫様筋	77
長・短肋骨挙筋	115
腸脛靱帯	6, 22
腸骨筋	7
腸骨大腿靱帯	5
長趾屈筋	49
長趾伸筋	46
長掌筋	72
長橈側手根伸筋	72
長内転筋	9
長腓骨筋	47
長母指外転筋	74
長母指屈筋	74
長母趾屈筋	49
長母指伸筋	45, 74
腸腰筋	6, 117, 127
──アプローチ	186
腸肋筋	117

つ
椎間関節	126
椎間板	125
つち趾	62

と
凍結肩甲	152
橈骨輪状靱帯	66
橈側手根屈筋	72
同側側屈移動テスト	13
動的因子	94
トレンデレンブルグ徴候	7, 11
トレンデレンブルグ跛行	11

な
内・外閉鎖筋	9
内果	43
内在筋	49, 75
内側広筋	25
内側側副靱帯	22, 44, 66
内側半月板	21
内転足	62
内反・外反ストレステスト	32

語	頁
内反足	62
内腹斜筋	127
軟性コルセット	187

に
ニアー徴候	153
二次性（続発性）関節症	3
二次性関節症	3
日常生活自立度	189
二分脊椎	57

の
語	頁
脳性麻痺	57
能動的下肢伸展挙上テスト	199

は
語	頁
バーセル指数	33
背側骨間筋	76
ハイドロキシアパタイト	169
ハウシップ窩	170
薄筋	26
パケット	170
破骨細胞	169
パッセンジャーユニット	195
ハバース管	169
ハムストリングス	8, 25
半月板	21
半腱様筋	8, 25
ハンマー趾	62
半膜様筋	8, 25

ひ
語	頁
ヒアルロン酸	1
──製剤	41
皮質骨	169
ビスホスホネート製剤	172
ビタミンD	170
腓腹筋	27
ヒューター三角	67
ヒューター線	67
ヒラメ筋	48

ふ
不安定期	94
フォルクマン管	169
腹横筋	112
腹横筋機能検査	182
副甲状腺機能亢進症	171
副甲状腺ホルモン	170
腹斜筋群	113
腹直筋	114, 127
ブシャール結節	4, 78
プロスタグランジン製剤	132
プロテオグリカン	1

へ
閉経後骨粗鬆症	171
閉鎖位	175

語	頁
閉鎖力	175
ペインフルアーク徴候	153
ヘバーデン結節	4, 78
変形性腰椎症	139
扁平足	62

ほ
方形回内筋	73
縫工筋	6, 26
ホーキンス徴候	153
母指CM関節	69
母指球筋	77
母指伸筋群	74
母指対立筋	77
母指内転筋	77
母指の手根中手関節	69

ま
巻き上げ機構	56
麻痺足	57
マレット趾	62

み
ミクリッツ線	10, 24, 30

や
ヤーガソンテスト	151, 153

ゆ
癒着性関節包炎	152
緩みの肢位	100

よ
腰筋へのアプローチ	124
腰仙椎装具	187
腰椎椎間関節症	137
腰椎椎間板ヘルニア	137
腰椎分離症	137
腰椎変性すべり症	131
腰部骨盤帯のローカルシステム	112
──に対するアプローチ	122
腰部脊柱管狭窄症	131
腰部脊柱後弯	193
腰方形筋	113
翼状肩甲	159
45°挙上位外旋テスト	155

ら
螺旋関節	66
ラックマンテスト	32
卵胞刺激ホルモン	170

り
梨状筋	9
リスフラン関節	44
立位荷重線	30
リポフスチン	192
菱形筋	149

る

ルシュカ関節	91

ろ

ローザーネラトン線	10
肋横突関節	107
肋椎関節	106
ロコモーターユニット	195
ロコモティブシンドローム	189
肋間筋	110
肋骨	106
肋骨頭関節	106

わ

鷲爪趾	62
腕尺関節	66
腕橈骨筋	68

A

$1\alpha, 25(OH)_2D_3$	170
3 m timed up and go test	189, 190
abductor pollicis brevis	77
abductor pollicis longus	74
abductors	7
acetabula	5
acetabular labrum	145
ACI	4
ACL	22
acromioclavicular joint	143, 150
acromiohumeral joint	143, 147
active straight leg raising test	182
adductor brevis	9
adductor longus	9
adductor magnus	9
adhesive capsulitis	152
aductor pollicis	77
aggrecan	1
aggrecanase	3
anatomical snuff box	75
anconeus	68
anterior cruciate ligament	22
anterior longitudinal ligament	125
anterior superior iliac spine	181
anterior talofibular ligament	44
anterior talotibial ligament	44
anular ligament of radius	66
articular capsule	2, 5, 43, 145
articular cartilage	1
ASIS	181
ASLR テスト	182
autologous chondrocyte implantation	4
A- プーリー	78

B

Barthel index	33
bicepital tenosynovitis	151
biceps brachi	67
biceps brachii muscle	145
biceps femoris	8, 25
bicipital tendinitis	151
Bouchard 結節	4, 78
brachialis	68
brachioradialis	68

C

calcaneofibular ligament	44
calcified tendinitis	152
calcifying tendinitis	152
calcitonin	170
carpal bone	69
carpal tunnel	77
carpometacarpal joint of thumb	69
carrying angle	67
cartilage matrix	1
central-edge angle	10
CE 角	10
chondroitin sulfate	2
Chopart 関節	44
CKC（closed kinetic chain）	2
close packed position	100
Codman	148
colateral ligament	21
collagen	1
contracture of the shoulder	152
coracoacromial ligament	145
coracobrachialis muscle	147
coracoclavicular ligament	145
coracohumeral ligament	145
coracoiditis	152
crosslinked N-telopeptide of type I collagen	172
cruciate ligament	22
CS	2
cubital angle	67
Cushing 症候群	171
C- プーリー	78

D

Damen korset	187
Dawbarn sign	154
deltoid ligament	44
deltoid muscle	146
disc	2
Diveta test	159
dorsal interosseous	76
dynamic factor	94
dysfunction phase	94

E

embryonic stem cell	5
empty can test	155
estrogen	170
ES 細胞	5
eversion	45
extensor carpal radialis brevis	72
extensor carpal radialis longus	72
extensor carpal ulnaris	72
extensor digitorum communis	74
extensor digitorum longus	46
extensor digitorum proprius	75
extensor hallucis longus	45
extensor pollicis brevis	74
extensor pollicis longus	74
extrinsic muscles	73

F

fascet joint	126
femorotibial angle	24, 30
femorotibial joint	19
femur condyle	20
——head	5
fibrous cartilage	2
flavum ligament	126
flexor carpal radialis	72
flexor carpal ulnaris	72
flexor digitorum longus	49
flexor digitorum profundus	73
flexor hallucis longus	49
flexor pollicis brevis	77
flexor pollicis longus	73
follicle-stimulating hormone	170
force closure	175
form closure	175
frozen shoulder	152
FSH	170
FTA	24, 30
FT 関節	19

G

GAG 鎖	2
gastrocnemius	27
gemellus	9
Gerber lift off test	155
glenobumaral ligament	145
glenohumeral joint	143
glenoid	145
gluteus major	8
gluteus medius	7
gluteus minor	7
glycosaminoglycan 鎖	2
gracilis	26

H

HA	1
hamstrings	8, 25
haversian canal	169
Hawkins impingement sign	153
head of humerus	145
Heberden 結節	4, 78
hip-spine syndrome	12
Howship lacunae	170
humeral head	145
humeroradial joint	66

索引

humeroulnar joint	66
Huter line	67
Huter triangle	67
hyaluronic acid	1
hypothenar	77

I

IL-1	3
IL-6	3
iliacus	7
iliofemoral ligament	5
iliopsoas	6, 127
iliotibial band	22
iliotibial tract	6, 22
impingement	151
impingement syndrome	153
induced pluripotent stem cell	5
infraspinatus muscle	146
initial abduction test	154
interosseous	75
interspinous ligament	126
intrinsic muscle (s)	49, 75
inversion	45
iPS 細胞	5
ischiofemoral ligament	6

J

Jackson test	104
Jewett brace	188
joint capsule	145
joint dysfunction	96

K

K/L 分類 (Kellgren-Lawrence grading scale)	28
keratan sulfate	2
Kibler lateral scapula slide test	158
Knight brace	187
KS	2

L

labrum	5, 145
Lachman テスト	32
lateral collateral ligament	67
lateral malleolus	43
lateral meniscus	21
lateral thrust	28, 30
latissimus dorsi muscle	147
LDK	193
least packed position	100
levator scapulae muscle	149
lexor digitorum superficialis	73
ligament	2, 145
lipofuscin	192
Lisfranc 関節	44
LM	21
locomotive syndrome	189
locomotor unit	195
loose packed position	100
LPP	100
lumbar degenerative spondylolisthesis	131
lumbar spinal canal stenosis	131
lumbar degenerative kyphosis	193
lumbricalis	77
Luschka 関節	91

M

matrix metalloprotease	3
matrix metalloproteinase	28, 58, 78
medial collateral ligament	44, 66
medial malleolus	43
medical meniscus	21
meniscus	21
metacarpal bone	69
Mikulicz line (Mikulicz 線)	10, 24
MM	21
MMP	3, 28, 58, 78

N

Neer impingement sign	153
NTX	172

O

obliquus externus	127
obliquus internus	127
obturatorius	9
OKC (open kinetic chain)	2
opponens pollicis	77
osteon	169

P

packet	170
painful arc sign	153
painful arc syndrome	153
palmaris longus	72
passenger unit	195
patellofemoral joint	19
PCL	22
pectineus	9
pectoralis major muscle	146
pectoralis minor muscle	150
performance based assessment	33
peroneus brevis	47
peroneus longus	47
peroneus tertius	46
PF 関節	19
phalangeal bone	69
piriformis	9
plantaris	48
popliteus	27
posterior cruciate ligament	22
posterior impingement test	154
posterior longitudinal ligament	126
posterior superior iliac spine	181
posterior talofibular ligament	44
posterior talotibial ligament	44
pronator quadratus	73
pronator teres	68
proteoglycan	1
proximal radioulnar joint	66
PSIS	181
psoas major	6
psoas minor	7
PTH	170
pubofemoral ligament	5

Q

Q-angle	24
quadratus femoris	9
quadriceps femoris	24
quadrilateral space	150
Q 角	24

R

radio-lunate-capitate link	82
rectus abdominis	127
rectus femoris	6, 24
restabilization phase	94
rhomboideus muscle	149
rolling and sliding	22
Roser-Nlaton 線	10
rotation gliding	22
rotator cuff of shoulder	146
rotatores muscles	146

S

sarcopenia	191
sartorius	6, 26
scapulohumeral rhythm	148
scapulothoracic joint	143, 148
Scarpa 三角	10
screw-home movement	22, 24
semimembranosus	8, 25
semitendinosus	8, 25
serratus anterior muscle	148
Speed test	151
spinal canal	127
spinous process	127
spiral line	101
Spurling test	104
static factor	94
Steindler type thoracolumbosacral orthosis	188
sternoclavicular joint	143, 148
subacromial bursitis	151
subclavius muscle	150
subscapulalis muscle	146
supinator	69
supraspinatus muscle	146
supraspinous ligament	126
synovial membrane	2

T

talus	43
tarsal tunnel	50
Taylor brace	187
tendinitis of the shoulder	151
tensor fasciaelatae	7
teres major muscle	147
teres minor muscle	146
TFCC	83
TGF-β	3
thenar	77
thumb extensors	74
tibia condyle	21
tibialis anterior	45
tibialis posterior	48
tibiofibular ligament	43
TNF α	3
total knee arthroplasty	42
total knee replacement	42
transforming growth factor-beta	3
trapezius muscle	149
Trendelenburg 徴候	7
triangular fibrocartilage complex	83
triceps brachii	68
triceps tertius	48
TUG test	189

U

ulnar plus variant	83
unstable phase	94

V

vastus intermedialis	25
vastus lateralis	25
vastus medialis	25
vertebral disc	125
Volkmann canal	169
voral interosseous	75

W

Weitbrecht 孔	152
Western Ontario and McMaster Universities osteoarthritis index	33
Wiliams type lumbosacral orthosis	187
windlass mechanism	43, 56
winging	159
WOMAC index	33

Y

Yergason test	151

Z

zero position	147
zone of apposition	177, 178

【編者略歴】

小関 博久
- 1986年　金沢医科大学卒業
- 1986年　日本医科大学付属病院救命救急センター研修医
- 1987年　昭和大学医学部整形外科学教室入局
- 1992年　学校法人小関学院理事長
- 1996年　昭和大学医学部整形外科学教室退局
　　　　　東都リハビリテーション学院学院長
- 2005年　広尾整形外科理事長兼務

医学博士
日本整形外科学会認定整形外科専門医

**外来整形外科のための
退行変性疾患の理学療法**　　ISBN 978-4-263-21355-1

2010年6月10日　第1版第1刷発行
2016年9月10日　第1版第6刷発行

編　者　小　関　博　久
発行者　大　畑　秀　穂
発行所　医歯薬出版株式会社
〒113-8612　東京都文京区本駒込1-7-10
TEL. (03)5395-7628(編集)・7616(販売)
FAX. (03)5395-7609(編集)・8563(販売)
http://www.ishiyaku.co.jp/
郵便振替番号 00190-5-13816

乱丁，落丁の際はお取り替えいたします　　印刷・永和印刷／製本・明光社

© Ishiyaku Publishers, Inc., 2010. Printed in Japan

本書の複製権・翻訳権・翻案権・上映権・譲渡権・貸与権・公衆送信権(送信可能化権を含む)・口述権は，医歯薬出版(株)が保有します．
本書を無断で複製する行為(コピー，スキャン，デジタルデータ化など)は，「私的使用のための複製」などの著作権法上の限られた例外を除き禁じられています．また私的使用に該当する場合であっても，請負業者等の第三者に依頼し上記の行為を行うことは違法となります．

JCOPY < (社)出版者著作権管理機構　委託出版物 >

本書をコピーやスキャン等により複製される場合は，そのつど事前に(社)出版者著作権管理機構(電話 03-3513-6969，FAX　03-3513-6979，e-mail:info@jcopy.or.jp)の許諾を得てください．